小児感染症の診かた・考えかた

上山伸也
倉敷中央病院 感染症科/感染制御室 医長

医学書院

【著者紹介】

上山伸也(かみやま・しんや)

倉敷中央病院 感染症科/感染制御室 医長
1974年大阪生まれ．大阪弁のきつくない北摂で幼少期を過ごす．1997年大阪大学基礎工学部機械工学科卒業．2004年に金沢大学医学部医学科を卒業．倉敷中央病院で初期研修，小児科後期研修を行い，成育医療センター初代フェローを経て，2013年より倉敷中央病院で感染症科を立ち上げる．現在年間1,400件以上のコンサルテーションに奮闘中．趣味は料理，パン作り，お菓子作り．家族がおいしそうに手料理を食べてくれることが一番の幸せである．

小児感染症の診かた・考えかた

発　　行　2018年11月15日　第1版第1刷Ⓒ
　　　　　2021年3月1日　第1版第5刷

著　　者　上山伸也
発 行 者　株式会社　医学書院
　　　　　代表取締役　金原　俊
　　　　　〒113-8719　東京都文京区本郷1-28-23
　　　　　電話　03-3817-5600(社内案内)

印刷・製本　広研印刷

本書の複製権・翻訳権・上映権・譲渡権・貸与権・公衆送信権(送信可能化権を含む)は株式会社医学書院が保有します．

ISBN978-4-260-03645-0

本書を無断で複製する行為(複写，スキャン，デジタルデータ化など)は，「私的使用のための複製」など著作権法上の限られた例外を除き禁じられています．大学，病院，診療所，企業などにおいて，業務上使用する目的(診療，研究活動を含む)で上記の行為を行うことは，その使用範囲が内部的であっても，私的使用には該当せず，違法です．また私的使用に該当する場合であっても，代行業者等の第三者に依頼して上記の行為を行うことは違法となります．

JCOPY 〈出版者著作権管理機構　委託出版物〉
本書の無断複製は著作権法上での例外を除き禁じられています．複製される場合は，そのつど事前に，出版者著作権管理機構(電話 03-5244-5088, FAX 03-5244-5089, info@jcopy.or.jp)の許諾を得てください．

序

　感染症の勉強をするのがただ楽しく，勉強したことを自分の言葉でまとめなおすことで，自分の知識を深めて定着させ，そしてそのまとめに他の医師が目を通すことで何かの役に立つかもしれない．そんな気持ちで小児感染症のまとめを書き始めたのは，僕が小児科の後期研修医のときでした．この時はもちろん本を出版してやろう，なんて気持ちはみじんもなく，勉強したことを自分の言葉でまとめなおすことで自分の知識を深めて定着させ，そしてまとめたものを知り合いの医師が目を通すことで何かの役に立てばいい，くらいの気持ちしかありませんでした．

　後輩医師にも，「小児の感染症の本で何かお勧めはありませんか？」と聞かれることがよくあります．成人ならたくさんの日本語の感染症の本があり，どれをお勧めしようか迷うほどですが，小児ではまだ決して多くありません．あったとしても，水痘や手足口病などのウイルス感染症の解説に多くが割かれていて，若手小児科医が知りたいような新生児の発熱の対応や関節炎や骨髄炎などに対する実際的な抗菌薬の使い方に関して記した本はあまりありませんでした．そんな時は僕は決まって自分の記したまとめを渡すことにしていました．

　そんな折，尊敬する山本舜悟先生から，「せっかくだから本にしてみたら？出版社の人を紹介するよ」と言われて紹介していただいたのが，医学書院の西村さんでした．もともとは自分の言葉で，自分用に作っていたまとめでしたので，出版に耐えるような文章ではなく，そこから6年に渡る執筆活動が始まりました．小児感染症をすべて網羅するのであれば，最も頻度の高いウイルス感染症はもちろん，ワクチンについても触れなければなりませんが，水痘や手足口病などのウイルス感染症は類書が多くありますし，ワクチンスケジュールは毎年変わっていっていることもあり，この2つにはあえて触れず，抗菌薬を使用する疾患あるいは使用するべきかどうか迷う疾患に限定して，記載することにしました．成人を主に診療対象としている医師の方のお役にも立てるように，随所に成人との違いも盛り込むようにしました．

　内容については，なるべく最新の論文やガイドラインに目を通し，なるべく根拠のある記載を目指していますが，至らない点，まだまだ学び直さないといけない点など多数あろうかと思います．このささやかな本が皆様の小児感染症診療の役に立ち，そして多くの子どもたちを救い，結果として後世の

子どもたちに抗菌薬を残すための一助となれば，望外の幸せです．
　最後になりますが，私に小児感染症の基本を教えてくださった齋藤昭彦先生，感染症の基本を教えてくださった岩田健太郎先生，医師としての礎を教えてくださった松村正巳先生，信念を貫くことの大切さを教えてくださった野村英樹先生に感謝いたします．また本書を書き上げるのに6年もかかってしまったのに，あきらめずに何度も励ましてくださった医学書院の西村さんに，感謝いたします．
　そして仕事を優先しがちな私といつも一緒に寄り添ってくれた妻と息子，娘へ．ありがとう．

2018年10月

上山伸也

目次

Chapter 1 小児感染症診療の原則

- ❶ 抗菌薬使用の4原則―感染症診断名にこだわる｜1
- ❷ 血液検査は必要か―さらば CRP｜6
- ❸ 血液培養の重要性｜16
- ❹ 血液培養の正しい取り方｜19
- ❺ 培養結果の考え方｜25
- ❻ empiric therapy の考え方｜35
- ❼ de-escalation の考え方｜39
- ❽ 治療期間の考え方｜43

Chapter 2 小児における抗菌薬の使い方

- ❶ 小児における PK/PD の考え方｜45
- ❷ ペニシリン｜56
- ❸ セファロスポリン｜68
- ❹ カルバペネム｜87
- ❺ モノバクタム系抗菌薬―アズトレオナム｜92
- ❻ アミノグリコシド｜95
- ❼ マクロライド｜102
- ❽ フルオロキノロン｜108
- ❾ ST 合剤｜113
- ❿ テトラサイクリン｜118
- ⓫ クリンダマイシン｜123
- ⓬ メトロニダゾール｜126
- ⓭ クロラムフェニコール｜129

⓮ ホスホマイシン│131
⓯ 抗MRSA薬│134
⓰ 内服抗菌薬の使い方│143

Chapter 3 小児の「風邪」のみかた

❶ 小児の「風邪」とは│154
❷ 「風邪」を症状で分類する│155

Chapter 4 小児における熱源不明の発熱へのアプローチ 〜fever without source〜

❶ 疫学：どんな菌が血培から検出されるのか│175
❷ 1か月以下の児の発熱│176
❸ 1〜3か月の児の発熱│182
❹ 3〜36か月(3歳)の児の発熱│184

Chapter 5 呼吸器感染症

❶ 咳嗽へのアプローチ│194
❷ 副鼻腔炎│196
❸ 中耳炎│201
❹ クループ症候群│208
❺ 細菌性気管炎│212
❻ 細気管支炎│214
❼ 急性喉頭蓋炎│217
❽ 百日咳│220
❾ 肺炎│225

➓ 肺膿瘍│241
⓫ 遷延性細菌性気管支炎│243

Chapter 6 頭頸部感染症

❶ リンパ節腫脹へのアプローチ│249
❷ 頸部リンパ節炎│250
❸ 深頸部膿瘍（扁桃周囲膿瘍，咽後膿瘍）│255

Chapter 7 中枢神経感染症

❶ 発熱+痙攣/意識障害へのアプローチ│265
❷ 髄膜炎│268
❸ 脳膿瘍│293

Chapter 8 尿路感染症

❶ 腎盂腎炎，膀胱炎│301
❷ 腎膿瘍│315

Chapter 9 血管内感染症

❶ 感染性心内膜炎│319
❷ カテーテル関連血流感染症（CRBSI）│328
❸ 化膿性血栓性静脈炎│337

Chapter 10 腹部感染症

1. 嘔吐へのアプローチ│341
2. 急性下痢症│344
3. 急性虫垂炎│355
4. 急性胆囊炎・胆管炎│359
5. 急性膵炎│360
6. 原発性腹膜炎│361
7. 腸腰筋膿瘍│362
8. 肝膿瘍│363
9. 脾膿瘍│364
10. 副腎膿瘍│364

Chapter 11 皮膚・軟部組織感染症

1. 皮疹へのアプローチ│367
2. 皮膚膿瘍，せつ・よう│369
3. 伝染性膿痂疹│371
4. 丹毒・蜂窩織炎│373
5. 眼窩蜂窩織炎│376
6. ブドウ球菌性熱傷様皮膚症候群│380
7. 壊死性筋膜炎│381

Chapter 12 骨・関節感染症

1. 細菌性関節炎│387
2. 化膿性関節炎│388
3. 骨髄炎│399

Chapter 13 新生児感染症

❶ 出生直後の感染症の考え方 | 409
❷ NICU での感染症 | 411

Chapter 14 学校感染症

❶ 学校（学級）閉鎖は必要か？ | 421

索引 | 426

Column

コンタミネーション（汚染菌）と定着菌の違い | 30
セフトリアキソンとカルシウムの関係 | 78
ピボキシル基 | 79
SPACE をカバーする抗菌薬 | 81
PANDAS とは？ | 170
発熱＋意識障害，実は… | 267
亜硝酸塩 | 307
病原性大腸菌の「病原性」の意味 | 353

装丁：遠藤陽一（デザインワークショップジン）

Chapter 1 小児感染症診療の原則

1 抗菌薬使用の4原則
　—感染症診断名にこだわる

POINT

抗菌薬使用の4原則の確認—臓器診断，微生物診断，患者背景，重症度を常に意識する．

　小児感染症の根本的な考え方について，まず説明します．肺炎も，腎盂腎炎も，細菌性髄膜炎も感染臓器，重症度，原因微生物が異なるだけで，その根底にある「原則」は同じです．
　例えば，こんな診療風景，見たことありませんか？

> 「とりあえず，フロモックス出しときましょう」
> 「あっ，熱下がらない？　じゃあジスロマック」
> 「ミノマイシン」
> 「ファロム」
> 「まだ，ダメ？　じゃあロセフィン点滴」
> 「入院しましょう．メロペン」
> 「まずい，シプロ」
> 「CRP下がらん，バンコ」
> 「ダメだ，アムビゾーム」

　ここまでひどくなくとも，これに近いものを見たことや経験したことはありませんか？　このような間違いは，感染症診断名が明らかになっていないために起こります．感染症診断名を明らかにするためには，臓器診断と微生物診断の2つを明らかにする必要があります．この2つさえ明らかであれば，このような間違いはなくなるはずです．

1 抗菌薬使用の4原則—感染症診断名にこだわる

> **POINT 感染症診断の2つの軸**
> 臓器診断，微生物診断

　例えば胸部X線写真で肺に陰影があって，肺がんが疑われる時，必ず組織診断をしますよね．小細胞がんなのか，腺がんなのか，扁平上皮がんなのかを区別して，化学療法のレジメンを決めるはずです．empiricに抗がん薬が投与されることはないのに，感染症だとなぜか診断が曖昧なまま，抗菌薬が投与されてしまう．

　診断がつかないまま抗菌薬がとっかえひっかえされている症例をよく目にしますし，耐性菌で治療に難渋し，不幸な転帰を辿った児を担当したこともあります．成人に比べると，小児では死亡率が低いためか，適当に抗菌薬で治療しても，よくなってしまうことがほとんどです．そのため感染症診断名を明らかにすることに対する動機付けが得られにくいようです．この本を手に取った皆さんは，ぜひこの感染症診断名をつけることに積極的に取り組んで下さい．

　さて感染症をマネジメントするうえで，感染症診断名をつけることが最重要ですが，他にも重要なポイントがあります．それは患者背景と重症度です．臓器診断と微生物診断に加え，本書ではそれを抗菌薬使用の4原則と呼ぶことにします．

> **POINT 抗菌薬使用の4原則**
> ①臓器診断　②重症度　③微生物診断　④患者背景

　このうちの①と③は感染症診断名そのものであることは，すでに述べました．小児の感染症をマネジメントするうえで，この4つが適切に評価できていれば，自ずと適切な抗菌薬が選択できるはずです．1つずつ解説します．

1 臓器診断

　感染臓器を想定することは非常に大事です．感染臓器を想定しないと，原因微生物も想定できず，適切な抗菌薬も選べず，患者の経過を適切に追うことすらできません．そして治療期間も決められません．

　例えば感染臓器が「頭」すなわち髄膜炎の場合は，抗菌薬の髄液移行性を考えて抗菌薬を選択する必要があります．そして治療効果の判定はCRPや熱ではなく，患者の意識状態や髄液所見，髄液培養など，「髄膜炎である」と診断した根拠が経過観察のパラメーターです．治療期間もインフルエンザ菌による細菌性髄膜炎であれば，7～10日間です．感染臓器が「肺」であれば，アミノグリコシドは肺への移行性が

悪いため，単剤では治療できません．治療効果は肺炎と診断した根拠（呼吸数やSpO₂，呼吸音など）で判断します．治療終了の指標にCRPを用いる必要はなく，市中肺炎であれば7日間です．

このように，感染臓器を想定する，あるいは明確にすることによって，原因微生物の想定，抗菌薬の選び方，経過の追い方，治療期間などを明確にできます．感染臓器の想定は非常に重要なのです．

> **POINT 感染臓器が明らかになれば…**
> - 原因微生物が想定できる．
> - 抗菌薬を適切に選択できる．
> - 治療期間を決定できる．
> - 適切な経過観察が可能となる．

では，感染臓器を明らかにするために必要なものは何でしょうか？ 病歴で咳嗽があったり，呼吸困難があったり，身体所見でラ音があったり，努力呼吸があったり，酸素飽和度の低下があれば，肺炎を想起して，胸部X線写真で肺炎の有無を確認するでしょう．

頭痛や嘔吐，意識障害，痙攣，項部硬直やKernig徴候が陽性だったりすれば，髄膜炎を疑うでしょう．つまり感染臓器を想定するために重要なのは病歴と身体所見なのです．

一方で感染臓器が特定できないことも多々あります．乳幼児は自分で症状を訴えられませんし，成人のように必ずしも診察に協力的でないこともあり，正確な所見を取ることが難しいことなども，臓器診断を難しくしています．さらに，適切に病歴を聴取し，頭の先からつま先まで身体所見をとっても感染臓器が特定できないことがあります．その場合には，フォーカスが明らかになりにくい感染症を考えればよいのです．具体的には下記です．

患者背景により異常が出にくい状態	新生児，免疫不全，好中球減少など
臓器特異的所見の異常が出にくい疾患	カテーテル関連血流感染症，肝膿瘍・腸腰筋膿瘍などの腹腔内膿瘍，腎盂腎炎，菌血症，初期の細菌性髄膜炎，中耳炎，副鼻腔炎，化膿性甲状腺炎，脳膿瘍，初期の蜂窩織炎，骨髄炎，関節炎など

感染臓器が想定できない，と強く認識することが診断の近道になることがあるため，常に感染臓器はどこかと考える癖をつけるようにします．

2 患者の重症度

　初発の尿路感染症で比較的全身状態も悪くなく，血圧も保たれているような状況なら，第2世代セファロスポリンや第3世代セファロスポリンでの治療が適切ですが，入退院を繰り返しているような患児の尿路感染症で，すでに血圧が下がってショック状態であれば，ESBL産生菌も考慮して，カルバペネムの投与が必要なこともあるでしょう．

　喀痰グラム染色で肺炎球菌が見えている細菌性肺炎と髄液グラム染色で肺炎球菌が見えている細菌性髄膜炎でも抗菌薬の選択の仕方が変わります．前者は必ずしも重症とは限りませんが，後者は最重症の疾患です．前者ではペニシリンGで治療が可能ですが，後者ではペニシリンGによる初期治療は不適切です．ペニシリン耐性肺炎球菌（PRSP：penicillin-resistant *Streptococcus pneumoniae* を考えて，バンコマイシンとセフトリアキソンの併用で治療を開始すべきです．肺炎球菌による中耳炎であれば，抗菌薬を使用せずに自然に改善することを期待して，経過観察することも可能です．このように患者の重症度によって，選択する抗菌薬は変わります．

3 微生物診断

　原因微生物を想定してこそ，適切なスペクトラムの抗菌薬を選択できます．肺炎球菌を想定しているなら，ペニシリン系の抗菌薬や場合によっては第3世代セファロスポリンを選びます．緑膿菌であれば，セフタジジムやゲンタマイシン，ピペラシリンなどが選択肢に挙がるでしょう．原因微生物を想定あるいは同定することによって，抗菌薬を適切に選択できるのです．

　さて原因微生物を同定あるいは推定するには，「1．臓器診断」で考えた感染臓器が重要です．髄膜炎なのか，肺炎なのか，尿路感染症なのか．感染源によって原因微生物も自ずと決まります．肺炎や髄膜炎を鑑別に考えている時，原因微生物として肺炎球菌を最上位に考えますが，尿路感染症であれば，肺炎球菌は完全に原因微生物のリストから外れます．このように感染源別に決まった原因微生物のリストがあり，さらにグラム染色を行うことによって，原因微生物を早期に想定できるのです．

　またあまり知られていませんが，原因微生物によって治療期間も変わります．緑膿菌やアシネトバクターによる肺炎であれば治療期間は14日間ですが，その他の細菌であれば7日間で十分です[1]．肺炎球菌による細菌性髄膜炎の治療期間は10～14日間ですが，髄膜炎菌は7日間で十分とされています[2]．このように原因

微生物によって治療期間，選択する抗菌薬は異なるのです．

4 患者背景

　患者背景は抗菌薬の選択に直接関わります．例えば肺炎を例にとって考えてみても，一目瞭然です．以下の例で，想定するべき原因微生物が異なることに気がつけるでしょうか．

> ❶生来健康な2歳男児の肺炎
> ❷RSウイルス細気管支炎に対して気管挿管中に生じた3か月男児の肺炎
> ❸重症新生児仮死で気管切開後，長期入院中の2歳男児の肺炎
> ❹血液腫瘍に対して骨髄移植後の2歳女児の肺炎

　❶のような2歳児の市中肺炎であれば，通常ウイルス性か，細菌性とすれば最も考えられる原因微生物は肺炎球菌です．ウイルス性を疑えば抗菌薬を使用せずに様子をみる選択肢もあるし，外来で抗菌薬を処方するならアモキシシリン，入院してもアンピシリンで十分治療可能です．

　❷のように気管挿管中であれば，良質な喀痰が取れる可能性が高いため，グラム染色が重要です．肺炎球菌やインフルエンザ菌，モラキセラなどの肺炎の典型的な菌が見えていれば，想定される細菌を狙った抗菌薬が選択できます．

　❸でも❷と同様グラム染色が重要ですが，過去の培養結果も参考にします．喀痰グラム染色で想定される菌に加えて，重症度との兼ね合いで，過去に検出されている菌や緑膿菌などの院内感染の原因微生物をカバーするか否かを考慮し，セフェピムやピペラシリン・タゾバクタムなどを選択してもよいでしょう．もちろん各施設でのアンチバイオグラムも参考にします．重症度がそれほど高くなく，緑膿菌などの院内で問題となりやすいグラム陰性桿菌の関与を疑わないようなグラム染色像であったり，あるいは過去に検出歴がなかったりすれば，アンピシリン・スルバクタムや第3世代セファロスポリンで治療しても構いません．

　❹だと，empiric therapyを外してしまうと，生命予後にかかわる重篤な状態です．緑膿菌などの院内で問題となるグラム陰性桿菌やアスペルギルス，サイトメガロウイルス，*Pneumocystis jirovecii*（ニューモシスチス イロベチ）なども鑑別に入ってくるでしょう．ピペラシリン・タゾバクタムやメロペネム，場合によっては必要な検査を行った後に，ボリコナゾールやガンシクロビル，ST合剤をempiricに開始し，結果が陰性で返ってきたら中止するという戦略をとるべき状況もあります．

　このように患者背景によって使用する抗菌薬が大きく変わり，考えるべき原因微

生物も随分と違います．原因微生物を考える際には患者背景を理解することが非常に重要です．

> **POINT**
> 原因微生物は患者背景に激しく依存する．

さて，感染臓器，重症度，原因微生物，患者背景の4つを常に意識することが感染症診療を行ううえで重要であると述べましたが，これら4つの項目はそれぞれが密接に関係しています．感染臓器がわかれば原因微生物も想定できるし，原因微生物を想定するには患者背景が重要になるし，重症度に鑑みて原因微生物をどこまでカバーするかを検討するのです．「感染臓器と原因微生物を明らかにする」「患者背景が重要な手がかりをくれる」「重症度に応じて抗菌薬の選択を考える」──．このような思考過程をぜひ身につけて下さい．

この抗菌薬使用の4原則をしっかりと理解し，把握できていれば，大きな失敗はしないはずです．本書を手に取った皆さんは，常にこの4原則を守って，感染症診療を行うことを心がけて下さい．きっと患者のアウトカムは改善するはずです．

文献

1) Guidelines for the management of adults with hospital-acquired, ventilator-associated, and healthcare-associated pneumonia. Am J Respir Crit Care Med；171：388-416, 2005
2) Tunkel AR, Hartman BJ, Kaplan SL, et al. Practice guidelines for the management of bacterial meningitis. Clin Infect Dis；39：1267-1284, 2004

2｜血液検査は必要か──さらば CRP

> **POINT**
> CRPにも感度と特異度が存在する．使える時と使えない時を理解しよう．

日本で「さらばCRP」なんて言っていると極端な人のように誤解されそうですが，筆者の経験上，日常診療でCRPや白血球が役に立つ場面は，実はそう多くはありません．「役に立たない」「不要である」と言いたいのではなく，多くの医師がCRPと白血球を有効活用できていないのです．むしろ検査結果に振り回されていて，真実が見えていないと言ったほうが適切かもしれません．日本でなぜこれほどまでにCRPと白血球が重視されているのかはよくわかりませんが，1つの検査結果だけ

で判断することが危ういのは，理解していただけると思います．感度100％，特異度100％の検査なんてないのです．この章では血液検査，特に白血球とCRPの解釈の仕方について述べます．

抗菌薬使用の4原則（☞前項2頁）は小児でも成人でも変わらず重要なものです．そしてこの4原則が守られていれば，大きな失敗はしないこともお話ししました．しかしこの4原則がしっかりと守られていないために，血液検査に振り回されている例を多く見受けます．

> 「CRPが20だから，重症感染だ！　だからメロペネムだ！」
> 「CRPが陰性だから，細菌感染症ではなく，ウイルス感染だ！」
> 「この咽頭炎の所見でCRPが20まで上昇するはずがない！」

みなさん，このような場面に心当たりがあるのではないでしょうか．感染臓器，重症度，原因微生物，患者背景の理解がなおざりになっていて，血液検査の結果だけで抗菌薬が決められている現実があります．

血液検査が役に立つ時はもちろんあります．腎機能や電解質の確認が必要な患者はいるでしょう．ASTやALTなどが上昇するような肝障害を，採血せずに病歴や身体所見だけで想定することは困難なので，筆者ももちろん採血を日常的に行っています．筆者が問題と思っているのは，白血球とCRPだけが過大評価，あるいは過小評価されている例が多いことです．

実際の感染症診療を進めていくうえで，白血球とCRPがどのくらい役に立つのか，役に立たないのか，1つひとつ検証していきましょう．感染症診療を進めていくうえで重要なものは，感染臓器，原因微生物，患者背景，重症度の4つでした．

1　感染臓器の特定に炎症マーカーはどれくらい役に立つのか

感染部位の同定には，CRPは役に立ちません．「CRPが1だと中耳炎？」「20だと髄膜炎？」——そんな論理は成り立ちませんよね．CRPの高低で感染臓器がわかればCTもMRIも不要です．値の高低で感染臓器がわかってしまうような，便利な血液検査があれば，本当に楽なんですが……．

血液検査の結果で感染臓器が推定できるのは，例えばAST，ALTなどの上昇から肝炎が示唆される場合，ALP，γ-GTPの上昇から胆管炎が示唆される場合，CKの上昇から筋炎が示唆される場合などに限定されます．血液検査は実は感染臓器の推定が苦手なんです．

2 | 原因微生物の特定に炎症マーカーは有効か

　日常診療でCRPや白血球を議論する時最も多用されているのは，原因微生物の推定ではないでしょうか．感染症か非感染症か．感染症なら細菌性かウイルス性か．さてこの区別に白血球やCRPは役に立つのでしょうか．

　答えとしては，役に立つと言えば役に立つし，役に立たないと言えば役に立たないという言い方になります．その理由を示します．

　最初に新生児の論文を紹介します[1]．生後3日以内の新生児のCRPを3日間連日で測定し，1 mg/dLをカットオフにして，敗血症の感度，特異度，陽性的中率，陰性的中率を検討した論文です．この論文では，CRPを3日間連続して測定して，1日でもCRPが1 mg/dLを超えていた場合の感度が88.9%，特異度が70.5%という結果でした．初日だけのCRPをみると，感度は35.0%，特異度は90.0%でした．

　この結果から，ワンポイントで計測されたCRPが陰性であっても，敗血症を除外するためには感度は不十分と考えられます．一方で3日間毎日CRPを測定し，1 mg/dLを超えなければ，敗血症の除外はある程度可能です．ただしそれでも感度は88.9%なので，CRPだけで除外しようとすると，10人に1人は見逃します．実際に日常診療に活かすとすれば，「生直後の新生児にempiricに抗菌薬を開始して，CRPが3日間1 mg/dLを超えなければ抗菌薬を中止する」プラクティスが成り立ちそうですが，血液培養を生直後にしっかりとっていれば，72時間後の血液培養陰性で抗菌薬は中止できるし，感度を考えるとCRP陰性だけで抗菌薬中止するのはリスクを伴います．したがって臨床現場では，あまり付加的な意味はなさそうです．CRPが1を超えていても，細菌感染症とrule inするのは難しく，CRP陰性でも細菌感染症をある程度否定するには3日間必要です．微妙です，CRP．

　ではCRPが細菌感染とウイルス感染の区別に役に立つかもしれない例を検証してみましょう．CRPを有効に使用するための「例外」事項の1つです．最初に紹介するのは，月齢1～36か月の小児を対象とした論文です（表1-1の①）．

　①の論文[2]では，重症感染症（SBI：serious bacterial infection）を菌血症，髄膜炎，尿路感染症，肺炎，化膿性関節炎，骨髄炎と定義した場合，CRP＞7 mg/dLで最大の感度，特異度（感度79%，特異度91%）を示し，CRP＜5 mg/dLで尤度比（likelihood ratio）0.087でSBIをrule outできるとして，CRPの有効性を謳っています．ただし，この論文は1～36か月の児の研究であり，身体所見で熱源がわからなかった場合に限定されています．上気道症状があったり，明らかに所見から肺炎が疑わしかったり，中耳炎があったり，咽頭炎があったりした場合は除外され

表 1-1 | 小児の細菌感染症における CRP の感度と特異度

検査目的	カットオフ値	感度	特異度
① FWS の 1〜36 か月児における菌血症，髄膜炎，尿路感染症，肺炎，細菌性髄膜炎，骨髄炎[2]	CRP 7 mg/dL	79%	91%
② FWS の 3〜36 か月の小児における菌血症，尿路感染症，肺炎[3]	CRP 4.4 mg/dL	63%	81%

FWS：fever without source

表 1-2 | Hib ワクチン導入後の小児の肺炎球菌菌血症における白血球の感度と特異度

研究	カットオフ値	感度	特異度
① Lee GM, et al. Arch Pediatr Adolesc Med；152：624-628, 1998[4]	WBC 15,000/μL	86%	77%
② Kuppermann N, et al. Ann Emerg Med；31：679-687, 1998[5]	WBC 15,000/μL	80%	69%
	ANC 10,000/μL	76%	78%
③ Isaacman DJ, et al. Arch Pediatr Adolesc Med；156：905-909, 2002[3]	ANC 10,600/μL	69%	79%
	WBC 17,100/μL	69%	80%

ています．また抗菌薬の先行投与があった場合も除外されています（これは血液培養陽性になりにくいからだと考えられます）．いわゆる "fever without source" の児に限定して調べられたものです．

②の論文[3]では，fever without source の 3〜36 か月の小児において，CRP のカットオフを 4.4 mg/dL にすると，感度 63%，特異度 81% と報告しています．感度，特異度ともに，思ったほど高くはありません．

では，白血球（WBC）の感度，特異度はどうなっているでしょうか．白血球，好中球数のカットオフを 10,000〜15,000 に設定してみても，感度，特異度ともに 70〜80% 程度です（**表1-2**）．

2011 年に CRP とプロカルシトニン（PCT）の細菌感染症に対する感度，特異度を調べたメタ分析が発表されましたが，ここでも感度，特異度はあまりよくありません（**図1-1**）[6]．この論文では，14 の前向き研究が対象となっており，対象疾患の多くは菌血症，肺炎，UTI，髄膜炎などの細菌感染症です．特異度が最も高くなるのが，CRP 8.0 mg/dL，PCT 2.0 ng/mL をカットオフとした場合で，感度 40〜50%，特異度 90%，感度が最も高くなるのが，CRP 2.0 mg/dL，PCT 0.5 ng/mL をカットオフとした場合で，感度 80%，特異度 70% でした．

例えば，CRP 2.0 mg/dL をカットオフにすると，検査後確率はどのように変わるでしょうか（**表1-3**）．診察した結果，検査前確率が 20% くらいであったとします．

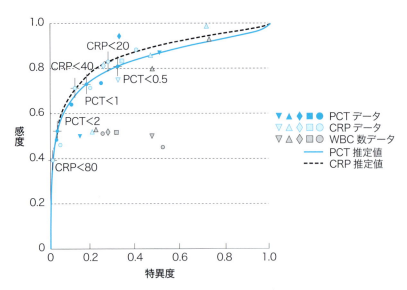

図 1-1 | 細菌感染症に対する感度と特異度のメタ分析[6]

表 1-3 | CRP 2.0 mg/dL をカットオフとした場合の検査後確率

検査前確率	検査後確率	
	CRP≧2.0 の場合	CRP<2.0 の場合
20%	40%	6.7%
50%	72.7%	22.2%
80%	91.3%	53.3%

　細菌感染症を強く疑っていない場合に，CRP が 2.0 mg/dL 未満であれば，細菌感染の可能性は 6.7% まで下がるので，それなりに除外診断には役立ちそうです．

　一方で強く細菌感染症を疑っている場合に（検査前確率が 80%），CRP が 2.0 mg/dL 以上であれば，細菌感染症の可能性が検査後確率は 91.3% まで上がるので，細菌感染症の rule in がある程度可能です．しかし，検査前確率が 50% の場合や，検査前確率が低いのに CRP が高値であった場合，逆に検査前確率が高いのに CRP が低値であった場合，その後のマネジメントを変えることはできるでしょうか．これは，「CRP の結果が検査前の想定と同じであれば非常に役に立つが，予想に反していた場合，検査結果があまり当てにならない」ことを意味しているのです．

　重要なのは，検査前確率であり，病歴と身体所見でどれくらい細菌感染症を疑うべきかです．

「CRPが高ければ細菌感染を疑ってきっちりワークアップ（熱源精査）をする」戦略は成り立ちそうです．すなわち「尿培養，喀痰グラム染色，血液培養2セット，腰椎穿刺などが必要になるかもしれない」ことは言えるでしょう．これは，小児では細菌感染の評価が難しいので，CRPを診断の「一助」にできるという意味です．絶対的なものではありません．CRPが陰性でも細菌感染症を否定してはいけません．

「CRPが低い＝安全」「CRPが低い＝ウイルス感染症」という思考回路は早く捨てましょう．見逃しや見落としにつながるので非常に危険です．白血球，CRP，プロカルシトニンの感度と特異度はせいぜい70〜80%程度であることを理解しておいて下さい．

POINT 新生児でのCRPの活用法

3日間CRPが陰性なら，細菌感染症を否定できる可能性が高い．しかし特異度は低く，rule inは難しい．

POINT 小児におけるWBC，CRPの活用法

WBC，CRPが高ければ，細菌感染の可能性は高くなり，低ければ，細菌感染の可能性は低くなる．ただし，絶対的な指標ではないことに留意する必要があり，検査前確率をどの程度見積もるかが重要であることを忘れてはいけない．CRPが陰性だからといって，細菌感染を否定してはいけない！

3 重症度判定に炎症マーカーは有効か

この「重症度判定」にもCRPや白血球が多く使われています．「CRPが20，30だと高値で重症じゃないか……」と不安になる気持ちはよく理解できます．逆にCRPが1未満だったりすると，軽症と考えたり，ウイルス感染と考えたりして，抗菌薬を投与しないこともよくありますが，このような考え方は正しいのでしょうか．

炎症マーカーが予後判定の指標になるかを調べた興味深い報告があります．2009年のCarrolらの報告[7]で，各種炎症マーカーがSBIの早期診断のマーカーになるか，あるいは死亡率と相関があるかを調べたスタディーです．アフリカのマラウイにおいて，髄膜炎症状（項部硬直，大泉門膨隆，発熱と痙攣の3つのうちいずれかを認めたもの）あるいは肺炎症状（12か月未満は50/分多呼吸）を認めた患児377人が対象となっています．死亡した患児が377人中83人もいるという，日本では信じられない結果です．その内訳ですが，SBIありで68人（24%）が死亡，

SBIなしだと15人（15%）が死亡という結果で，SBIがあると当然，死亡率が高くなります．

SBIの有無で炎症マーカーの数値を比較したところ，SBIありと判定されたグループのほうが，有意にCRPもプロカルシトニンも高値であり，CRPとプロカルシトニンが高値だとSBIの可能性が高くなるというのは先に述べた知見と一致しています．しかしこの論文では生存者と死亡者の2群でCRPとプロカルシトニンの数値を比較したところ，この2群で明らかな差は認められませんでした．この研究からは，CRPやプロカルシトニンが高ければ細菌感染症との相関が強いことは言えますが，決してCRPやプロカルシトニンが高いほど死亡率が高くなるわけではありません．

時に「CRPが20だから，重症だ．だからメロペネムだ！」というプラクティスを目にしますが，CRPが高いと「重症」というわけではありません．小児では重症度を予見した研究は少ないですが，成人領域で有名な肺炎のPORT study[8]，CURB 65[9]でもCRPは登場しません．髄膜炎でも，中耳炎でも，咽頭炎でも，腎盂腎炎でも，骨髄炎でも，感染性心内膜炎でも，関節炎でも，炎症反応の数字と重症度の間には明らかな相関はないのです．

4 経過観察のためのパラメーターに炎症マーカーは有用か

経過観察のマーカーとしてCRPが多用されています．CRPをフォローのマーカーとして使うのはあまりおすすめできませんが，実はCRPが経過観察の指標に有効であると報告する研究もあります．

体重1,500g以上で，中心静脈カテーテルの留置がなく，人工呼吸管理もされていない176人の新生児を対象にした前向き研究です[10]．初回抗菌薬投与後24〜48時間後にCRPを測定し，1 mg/dL未満なら細菌感染症が否定的として抗菌薬を中止し（グループ1），CRPが1.0 mg/dL以上の場合は，CRPが1.0 mg/dL未満に下がるまで抗菌薬を投与した群（グループ2a）と5日間投与した群（グループ2b）に無作為に割り付けしています．グループ1とグループ2aのCRPを指標に抗菌薬投与の中止を決定した122人の新生児で，治療に失敗したのは1例のみという驚異的な結果でした．しかしこの論文をよく読むと，176人中血液培養が陽性となって，真の細菌感染症だった症例が8例しかありません．CRPを指標にしたグループ1とグループ2aに限るとたった2人……．122人中，血液培養陽性が2人しかいないのです．つまりこのスタディーでは真の細菌感染症の症例数が極めて少ないため，この研究結果をもってしてCRPを指標にして抗菌薬を中止に

してもよいとは言えません．

　一方成人領域では，CRPやプロカルシトニンを指標にして治療期間が短くできる可能性が指摘されています[11,12]．実際に治療が"うまくいっている"時には，CRPも順調に下がっていることは多いのですが，CRPの動きだけが強調されすぎていることに対して，筆者は強い違和感があります．

　例えば，基礎疾患のない2歳児が肺炎を起こして入院しているとします．アンピシリンの静注で治療がなされ，速やかに解熱し，経口摂取も元通りになりました．「退院前に採血をして，CRPが陰性化していたら，退院にしましょう」．

　尿路感染症で入院した8か月の女児．セフトリアキソンで治療が開始され，速やかに解熱し，全身状態も改善．入院して2日後に尿培養の結果が判明し，アモキシシリンに感受性の大腸菌が検出されました．アモキシシリン内服に変更して退院してもよいはずなのに，「採血をしてCRPが下がっていたら，内服にしましょう」．

　感染症の診断名が正しくついていて，十分な投与量の抗菌薬で治療し，診察上患児の状態が著しく改善しているのに，なぜ採血をする必要があるのでしょうか．肺炎で入院しているのであれば，呼吸数やSpO$_2$，陥没呼吸の改善などで，治療が順調であることは診察で確認できるはずです．尿路感染症でも解熱が得られ，全身状態が改善していれば，治療が順調であるとわかるはずです．また尿路感染症の治療経過が順調かどうか確認したいのであれば，尿グラム染色を確認して，菌が消失していることを確認するほうが，より疾患に特異的な指標として有効です．

　CRPは単なる"inflammation（炎症）"のパラメーターであり，決して"infection"とは相関しません．抗菌薬がしてくれることは「細菌を殺す」ことだけであり，炎症を鎮静化する作用はありません．例えば肺炎球菌による細菌性髄膜炎で，治療開始後速やかに肺炎球菌が陰性化しているのに，数日間高熱が続き，炎症反応が低下しないことは決して珍しくありません．菌が死んでも炎症が残ることは決してまれではないのです．

　経過観察のためのパラメーターとして適しているのは，「感染臓器を絞ったパラメーター」です．肺炎なら呼吸数，喀痰の量，SpO$_2$，聴診所見，血液ガスのデータなどが適切なパラメーターであり，尿路感染症なら尿所見，菌血症なら，血液培養の陰性化を確認することが大切です．熱やCRP，WBCは全身のパラメーターなので，「非特異的」であり，感染症の経過観察の指標として適していません．

　さて，世の中には例外はつきものですが，CRPがパラメーターとして役立つ例外が1つだけあります．それは骨髄炎と関節炎です[13-15]．骨髄炎や関節炎でCRPがマーカーになる大きな理由は「経過を追うのにわかりにくいから」です．確かに，骨髄炎がよくなったか悪くなったかは，身体所見からはわかりづらいです．また頻

回に画像でフォローするのも現実的ではありません．そこで CRP をパラメーターの1つとして利用するのです．ただこの場合も，「CRP が上がった，下がった」で一喜一憂してはいけません．患児の全身状態も改善傾向，局所所見も改善傾向，そして CRP も改善傾向．すべてのパラメーターがすべて同じ方向を向いていてこそ，CRP に意味があります．

CRP や白血球は決して無意味な検査ではありません．それなりに有効利用することは可能です．ですが CRP や白血球だけが過大評価されて，もっと大切な「患児を診察すること」「微生物診断・臓器診断をすること」が軽視されていることが問題なのです．

さて，最後にプロカルシトニンについて述べます．感染症の診断において，CRP よりも特異的で，治療終了の目安にもなると言われている炎症マーカーですが，実は感度も特異度もいまひとつということがわかってきました．**図1-1** を見ると一目瞭然ですが，プロカルシトニンは CRP よりも感度，特異度ともに劣っています（ROC 曲線で CRP の方が左上方にあります）．

プロカルシトニンの感度が高いと報告した論文も個別に見てみましょう．Galetto-Lacour らは月齢 36 か月までの小児 99 人において，SBI を菌血症，肺炎，UTI，細菌性髄膜炎，深部膿瘍と定義し，プロカルシトニンが 0.5 ng/mL 以上を示した場合，SBI 診断のための感度が 93％，特異度は 74％であったと報告しています[16]．

一方特異度が高いと報告したのは，Andreola らの研究です．月齢 36 か月までの小児 408 人において，SBI を菌血症，肺炎，UTI，細菌性髄膜炎，骨髄炎，関節炎と定義した場合の感度，特異度を次のように報告しています[17]．

> プロカルシトニン >0.5 ng/mL で感度 73.4％，特異度 76.4％
> プロカルシトニン >1.0 ng/mL で感度 63.8％，特異度 89.8％
> プロカルシトニン >2.0 ng/mL で感度 47.9％，特異度 96.5％

プロカルシトニンの値にもよりますが，0.5 ng/mL をカットオフにしても感度は 70〜90％程度です．もちろんプロカルシトニンの値が高くなればなるほど，特異度が高くなりますが，これらのデータは CRP と大きく変わりません．プロカルシトニンが勝るところがあるとするなら，高値の時の特異度と CRP よりも早期に上昇することくらいです（プロカルシトニンは組織障害が起きてから 4〜6 時間後に上昇し，12 時間後にはピークに達すると言われていますが，CRP が上昇を始めるのは組織障害が起きてからおよそ 12 時間後であり，ピークに達する時間は

20〜72 時間後です）．プロカルシトニンもそれなりに細菌感染症の診断に有用ですが，その感度と特異度を十分に理解して，結果を解釈することが必要です．

　血液検査だけを重視しないで下さい．役には立ちますが，診断，治療に大きな影響を与えるほどの力はありません．病歴，身体所見をきっちりとることのほうがより重要なのです．

文献

1) Benitz WE, Han MY, Madan A, et al. Serial serum C-reactive protein levels in the diagnosis of neonatal infection. Pediatrics；102：E41, 1998
2) Pulliam PN, Attia MW, Cronan KM. C-reactive protein in febrile children 1 to 36 months of age with clinically undetectable serious bacterial infection. Pediatrics；108：1275-1279, 2001
3) Isaacman DJ, Burke BL. Utility of the serum C-reactive protein for detection of occult bacterial infection in children. Arch Pediatr Adolesc Med；156：905-909, 2002
4) Lee GM, Harper MB. Risk of bacteremia for febrile young children in the post-Haemophilus influenzae type b era. Arch Pediatr Adolesc Med；152：624-628, 1998
5) Kuppermann N, Fleisher GR, Jaffe DM. Predictors of occult pneumococcal bacteremia in young febrile children. Ann Emerg Med；31：679-687, 1998
6) Van den Bruel A, Thompson MJ, Haj-Hassan T, et al. Diagnostic value of laboratory tests in identifying serious infections in febrile children：systematic review. BMJ；342：d3082, 2011
7) Carrol ED, Mankhambo LA, Jeffers G, et al. The diagnostic and prognostic accuracy of five markers of serious bacterial infection in Malawian children with signs of severe infection. PLoS One；4：e6621, 2009
8) Fine MJ, Auble TE, Yealy DM, et al. A prediction rule to identify low-risk patients with community-acquired pneumonia. The New E J M；336：243-250, 1997
9) Lim WS, van der Eerden MM, Laing R, et al. Defining community acquired pneumonia severity on presentation to hospital：an international derivation and validation study. Thorax；58：377-382, 2003
10) Ehl S, Gering B, Bartmann P, et al. C-reactive protein is a useful marker for guiding duration of antibiotic therapy in suspected neonatal bacterial infection. Pediatrics；99：216-221, 1997
11) Lisboa T, Seligman R, Diaz E, et al. C-reactive protein correlates with bacterial load and appropriate antibiotic therapy in suspected ventilator-associated pneumonia. Critical care medicine；36：166-171, 2008
12) Bruns AH, Oosterheert JJ, Hak E, et al. Usefulness of consecutive C-reactive protein measurements in follow-up of severe community-acquired pneumonia. The European respiratory journal：official journal of the European Society for Clinical Respiratory Physiology；32：726-732, 2008
13) Unkila-Kallio L, Kallio MJ, Eskola J, et al. Serum C-reactive protein, erythrocyte sedimentation rate, and white blood cell count in acute hematogenous osteomyelitis of children. Pediatrics；93：59-62, 1994
14) Roine I, Faingezicht I, Arguedas A, et al. Serial serum C-reactive protein to monitor recovery from acute hematogenous osteomyelitis in children. The Pediatric infectious disease journal；14：40-44, 1995
15) Paakkonen M, Kallio MJ, Kallio PE, et al. Sensitivity of erythrocyte sedimentation rate and C-reactive protein in childhood bone and joint infections. Clin Orthop Relat Res；468：861-866, 2010
16) Galetto-Lacour A, Zamora SA, Gervaix A. Bedside procalcitonin and C-reactive protein tests in children with fever without localizing signs of infection seen in a referral center. Pediatrics；112：1054-1060, 2003
17) Andreola B, Bressan S, Callegaro S, et al. Procalcitonin and C-reactive protein as diagnostic

markers of severe bacterial infections in febrile infants and children in the emergency department. Pediatr Infect Dis J；26：672-677, 2007

3 血液培養の重要性

> **POINT** 血液培養が重要な理由を理解しよう
> - 菌名と感受性結果がわかることによって……
>   - de-escalation が可能．
>   - 治療がうまくいかない時，次の手を打つことが可能．
>   - 適切な治療期間を設定できる．
>   - 副作用が出現しても，適切に対応できる．
> - 培養結果が感染臓器を教えてくれる．
> - 血液培養「陰性」にも大きな意味がある．

　感染症をマネジメントするうえで，臓器診断と微生物診断が重要であることは何度も強調してきました．言うまでもなく，微生物診断のためには培養検査は欠かせません．血液培養，髄液培養，喀痰培養，尿培養，便培養など，感染臓器が想定され，適切に提出された培養はすべて重要な検査ですが，なかでも最も重要なのは血液培養です．
　血液培養以外の培養はいずれも感染のフォーカスと思われる部位からの培養です．つまりある程度臓器診断がついているとも言えます．しかし血液培養は，感染のフォーカスの推定がついている時も，ついていない時も非常に有用なのです．

1 血液培養のメリットその1：原因微生物が確定する

　血液培養が陽性となることで，原因微生物が明確になります．そして感受性が判明します．この「原因微生物が明確である」という恩恵は，患児の状態が悪いほど，治療期間が長くなればなるほど，より大きくなります．
　例えばICUに入院している生体肝移植術後の患児が，発熱と血圧低下を認めているような場合，empiric にピペラシリン・タゾバクタムや場合によってはメロペネムを選択せざるを得ない状況ですが，この患児で血液培養を提出せずにメロペネムを開始した場合と開始していない場合では，その後のマネジメントに雲泥の差が出てきます．血液培養を提出していなければ，たとえ患者の状態が改善しても de-escalation はできません（de-escalation については後述）．

また患者の状態が悪化していく場合，メロペネムがそもそも無効な耐性菌が原因微生物なのか，原因微生物がMRSAなどでスペクトラムが外れているのか，あるいは感受性はあるけれども，膿瘍などができていてドレナージが必要な状態なのか，菌に圧倒されて結果としてうまくいっていないのか，判断ができません．

逆に原因微生物がはっきりしていれば，de-escalationが可能です．そして治療がうまくいかない時でも，いろいろな手を打つことができます．例えば原因微生物がMRSAであった時，バンコマイシンで治療していて，患者の状態が改善しない時は，血中濃度を高めにしたり，ゲンタマイシンやリファンピシンの併用を検討できます．あるいはドレナージやカテーテルなどの異物を抜去する必要性を検討できます．

原因微生物によっては治療期間も異なります．肺炎であれば，多くの場合治療期間は1週間程度ですが，緑膿菌とアシネトバクターの肺炎は2週間以上の治療が望ましいとされています[1]．細菌性髄膜炎においても原因菌によって治療期間が異なります．インフルエンザ菌なら7〜10日間，肺炎球菌なら10〜14日間，リステリアなら最低21日間は治療が必要です[2]．

原因微生物が明確だと，副作用が出た時も対応が可能です．原因微生物が不明のままでメロペネムで治療していた場合，たとえ改善していたとしても，重症の薬疹が出現したら抗菌薬を変更しないといけませんが，何に変更すべきか判断できません．原因微生物が判明していれば，メロペネムからセファロスポリンに変更したり，アミノグリコシドに変更したりといった対応が可能です．

また副作用が出現しても，強い決意で治療を継続することが可能となります．リステリアによる髄膜炎に対してペニシリンで治療中に副作用が出現したら，第2選択薬のST合剤への変更もできますが，原因微生物が不明の髄膜炎で重篤な副作用が出現した場合，治療を早期に中止して後々髄膜炎が再燃する最悪の結果になるかもしれません．

PCRや抗原，抗体価による診断でも微生物診断はできますが，培養検査はさらに抗菌薬の感受性を教えてくれます．例えば髄液ではラテックス凝集検査で肺炎球菌，B群レンサ球菌，インフルエンザ菌，髄膜炎菌などを迅速に検査できますが，陽性と判定されても，感受性結果は教えてくれません．

原因微生物が明確になることによって受ける患児のメリットはとてもたくさんあるのです．

2 血液培養のメリットその2：感染臓器がわかる

　病歴と身体所見で感染臓器を推定あるいは診断することが多いのですが，小児では本人の訴えが不正確であることが多く，病歴については保護者に頼る部分が大きいこと，また身体所見でも異常所見が顕在化しにくいこともあり，病歴と身体所見を駆使しても感染臓器がわかりにくいことがあります．画像検査に頼りたくなりますが，CT では被曝の問題が生じるし，MRI では鎮静が必要であるため，画像検査も容易にはできません．

　しかし血液培養が感染臓器を教えてくれることがあります．血液培養から A 群溶連菌とインフルエンザ菌が 2 セット陽性となった 1 歳女児のケースでは，検出された菌は頭頸部に常在することが多いことから，頭頸部の造影 CT を撮影し，硬膜外膿瘍と診断できました．血液培養からエンテロバクターが検出された 8 歳男児のケースでは，感染源が腹腔内にあるだろうと想定し，腹部造影 CT で AFBN（急性巣状細菌性腎炎：acute focal bacterial nephritis）と診断できました．発熱と痙攣のために脳炎疑いで ICU へ入院した 12 歳男児のケースでは，血液培養から黄色ブドウ球菌が検出されたため，脳炎ではなく感染性心内膜炎と脳膿瘍の合併と診断できました．

　このように血液培養の結果が正しい診断へと導いてくれることをよく経験します．また逆説的ですが，血液培養陰性も大きな意味があります．抗菌薬開始前に提出された血液培養が陰性であれば，「菌血症がない」ことの証明になります．「血液培養を 2 セット提出し，48 時間後の血液培養が陰性の場合に抗菌薬を中止する」プラクティスは実際に筆者もよく行います．

　先行抗菌薬があった場合に血液培養が陰性だった場合にも応用できます．外来で第 3 世代セファロスポリンが処方されていて，状態が悪化し入院することもよくありますが，このような場合に血液培養や尿培養が陰性であれば，もし細菌感染症があるとすれば，「少なくとも第 3 世代セファロスポリンで治療可能な細菌による感染症」と考えることもできます．

　その重要性はわかっていても，やはり血液培養をはじめとする微生物診断のための培養検査がまだまだ少ないのが現状です．特にそれは外来診療においてより顕著です．

　何となく予防的に出された，ちょっと心配だからという理由で処方された内服抗菌薬のために，最終的に診断がつかないまま後方病院へ搬送される患児は決して少なくありません．ぜひ抗菌薬を処方する前に，血液培養をはじめとした培養検査を出すように心がけて下さい．培養を提出するチャンスは，基本的に「抗菌薬を処方

する前」だけです．

文献
1) Guidelines for the management of adults with hospital-acquired, ventilator-associated, and healthcare-associated pneumonia. Am J Respir Crit Care Med；171：388-416, 2005
2) Tunkel AR, Hartman BJ, Kaplan SL, et al. Practice guidelines for the management of bacterial meningitis. Clin Infect Dis；39：1267-1284, 2004

4｜血液培養の正しい取り方

POINT
- 小児では嫌気ボトルは原則不要．
- 小児用好気ボトルに入れる血液の量は原則「3〜4 mL」．
- セット数よりも血液量のほうが重要．
- 消毒はポビドンヨードとアルコールの併用が現時点では望ましい．

さて血液培養の重要性について述べてきたので，実際にどのように取るべきかについて書いていきます．

標準的な血液培養の手順は下記の通りですが，現時点で問題点が3つあります．それは採血量，セット数，消毒の仕方です．ここでは小児における適切な血液培養の手順について述べます．

1｜血液培養の採血量

採血量が多いほど，血液培養陽性率が高くなることは，エビデンスとしても証明されています[1,2]．理論的にも納得の結果ですね．

そして2セットが望ましいだろうということも容易に理解できると思います．例えば口腔内の常在菌である *Streptococcus milleri* グループが1セットしか提出されていない血液培養で陽性になっても，コンタミネーションなのか，真の血流感染症をきたしているのか判断に迷いますが，複数セット陽性であれば，コンタミネーションを疑うことなく，真の起炎菌であると診断できる可能性が高くなります．

また「血液培養をどこから採血するか」も重要です．小児では点滴ルート確保時に採血されることが多いですが，静脈ルート確保時に提出した血液培養と血液培養のために静脈を穿刺して提出した血液培養ではコンタミネーションの割合に有意差が出ています（9.1% vs 2.8%）[3]．

4 血液培養の正しい取り方

　以上から,「静脈ライン確保時とは別に,2か所から血液培養を提出することが理想」です.

　しかし,これは果たして現実的でしょうか.救急外来や一般外来で何らかの感染症を疑って,血液培養を提出するためには,静脈ライン確保時,そして血液培養2セット提出時と合計3度も患児に針を刺す必要性が出てきます.なかには採血や静脈ラインの確保が非常に困難な児もいます.理論的には正しくとも,実際のプラクティスとしては成り立たないと言わざるを得ません.

　まずセット数に関しては,小児感染症の成書[4)]では,基本的には1セットでよく,感染性心内膜炎やカテーテル関連血流感染症の診断においてのみ,2か所から採血すべきと記載されています.理由としては,下記の2つが挙げられています.

> 理由1:小児では血液中の菌の濃度が高いと「言われている」
> 理由2:採血そのものが難しい

　ということで,2セットの血液培養が理想的ですが,現実と照らし合わせると,1セットでもやむを得ないのかもしれません.

　次に採血量に関してですが,上記の理由1のように,小児では成人と比較して,血中の細菌の濃度が高いと言われているため,採血量が少なくてもよいという指摘は従来からありました.

　しかし,いくつかの論文で小児でも血液中の菌の濃度は高くない可能性が指摘されており[5-7)],新生児の成書でも最低でも1 mLの採血量が必要であろうと推奨しています[8)].また血液培養の感度に関しては,セット数を増やすことよりも,採血量を増やすほうが感度は高くなるという報告があります[1)].

　では血液培養ボトルに上限なく血液を入れてもよいかというとそういうわけでもなく,上限があります.BacT/ALERTの小児用血液培養ボトルだと1〜4 mL,Bactecのものだと1〜3 mLと適切な血液量が決まっています.少なすぎても多すぎてもダメです.培地には抗凝固薬やSPS(sodium polyanetholesulfonate)が入っています.SPSは補体を不活化したり,貪食を阻止したり,リゾチームを中和する作用を持っているので,血液量が増えすぎるとSPSの濃度が薄くなってしまうのでよくないのです.このため血液と培地の比が1:5〜1:10が望ましいとされています.

　嫌気ボトルに関しては,小児では嫌気性菌の検出はまれであるため,通常好気ボトルのみ提出すればよいとされています.嫌気ボトルの提出が必要な患者は以下の通りです.

嫌気ボトルの提出が必要な場合

- 頭頸部の膿瘍感染を強く疑う時（慢性副鼻腔炎，扁桃周囲膿瘍，咽後膿瘍，脳膿瘍など）
- 腹腔内膿瘍を強く疑う時（肝膿瘍，肛門周囲の蜂窩織炎や潰瘍，膿瘍形成など）
- Lemierre 症候群
- ステロイド高用量服用中の好中球減少時発熱（腹部所見がマスクされるリスクあり）
- 前期破水 18 時間以上，母体絨毛膜羊膜炎

ちなみに小児用ボトルは好気ボトルで培地を減らしてあるだけです．「小児用は好気培養も嫌気培養もできる優れもの！」と思っている方が時々いますが，誤解なきように．

以上をまとめます．

- 複数セットの血液培養が理想だが，1 セットでもやむを得ないだろう．
- 静脈ライン確保時に血液培養を提出するのは避けたほうがよい．
- 新生児でも最低 1 mL の採血量は欲しい．
- 血液培養の感度を上げるには，複数セットよりも採血量を増やすほうがよい．

これをふまえて，筆者としては，以下のいずれかの方法を現実的な方法として推奨します．ルート確保時はコンタミネーションしやすいので，できれば❸は避けたいところです．

❶ルート確保時に 1 セット，もう 1 セットは静脈穿刺で血液培養を提出する．
❷ルート確保時は血液培養を提出せず，静脈穿刺で 1 か所から 2 セット分の血液培養を提出する．
❸ルート確保時に 2 セット分の血液培養を提出する．

すでに静脈ラインや中心静脈カテーテルなどが留置されていれば，1 回の静脈穿刺で 2 セット分を採血して下さい．

筆者の推奨する血液培養の採血量（原則好気ボトルのみ提出する）

患児の体重（kg）	採血量
1以下	1 mL×1セット（合計1 mL）
1.1〜2	1 mL×2セット（合計2 mL）
2.1〜3	2 mL×2セット（合計4 mL）
3.1〜20	3〜4 mL×2セット（合計6〜8 mL）
20〜40	10 mL×2セット（合計20 mL，成人用好気ボトル） 小児用ボトルを使用するなら3〜4 mL×2セット
40以上	成人と同様

ちなみにCumitechの血液培養のガイドラインには，下記のような採血量が推奨されています[9]．

患児の体重（kg）	患児の全血量（mL）	採血量（mL）	セット数	総採血量（mL）	採血量/総血液量の割合（%）
1以下	50〜99	2	1	2	4
1.1〜2	100〜200	2	2	4	4
2.1〜12.7	>200	3	2	6	3
12.8〜36.3	>800	10	2	20	2.5
36.3以上	>2,200	20	2	40	1.8

ちなみに"The Harriet Lane Handbook"には下記のような採血量が推奨されています[10]．こちらのほうが現実的な採血量です．

患児の体重（kg）	採血量（mL）	セット数	総採血量（mL）
<8	1〜3	2	2〜6
8〜13	4〜5	2	8〜10
14〜25	10〜15	2	20〜30
>25	20〜30	2	40〜60
>36.3	20	2	40

Sarah S. Long の教科書では下記のような表になっています[4]．

患児の体重(kg)	セット数	好気ボトル(mL)	嫌気ボトル(mL)	総採血量(mL)
<1.5	1	0.5	0.5	1
1.5〜3.9	1	1	1	2
4〜7.9	1	2	2	4
8〜13.9	1	3	3	6
14〜18.9	1	5	5	10
19〜25.9	1	8	8	16
>26	1	10	10	20

これらから，小児の血液培養の採血量のスタンダードが決まっていないことがわかります．

2｜血液培養時の消毒の仕方

消毒に関しては，近年ポビドンヨードを使わず，アルコールだけでもよいのではないか，クロルヘキシジンのほうがよいのではという見解を耳にしたことがある方もいるでしょう．

まずクロルヘキシジンについてです．中心静脈カテーテルを留置する際の消毒として優れているとされているクロルヘキシジンは，血液培養時の消毒でもそれなりに優れているようです．0.5％グルコン酸クロルヘキシジンアルコールとポビドンヨードを比較した研究では，コンタミネーションの割合は 1.4％と 3.3％と有意差があり，0.5％グルコン酸クロルヘキシジンアルコールのほうが優れていると報告されています[11]．ただしこの論文ではポビドンヨードの接触時間が十分にとれていなかったため（接触時間は 15〜30 秒程度），ポビドンヨードが必ずしも劣るわけではない可能性があります．

日本からもコンタミネーションの割合が，アルコール消毒では 0.42％，アルコール＋ポビドンヨードでは 0.46％であり，有意差はなかったという報告があります[12]．

また 70％イソプロピルアルコールとヨードチンキ，ポビドンヨード＋ 70％イソプロピルアルコール，ポビドンヨードの 4 群でコンタミネーションの割合を比較した研究がありますが，この 4 群ではコンタミネーションの割合には有意差はありませんでした（それぞれコンタミネーションの割合は 2.5％，2.58％，2.46％，2.93％）[13]．

以上をまとめます．

- 0.5％グルコン酸クロルヘキシジンアルコールはいいかもしれない．
- グルコン酸クロルヘキシジンアルコール以外ではあまり大きな差がないかもしれない．

ちなみに Cumitech の血液培養ガイドライン[9]ではファーストチョイスはポビドンヨードとグルコン酸クロルヘキシジンアルコールの2つが併記されています．

では小児における血液培養はどうすべきでしょうか．日本で標準的に行われているポビドンヨードによる消毒の効果が十分に現れるためには，十分な皮膚への接触時間が必要とされています．泣き叫ぶ患児を押さえつけて血液培養を実施するので，ポビドンヨードを使用しても，十分な接触時間が確保できない可能性が高いです．ポビドンヨードで消毒して，のんびり2分も3分も待っていられません．小児においては，接触時間が重要なポビドンヨードは，成人と比較してその位置づけが少し弱いかもしれません．

実際のところ，現時点でははっきり結論が出ておらず，アルコールのみでも，ポビドンヨードを併用しても，クロルヘキシジンでも大きな差はないかもしれませんが，「ポビドンヨードを併用することによるデメリットがあまりないため，現時点ではアルコール＋ポビドンヨードによる消毒を推奨する」のが筆者の見解です．

ということで，以下に筆者の推奨する血液培養の手順をまとめます．ただ重要なのは，コンタミネーションに影響するのは消毒だけではないことです．患児に苦痛を強いて採血をしているので，コンタミネーションさせない努力は最大限行うべきです．したがって，マスクや清潔手袋は必ずして下さい．

3 血液培養の手順

❶ マスクをする（唾液が飛散するのを防ぐ）．
❷ 採血者は清潔手袋をする．
❸ 採血部位をアルコール綿で拭く（芽胞や汚れをとるため）．
❹ 採血部位をポビドンヨードで消毒．
❺ 2分待つ．
❻ 患者に駆血帯を巻く．
❼ 採血する．
❽ 血液を十分量採取する．

❾そのまま針を変えずに「小児用好気ボトル」に入れる．

文献

1) Isaacman DJ, Karasic RB, Reynolds EA, et al. Effect of number of blood cultures and volume of blood on detection of bacteremia in children. J Pediatr；128：190-195, 1996
2) Mermel LA, Maki DG. Detection of bacteremia in adults：consequences of culturing an inadequate volume of blood. Annals of internal medicine；119：270-272, 1993
3) Norberg A, Christopher NC, Ramundo ML, et al. Contamination rates of blood cultures obtained by dedicated phlebotomy vs intravenous catheter. JAMA；289：726-729, 2003
4) John C. Christenson KK. Chapter 288, Laboratory Diagnosis of Infection Due to Bacteria, Fungi, Parasites, and Rickettsiae. In：Principles and Practice of Pediatric Infectious Diseases.：pp 1373-1384, 2012
5) Kellogg JA, Manzella JP, Bankert DA. Frequency of low-level bacteremia in children from birth to fifteen years of age. Journal of clinical microbiology；38：2181-2185, 2000
6) Kellogg JA, Ferrentino FL, Goodstein MH, et al. Frequency of low level bacteremia in infants from birth to two months of age. The Pediatric infectious disease journal；16：381-385, 1997
7) Schelonka RL, Chai MK, Yoder BA, et al. Volume of blood required to detect common neonatal pathogens. The Journal of pediatrics；129：275-278, 1996
8) Victor Nizet JOK. Chapter 6, Bacterial Sepsis and Meningitis. In：Remington and Klein's Infectious Diseases of the Fetus and Newborn Infant.：pp 217-271, 2015
9) Baron EJ, M. P. Weinstein, W. M. Dunne, et al. Cumitech 1C, Blood Cultures IV. 2005.
10) Edith Dietz CM. Chapter 17, Microbiology and Infectious Disease. The Harriet Lane Handbook：380-414, 2014
11) Mimoz O, Karim A, Mercat A, et al. Chlorhexidine compared with povidone-iodine as skin preparation before blood culture. A randomized, controlled trial. Annals of internal medicine；131：834-837, 1999
12) Kiyoyama T, Tokuda Y, Shiiki S, et al. Isopropyl alcohol compared with isopropyl alcohol plus povidone-iodine as skin preparation for prevention of blood culture contamination. Journal of clinical microbiology；47：54-58, 2009
13) Calfee DP, Farr BM. Comparison of four antiseptic preparations for skin in the prevention of contamination of percutaneously drawn blood cultures：a randomized trial. Journal of clinical microbiology；40：1660-1665, 2002

5｜培養結果の考え方

POINT

- 無菌部位からの培養は通常，真の原因微生物である．
- 汚染部位からの培養の解釈は，必ずグラム染色の所見と合わせて判断する．
- MICの数字は気にしない．抗菌薬が効くか(S)，効かないか(R)が大事．

さて，培養を提出すれば，結果が返ってきます．その結果の解釈は，実は意外に難しいのです．「検出された微生物は本当に原因微生物なのか」「コンタミネーション

ではないのか」「単なる定着菌ではないのか」，皆さん日々悩んでいるでしょう．

　培養結果の考え方については，まず検体を大きく2つのグループに分けると理解しやすくなります．

> ❶検出された菌が即，原因微生物と考えられるもの：血液培養，髄液培養，胸水や腹水の培養，膿瘍などからの穿刺検体の培養
> ❷高率に汚染される可能性の高い培養：喀痰培養，咽頭培養，尿培養，創部や膿痂疹などの皮膚表面の浸出液などの培養，便培養

1 | 培養結果の解釈の仕方 ─原因微生物かコンタミネーションか

　さて，上記❶の場合は，検出された微生物は基本的には即，病原微生物と考えてよいでしょう．
　この時に注意が必要なのは，「コンタミネーションか否か」という判断であり，**表1-4**が参考になります．
　例えば血液培養から黄色ブドウ球菌が検出された場合，コンタミネーションである可能性は1割もないので，コンタミネーションと片付けずに，治療します．逆に *Bacillus* 属や *Corynebacterium* が検出された場合は，通常はコンタミネーションと考えます．このようにコンタミネーションと考えにくい菌とコンタミネーションを頻繁に起こす菌があるといった，疫学的な知識を持っておくとよいでしょう．

　もう1つの判断材料が，「検出された菌は，想定している感染臓器の頻度の高い原因微生物であるかどうか」です．例えば髄液から表皮ブドウ球菌が検出された場合，通常，表皮ブドウ球菌が細菌性髄膜炎の原因微生物になることはないので，コンタミネーションと考えるべきですが，基礎疾患として水頭症があり，VPシャントが入っていたら，話は少し変わります．VPシャント感染の原因微生物としては表皮ブドウ球菌は最多なので，治療したほうがよいという判断に変わるのです．
　血液培養から *Bacillus* 属が検出された場合，通常コンタミネーションと考えるべきですが，中心静脈ラインが入っていたら，カテーテル関連血流感染症の原因微生物としては頻度は決して低くないので，治療対象とすることがあります．
　このように想定している感染臓器が明確であれば，「その感染臓器と検出された原因微生物がある程度相関があるかどうか」という視点も重要となります．

表 1-4 | 血液培養の検出菌による原因微生物と汚染菌の割合[1]

菌種	菌種	起炎菌 (%)	汚染菌 (%)	不明 (%)
グラム陽性菌	Coagulase-negative staphylococci	10	82	7
	黄色ブドウ球菌	93	1	6
	Enterococcus spp.	63	11	26
	viridans group streptococci	30	55	15
	肺炎球菌	100	0	0
	β-hemolytic streptococci	97	0	3
	Corynebacterium spp.	8	88	3
	Bacillus spp.	0	100	0
	Micrococcus spp.	0	100	0
	Lactobacillus spp.	40	60	0
	other Gram-positive bacteria	23	69	8
グラム陰性菌	大腸菌	97	1	2
	Klebsiella pneumoniae	95	1	4
	Enterobacter cloacae	93	0	7
	Serratia marcescens	93	0	7
	Proteus mirabilis	100	0	0
	other Enterobacteriaceae	100	0	0
	緑膿菌	96	4	0
	Stenotrophomonas maltophilia	73	0	27
	Acinetobacter baumannii	67	0	33
	other Gram-negative bacteria	55	23	23
嫌気性菌	Clostridium spp.	64	24	12
	Propionibacterium spp.	3	94	3
	Peptostreptococcus spp.	38	31	31
	other Gram-positive anaerobic bacteria	75	25	0
	Bacteroides spp.	97	0	3
	other Gram-negative anaerobic bacteria	88	0	13
酵母	Candida albicans	98	0	2
	Candida glabrata	100	0	0
	other Candida spp.	100	0	0
	other fungi	71	14	14
抗酸菌	Mycobacterium spp.	100	0	0

表1-5｜血液培養でCNSが検出された場合の判断[2]

陽性になった血培(セット)	採取した血培(セット)	原因微生物(%)
1	1	0
1	2	2
2	2	60
1	3	0
2	3	75
3	3	100

　特に血液培養でコアグラーゼ陰性ブドウ球菌(CNS：coagulase-negative staphylococci)が検出された場合は，セット数が非常に大事です．通常CNSが原因微生物になるのはカテーテル関連血流感染症などの人工物が血管内に留置されている場合がほとんどなので，**表1-5**を参考にすると，CNSが原因微生物として考えられる場合は，少なくとも2セット以上の血液培養が必要です．

　次に❷に挙げてある高率に汚染される可能性の高い培養の解釈の仕方です．例えば特に基礎疾患のない2歳男児の肺炎で，下記のような喀痰培養の結果が返ってきたとします．

> 肺炎球菌　1＋
> インフルエンザ菌　2＋
> α-streptococcus　3＋

　この場合，菌量が最も多いα-streptococcusを原因微生物として考えるべきでしょうか．いやα-streptococcusはあまり市中肺炎の原因微生物らしくないから，2＋生えているインフルエンザ菌が原因微生物なのでしょうか．
　実は「培養結果だけ見ても真の原因微生物はわからない」というのが答えです．先ほどの血液培養や髄液培養とは違い，喀痰培養は口腔内や気管チューブなどの汚染された部位を通って喀出されるため，「検出された菌＝原因微生物」とは言えないのです．また喀痰ではなく，唾液やそれに近い検体が提出されることも多いので，検出された微生物は単なる口腔内や咽頭の常在菌であることもしばしばあるのです．

　では喀痰培養の結果を正しく解釈するためには，どうすればよいのでしょうか．呼吸器検体の評価において，最も重要なことは「グラム染色を確認すること」です．グラム染色によって，以下のことがわかります．

表 1-6 | Geckler 分類[3]

Grade	扁平上皮	好中球	培養意義
Grade 1	>25	<10	なし
Grade 2	>25	10〜25	なし
Grade 3	>25	>25	なし
Grade 4	10〜25	>25	あり
Grade 5	<5	>25	あり
Grade 6	<25	<25	case by case

> ❶原因微生物の予想が可能である.
> ❷提出された検体の質を評価できる.
> ❸定着状態と真の原因微生物の区別ができる.
> ❹炎症の程度を評価できる.

●——原因微生物の予想が可能である

　喀痰中に菌が見えれば，グラム陽性か陰性か，球菌なのか桿菌なのかが一目瞭然です．喀痰では多数の菌が見えていたのに，培養で検出されなければ，嫌気性菌か抗菌薬ですでに治療された死菌を見ていたことになります．

　白血球は多数認められるのに，菌が認められなければ，そもそもグラム染色で見えない微生物による肺炎（ウイルスやマイコプラズマなど）か，あるいはすでに適切な抗菌薬で治療された後という評価が可能です．

●——提出された検体の質を評価できる

　提出された検体が「喀痰」なのか「唾液」なのかを区別する唯一の方法がグラム染色であり，Geckler 分類が有名です（**表1-6**）．炎症の強さを示唆する白血球が多く存在し，唾液に多く含まれる扁平上皮が少ないものが「喀痰」であり，培養意義があるとされています．

●——定着状態と真の原因微生物の区別ができる

　グラム染色では，その時点での菌の趨勢そのものを見ることができます．培養だと，たった1個の菌も何倍にもなって検出されますが，グラム染色ではたった1個の菌は見えません．また培養で検出されやすい菌と検出されにくい菌もあるため，グラム染色で多数見えていたのに，培養では少量しか検出されない，あるいは逆に

グラム染色では見えていなかったのに、培養では多数検出されてしまうこともあります。培養結果だけでは、定着状態なのか、真の原因微生物なのか、区別はできないのです。

肺炎の原因微生物のナンバーワンである肺炎球菌は自己融解する性質があり、培養で検出されにくいと言われています。つまりグラム染色でランセット型の莢膜をもったグラム陽性の双球菌が見えていて、「間違いなく肺炎球菌だ!」と思っていても、培養で生えてこないことがあるのです[4,5]。

大事なことは「グラム染色で見えていた菌が予想通り生えてくること」です。喀痰培養は、グラム染色の答え合わせであるべきです。

●───炎症の程度を評価できる

培養では評価できない、白血球の多さをグラム染色では見ることが可能です。白血球が多数認められれば、それは炎症を強く示唆しますが、白血球が認められなければ、逆にそこには炎症が存在しないことを示唆します。

ここでは、喀痰培養を例に出しましたが、尿や創部からの培養も同様の考え方です。汚染される可能性があるため、「必ずグラム染色で白血球は多く認められるのか」「何が最も原因微生物らしいのか」を確認し、培養結果で答え合わせをする。培養結果の正しい解釈のためには、グラム染色が不可欠なのです。

2 MICは必要か

さて、培養結果にはMICが記載されています。例えば尿路感染症を疑っている患児で**表1-7**のような感受性の大腸菌が尿から検出されたとします。大腸菌による尿路感染症と確定診断できたわけです。empiric therapyとして第3世代セファロスポリンであるセフトリアキソンで治療していましたが、患児は解熱しており、全身

Column

コンタミネーション（汚染菌）と定着菌の違い

コンタミネーションは、採取した検体中にはそもそもいない細菌が検出されることです。具体的には血液培養から表皮ブドウ球菌が検出されるような場合です。

定着菌（常在菌とも言います）は、採取した検体中に「本当に」いるのですが、病気は起こしていない菌のことです。代表的なものは無症候性細菌尿やA群溶連菌の保菌、鼻腔内の黄色ブドウ球菌などです。

表 1-7 | 大腸菌の感受性結果

薬剤名	MIC	判定	薬剤名	MIC	判定
ABPC	<4	S	CPZ/SBT	<16	S
PIPC	<8	S	FMOX	<8	S
AMPC/CVA	<8	S	AZT	<8	S
CEZ	<4	S	IPM/CS	<1	S
CTM	<8	S	AMK	<4	S
CFPN	<0.25	S	GM	<1	S
CMZ	<4	S	MINO	<1	S
CTX	<8	S	LVFX	<1	S
CAZ	<1	S	FOM	<4	S
CPR	<8	S	ST	<2	S

　状態も改善したため，この結果を受けて抗菌薬を変更することになりました．**表1-7**の感受性結果を見て，抗菌薬を選ぶわけですが，みなさんなら何を選びますか？
　MICが一番低いCFPN（セフカペン：フロモックス®）を選びますか？　フロモックスは内服だから，点滴薬のなかから選びますか？　MICが1未満のCAZ（セフタジジム：モダシン®）やIPM/CS（イミペネム・シラスタチン：チエナム®）やLVFX（レボフロキサシン：クラビット®）にしますか？

　まずこの表を理解するには以下の2つを理解しなければなりません．

> ・そもそもMICとは何か？
> ・S，I，Rとは何か？

　MICとはMinimum Inhibitory Concentration（最小発育阻止濃度）の頭文字をとったもので，細菌の増殖を阻止するための抗菌薬の必要最小量を示しています．つまりMICが2の抗菌薬とMICが4の抗菌薬だとMICが2の抗菌薬のほうが，より低い濃度で微生物の発育を阻止できます．
　S，I，Rはsusceptible（感受性），intermediate（中間），resistant（耐性）の頭文字であり，S，I，Rの境界となるMICの値をブレイクポイントと呼びます．例えば上記の大腸菌では，ABPCのブレイクポイントは8です．
　このブレイクポイントは，標準的な投与量で抗菌薬を投与した際に，血中濃度，体内動態などを加味して判断して，決まっています．したがって適正な量の抗菌薬を適正な投与間隔で投与しないと，感受性結果では"S"と判定されていても，臨床

的に効かないことがあります．

　小児におけるアンピシリンの標準的な投与量は 200 mg/kg/日 6 時間毎投与ですが，これを 100 mg/kg/日 8 時間毎投与だと，"S" と判定されていても効かないかもしれません．感受性試験を活かすためには標準的な投与量を用いることが重要です（抗菌薬の投与量に関する議論は☞ 45 頁）．

　では，上記のような感受性結果の時に，どのように解釈すべきでしょうか？

　上記感受性結果では，セフカペンが最も MIC が低くなっていますが，この MIC が低いことが，臨床上この抗菌薬が最も効果が高いことを示しているわけではありません．セフカペンの投与量は 9 mg/kg/日 1 日 3 回が一般的です．大腸菌に対するアモキシシリンの投与量は 40 mg/kg/日 1 日 3 回です．投与量も抗菌薬の吸収率も異なります．セフカペンは吸収率不明ですが，多くの第 3 世代セファロスポリン内服が 16〜50％なので，おおむねこのあたりでしょう．アモキシシリンは 74〜92％です．そうするとセフカペンは吸収率が 50％としても実際には 4〜5 mg/kg/日くらいしか血液中に到達しないのに対し，アモキシシリンだと 30〜36 mg/kg/日が血液中に到達できます．このように異なる抗菌薬で MIC を比較しても，投与量も薬物動態も異なるため，異なる抗菌薬での MIC の比較は意味がありません．感受性が "S" と並んでいる抗菌薬のなかで MIC が最も低い抗菌薬を選択することを，「MIC の縦読み」と呼んでいます．薬剤感受性の順に MIC が縦に並んでいるからです．「MIC の縦読みは意味がない」と言われるゆえんは，このような理由からです．

　基本的には感受性結果で "S" と判定されていれば，その抗菌薬は使用してもよいです．ただし標準的な投与量を守らないと，感受性結果上 "S" でも効かないことがありえます．

　上記感受性結果の大腸菌による尿路感染症であれば，具体的には感受性結果上 "S" と判定されていて，かつ，尿への移行性が問題ない抗菌薬のなかで，最も狭域なスペクトラムの抗菌薬を選べばよいことになります．

　筆者ならアモキシシリン 40 mg/kg/日 1 日 3 回を選択します．ペニシリンアレルギーがあれば ST 合剤を次の選択肢として考えます．

　では，MIC の数値そのものが重要な時は，どのような場合でしょうか？

　それは下記 3 つの場合です．

---

❶ 肺炎球菌による細菌性髄膜炎
❷ インフルエンザ菌による細菌性髄膜炎
❸ 連鎖球菌による感染性心内膜炎

表1-8｜肺炎球菌のペニシリンのブレイクポイント

		Susceptible	Intermediate	Resistant
以前の基準		≦0.06	0.125〜1	≧2
2008年以降の基準	髄膜炎	≦0.06	−	≧0.12
	非髄膜炎（点滴）	≦2	4	≧8
	非髄膜炎（経口）	≦0.06	0.12〜1	≧2

肺炎球菌による細菌性髄膜炎

　肺炎球菌のペニシリンのブレイクポイントは表1-8の通りです．2008年に肺炎球菌のブレイクポイントが変更になり，細菌性髄膜炎でなければ，ほとんどの肺炎球菌による感染症がペニシリンで治療ができるようになりました．ペニシリンに対するMICが4以上の肺炎球菌は日本ではほとんど目にすることはありません．筆者はメロペネム耐性の肺炎球菌は何度も見たことがありますが，髄膜炎を除けば，ペニシリン耐性の肺炎球菌はまだ1例も見たことがありません．

インフルエンザ菌による細菌性髄膜炎

　インフルエンザ菌による細菌性髄膜炎は，Hibワクチン導入後激減し，今ではほとんど見ることはなくなりましたが，インフルエンザ菌による細菌性髄膜炎の治療の際にも，MICを見ておく必要があります．インフルエンザ菌のなかにBLNAR（β-lactamase non producing Ampicillin Resistant Haemophilus influenzae）という耐性菌が存在します．このBLNARの耐性機序はペニシリン耐性肺炎球菌（PRSP）と同様に，PBP（penicillin-binding protein）というβラクタム系抗菌薬が結合する部位が変異し，抗菌薬がPBPに結合しにくくなるからと考えられています（PBPについては抗菌薬の章☞57頁）．インフルエンザ菌は，通常アンピシリンに対するMICが1μg/mL以下だと「感受性」と判断されますが，「感受性」と判断されたインフルエンザ菌の中に，BLNARの原因となるftsI遺伝子の変異が見つかっており，これをアンピシリンに対して軽度耐性の"Low-BLNAR"と呼んでいます（表1-9）．

　IDSAのガイドラインだと，βラクタマーゼ陰性ならアンピシリン，βラクタマーゼ産生なら，第3世代セファロスポリンと記載されていますが，BLNARの頻度の高い日本では，そのまま参考にはできません．

　細菌性髄膜炎では，BLNAR，Low-BLNARともに，アンピシリンでは十分な治療が期待できないため，アンピシリンを使わず，第3世代セファロスポリンを使

表 1-9 | Low-BLNAR を検出するための，インフルエンザ菌のアンピシリンのブレイクポイント

	BLNAS	Low-BLNAR	BLNAR
Low-BLNAR	≦0.5	1	≧2

用したほうがよいでしょう．

連鎖球菌による感染性心内膜炎

連鎖球菌による感染性心内膜炎では，ペニシリン G の MIC が重要です．この MIC の値によって，「ペニシリン G 単剤で治療できるのか」「ゲンタマイシンの併用が必要か」「あるいはペニシリン G 以外の抗菌薬を用いるべきなのか」を判断します．下記のように，治療薬が変わります．

- ペニシリン G　MIC≦0.12μg/mL →ペニシリン G　200,000 単位/kg/日　4 時間毎投与　4 週間
- ペニシリン G　MIC＞0.12 かつ≦0.5μg/mL →ペニシリン G　300,000 単位/kg/日　4 時間毎投与　4 週間＋ゲンタマイシン　3 mg/kg/日　8 時間毎　2 週間
- ペニシリン G　MIC＞0.5→アンピシリン　300 mg/kg/日　4 時間毎　4〜6 週間

MIC の数値で治療が変わるのは，細菌性髄膜炎や感染性心内膜炎の時だけで，その他の感染症の時には基本的には MIC の数値を気にする必要はありません．感受性結果上 "S" と出ている抗菌薬で，「世界」標準の投与量で治療することが大切です．

文献

1) Pien BC, Sundaram P, Raoof N, et al. The clinical and prognostic importance of positive blood cultures in adults. The American journal of medicine；123：819-828, 2010
2) Weinstein MP, Towns ML, Quartey SM, et al. The clinical significance of positive blood cultures in the 1990s：a prospective comprehensive evaluation of the microbiology, epidemiology, and outcome of bacteremia and fungemia in adults. Clinical infectious diseases：an official publication of the Infectious Diseases Society of America；24：584-602, 1997
3) Geckler RW, Gremillion DH, McAllister CK, et al. Microscopic and bacteriological comparison of paired sputa and transtracheal aspirates. Journal of clinical microbiology；6：396-399, 1977
4) Barrett-Connor E. The nonvalue of sputum culture in the diagnosis of pneumococcal pneumonia. Am Rev Respir Dis；103：845-848, 1971

5) Musher DM, Montoya R, Wanahita A. Diagnostic value of microscopic examination of Gram-stained sputum and sputum cultures in patients with bacteremic pneumococcal pneumonia. Clinical infectious diseases : an official publication of the Infectious Diseases Society of America ; 39 : 165-169, 2004

6 | empiric therapy の考え方

POINT
- empiric therapy の際にも,「抗菌薬使用の4原則」を考慮する.
- 原因微生物は病歴, 身体所見, 患者背景, そして「グラム染色」である程度絞り込む.
- 想定される原因微生物をどこまでカバーするかは, 重症度で判断する.
- 微生物の感受性率は医療機関ごとで異なる. empiric therapy で抗菌薬を選択する際には, 各施設・地域毎の「アンチバイオグラム」を参考にする.

感染症治療を開始する時点では, 感染臓器はわかっていても, 原因微生物は不明か, あるいはグラム染色である程度当たりがついていても確定していない場合が多くあります. このような時に,「推定される原因微生物に対して有効な抗菌薬を選択して治療を開始すること」を, "empiric therapy" と言います.

1 | 何を基準に抗菌薬を選ぶか

empiric therapy を開始する時も, 基本的には「抗菌薬使用の4原則」, すなわち, 感染臓器, 原因微生物, 患者背景, 重症度をきっちり守ることが重要です.

empiric therapy に際しては,『サンフォード感染症治療ガイド』(以下,『サンフォード』)を参考にされている方が多いと思います. この『サンフォード』には empiric therapy として使用すべき抗菌薬が各論的に記載されています. この通りに選んでいれば, 確かにある程度うまくいくでしょう. しかし, いつでも大丈夫かというと, 決してそうではありません.

例えば『サンフォード』の Febrile neutropenia(FN：発熱性好中球減少症)のハイリスクの成人および小児の項目を見ると,「セフタジジムまたはイミペネム・シラスタチンまたはメロペネムまたはドリペネムまたはセフェピムまたはピペラシリン・タゾバクタム」と書いてあります. どれでもよさそうに見えますが, 決してどれでもいいわけではありません. ESBL(Extended Spectrum beta(β)Lactamase：基質特異性拡張型βラクタマーゼ)産生菌の検出率の高い病院では, セフアロスポリ

ンではなく，メロペネムやアミノグリコシドを使用するほうが望ましい場合があります．あるいは緑膿菌による尿路感染症を疑って治療を開始する場合でも，施設によって緑膿菌の感受性は異なります．A病院では緑膿菌にはピペラシリンが最も感受性が残っているのに，B病院ではカルバペネムだったりすることがあります．このように原因微生物は施設によって，抗菌薬の感受性率が異なるので，経験的治療を行う際には，各施設のアンチバイオグラムが非常に重要となります．

> 原因微生物の顔つきは医療機関で異なる．

『サンフォード』のよいところは，「誰でもある程度の治療ができること」です．フォーカスをある程度想定できれば，抗菌薬を無難に選択できます．

しかし，オーダーメイドの治療はできません．1人ひとり異なる患者背景は考慮されないし，過去の培養結果，病歴，入院歴，免疫状態，そして施設ごとのアンチバイオグラムは当然加味されていません．『サンフォード』のempiric therapyは誰もが70点の治療ができる抗菌薬のマニュアルに過ぎないのです．empiric therapy決定の際に，ある程度参考にしてもよいですが，金科玉条のごとく守るべきものではないので，注意して下さい．

2 治療を始めるべきか否か，原因微生物をどこまでカバーすべきか

empiric therapyを開始する時，以下に悩んだことはないでしょうか．

> ・抗菌薬をそもそも開始すべきか．
> ・抗菌薬を開始するなら，原因微生物をどこまでカバーすべきか．

この判断は実は非常に難しく，筆者も毎日悩みながら，感染症診療を行っています．想定される原因微生物には頻度の高いもの，低いものがあります．例えば蜂窩織炎であれば，通常は軽症の感染症です．多くの場合は第1世代セファロスポリンで治療を開始することが多いと思います．原因微生物のほとんどがA群溶連菌と黄色ブドウ球菌だからです．しかし壊死性筋膜炎が鑑別に挙がるような状況でも，第1世代セファロスポリンで治療が開始できるでしょうか．成人では壊死性筋膜炎ではしばしばグラム陰性桿菌の関与がありえますが，基礎疾患のない小児の場合，原因微生物のほとんどがA群溶連菌です．しかし，壊死性筋膜炎が疑われる状況では，アンピシリン・スルバクタムや場合によってはカルバペネムなどの広域スペ

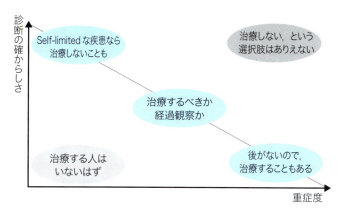

図 1-2｜診断の確からしさと重症度

クトラムの抗菌薬でempiric therapyを開始すべきです．小児の壊死性筋膜炎では，原因微生物のほとんどがA群溶連菌なのに，なぜ初期治療でカルバペネムを使わなければならないのか．それは「重症度が高い」からです．蜂窩織炎に第1世代セファロスポリンで治療を開始して，スペクトラムが外れていても，患児がショックになったり，生命の危険にさらされたりすることは通常ありません．治療がうまくいかない時は，後日抗菌薬を変更するなどして，対応が可能です．

しかし壊死性筋膜炎では，やり直しはききません．初期治療を外すと，生命予後に直結します．このような場合には原因微生物として可能性が低くても，広めにカバーすべきです．

図1-2は横軸が重症度，縦軸が診断の確からしさです．重症度も高く，診断も確からしければ，治療をしない選択肢はありえません．逆に重症度も低く，鑑別疾患のなかでも下位に位置するような疾患をempiricに治療する人はいないでしょう．

左上に位置するものとしては，インフルエンザが代表格です．基礎疾患が特になければ，必ずしも抗ウイルス薬は必要ありません．あえて検査せずに無治療経過観察という選択肢もあります．

右下に位置するものとしては，移植後の患者で侵襲性肺アスペルギルス症やニューモシスチス肺炎を疑っている時です．侵襲性肺アスペルギルス症やニューモシスチス肺炎は治療が遅れると取り返しのつかない疾患なので，可能性が低くても，まずは治療を開始し，後に返ってきた培養や抗原検査の結果で治療の継続の有無を判断すべきです．

難しいのは図のちょうど，ど真ん中に位置するような状況の時です．待てるか，待てないか．どこまで原因微生物をカバーすべきなのか．非常に難しい臨床判断が

求められます．このような場合は 1 つひとつの症例で，悩むしかないのです．

このように，原因微生物をどこまでカバーするかどうか，あるいは治療そのものを行うかどうかは，このような総合判断に基づいて行われるのです．

> **POINT**
> 治療すべきか否かの判断は，重症度と診断の確からしさの trade off のなかにある．

3 | escalation の勧め

最後に強調しておきたいことがあります．empiric therapy は，経験的に原因として可能性の高い微生物を想定し，抗菌薬を選択することです．選択する際に，頻度の高い菌だけでなく，頻度の低い微生物までカバーすべきかどうかは，患者の重症度と患者背景で決定する．この考え方は間違ってはいません．

しかし，必要以上に恐れすぎてもいけません．最近では市中感染症でも MRSA や ESBL 産生菌が原因微生物として検出されることがあるため，必要以上に耐性菌を恐れ，最初から広域スペクトラムの抗菌薬が使用される場面を見ることがあります．

しかし，その広域スペクトラムの抗菌薬を使用する前に，いま一度考えてほしいのです．培養結果が出るまで，本当に待てないのでしょうか．最初に狭域スペクトラムの抗菌薬で治療して，初期治療としてスペクトラムを外していても，後で軌道修正できる可能性はないでしょうか．

重症度が低く，「待てる」患者では最初から広域スペクトラムの抗菌薬を使用する必要はありません．副鼻腔炎や中耳炎のような，後でやり直しのきく疾患であれば，最初から広域抗菌薬を使用する必要はありません．とにかく初期治療をはずさないために，最初から 3 世代セファロスポリンやフルオロキノロンなどの広域抗菌薬を使用すると，その地域で耐性菌が増加し，本当に重症の患者に使用できなくなる可能性が出てきます．

軽症で，病状の進行が緩徐であれば，最初から広域スペクトラムの抗菌薬を使用する必要はありません．中耳炎や副鼻腔炎ならアモキシシリン，膀胱炎なら ST 合剤や第 1 世代セファロスポリン．酸素需要のない気管支炎であれば，ウイルス性の可能性も考えて，抗菌薬を投与せずに，外来で経過観察することもできるはずです．

経過観察あるいは，使用するとしてもまずは狭域スペクトラムの抗菌薬で経過を

見て，治療への反応が悪ければ，後で軌道修正をすればよいのです．すなわち de-escalation ではなく，escalation をしてもよいのです．

empiric therapy では必要以上にスペクトラムを広げすぎないようにします．広域スペクトラムの抗菌薬の使用によって着実に耐性菌が増えていることを認識しておくことが重要です．

7 | de-escalation の考え方

POINT
- 最適な治療を行うために，そして耐性菌を増やさないために de-escalation は積極的に行う．
- de-escalation のための必要条件は臓器診断と微生物診断が明確であることである．重症患者でも可能である．
- 感染臓器から原因微生物が複数であることが想定される時，あるいは感染臓器が不明の時は，de-escalation は慎重に行う．

まだ敵がはっきりとわからない状態で，原因微生物をある程度想定して開始する治療が empiric therapy です．治療開始時に提出しておいた培養の結果は 2，3 日後には判明しますが，この培養結果に基づいて，標的となる原因微生物にターゲットを絞って抗菌薬の変更を行うことを "de-escalation" と言います．日本語では，抗菌薬の「最適化」と訳されます．

1 | なぜ de-escalation が必要か

なぜ de-escalation しなければならないのでしょうか．推奨されているからには，もちろん根拠があります．

● empiric therapy が必ずしも最適な抗菌薬ではない

例えば，中心静脈カテーテルが留置されている患児が発熱し，カテーテル関連血流感染症を疑って，empiric にバンコマイシンを開始した場合を考えてみましょう．血液培養で MSSA が陽性となった場合，バンコマイシンの投与により解熱し，全身状態も改善していたとしても，このような場合はセファゾリンに de-escalation すべきです．これはバンコマイシンよりもセファゾリンのほうが MSSA には治療効果が高いことがわかっているからです．

このように，empiric therapy が結果としてスペクトラムとしては外れていないけれども，最適の抗菌薬ではないこともあります．このような場合には，より治療効果の高い抗菌薬へ変更します．

このようなプラクティスの実践に対する最も多い誤解が，アンピシリンやセファゾリンのような狭域スペクトラムの抗菌薬は「弱い」，メロペネムやピペラシリン・タゾバクタムのような広域スペクトラムの抗菌薬は「強い」というものです．スペクトラムの広さと特定の細菌に対する治療効果は関係ありません．カルバペネムは「強い」のではなく，単に多くの微生物をカバーするだけである点をよく理解して下さい．

● empiric therapy は広域スペクトラムゆえに耐性菌のリスクになる

empiric therapy はどうしても広域スペクトラムになりがちです．これはある程度仕方のないことですが，この empiric therapy をすべての患者に続けるとどうなるでしょうか．

血液培養からペニシリン感受性の肺炎球菌が検出されてもカルバペネムを継続．尿培養からペニシリン感受性の大腸菌が検出されても，カルバペネム継続．その治療をしている患児はよくなるでしょう．しかし広域スペクトラムの抗菌薬の使用によって確実に耐性菌は増えます．そしてその耐性菌はおそらくあなたの目の届かないところで感染を起こします．

医師全員が耐性菌の問題に敏感になれないのは，自分の目の前の「個々の患者」レベルで必ずしも耐性菌が感染症を起こすわけではないことです．いつ発生するかもわかりません．だから「広域抗菌薬を使うべきではない」と言われても，何が問題なのか実感もわきにくいし，そのためついつい広域スペクトラムの抗菌薬を使ってしまう──．ですが，その広域スペクトラムの抗菌薬の濫用が確実に治療薬の選択を狭くしているのです．例えば 10 年前に，ESBL という耐性菌を知っていましたか？ 数年前までほとんど出会うことのなかった耐性菌の問題は，今や院内だけではなく，市中でも問題となりつつあります．ESBL や AmpC などのグラム陰性桿菌の耐性菌のみならず，マクロライド耐性マイコプラズマも大問題となっています．このような耐性菌は抗菌薬の濫用によってもたらされたものです．「不要な抗菌薬は使用しない」「不必要なスペクトラムの抗菌薬で治療しない」．耐性菌と戦うのは難しいので，適正な抗菌薬使用によって，強敵である耐性菌を生み出さない努力が必要です．この耐性菌対策のための de-escalation の重要性はガイドラインでも明記されています[1]．

しかし de-escalation をする際に，必ず以下のようなことを心配する人がいます．

> 「現在の抗菌薬が効いているのに，なぜ変更しないといけないのか」
> 「抗菌薬を変更して，悪化したらどうするんだ！」

　このように言いたくなる気持ちは，わからなくはありません．現在の治療が順調なのに，あえて抗菌薬を変えて失敗のリスクが上がるのは困るということでしょう．ですが，「失敗のリスクがある」というのは正しくありません．

　de-escalation をする時に過度に恐れる理由の多くは「診断に自信がない」ことが原因と考えられます．

　細菌性髄膜炎で empiric にメロペネムを開始し，血液培養と髄液培養から *listeria monocytogenes* が検出されれば，抗菌薬はアンピシリンとゲンタマイシンに変更すべきです．効果があるからといって，漫然とメロペネムを継続すべきではありません．たとえこの患者が重症で，ICU にいて，気管挿管されていたとしてもです．理由は「歴史的に」治療効果が高いことが確認されているからです．

　occult bacteremia を疑って empiric にセフトリアキソンで治療を開始し，血液培養からアンピシリン感受性のインフルエンザ菌が検出されれば，もちろんアンピシリンへ変更すべきです．

　上記 2 つが何の問題もなく de-escalation できるのは，「感染症診断名が明確」だからです．重症度に関係ありません．診断に自信があれば，de-escalation を行っても失敗することは絶対にないのです．

2 de-escalation の注意点 ――できない時はどんな場合か

　de-escalation の重要性，そして de-escalation をしても，決して失敗することはないことを書きました．ですが，もちろん例外はあります．では de-escalation ができない時というのはどのような場合でしょうか．

●──複数菌の感染症の可能性がある時

　この場合は，de-escalation する際には慎重な判断が必要です．場合によっては de-escalation できないこともあります．

　代表的な疾患は膿瘍です．腹腔内膿瘍に対してアンピシリン・スルバクタムで治療を開始したとします．治療開始前の血液培養でアンピシリン感受性の大腸菌が検出された場合にアンピシリンに de-escalation できるかと言えば，できません．通常はこのままアンピシリン・スルバクタムで治療を継続します．腹腔内膿瘍は単一

菌による感染症であることが極めて少なく，通常は嫌気性菌も含めた混合感染であることが多いからです．この場合は原因微生物の1つがたまたま血液培養で拾えただけであり，他にも原因微生物が存在すると考えられるので，他の腸内細菌群や嫌気性菌のカバーも必要と考えて，アンピシリン・スルバクタムを継続します．

咽後膿瘍で血液培養からA群溶連菌が検出された場合も同様です．頭頸部の感染症では，口腔内の嫌気性菌の関与が高いことが疫学的に知られています．したがって，この場合もA群溶連菌だけを狙って，ペニシリンGへ変更というわけにはいきません．このように感染臓器によっては複数菌の感染症であることが多いという疫学データがあるので，その場合は検出されていない菌も想定した抗菌薬の選択が必要です．

●───感染臓器が明確ではない時

この場合も，de-escalationは慎重になるべき状況です．理由の1つは，感染臓器が明確ではない時は，原因微生物が1種類なのか，あるいは複数菌なのかがわからないからです．もし複数菌が原因微生物であった場合は，de-escalationによって悪化する可能性があります．

もう1つの理由は，感染臓器への抗菌薬の移行性の問題です．髄膜炎では，髄液移行性のある抗菌薬でなければ治療はできません．アミノグリコシドは肺への移行性が悪いため，肺炎の治療にアミノグリコシド単剤では治療できません．

上記のように複数菌感染の可能性がある時や感染臓器が明確でない状況では，de-escalationに慎重になってもよいでしょう．しかし，フォーカスがわからないからといって，全例de-escalationができないわけではありません．例えば以下のようなケースはどうでしょうか．血液培養から感受性良好な大腸菌が検出されました．アンピシリンを含めて，すべての抗菌薬に感受性です．患児はセフトリアキソンで治療を開始され，1日で解熱し，状態は改善傾向です．臨床上は髄膜炎を疑う所見もなく，腹腔内膿瘍のリスクとなるような，腹部の手術歴もありません．このような場合には，アンピシリンへのde-escalationは可能かもしれません．アンピシリン単剤で問題となる感染症が想起できないためです．

以上をまとめると確実にde-escalationができるのは，以下の2つの条件を満たした時とも言えます．

> de-escalationの条件
> ・感染臓器が判明していること

- 原因微生物が判明していること

　時々,「重症患者では de-escalation はしてはいけない!」と主張する人がいますが,必ずしも正しいとは言えません.重症患者の場合,確かに抗菌薬を変更するには勇気がいりますが,感染臓器と原因微生物の診断が正確でありさえすれば,de-escalation には何の問題もないはずです.

　ペニシリン感受性の肺炎球菌による細菌性髄膜炎なら,ペニシリンGやアンピシリンに,アンピシリン感受性の大腸菌による腎盂腎炎なら,アンピシリンに de-escalation しても大丈夫です.

　筆者は診断に自信があれば,重症度に関係なく de-escalation を積極的に行っています.

文献

1) Dellit TH, Owens RC, McGowan JE Jr., et al. Infectious Diseases Society of America and the Society for Healthcare Epidemiology of America guidelines for developing an institutional program to enhance antimicrobial stewardship. Clin Infect Dis ; 44 : 159-177, 2007

8｜治療期間の考え方

POINT

- 教科書やガイドラインで記載されている最低限の治療期間は必ず守ること.CRP で治療期間を決めてはいけない.
- 治療への反応や基礎疾患を考慮して,治療の延長は考慮してもよい.

　治療終了の決定方法として,「CRP が陰性化したら,抗菌薬を中止する」ことがよく行われていますが,ここまで本書を読んだ方は,この方法が必ずしも正しくないことがわかるはずです.基本的な考え方は,「感染臓器で問題となっている微生物を殺すのに,どのくらいの期間必要か」であり,そのためには教科書やガイドラインなどで記載されている治療期間を最低限守ることが重要です.

1｜エビデンスは?

　感染症の治療期間に関しては,エビデンスがまだ十分ではないのが現状です.例えば,細菌性髄膜炎の治療期間は,インフルエンザ菌性髄膜炎では7日間,肺炎球菌性髄膜炎では10～14日間,グラム陰性桿菌では21日間とされていますが,

エビデンスに基づいているわけではなく，歴史的に決められたものです[1]．特に小児では，成人よりもエビデンスが乏しいことが多く，成人のエビデンスを参考にして，治療期間が決められているものもあります．

　治療期間に関してエビデンスのある疾患もありますが（Chapter 12「関節炎・骨髄炎」☞ 394 頁参照），多くの感染症で決められている治療期間は，その道の専門家が，専門的な知識，経験，そしてこれまでの研究の結果をまとめて，推奨したものです．過去に同じ病気で苦しんだ子どもたちに敬意を払うためにも，積み重ねられた知見を無駄にしてはいけません．決められた最低限の治療期間は必ず守るようにしたいものです．

2｜最低限の治療期間は守りつつ，経過によって延長する

　では，治療期間は常に教科書の記述通りでよいかというと，そうではありません．時には記載されている治療期間より長めに治療したほうがよい場合もあります．例えば，化学療法により好中球が減少して肺炎球菌性髄膜炎を発症した場合は，治療期間は 14 日間にこだわらず，少なくとも好中球の回復を待つ必要があります．

　細菌性髄膜炎の治療中に硬膜下膿瘍などの合併症をきたした場合も，やはり治療期間を延長します．最低でも 4 週間の静注治療を行い，画像所見が消失するまで治療を継続する必要があります．

　このように，治療への反応が必ずしも芳しくなかった場合や基礎疾患がある場合，合併症を併発したような場合は，「最低限」の治療期間は守りつつ，経過によって「治療を延長する」オプションを考えるべきです．この場合も CRP などを参考にするのではなく，臓器特異的なマーカーを指標にすることが大切です．

　各疾患の治療期間については，各論で言及するので，そちらをご覧下さい．

文献

1) Tunkel AR, Hartman BJ, Kaplan SL, et al. Practice guidelines for the management of bacterial meningitis. Clin Infect Dis；39：1267-1284, 2004

Chapter 2 小児における抗菌薬の使い方

1 | 小児における PK/PD の考え方

　PK（pharmacokinetic）は薬物動態学，PD（pharmacodynamics）は薬力学と訳されます．PKとは薬物を投与した後に，感染部位にどうやって到達し，そしてどうやって体内から排出されていくかという学問です．具体的には，吸収，分布，代謝，排泄の4段階から成り立っています．PDとは原因微生物に対する薬物の効果に関する学問です．具体的には，殺菌性，静菌性，時間依存性，濃度依存性などの概念が含まれています．ここでは小児におけるPK/PDについて，成人との違いを明確にしながら，説明します．まずはPKから見ていきましょう．

> **POINT** 小児における PK/PD
> - 新生児では内服吸収率が不安定なため，原則静注で治療する．
> - タンパク結合率の高い抗菌薬は新生児では使用しない．
> - 新生児では分布容積が広く，代謝が遅く，腎機能が未熟なため，抗菌薬の投与間隔は長めになることが多い．
> - 時間依存性の抗菌薬は投与回数を，濃度依存性の抗菌薬は投与量を増やすことによって臨床効果がより期待できる．

1 | PK（薬物動態学）

● 吸収

　バイオアベイラビリティ（bioavailability）とは日本語では生体利用率と言われています．具体的には下記計算式で表されます．

$$\text{バイオアベイラビリティ} = \frac{\text{内服投与した時の AUC}}{\text{静注投与した時の AUC}} \times 100$$

表 2-1 | バイオアベイラビリティのよい抗菌薬[1]

内服抗菌薬	バイオアベイラビリティ(%)	内服抗菌薬	バイオアベイラビリティ(%)
アモキシシリン	74〜92	クラリスロマイシン	55
セファレキシン	90〜100	アジスロマイシン	37
セファクロル	52〜95	クリンダマイシン	90
ドキシサイクリン	90〜100	メトロニダゾール	80
ミノサイクリン	90〜100	シプロフロキサシン	65〜85
ST合剤	70〜90	レボフロキサシン	90〜98

表 2-2 | 経口第3世代セファロスポリンのバイオアベイラビリティ[2]

内服抗菌薬	バイオアベイラビリティ(%)
セフジトレン・ピボキシル(メイアクト®)	14
セフポドキシム・プロキセチル(バナン®)	50
セフジニル(セフゾン®)	25

> AUC：area under the curve(血中薬物濃度曲線下面積)

　内服した抗菌薬がほぼ100％吸収され，静脈投与した場合と同じAUCを描けば，その抗菌薬のバイオアベイラビリティは100％です．内服抗菌薬で治療する際は，基本的にバイオアベイラビリティのよい薬を選択します．

　代表的なバイオアベイラビリティのよい内服抗菌薬は**表2-1**の通りです．

　この表には第3世代セファロスポリンは記載されていませんが，バイオアベイラビリティが非常に悪く，14〜50％程度と言われています(**表2-2**)[2]．このバイオアベイラビリティの悪さから，内服の第3世代セファロスポリンはほとんど使い道がありません．

　例えばセフジトレン・ピボキシル(メイアクト®)を例にとってみます．一般的な投与量は9 mg/kg/日(1日3回)です．セフジトレン・ピボキシルのバイオアベイラビリティはたった14％です．9 mg/kg/日処方しても吸収されるのは1.26 mg/kg/日です．セファロスポリンの静注抗菌薬の投与量はセファゾリンだと100 mg/kg/日，セフトリアキソンは50 mg/kg/日，セフォタキシムは150 mg/kg/日です．セファロスポリン静注と比較すると，著しく投与量が低いのがわかります．この程度のごくわずかの投与量では，細菌感染症が治療できないのは容易に想像できます．

　また上記表に記載のないセフカペン・ピボキシル(フロモックス®)，セフテラム・ピボキシル(トミロン®)のバイオアベイラビリティは不明です．

そのため，筆者はここ数年，自身で第3世代セファロスポリンを処方したことも，コンサルトされて推奨したこともありません．あまりの吸収率の悪さのために，使い道がないのが第3世代セファロスポリンの経口薬の最大の特徴です．「いや，第3世代セファロスポリン内服でもちゃんと治癒できたこともある！」と反論があるかもしれませんが，それはおそらく処方しなくても治癒したのでしょう．「たった1.26 mg/kg/日の抗菌薬で治るはずがない」というのが筆者の見解です．

● 小児で注意すべき点

さて，吸収に関して小児では注意すべき点がいくつかあります．新生児では内服抗菌薬の吸収率が不安定です．その理由として，新生児では胃酸のpHがアルカリ性に傾いていること，胃からの排泄が遅いこと，蠕動運動が不規則であること，膵臓の外分泌機能が未熟なため——といったことが考えられています．そのため新生児では内服ではなく，原則静注で抗菌薬を投与します．

胃酸のpHは生後3か月，胃からの排泄機能は生後6～8か月，膵臓の外分泌機能は生後9か月くらいで成人並みに安定します．

どのくらいの月齢になれば抗菌薬の吸収が安定するのか，あまりデータはありませんが，軽症の感染症や静注治療後の最後の仕上げとしての内服抗菌薬治療であれば，生後1～2か月くらいから可能だろうと考えられています．

分布

内服して吸収された抗菌薬も直接血管内に点滴静注された抗菌薬も血流に乗って体内のさまざまな臓器に分布します．タンパク質と結合するもの，水溶性のもの，脂溶性のものなど，さまざまです．

例えば分子量が小さく，非イオン性の脂溶性の抗菌薬は広く体内に分布しますし（例：ボリコナゾール），逆に分子量が大きくてタンパク結合率が高く，水溶性の抗菌薬は細胞膜への通過が悪いため，体内での分布が限られます（アミノグリコシド，バンコマイシン，ミカファンギンなど）．

さて，分布を考えるうえでいくつか重要な考え方があるので，以下，それらを1つずつ解説していきます．

● 臓器移行性の問題

感染症の治療としては，標的となる微生物がいる感染臓器に抗菌薬が移行しなければ意味がありません．いくら血中の濃度が高くなっても肺に移行しない抗菌薬では肺炎の治療はできません．例えばアミノグリコシドは肺への移行性が悪いことが

知られているため、アミノグリコシド単剤では肺炎の治療はできません。

セファゾリンは肺炎球菌に効果がありますが、細菌性髄膜炎の治療はできません。セファゾリンは髄液中には移行しないからです。

このように「抗菌薬が体内のどこに分布するか」も抗菌薬を選択するうえでは重要です。

●タンパク結合率の影響

分布に影響する要素として、タンパク結合率も重要な概念です。菌血症や細菌性髄膜炎などで切り札的存在であるセフトリアキソンは、タンパク結合率が95%と非常に高いことが知られています。つまり血管内に静脈投与したセフトリアキソンのほとんどがタンパク質と結合するので、実際に体内で作用するセフトリアキソンはそれほど多くありません。この場合見かけの分布容積は広くなります。

セフトリアキソンが体内から排泄されるためには、タンパク質から遊離する必要がありますが、セフトリアキソンはそのほとんどがタンパク質と結合しているため、体内から代謝も排泄もされにくいのです。そのため、他のセファロスポリンとは異なり、半減期が長くなっているのです。

しかし逆にデメリットもあり、タンパク結合率が高いがゆえに、新生児ではセフトリアキソンの投与は禁忌です。新生児ではしばしば高ビリルビン血症がみられますが、そのビリルビンのほとんどはアルブミンと結合しています。アルブミンと結合したビリルビンは血液脳関門を通過できません。しかし、タンパク結合率の高いセフトリアキソンが存在すると、セフトリアキソンとアルブミンが結合し、結果としてアルブミンから遊離したビリルビンが増加します。この遊離したビリルビンは血液脳関門を通過できるため核黄疸のリスクが増大します。このため新生児ではセフトリアキソンやST合剤などのタンパク結合率の高い抗菌薬が投与禁忌なのです。

●体水分量の影響

小児は体水分量が多い特徴があります。新生児だと体重の75%を体水分量が占め、細胞内液と細胞外液が半分ずつです。成人では体重の50〜60%が体水分量で、細胞内液が2/3、細胞外液が1/3です。つまり新生児では体重の40%弱を細胞外液が占めていますが、成人ではせいぜい20%です。この体水分量が多い特徴により薬物動態では、分布容積に影響がでてきます。抗菌薬のほとんどが水溶性なので、投与された抗菌薬は細胞外液に分布します。つまり、成人に比べると、新生児では細胞外液に分布する抗菌薬の量が多いのです。そのため、血中濃度が下がり、排泄が遅延します。

● 代謝

 薬物は肝臓で主に代謝されますが，その代謝には2段階の反応があります．第1相反応には，酸化，還元，水酸化，加水分解が含まれ，主要な役割を果たすのが，シトクロムP450（Cytochrome P 450：CYP）という酵素です．CYPは，薬物代謝の約90％に関与します．

 第2相反応には，グルクロン酸抱合や硫酸抱合が含まれており，この反応によって薬物の水溶性が増して，体外に排泄されやすい形に変換されます．

 新生児ではこの「代謝が未熟である」ことは想像に難くないでしょう．肝臓にはいろいろな酵素があり，それぞれの酵素の発達レベルもさまざまに異なります．

 第1相反応で重要なCYPにもいろいろな種類があるのですが，胎児の肝臓ではほとんど発現していません．生後徐々に発達し，成人レベルに達するのは生後6〜12か月くらい経過してからです．第2相反応で重要なグルクロン酸抱合も成人レベルに達するのは生後6〜24か月頃です．この「代謝が未熟である」ことは薬物の排泄が遅延することにつながります．そのため新生児では，成人よりも抗菌薬の投与間隔が長いものが多くなるのです．

 この成人との代謝の違いですが，具体的にはどのような違いとなって表れるのでしょうか．有名な例としては，新生児におけるクロラムフェニコールの代謝があります．新生児ではグルクロン酸抱合が未熟なためにクロラムフェニコールの代謝が不十分となるため排泄が遅延し，クロラムフェニコールの血中濃度が上昇します．このために循環不全をきたし，最悪の場合には死亡する例も過去にはよく見られました．これはグレイベイビー症候群という病気で，文字通り皮膚の色が灰色になって，循環不全をきたします．成人では考えられない，新生児の特殊な薬物動態によって引き起こされる副作用です．

 逆に代謝が早くなるものも知られています．代表例はリネゾリドです．リネゾリドはCYPの影響を受けず，非特異的な酸化反応によって代謝されると言われています．小児ではこの酸化反応が顕著であると考えられているため，小児ではリネゾリドの排泄速度が成人よりも3倍以上速いことが知られています[3]．そのため成人では12時間毎投与ですが，小児では8時間毎に投与します．

● 排泄

 さて投与された抗菌薬は最終的には肝臓，もしくは腎臓から排泄されていきます．この腎臓も新生児では未発達であり，成長につれて腎機能も発達していきます．

 早産児では腎機能は未熟で，これはネフロンがまだ発達していないからだと考え

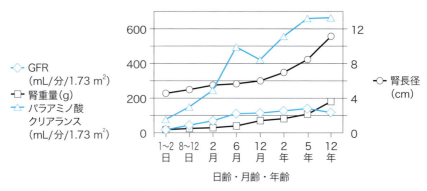

図2-1 | 小児における腎機能の発達[4]

られています．正期産で出生した新生児では，生後1～2週間も経過すると腎機能は劇的に発達し，GFR（glomerular filtration rate）は2倍以上になります．これは胎内循環と新生児の循環の違いによるものの影響が大きく，生後腎血流が大きく増加することがその大きな要因です．図2-1を見ると，生後の小児の腎機能の違いが一目瞭然です．新生児のGFRは成人の1/3～1/2程度です．成人並みに達するのは生後6～12か月くらいまでで，個体差の影響も大きいため，腎排泄で治療域が狭いアミノグリコシドやバンコマイシンはこまめに血中濃度をモニタリングする必要があります．

2 | PD（薬力学）

薬力学は，薬物の生体内での作用機序や，薬物濃度とその薬剤のもたらす効果について調べることを目的としています．しかし，薬力学の定義を書いても抽象的でわかりにくいので，ここでは具体的に臨床で役に立つ薬力学について，まずは時間依存性と濃度依存性について，次に殺菌性と静菌性について説明します．

● 時間依存性と濃度依存性

時間依存性は，「抗菌薬の血中濃度がMIC以上である時間帯に抗菌薬が力を発揮する」という概念です（図2-2）．"Time above MIC"と呼ばれています．感染臓器での抗菌薬濃度がMIC以上である限り，抗菌活性を持ち続けます．そのため，これらの抗菌薬を使用する際には，投与量とともに，適切な投与間隔が重要となります．

時間依存性の抗菌薬として，βラクタム系，バンコマイシン，クリンダマイシン，マクロライド系が挙げられます．時間依存性ではMIC以上の濃度をいかに保つかが重要になるため，例えば感染性心内膜炎の治療でペニシリン感受性の溶連菌が原

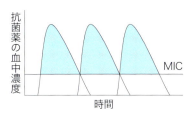
図 2-2 時間依存性の概念

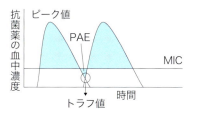
図 2-3 濃度依存性の概念

因微生物の場合，ペニシリン G の 24 時間持続点滴を行うこともあります．

一方，濃度依存性は，1 回あたりの最高血中濃度（ピーク値）が抗菌活性を決め，さらに MIC 以下の Post-antibiotic effect（PAE）も高めるといった特徴があります．濃度が高ければ高いほど，抗菌活性が高くなります（図2-3）．

Post-antibiotic effect とは，抗菌薬の濃度が MIC 以下になっても，抗菌活性効果を一定の時間持ち続ける効果のことです．濃度が高ければ高いほど抗菌薬の効果が高まり，また PAE という効果も併せ持つことから，この濃度依存性に属する抗菌薬の多くは 1 日 1 回，あるいは 2 回投与がほとんどです．

濃度依存性の抗菌薬として，アミノグリコシド，フルオロキノロン，メトロニダゾール，ダプトマイシンがあります．特にアミノグリコシドでは，濃度依存性の考えから，3 回/日投与から 1 回/日投与に変えることにより，ピーク値を高くし，最低血中濃度（トラフ値）を低くすることで，抗菌活性を高め，副作用を軽減する効果が認められています．アミノグリコシドの副作用が非常に気になるところですが，トラフ値が副作用と関連していると考えられています．

さて，抗菌薬の有効性を評価する際にときどき「キレがある」といった表現を耳にすることがあります．「強い」とか，「キレがある」というのは，おそらく図2-4 でいう "time-kill curve" の下がり方が急峻なものを指しているのでしょう．

この time-kill curve は横軸が時間，縦軸が菌量です．図2-4 の B では抗菌薬の濃度が上昇するにつれて，下がり方がより急峻になっています．MIC の 64 倍だと菌があっという間に死滅しています．これは濃度依存性の抗菌薬にみられる現象です．しかし，A では抗菌薬の濃度を上げていっても，あまり効果は変わりません．これは時間依存性の抗菌薬の特徴です．つまりβラクタム系の抗菌薬では，濃度を上げても意味がないのです．つまりキレがいいのは，濃度依存性の薬（図2-4 の B）になります．

この特徴を活かした使い方を 1 つ紹介します．救急外来や ICU などで，何らかの細菌感染症が原因でショック状態の時に初回にアミノグリコシドを投与する方法

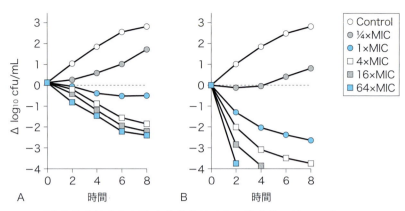

図 2-4 | 濃度依存性(b)と濃度非依存性(a)の抗菌薬の違いによる time-kill curve の違い[5]

があります．アミノグリコシドは濃度依存性の抗菌薬です．図2-4 のように投与量が多ければ，非常に急峻な time-kill curve を描きます．そこで重症感染症の初回投与にアミノグリコシドを投与するのです．投与量はアミノグリコシドの1日1回投与量に準じて，ゲンタマイシンとトブラマイシンなら 5 mg/kg/日，アミカシンなら 15 mg/kg/日です．アミノグリコシドの副作用として腎機能障害があまりにも有名ですが，腎障害があったとしても，1回のアミノグリコシドの投与のために，非可逆的な腎障害が起こることはないと考えて差し支えありません．実際に筆者も救急外来や病棟，ICU などで敗血症性ショックとなり，急速に循環動態が悪化していくような場合，グラム陰性桿菌の関与が考えられる場合にはよくアミノグリコシドを投与しています．

● AUC/MIC

図2-5 のグラフの曲線の総面積が AUC (area under curve)にあたります．AUC/MIC に依存する抗菌薬は濃度依存性の抗菌薬ほどではありませんが，ある程度の PAE を持っているので，時間依存性の抗菌薬ほど投与回数が重要ではありません．治療効果を上げるためには，この AUC の面積を大きくすることが必要なので，濃度と投与回数の両方とも重要であり，総投与量が鍵となります．

それぞれのカテゴリーに属する抗菌薬は下記の通りです．

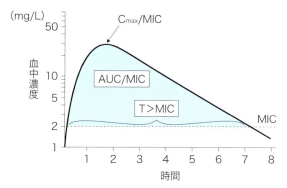

図 2-5 | AUC/MIC の概念

時間依存性の抗菌薬	ペニシリン，セファロスポリン，カルバペネム，アズトレオナム
濃度依存性の抗菌薬	アミノグリコシド，フルオロキノロン，メトロニダゾール，ダプトマイシン
AUC/MIC に依存する抗菌薬	マクロライド，テトラサイクリン，チゲサイクリン，バンコマイシン，キヌプリスチン・ダルホプリスチン，リネゾリド

　この濃度依存性，時間依存性，AUC/MIC を理解しておくことは，実際に抗菌薬の投与設計を考えるうえで重要です．時間依存性の抗菌薬であるβラクタム系であれば，十分な治療効果を期待するには，投与回数を増やすことが重要です．βラクタム系抗菌薬のほとんどが 1 日の投与回数は 3〜4 回になっていて，アミノグリコシドやフルオロキノロンが 1 日 1 回の投与がよいとされるのは，このような理由からです．

●──殺菌性と静菌性

　殺菌性（bactericidal）とは文字通り細菌を殺すことで，静菌性（bacteriostatic）とは菌を殺しはしませんが，分裂して増殖するのを抑える効果です．大まかに言うと，細胞壁に作用するものには殺菌的なものが多く，タンパク質合成に作用するものには静菌性のものが多いと理解しておくとよいでしょう．一般的に，殺菌性，静菌性と言われる抗菌薬は以下です．

「殺菌性」の抗菌薬	ペニシリン，セファロスポリン，アミノグリコシド，バンコマイシン，フルオロキノロン，リファンピシン，メトロニダゾール，ST 合剤
「静菌性」の抗菌薬	マクロライド，テトラサイクリン，クロラムフェニコール，クリンダマイシン，リネゾリド

一般的な細菌検査室では，抗菌薬の効果をみるためにMICを用いて，静菌作用をみています．殺菌作用をみるためには，MBC（minimal bactericidal concentration）を使い，これは「99.9%かそれ以上の細菌を18〜24時間以内に殺すことのできる抗菌薬の濃度」と定義されています．MBCは，細菌検査室でルーチンでは行われることはありません．MBCを計測しないのは，この数値が臨床的にあまり意味がないためです．MICで抗菌薬の感受性を判定して，「感受性」とされた抗菌薬を，適切な投与量，投与間隔で投与すれば，患者がちゃんと治ることがわかっているからです．

　「静菌性でも大丈夫なのだろうか……」と心配してしまうかもしれませんが，人間には免疫という素晴らしい機能があります．抗菌薬で静菌的に菌の増殖を押さえてしまえば，あとは人間の免疫力で改善します．

　ただし，例外はあり，殺菌性の抗菌薬でなければならない感染症，殺菌性の抗菌薬を使用するほうが望ましい感染症がいくつかあります．

　殺菌性でなければならない感染症は発熱性好中球減少症（febrile neutropenia），細菌性髄膜炎，感染性心内膜炎です．febrile neutropeniaでは文字通り白血球がありません．細菌性髄膜炎で感染のフォーカスとなっている髄液中には通常白血球はありません．そのため殺菌性の抗菌薬でないと，細菌を処理できません．感染性心内膜炎は血流内の細菌量が多いため，殺菌的な抗菌薬でないと治癒が難しいのです．

　殺菌性が望ましい感染症としては，菌血症，重症感染症です．この2つには理屈やエビデンスはありませんが，感染症専門医の多くは，殺菌的な抗菌薬を好む傾向があります．例えば血液培養からMRSAが検出された場合，クリンダマイシンに感受性があっても，殺菌性であるバンコマイシンを選ぶのが通常です．カテーテル関連血流感染症で*Bacillus cereus*が検出された場合も同様です．教科書には第2選択薬としてクリンダマイシンが記載されてはいますが，好んで使う感染症専門医は多くありません．第1選択薬であるバンコマイシンを使用することがほとんどです．重症感染症も同様です．殺菌性の抗菌薬が使用できる状況であれば，あえて静菌的な抗菌薬を選ぶことはありません．

殺菌性の抗菌薬でなければならない感染症	発熱性好中球減少症，細菌性髄膜炎，感染性心内膜炎
殺菌性の抗菌薬の使用が望ましい感染症	菌血症，重症感染症

● トレランス

「殺菌性抗菌薬の MIC（最小阻止濃度）と MBC（最小殺菌濃度）には大きな差はない」ことは，先ほど述べました．したがって，殺菌性の抗菌薬は MIC より高い血中濃度を獲得すれば，ほとんどの菌に対して殺菌的に作用します．MIC と MBC にほとんど差がないのですから，当然です．

しかし，この MIC と MBC に乖離がみられる場合があります．つまり，MBC が MIC よりもはるかに高い場合です．これをトレランスと呼びます．腸球菌に対するアンピシリンや，緑膿菌に対するピペラシリンが有名です．

アンピシリンは通常殺菌性の抗菌薬ですが，腸球菌に対しては静菌的に作用します．これは腸球菌の MIC と MBC に乖離があるためです．腸球菌による感染性心内膜炎は治療が非常に厄介です．感染性心内膜炎は殺菌性の抗菌薬が必要な感染症ですが，第 1 選択薬であるアンピシリンは静菌的に作用します．そのためゲンタマイシンの併用によるシナジー効果が必要なのです．

緑膿菌もピペラシリンに対しては MIC と MBC に乖離がみられます．したがって緑膿菌感染症の治療ではピペラシリンは常に大量投与が必要です．またこのトレランスのため，緑膿菌による細菌性髄膜炎ではピペラシリンは使用できません．IDSA の細菌性髄膜炎のガイドライン[6]でもピペラシリンが推奨薬に入っていないのは，このトレランスのために治療失敗例が多く報告されているためです．髄液中では MBC を超える投与量が必要ですが，ピペラシリンを 400 mg/kg/日で投与しても，緑膿菌の MBC を超えることはできません．

● inoculum effect とイーグル効果

inoculum effect の "inoculum" の意味は「植えつけられたもの」です．「MIC を測定する時に，菌量を多く『植えつけて』しまうと MIC が高くなってしまう」という in vitro の効果を inoculum effect と言います．菌量によって MIC が変わってしまっては困るので，感受性試験を行う時には，加える菌量が決まっています．

さて，この inoculum effect は in vitro での効果ですが，感染性心内膜炎や膿瘍などの菌量が多い感染症では，「in vivo でも inoculum effect が起こるのではないか」と最近考えられるようになっています．例えば K. pneumoniae による肝膿瘍では，セファゾリンよりも inoculum effect を起こしにくい第 3 世代セファロスポリンで治療したほうが，合併症の発生率が低いデータがあります[7]．

一方で，K. pneumoniae による肝膿瘍の治療に対して，セファゾリンでも第 3 世代セファロスポリンでも死亡率は変わらなかったという論文もあります[8]．現時

点では膿瘍に対してセファゾリンを使用すべきではないとか，そこまでの強い根拠はないようです．

似たような現象に「イーグル効果」もあります．これはβラクタム系抗菌薬のような細胞壁合成阻害薬を大量に使用すると，かえって治療効果が落ちてしまうことです．具体的にはA群溶連菌に対するペニシリンGがその代表例として知られており，A群溶連菌による壊死性筋膜炎では，ペニシリンGだけでなく，βラクタム系以外の抗菌薬であるクリンダマイシンを併用したほうがよいことになっています（この場合のクリンダマイシンには，毒素産生抑制作用も期待されています）．

現時点では inoculum effect もイーグル効果も，あえて意識して抗菌薬を選択することはあまり多くはありませんが，今後研究が進んでくるかもしれません．

文献

1) MacGregor RR, Graziani AL. Oral administration of antibiotics : a rational alternative to the parenteral route. Clinical infectious diseases : an official publication of the Infectious Diseases Society of America ; 24 : 457-467, 1997
2) Mesut Yilmaz DP. Ceftizoxime, Cefdinir, Cefditoren, Cefpodoxime, Ceftibuten, Cefsulodin, and Cefpiramide. In : Kucers' The Use of Antibiotics, 6th edition.: pp 390-397, 2010
3) Kearns GL, Abdel-Rahman SM, Blumer JL, et al. Single dose pharmacokinetics of linezolid in infants and children. The Pediatric infectious disease journal ; 19 : 1178-1184, 2000
4) Susan M A-R, Jennifer L Goldman, Gregory L Kearns. The Pharmacokinetic-Pharmacodynamic Interface : Determinants of Anti-Infective Drug Action and Efficacy in Pediatrics. Feigin and Cherry's Textbook of Pediatric Infectious Diseases, 7th edition. 2013
5) Craig WA, Ebert SC. Killing and regrowth of bacteria In vitro : a review. Scand J Infect Dis Suppl ; 74 : 63-70, 1990
6) Tunkel AR, Hartman BJ, Kaplan SL, et al. Practice guidelines for the management of bacterial meningitis. Clin Infect Dis ; 39 : 1267-1284, 2004
7) Cheng HP, Siu LK, Chang FY. Extended-spectrum cephalosporin compared to cefazolin for treatment of Klebsiella pneumoniae-caused liver abscess. Antimicrob Agents Chemother (Bethesda) ; 47 : 2088-2092, 2003
8) Lee SS, Chen YS, Tsai HC, et al. Predictors of septic metastatic infection and mortality among patients with Klebsiella pneumoniae liver abscess. Clinical infectious diseases : an official publication of the Infectious Diseases Society of America ; 47 : 642-650, 2008

2 ペニシリン

POINT

- 中耳炎，副鼻腔炎，気管支炎，肺炎などの呼吸器感染はアンピシリン1剤で十分戦える．
- アモキシシリン・クラブラン酸は市中感染においては非常に広域な抗菌薬であり，外来で安易に使用しないこと．

● ピペラシリンを empiric に使用することはないが，感受性があるとわかれば，単剤で高用量で使用するべし．

ペニシリンは最も基本的な抗菌薬です．実際筆者もよく使っていますが，使いこなすべきペニシリン系抗菌薬はたくさんあります．

❶ ベンジルペニシリンカリウム（ペニシリンGカリウム®）
❷ アンピシリン
❸ アンピシリン・スルバクタム
❹ ピペラシリン
❺ ピペラシリン・タゾバクタム

内服では

❶ ベンジルペニシリンベンザチン（バイシリンG®）
❷ アモキシシリン
❸ アモキシシリン・クラブラン酸

内服も入れると8つもあります．さて，これだけたくさんのペニシリンを使いこなすために必要な知識は「それぞれの抗菌薬の立ち位置」をしっかりと理解することです．

・その抗菌薬にしかできないことは何か．
・一番の特徴は何か．

この2点を押さえることが抗菌薬を整理するのにとても重要です．それぞれの抗菌薬には，その抗菌薬にしかできない「立ち位置」があります．

さて，ペニシリンの各論に入る前に，最初にβラクタム系抗菌薬の作用機序を見ておきます．作用機序を理解しなければ，耐性菌を理解できないので，ついてきて下さい．

1 βラクタム系抗菌薬の作用機序

βラクタム系抗菌薬の作用機序は細胞壁合成阻害です．細胞壁は細菌の最も外側にあり，主にペプチドグリカンという物質で構成されています．このペプチドグリ

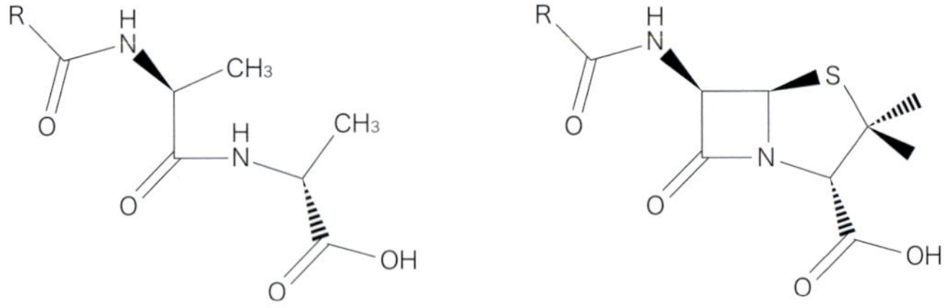

D-Ala-D-Ala 結合　　　　　ペニシリン

図 2-6｜ペニシリンとペプチドグリカンの D-Ala-D-Ala 結合

カンを合成する酵素の1つに，ペニシリン結合タンパク（PBPs：penicillin binding proteins）があります．ペニシリン結合タンパクはペプチドグリカン中のアラニン-アラニンペプチド結合を認識するのですが，βラクタム系抗菌薬は，アラニン-アラニン結合と似ているため（**図2-6**），アナログとして働き，ペニシリン結合タンパクとβラクタム系抗菌薬が相互作用を及ぼし，ペニシリン結合タンパクが失活します．このため新しいペプチドグリカンの合成が阻害され，細胞壁がこれ以上作られなくなると，細菌は自ら崩壊して死にます．あるいは死なない場合もこれ以上分裂できなくなり，あとは自らの免疫細胞がきれいに始末してくれるわけです．

ペニシリン結合タンパクにはたくさんの種類があり，PBP 1，PBP 2，PBP 3といったように，その分子量の大きい順番に並べられています．さらに PBP 1 や 2 も後の研究が進んで実は単独のタンパクではないことがわかってきました．そのため，さらに PBP 2a，PBP 2b といった細分化が進んでいます．いずれにしても，ペニシリン結合タンパクにはたくさん種類があることだけ，ここでは覚えておいて下さい．

> **POINT　ペニシリン結合タンパク**
> - βラクタム系抗菌薬はペニシリン結合タンパクにくっついて作用する．
> - ペニシリン結合タンパクは細菌が細胞壁を作るのに必要な酵素である．
> - ペニシリン結合タンパクには多くの種類がある．

2｜βラクタム系薬の耐性獲得メカニズム

抗菌薬の耐性には固有型耐性と獲得型耐性の2種類があります．固有型耐性は，その細菌が生まれながら，本質的に持っている耐性のことを言います．例えば *Klebsiella* は生まれながらアンピシリンに対して耐性です．*Klebsiella* がアンピシ

リンに対して感受性を示すことは絶対にありません．これは *Klebsiella* が生まれながらにペニシリンを分解するペニシリナーゼという酵素を産生しているためです．

これとは対照的に獲得型耐性は，細菌が本来はある抗菌薬に対して感受性があったのに，突然変異や外来の遺伝子によって，その抗菌薬に対して耐性を獲得したものです．例えば緑膿菌は通常カルバペネムに感受性をもちますが，後述するポーリンに突然変異をきたすと，カルバペネムに対して耐性を獲得します．つまり固有型耐性はすべての株がその抗菌薬に対して耐性であり，獲得型耐性はある株だけが耐性を示すのです．

βラクタム系抗菌薬の耐性獲得メカニズムは，以下の4つが知られています．頻度として最も多いのは3つ目のβラクタマーゼです．
① ポーリン：βラクタム系抗菌薬が作用するにはPBPsに到達する必要があります．しかし，そこに到達するまでにグラム陰性桿菌は細胞外膜を有しており，そこにポーリン (Porin) というタンパクチャネルを有しています．このポーリンを通過できない抗菌薬は耐性となります．
② 排出ポンプ：ポーリンを通過した抗菌薬を外に汲みだす排出ポンプを備えている菌もいます．このポンプのために抗菌薬が無効となることもあります．
③ βラクタマーゼ：多くの細菌はペニシリナーゼやセファロスポリナーゼなどのβラクタマーゼを産生することによって，耐性を獲得します．このβラクタマーゼはβラクタム系抗菌薬を分解する酵素であり，このβラクタマーゼがあると，抗菌薬がPBPsに到達する前に分解されます．
④ PBPs（ペニシリン結合タンパク）：βラクタム系抗菌薬は上述したように，PBPsに結合することによって作用を発揮しますが，PBPsがβラクタム系抗菌薬に対して親和性を低下させるような突然変異を起こすと，抗菌薬に対して耐性を持ちます．

3 ペニシリンG

ペニシリンGは，**図2-7**のような構造をしています．丸で囲った部分がβラクタム環です．

ペニシリンGは古い薬ですが，連鎖球菌の治療薬としての経験値は非常に高く，A群溶連菌による壊死性筋膜炎では「ペニシリンGを使用すべき」とガイドラインでも明記されています．壊死性筋膜炎に対して，empiric therapy としてメロペネムを使用した場合でも，原因微生物が判明すれば，使うべき抗菌薬は必ずペニシリンGです．

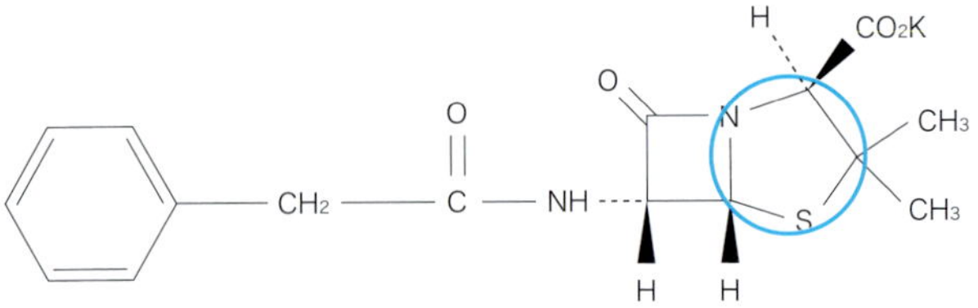

2 ペニシリン

図 2-7 | ペニシリン G の構造式

　ペニシリン G は，基本的にはグラム陽性球菌が主なターゲットです．グラム陽性球菌には大きく分けて，連鎖球菌，腸球菌，ブドウ球菌の 3 つがあり，この 3 つには感受性があれば，ペニシリン G は有効です．グラム陰性桿菌には基本的には効きません．全抗菌薬のなかで最もスペクトラムが狭いのがこのペニシリン G です．

　「ペニシリン G はスペクトラムが狭いので，あまり使い道がないのか……」と考えがちですが，そうではありません．むしろペニシリン G のいいところは，「他の菌にはスペクトラムがほとんどない」ことです．さまざまなβ溶血性連鎖球菌（A 群溶連菌，B 群溶連菌，D 群溶連菌，F 群溶連菌，G 群溶連菌）や肺炎球菌，*Streptococcus bovis*，*Streptococcus intermedius*，*Streptococcus anginosus*，*Streptococcus constellatus*（以前は *Streptococcus milleri* グループと呼ばれていた）などには非常によく効きます．また口腔内の嫌気性菌（*Peptostreptococcus*，*Prevotella melaninogenica*）も得意です．

　連鎖球菌が得意であること，スペクトラムが狭いことは，感染性心内膜炎の治療薬としては長所です．感染性心内膜炎の治療期間は 4 ～ 6 週間と長期です．スペクトラムが狭域であることは，常在菌叢を乱さないことになるので，副作用軽減になり，耐性菌も出現しにくくなります．スペクトラムは非常に狭いペニシリン G ですが，ペニシリン G にしかできない，立派な役割があるのです．

> **POINT 連鎖球菌にはペニシリン G が効果的**
> そのスペクトラムの狭さがむしろ「売り」である．

　ペニシリン G は黄色ブドウ球菌にも有効ですが，使えるのは，ペニシリナーゼ非産生の黄色ブドウ球菌だけです．ペニシリナーゼ非産生の確認には専門的な知識が必要なので，黄色ブドウ球菌にペニシリン G の使用を検討する時は，感染症専門医と相談しながら使用する方がよいでしょう．

　他にペニシリン G が第 1 選択となる菌として，*Neisseria meningitidis* による細

菌性髄膜炎，*Clostridium perfringens* によるガス壊疽，壊死性筋膜炎・筋炎，*Fusobacterium necrophorum* による Lemierre 症候群（頸静脈敗血性静脈炎），神経梅毒などです．リステリアと腸球菌にも効果がありますが，抗菌活性としてはアンピシリンに軍配が上がるので，この 2 菌種にはアンピシリンを使用して下さい．

　ただ弱点が 2 つあります．1 つはペニシリン G カリウムという名前の通り，カリウムが入っているため，静脈炎を起こしやすいことです．1 バイアル 100 万単位中に 1.53 mEq のカリウムが含有されています．成人の最大量で 1 日 2,400 万単位ですから，最大量でも 36 mEq くらいであり，カリウムの投与量としてはそこまで気にする必要はありませんが，末梢から点滴する場合は，5％ブドウ糖液や蒸留水で溶解して，浸透圧を上げないようにする工夫が必要です．

　もう 1 つは半減期がとても短く，そのため 1 日 6 回投与が必要なので，なかなか一般病棟での投与では理解が得られないことも多いです．1 日 6 回投与を避けるために，持続点滴で投与することもできます．ペニシリン G は持続点滴でも感染性心内膜炎や肺炎球菌性肺炎の治療は可能です．

4 アンピシリン／アモキシシリン

　ペニシリン G とほとんどスペクトラムは変わりませんが，小児では最も頻用されている抗菌薬です．アモキシシリンはアンピシリンのプロドラッグであり，スペクトラムは同じで，アンピシリンよりも消化管からの吸収率が改善されています．

　グラム陽性球菌には大きく 3 つ（ブドウ球菌，連鎖球菌，腸球菌）ありますが，連鎖球菌には非常によく効きます．腸球菌（*Enterococcus faecalis*）にも効きます．ブドウ球菌に対しても，ペニシリナーゼ非産生の黄色ブドウ球菌であれば有効です．

　グラム陰性桿菌なら，大腸菌やインフルエンザ菌にも効きます．口腔内の嫌気性菌にも抜群の威力を発揮します．

　アンピシリンは，以下のような状況で使用されます．

- ペニシリン感受性肺炎球菌（PSSP：penicillin-susceptible *streptococcus pneumoniae*）による細菌性髄膜炎に単剤で，あるいはリステリアによる髄膜炎にゲンタマイシンと合わせて使用
- 中耳炎や急性細菌性副鼻腔炎，市中肺炎
- A 群溶連菌による咽頭炎
- アンピシリン感受性の大腸菌による尿路感染症や胆管炎など

　中耳炎や副鼻腔炎に対してはアモキシシリンを高用量で使いますが，これは

PRSPを治療するためです．PRSPはペニシリン結合タンパクの変異によって，ペニシリン耐性を獲得しています．ペニシリン結合タンパクの変異により，ペニシリンとの親和性が落ちることが問題なので，ペニシリンの投与量を上げることによって，ペニシリン結合タンパクと結合するペニシリンの量が増えるため，耐性を克服できると考えられています．

一方，気管支炎は基本的にはウイルス感染なので，抗菌薬は不要です．気管支炎に対する抗菌薬の処方はかなりの数の研究で否定されています．例えば 2007 年の BMJ では[3]，上気道炎で抗菌薬を処方した場合，どの程度合併症が予防できるかを報告していますが，0～4 歳の小児の上気道炎に抗菌薬を処方した場合，肺炎の予防のための NNT (number needed to treat) は 2,469，扁桃周囲膿瘍は 8,696，乳突蜂巣炎は 12,500 でした．この結果からは，上気道炎に対して，抗菌薬を処方すると，数千人～1 万数千人に 1 人という頻度で，上気道炎後の合併症が予防できると解釈できます．確かに抗菌薬は予防に有効であると言えますが，この結果は重要でしょうか．

気管支炎に抗菌薬は基本的には不要ですが，全身状態や呼吸状態に問題があれば，抗菌薬を使用してもよいでしょう．ただしその場合でも基本的にはアンピシリンかアモキシシリンで十分です．

特に基礎疾患のない乳幼児の細菌性肺炎の第 1 選択薬はアモキシシリンかアンピシリンです．第 3 世代セファロスポリンやアンピシリン・スルバクタムなどの広域抗菌薬を使用することは滅多にありません．筆者が今まで勤めていた倉敷中央病院や成育医療研究センターのような大病院でも，基礎疾患のない乳幼児の市中肺炎であればほとんどのケースでアンピシリンを使用していましたし，アンピシリンで特に治療に難渋した経験はありません．成人では，「肺炎に対して empiric にアンピシリンで治療」というプラクティスはあまり行いませんが，小児ではアンピシリンが第 1 選択です．

5 アンピシリン・スルバクタムとアモキシシリン・クラブラン酸

アンピシリン・スルバクタムとアモキシシリン・クラブラン酸は市中感染で原因となる微生物をほぼ皆殺しにできる抗菌薬です．アモキシシリン・クラブラン酸はアンピシリン・スルバクタムと同じスペクトラムと理解して問題ありません．実際，入院中の点滴治療をアンピシリン・スルバクタムで行い，その後内服のアモキシシリン・クラブラン酸につなげるプラクティスをよくしています．

アンピシリン・スルバクタムの抗菌スペクトラムは非常にブロードです．βラク

タマーゼ阻害薬であるスルバクタムが配合されることによって，アンピシリンのスペクトラムに加えて，かなりの菌にスペクトラムが広がっています．グラム陽性球菌ではペニシリナーゼを産生するMSSA，グラム陰性球菌のモラキセラ，グラム陰性桿菌では腸内細菌全般に有効です．ESBL産生菌でなければ，アンピシリン・スルバクタムはほとんどのグラム陰性桿菌に有効です．ただし院内感染のSPACE (*Serratia*, *Pseudomonas*, *Acinetobacter*, *Enterobacter*, *Citrobacter* の頭文字：院内感染の代表的なグラム陰性桿菌) にはアシネトバクターを除けば無効なので，院内感染で使用する場合には，これらの院内感染で問題となりやすいグラム陰性桿菌には無効であると認識しながら使用する必要があります．

さて，小児ではアンピシリン・スルバクタムはどのような感染症で使えばよいでしょうか．以下，主だった感染症で1つずつ検証します．

細菌性髄膜炎	スルバクタムには髄液移行性がないので×
中耳炎	内服のアモキシシリン90 mg/kg/日で十分．「難治性の中耳炎，アモキシシリンで治療失敗」のケースで，ようやくアモキシシリン・クラブラン酸を使用．中耳炎で第1選択薬として使用することはほとんどない
急性細菌性副鼻腔炎	内服のアモキシシリン90 mg/kg/日．中耳炎と同様，「アモキシシリンで治療失敗」のケースで，ようやくアモキシシリン・クラブラン酸を使用．副鼻腔炎で第1選択薬として使用することはほとんどない
咽頭炎	A群溶連菌以外の咽頭炎は抗菌薬の適応なし，またA群溶連菌はアモキシシリンで十分なので，出番なし
扁桃周囲膿瘍，化膿性甲状腺炎，顔面周囲の蜂窩織炎，咽後膿瘍，肺膿瘍など	アンピシリン・スルバクタムを使用．横隔膜より上部の膿瘍性病変の原因微生物は，A群溶連菌が多く，他に肺炎球菌やインフルエンザ菌やモラキセラ，口腔内の嫌気性菌が原因微生物．したがって，BLNAR以外のほぼすべての菌をカバーできるので，アンピシリン・スルバクタムはいい選択肢．そのまま内服変更できる点もメリット (アモキシシリン・クラブラン酸が使用可能)．BLNARすらはずせない，今にも窒息しそうな咽後膿瘍などを治療する時は3世代セファロスポリン+クリンダマイシンなどがいい選択肢
気管支炎，肺炎	基本的には出番なし．使用するのならアンピシリン，重症であればセフトリアキソン
感染性心内膜炎	培養陰性の感染性心内膜炎では選択肢の1つとなりうる
細菌性腸炎	基本的には抗菌薬の適応なし．6か月以下の乳児や人工物が体内にある人，免疫抑制者以外では抗菌薬は不要
虫垂炎，憩室炎など	アンピシリン・スルバクタムは選択枝の1つ．原因微生物は"PEK"と言われる *Proteus*, *E. coli* (大腸菌)，*Klebsiella* などの腸内細菌+バクテロイデスなどの嫌気性菌．腹腔内感染症では，必ずしも腸球菌のカバーは必要ないと言われているが，1剤でいけるのは魅力的．他の選択肢として以下．いずれも腸内細菌+バクテロイデスカバーの組み合わせ

	・ゲンタマイシン＋メトロニダゾール（膿瘍がない場合のみ） ・2世代/3世代セファロスポリン＋メトロニダゾール ・キノロン＋メトロニダゾール ・アズトレオナム＋メトロニダゾール ・セフメタゾール
市中発症の胆道感染症	小児では極めてまれな感染症だが，起因菌は"PEK"と言われる*Proteus*，*E. coli*（大腸菌），*Klebsiella* が多く，嫌気性菌の関与が認められることもあり，アンピシリン・スルバクタムはよい選択肢
腎盂腎炎	好気性グラム陰性桿菌による感染症なので，アンピシリン・スルバクタムでも治療は可能だが，通常は第2，あるいは第3世代セファロスポリンもしくはアミノグリコシドがよい適応になる．アンピシリン・スルバクタムの出番はなし
蜂窩織炎	セファゾリンやクリンダマイシンが使用されるので，アンピシリン・スルバクタムの出番はなし
壊死性筋膜炎	アンピシリン・スルバクタムの出番は少しあり．empiric にカルバペネムの使用が許される数少ない感染症だが，アンピシリン・スルバクタムも使用できる．市中発症の壊死性筋膜炎であれば，黄色ブドウ球菌か，溶連菌が原因微生物であることがほとんど．小児では頻度は低いが，混合感染であったり，腸内細菌や嫌気性菌である *Clostridium perfringens* などが原因となることもある．これらの微生物であればアンピシリン・スルバクタムでも十分にカバー可能

まとめると，

> ・アンピシリン・スルバクタムは市中感染ではほぼ皆殺しの非常にブロードスペクトラムな抗菌薬
> ・適応は扁桃周囲膿瘍，化膿性甲状腺炎，顔面周囲の蜂窩織炎，咽後膿瘍，肺膿瘍，虫垂炎，憩室炎，胆道感染症，壊死性筋膜炎など

アンピシリン・スルバクタムは市中感染では切り札として使えるので，乱用しないようにしたいものです．また，*Acinetobacter* には実はスルバクタムが感受性を持ち，*Acinetobacter* に対する第1選択薬としてアンピシリン・スルバクタムが使用できることも覚えておきましょう．

また味な使い方として，内服変更を見越して，最初からアンピシリン・スルバクタムを使用する方法があります．ドレナージの難しい頭頸部膿瘍や虫垂炎穿孔に伴う膿瘍などでは，アンピシリン・スルバクタムを empiric に使用し，改善すればアモキシシリン・クラブラン酸へ変更するプラクティスを筆者もよく行っています．

6 ピペラシリン

ピペラシリンは現在，使い道がなくなりつつありますが，使う時はビシッと大量

に使います．

　あまたある抗菌薬の整理の仕方の1つに，「抗菌薬の立ち位置を考えること」があります．ピペラシリンにしかできないことは何かを考えると，その使い方が非常に鮮明に浮かびます．

　ピペラシリンの最大の特徴は人類最大の敵（？），緑膿菌に効果があることです．ピペラシリンは緑膿菌を叩くための抗菌薬であり，これ以上でもこれ以下でもありません．「緑膿菌専用の抗菌薬」と理解しておきましょう．

　アンピシリンからグラム陰性桿菌にスペクトラムを広げているので，スペクトラムとしては

- グラム陽性球菌：連鎖球菌，腸球菌（アンピシリンのほうが活性は高い）
- グラム陰性桿菌：大腸菌，クレブシエラ，プロテウスなど腸内細菌群，インフルエンザ菌（BLNARは無効），SPACEのうちの緑膿菌，シトロバクター，エンテロバクター，など院内感染の原因微生物，バクテロイデス含む嫌気性菌全般
- グラム陽性桿菌：リステリア
- グラム陰性球菌：髄膜炎菌

で，かなりブロードな抗菌薬です．アンピシリンよりもブロードであるはずなのに，現在では適応が限られているのはなぜでしょうか．

　それはピペラシリンの立ち位置を考えると自ずと答えが出てきます．ピペラシリンは緑膿菌を叩くための抗菌薬で，つまり使い道は「院内感染」に限られます．

　インフルエンザ菌に効くから，嫌気性菌に効くからという理由で使ってはいけません．緑膿菌を叩くことのできる，数少ない抗菌薬の1つなので，「緑膿菌と戦う」目的以外に使ってはいけないのです．

　さて抗菌薬使用の原則を今一度思い出しましょう．重症度，原因微生物，患者背景，感染臓器の4つでしたね．

　緑膿菌感染は重症であることが多く，患者背景として何らかの基礎疾患がある場合がほとんどです．また緑膿菌感染は免疫不全者などに致死的な感染を起こします．しかも緑膿菌に代表される院内感染の原因微生物となるグラム陰性桿菌（セラチア，アシネトバクターなど）はβラクタマーゼなどを持っていることも多く，抗菌薬に耐性であることも多いです．また febrile neutropenia でもピペラシリンは選択肢の1つですが，単剤で使用できるのはセフェピムやセフタジジム，カルバペネムであり，ピペラシリンの場合はアミノグリコシドと併用する使い方です．つまり，

院内感染で緑膿菌をカバーする時は，ピペラシリンだけでは，少し心もとないのです．

また，ピペラシリンだけでは心もとない理由のもう1つに「ピペラシリン・タゾバクタム」の存在があります．アンピシリンとアンピシリン・スルバクタムを empiric therapy で使い分けることができることはすでにお話ししました．これは小児の肺炎が成人の肺炎に比べて軽症であることが多いのと，原因微生物のほとんどが肺炎球菌であるため，小児の肺炎ではアンピシリンが十分 empiric therapy として使えるからです．

ですが，「免疫不全」状態あるいはそれに準じる患者で「緑膿菌」感染を疑う時，ピペラシリン・タゾバクタムをスペアして，ピペラシリンを使用する根拠を筆者は思いつきません．これは，緑膿菌感染を疑っている状況がすでに「待てない」状況だからです．このように緑膿菌の関与を疑っている時は

> βラクタム系から1剤(セフタジジム，セフェピム，メロペネム，ピペラシリン・タゾバクタム)
> 　±
> アミノグリコシド(ゲンタマイシン，トブラマイシン，アミカシン)

でスタートすべきです(成人ならアミノグリコシドの代わりにフルオロキノロンも使用可)．

ピペラシリンを使用する時は

> 培養結果が返ってきて，ピペラシリンに感受性があることが確認できた時

のみに尽きます．原因微生物が緑膿菌と判明し，ピペラシリンに感受性があれば，ピペラシリンを使用して下さい．緑膿菌はβラクタマーゼを産生するわけではないので，原因微生物が緑膿菌だけであるとわかれば，ピペラシリン・タゾバクタムを使用する理由はありません．

非常にブロードな抗菌薬ですが，使うべき時が重症感染に限られているため，その立ち位置をピペラシリン・タゾバクタムに譲り始めています．

> ・ピペラシリンを empiric therapy として使用できる状況はない．
> ・培養結果を見て，ピペラシリンに de-escalation を行う．

投与量は常に最大量を使用して下さい．ピペラシリンを使う時は，緑膿菌感染を疑っている時です．緑膿菌は強敵なので，常に大量投与が必要となります．

7 ピペラシリン・タゾバクタム

緑膿菌カバーのできるピペラシリンにβラクタマーゼ阻害薬がくっついているので，無敵です．「カルバペネムに匹敵する」といっても過言ではなく，本質的に耐性である微生物は下記くらいです．

グラム陽性球菌	MRSA，表皮ブドウ球菌，Enterococcus faecium
グラム陰性桿菌	Stenotrophomonas maltophilia，Burkholderia cepacia
嫌気性菌	Clostridium difficile
その他	マイコプラズマ，クラミジア，クラミドフィラ，レジオネラなどの細胞内寄生菌

効かない菌はカルバペネムとほぼ同様です．カルバペネムと異なるのは以下の2つくらいで，ほぼカルバペネムと同様に使用できます．

- ESBLには使えない．
- タゾバクタムは髄液移行性が少ない（したがって髄膜炎には使用できない）．

ではこのスーパーブロードなピペラシリン・タゾバクタムはいつ出番があるのでしょうか．「ピペラシリン・タゾバクタムが効かない菌がほとんどない」ことが，この抗菌薬の最大の特徴です．ピペラシリンが進化したものですから，当然市中感染では出番がありません．つまり，もう後がない院内感染で使用するのです．

具体的には，好中球減少時の発熱，ICUに長期入院している患児のカテーテル関連血流感染症でバンコマイシンと併用，院内発症の誤嚥性肺炎，院内発症の胆管炎，院内発症の膿瘍などです．

つまり，長期入院している患者で，かつ失敗が許されない状況でのみ，ピペラシリン・タゾバクタムの出番があるのです．

ただ注意点が1つだけあります．緑膿菌に対する活性はβラクタマーゼ阻害薬と合剤になっても変わりません．これはタゾバクタムなどのβラクタマーゼ阻害薬が，緑膿菌が産生することのあるβラクタマーゼに対しては無効であり，かつ緑膿菌の遺伝子上にコードされているβラクタマーゼを強力に誘導するためです．

緑膿菌1菌種の治療をする場合には，ピペラシリン・タゾバクタムだとタゾバ

クタムの投与量が足かせになり、緑膿菌の治療に必要なピペラシリンの量が不足します（ピペラシリン・タゾバクタムだとピペラシリンとして 300 mg/kg/日しか投与できません）．したがって，むしろピペラシリン・タゾバクタムよりもピペラシリン単剤のほうが緑膿菌の治療に向いていることは押さえておきましょう．

文献

1) Ranganathan SC, Sonnappa S. Pneumonia and other respiratory infections. Pediatr Clin North Am；56：135-156, 2009
2) Zaoutis TE, Goyal M, Chu JH, et al. Risk factors for and outcomes of bloodstream infection caused by extended-spectrum beta-lactamase-producing Escherichia coli and Klebsiella species in children. Pediatrics；115：942-949, 2005
3) Petersen I, Johnson AM, Islam A, et. al. Protective effect of antibiotics against serious complications of common respiratory tract infections：retrospective cohort study with the UK General Practice Research Database. BMJ；335：982, 2007

3 セファロスポリン

POINT

- （日本で）黄色ブドウ球菌に最も効果が高い抗菌薬はセファゾリン．
- ESBL産生菌はセフメタゾールやフロモキセフでも治療可能．
- 点滴の第3世代セファロスポリンは小児市中感染の原因となる細菌のほぼすべてをカバー可能なため，切り札として大切に使用することが重要．
- 内服の第3世代セファロスポリンは存在価値がない．

1 セファロスポリン総論

セファロスポリンはβラクタム系の抗菌薬です．したがってペニシリン系同様，細胞壁を持つ細菌にのみ効果があります．

セファロスポリンの総合的な理解としては，以下の4点が重要です．

- スペクトラムは世代が若いほどグラム陽性球菌に活性が強い．
- 世代が上がるほどグラム陰性桿菌に活性が強くなる．
- 嫌気性菌は苦手．
- 腸球菌，リステリアには"intrinsic（本質的に）"無効（感受性検査上，偽りに感受性ありと出ることがあるので注意）．

セファロスポリンの分類

	静注	内服
第1世代セファロスポリン	セファゾリン	セファレキシン
第2世代セファロスポリン	セフォチアム	セフロキシム，セフォチアム，セファクロル
第3世代セファロスポリン	セフォタキシム，セフトリアキソン	セフジトレン，セフジニル，セフィキシム，セフカペン
嫌気性菌用セファロスポリン（セファマイシン系，第2世代に相当）	セフメタゾール，フロモキセフ	—
緑膿菌専用セファロスポリン	第3世代セファロスポリン	セフタジジム	—
	第4世代セファロスポリン	セフェピム	—

　第1世代より第4世代のほうが優れているわけではなく，それぞれの世代に役割があります（後述）．

2 セファロスポリンの落とし穴 — ESBLの恐怖

● βラクタマーゼ

　細菌が産生する酵素の名前で，βラクタム系の抗菌薬の基本構造であるβラクタム環に作用し，その抗菌活性を失活させる作用があります．βラクタマーゼは**表2-3**に示したように4つのクラスに分類されます．それぞれ主な基質があり，Class AとDは主にペニシリンを分解し，Class Cは主にセファロスポリンを分解します．Class Bはペニシリンやセファロスポリンを分解する能力のほうが高いのですが，カルバペネムを分解できることが特徴的であるため，カルバペネマーゼと呼ばれています．また中心物質が亜鉛という金属（メタル）なので，「メタロβラクタマーゼ」とも呼ばれることもあります．

　βラクタマーゼの歴史は長く1960年代までさかのぼります．プラスミド媒介性のβラクタマーゼが初めて発見されたのがギリシアで，その時の患者の名前が"Temoniera"だったことから，そのβラクタマーゼの名前は"TEM"と名付けられました．その後同じようなβラクタマーゼが発見され，TEM 2と呼ばれています．

　これら2つのβラクタマーゼがコードされる遺伝子はプラスミドにあり，そのため多くの菌がこのβラクタマーゼを持つに至りました．その後もSHVやCTX-M，OXAなどなどのβラクタマーゼが発見されています．最初はこれらのβラクタマーゼは特異的なβラクタム系の抗菌薬を阻害する作用しかありませんでした．

表 2-3 | βラクタマーゼの分類

	所在 代表的な菌	主な基質	中心物質	備考
Class A	プラスミド 大腸菌, *Klebsiella*	ペニシリン	セリン	ESBL の多く
Class B	染色体	カルバペネムも	亜鉛	カルバペネマーゼ (メタロβラクタマーゼ)
Class C	染色体 *Enterobacter*	セファロスポリン	セリン	AmpC の多く
Class D	プラスミド	オキサシリン	セリン	

例えばペニシリンを阻害するペニシリナーゼ, オキサシリンを阻害するオキサシリナーゼなどです.

━━━ESBL

ところが, これらのβラクタマーゼをコードする遺伝子がプラスミド上に存在するため, いろいろな細菌に取り込まれながら, さまざまな耐性を獲得し, そしてたくさんのβラクタマーゼを阻害する怪物が誕生しました. これが ESBL (基質特異性拡張型βラクタマーゼ : extended spectrum β-lactamase) です.

ESBL を産生している菌には, 基本的にはペニシリン系, セファロスポリン系, モノバクタム系の抗菌薬を使用してはいけません. ESBL に対抗できるβラクタム系抗菌薬は 2 つ. カルバペネム(メロペネム, イミペネムなど)とセファマイシン(セフメタゾール, フロモキセフなど)です.

ESBL を産生する菌の代表は *Klebsiella pneumoniae*, *Klebsiella oxytoca*, 大腸菌などの腸内細菌群で, 他にも *Acinetobacter* や *Burkholderia*, *Citrobacter*, *Enterobacter*, *Morganella*, *Proteus*, *Pseudomonas*, *Salmonella*, *Serratia*, *Shigella* なども ESBL 産生の報告があります.

ESBL 産生の有無は, 細菌検査室で簡単に見分けられます. 第 3 世代セファロスポリンや, アズトレオナムのいずれかの MIC が 2 以上の場合に, ESBL を疑って ESBL のテストを行います. しかし, "*in vitro*" ではクラブラン酸やスルバクタム, タゾバクタムなどのβラクタマーゼ阻害薬は ESBL を阻害できます. つまり第 3 世代のセファロスポリンやアズトレオナムに耐性であれば, ESBL 産生菌の可能性があり, クラブラン酸を加えることで感受性が戻れば, ESBL 産生菌として判定します. 図 2-8 は実際のディスク法の様子です. Cefpodoxime Proxetil(CPX), セフォタキシム(CTX), セフピロム(CPR), セフトリアキソン(CRX)の周囲には阻止円

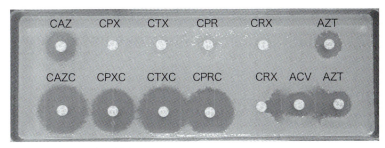

図 2-8 ESBL の確認試験

がなく（上段），両端のセフタジジム（CAZ）とアズトレオナム（AZT）の周囲の阻止円は小さめです．Clavulanate（CVA）のディスクを追加すると（下段），いずれも阻止円が大きくなっている様子がわかります．CRX と AZT のディスクの中心にアモキシシリン・クラブラン酸（ACV）のディスクが配置されていますが，ACV のディスク側の阻止円がそれぞれ大きくなっていることがわかります．このようにして ESBL の確認試験を行っています．

ESBL と似たような耐性パターンを示すβラクタマーゼに AmpC があります．この AmpC タイプのβラクタマーゼはクラブラン酸によって阻害されず，またセファマイシンにも耐性であることから ESBL と区別できます．

ESBL に有効なβラクタム系抗菌薬はカルバペネムとセファマイシンのみです（βラクタム系抗菌薬ではない，アミノグリコシドや ST 合剤，フルオロキノロンなどは感受性があればもちろん使用できます）．ただ，セファマイシンには臨床的に有効という知見が十分ではないため，重症患者や菌量の多い血管内感染症，ドレナージされていない膿瘍などでは，カルバペネムを使用するのが無難です．

この ESBL と戦うためには，抗菌薬の適正使用を行い，ESBL 産生菌を作り出さないこと，そして一度検出された ESBL 産生菌を他の患者に広げないように，標準予防策，接触感染予防策などの感染対策をしっかりと行うこと——の 2 点が重要です．

3｜第 1 世代セファロスポリン

セファゾリンの最大の売りは「グラム陽性球菌に効くこと」です．グラム陰性桿菌の PEK（*Proteus*，*E. coli*，*Klebsiella*）の一部に効果がありますが，グラム陰性桿菌を狙って empiric にセファゾリンを使うことはあまりありません．自施設でのアンチバイオグラムで大腸菌に対するセファゾリンの感受性がよければ，尿路感染症に対して empiric にセファゾリンを使用できますが，グラム陰性桿菌に対してセファ

ゾリンを使用する時は，菌名・感受性結果が判明して de-escalation する時でしょう．

グラム陽性球菌には，ブドウ球菌，連鎖球菌，腸球菌の 3 つがありますが，セファゾリンが有効なのは以下の 2 つです．
①ブドウ球菌のなかで，MSSA（メチシリン感受性黄色ブドウ球菌）
②連鎖球菌全般（A 群溶連菌，B 群溶連菌，肺炎球菌など）

腸球菌には効きません．腸球菌に無効であることはセファロスポリンのキモの 1 つです．

> **POINT** 第 1 世代セファロスポリン
>
> MSSA と連鎖球菌のための抗菌薬である．

セファゾリンが有効なグラム陽性球菌は，皮膚に分布しています．そのため，第 1 世代セファロスポリンが empiric に使用される感染症は皮膚・軟部組織感染症である蜂巣織炎が最も多いです．皮膚に常在する黄色ブドウ球菌カバーのため，周術期の予防投与としても使用されます．さらに，原因微生物の同定できない骨髄炎や関節炎，原発性腸腰筋膿瘍（実は黄色ブドウ球菌が原因微生物のナンバー 1）でも使用できます．

> **POINT** セファゾリン
>
> 蜂巣織炎，骨髄炎，関節炎や原発性腸腰筋膿瘍に empiric に使用できる．

セファレキシンの適応は基本的にはセファゾリンと同様です．セファゾリンから内服変更する場合や，軽症の蜂巣織炎や尿路感染症に対して，empiric therapy として使用します．

4 第 2 世代セファロスポリン

第 2 世代には 2 種類あります．インフルエンザ菌などに効果があるセフォチアムと Bacteroides spp. などの嫌気性菌に効果があるセファマイシン系です．セファマイシン系にはセフメタゾールとフロモキセフがあります．第 2 世代は通常はセフォチアムのことを指しています．しかしこの第 2 世代セファロスポリンは empiric therapy としての役割がほとんどありません．実際にセフォチアムを使用した経験のある方は，少ないのではないでしょうか．

役割がないのは，スペクトラムも薬物動態も何もかもが中途半端だからです．ス

ペクトラムを見ると，それが一目瞭然です．グラム陽性球菌に関しては，セファゾリンよりも効果は落ちます．MSSA に効果はありますが，セファゾリンのほうが効果は高いです．肺炎球菌に関してもデータが少なく，PRSP の治療薬としては，高用量のアンピシリンかセフトリアキソンなどの第 3 世代が用いられ，第 2 世代の出番はありません．

したがって，グラム陽性球菌の関与を強く考える場合，常に「セファゾリン＞＞セフォチアム」であり，empiric therapy としての出番はありません．

グラム陰性菌に関しては，腸内細菌の代表格「PEK (*Proteus*, *E. coli*, *Klebsiella*)」と気道感染を起こすインフルエンザ菌，*Moraxella catarrhalis* に効果があります．しかしこれも中途半端です．インフルエンザ菌に関しては，*In vitro* では通常活性があります．しかし，BLNAR（βラクタマーゼ非産生アンピシリン耐性）に関しては，同じ第 2 世代の cefuroxime は効果があると言われているものの，セファクロルは感受性がないことが多く，セフォチアムに関しては不透明であり，インフルエンザ菌に対して積極的に使用する理由がありません．*Proteus* に関しては，治療中にβラクタマーゼを誘導し，耐性化することがわかっており（特に *Proteus vulgaris*），やはり使用できません．

安定なのは，残った *Moraxella*，大腸菌，*Klebsiella* の 3 菌種です．「*Moraxella* を empiric に狙って…」というと肺炎などを想定しますが，肺炎球菌，インフルエンザ菌，いずれにも中途半端な活性しかなく，empiric therapy としては使いにくいです．

そうすると，出番があるのは大腸菌と *Klebsiella* の 2 菌種です．この 2 菌種による感染症の代表は尿路感染症です．ただ，地域によっては耐性化が進んでいることもあるので，院内のアンチバイオグラムで，感受性が 80％を超えていれば，尿路感染症に対して empiric therapy として使えます．

これまで述べたように，第 2 世代セファロスポリンにしかできないことは何もなく，使い方は下記のように非常に限定されます．

❶自施設のアンチバイオグラムで大腸菌のセフォチアム感受性率が 80％を超える時に，尿路感染症の empiric therapy として用いる．
❷臓器移行性が問題にならない髄膜炎以外で，de-escalation する時．
❸喀痰グラム染色でグラム陰性双球菌が見えており，モラキセラによる肺炎と自信を持って診断できる時に empiric therapy として用いる．

続いてセファマイシン系です．セファマイシン系にはセフメタゾールとフロモキ

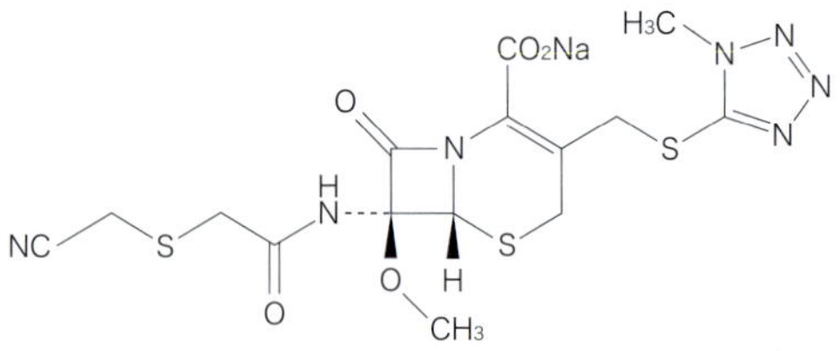

図 2-9 セフメタゾールの構造

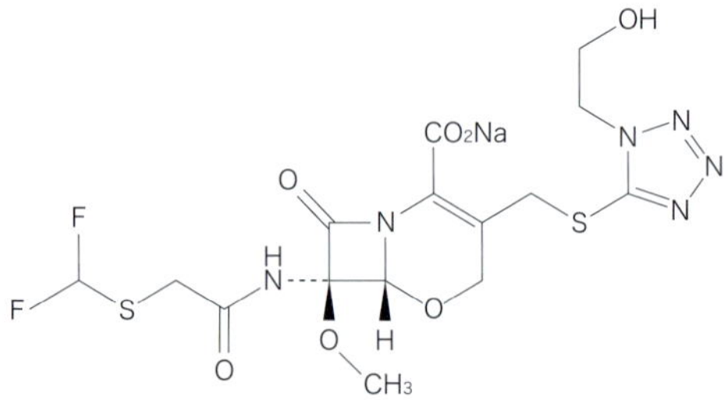

図 2-10 フロモキセフの構造

セフがあります．フロモキセフはオキサセフェム系と記載されていることもありますが，世界的にはセファマイシン系の抗菌薬として認識されています．セファマイシンはストレプトミセス属の菌から自然に産生されたもので，このセファマイシンの側鎖を変化させたものをセファマイシン系と言います．セフメタゾール（**図2-9**）とフロモキセフ（**図2-10**）の化学構造はそっくりです．本書でもフロモキセフをセファマイシン系として扱います．

　セファマイシン系抗菌薬は嫌気性菌にカバーが広がっている，セファロスポリンのなかでも珍しい存在です．グラム陽性球菌，グラム陰性桿菌に関しては，セフォチアムとほぼ同等ですが，インフルエンザ菌には効果がありません．しかし，セファマイシンは2つの大きな特徴があるため，これからもその存在価値が揺らぐことはないでしょう．

POINT セファマイシンの特徴①
嫌気性菌に感受性がある．

　1つ目の特徴は「嫌気性菌に感受性がある」ことです．そのため虫垂炎や腹膜炎などの empiric therapy として使用できますが，アンピシリン・スルバクタムにも同様の適応があるため，どちらを選択すべきか，悩ましい問題です．嫌気性菌の感受

性率はローカルファクター（各施設のアンチバイオグラム）に大きく左右されるので[1]，自施設での感受性率は確認しておく方がよいでしょう．

嫌気性菌に感受性があることから，下部消化管手術などで周術期の予防投与として頻用されます．小児ではまれですが，骨盤内炎症性疾患（PID：pelvic inflammatory disease）にドキシサイクリンとセフメタゾールを併用する方法もあります．

POINT セファマイシンの特徴②

ESBL産生菌に使用できる．

セファマイシンはESBLに有効なので，感受性があれば使用できます．セフメタゾールもフロモキセフも，*In vitro* ではESBL産生菌に効果があり，ESBL産生菌はセファマイシンを分解できません．まだ後ろ向き研究ですが，菌血症を伴うような症例も含めて，ESBL産生菌による感染症にも安全に使用できるのではないかという研究[2-4]もあります．しかし，まだ小児ではデータが少ないこと，同じセファマイシン系のcefoxitinがAmpC型のβラクタマーゼを誘導し，治療中に耐性化すると報告されているので[5]，重症患者や菌量の多いドレナージされていない膿瘍の治療などでは注意が必要かもしれません（筆者はカテコラミンを必要とするような症例以外では，メロペネムではなく基本的にセフメタゾールを使用します）．

セフメタゾールは，まだまだ使い道がある抗菌薬です．上手に使ってカルバペネムを温存するように心がけましょう．

5 第3世代セファロスポリン

第3世代セファロスポリンは小児で頻用されている抗菌薬の1つです．静注では，セフォタキシムとセフトリアキソンがあります．スペクトラムは基本的には同じです．

この2つの抗菌薬は，どちらか1つだけではなく，必ず2つとも病院に揃えておかなければなりません．スペクトラムが同じなのに，なぜ2剤とも必要なのでしょうか．

> 理由1：腎機能と肝機能に問題がある患者で使い分けが可能．肝不全ではセフォタキシムを，腎不全ではセフトリアキソンを使用する．

実はこれは非常に重要です．腎不全の患者で，投与量をどのようにするか．セフォタキシムは歴史の長い薬なので，もちろん腎機能に応じて投与量の調節が可能です

が，セフトリアキソンは腎不全でも用量調節が不要です．

一方で肝硬変の患者では，肝代謝のセフトリアキソンは使いづらいです．セフトリアキソンは胆泥ができやすいため，胆石がある人では使用を避けたほうがよい薬です．そのため，肝硬変や胆石がある患者にはセフォタキシムがおすすめです．

腎不全，肝不全，いずれも小児ではそれほど罹患率の高い疾患ではありませんが，多発性囊胞腎などで腹膜透析をしている患児や，先天性胆道閉鎖で葛西術後の患者などでも，肝硬変が進行し，生体肝移植を行っている事実があります．ぜひ使い分けて下さい．

> 理由2：セフトリアキソンは新生児では使えない．

以前話題になったセフトリアキソンとカルシウムの関係からくるものではありません（これについては後で説明）．セフトリアキソンはタンパク結合率が非常に高い抗菌薬です．新生児ではしばしば高ビリルビン血症がみられますが，間接ビリルビンの多くはアルブミンなどのタンパクと結合しています．ここにタンパク結合率の高いセフトリアキソンを投与すると，セフトリアキソンがアルブミンなどのタンパクと結合し，結果的に「フリー」な間接ビリルビンが増加します．核黄疸の原因となるのは，タンパクと結合していない，フリーな間接ビリルビンです．その結果核黄疸が発症するのです．新生児ではセフトリアキソンの代わりに，セフォタキシムを使用します．

> **POINT 新生児**
> セフトリアキソンではなくセフォタキシムを使え！

> 理由3：投与間隔の違い．

これは忙しい看護師の仕事を考えるうえで，非常に重要です．セフォタキシムは6～8時間毎に投与です．セフトリアキソンは1日1回投与です．効果は同じ，腎臓も肝臓も元気一杯．このような時は，セフトリアキソンを使います．忙しい看護師の仕事量にも気を配るのは大切です．

救急外来では，1日1回のセフトリアキソンの活躍の場がたくさんあります．例えばocculut bacteremiaを疑った場合にセフトリアキソン50～75 mg/kg/doseを1回点滴しておけば，たとえ帰宅させて血液培養が陽性となっても，患児に害

が及ぶことはありません．腎盂腎炎で，尿グラム染色でグラム陰性桿菌が確認できた場合，「入院するほどではない」患児では，点滴を確保していれば，セフトリアキソンかゲンタマイシンを1回投与して帰宅，後日外来フォローという戦略も考えられます．

> **POINT** occult bacteremia や腎盂腎炎
> 救急外来でセフトリアキソンを落として外来フォローにつなぐことが可能．

2剤とも小児においても，成人においても必要不可欠であることが理解できましたか？

さて，第3世代セファロスポリンは非常に広域スペクトラムの抗菌薬で，市中感染症のほとんどをカバーします．セフォタキシムとセフトリアキソンの抗菌スペクトラムをざっくりと説明します．

・連鎖球菌と緑膿菌，アシネトバクターを除くグラム陰性桿菌全般

SPACE* のなかでも，*Serratia* 属，*Citrobacter* 属，*Enterobacter* 属には，感受性があれば使用できます．腸球菌以外のレンサ球菌である溶連菌（A群，B群，C群，G群など），肺炎球菌，緑色連鎖球菌などほとんどのレンサ球菌に有効です．治療効果はセファゾリンほどではないですが，MSSA にも効果はあります．

少し細かくまとめると，下記のような菌に対して有効です．

グラム陽性球菌	腸球菌以外の連鎖球菌，MSSA
グラム陰性桿菌	第2世代が有効な菌種に加えて，緑膿菌，*Acinetobacter* 属以外のグラム陰性桿菌（*Serratia* 属，*Citrobacter* 属，*Enterobacter* 属にも感受性があり，AmpC 産生菌でなければ使用可能）
グラム陰性球菌	*Neisseria* 属，*Moraxella* 属
嫌気性菌	口腔内の嫌気性菌（*Fusobacterium*，*Eubacterium*，*Peptococcus* など）

グラム陰性桿菌に対しては，思っている以上に有効ですが，*Pseudomonas* と *Acinetobacter* には無効です．この *Pseudomonas* と *Acinetobacter* は「SPACE」の中でも別格なので，区別しておきましょう．

嫌気性菌では，口腔内の嫌気性菌に有効ですが，絶対的な信頼はありません．

第3世代セファロスポリンは連鎖球菌全般にはバッチリ．MSSA にもちょっと

＊：SPACE は，*Serratia*（セラチア），*Pseudomonas*（緑膿菌），*Acinetobacter*（アシネトバクター），*Citrobacter*（シトロバクター），*Enterobacter*（エンテロバクター）の頭文字．

効く.グラム陰性球菌に関しては,緑膿菌とアシネトバクターを除けば,大体有効.嫌気性菌も得意ではないが,少しは効く.

こんなスペクトラムです.市中感染だとほとんどの感染症を退治できます.第3世代セファロスポリンは大切な抗菌薬なので,大事に使いましょう.

具体的に第3世代セファロスポリンを empiric に使う場面を挙げるとすれば,
・新生児敗血症でアンピシリンと併用して
・細菌性髄膜炎
・アンピシリンではこころもとない市中肺炎,喉頭蓋炎や気管炎
・腸チフスや免疫不全,6か月未満の非チフス性サルモネラ感染症
・尿路感染症
・インフルエンザ菌や Kingella kingae までカバーする必要がある時の骨髄炎,関節炎
・難治性の中耳炎,副鼻腔炎
・頭頸部感染症で膿瘍形成を疑う場合にクリンダマイシンと併用して
・(小児ではあまり出会わないが)骨盤内炎症性疾患や淋菌感染症など

第3世代セファロスポリンはさまざまな組織中へよく移行し,なかでも炎症時における髄液移行性は優れています.そのため細菌性髄膜炎ではキードラッグとし

Column

セフトリアキソンとカルシウムの関係

新生児でセフトリアキソン使用により,心停止をきたした症例報告があり,以前物議をかもしました.新生児でセフトリアキソン投与後に心肺停止に至った7例の詳細をまとめた報告があります[6].いずれもセフトリアキソンと心肺停止の因果関係ははっきりしないという結論です.ただこの心肺停止の症例のまとめでは,セフトリアキソンの投与が無茶苦茶です.3例は 200 mg/kg/日,1例は 150 mg/kg/日と明らかに過量投与で,そもそも新生児にセフトリアキソンを使ってはいけないので,ハッキリ言って話になりません.

ちなみに米国 FDA では,日齢 28 日以降であれば,同一ルートから投与しなければ(あるいは投与前後でフラッシュすれば),セフトリアキソンとカルシウムを同時に投与してもよいと,コメントを出しています.セフトリアキソンとカルシウムは配合変化をきたして,カルシウム塩ができてしまうためです.

て認識されています．

　内服の第3世代セファロスポリンの使い道はほとんどないことはPK/PDのところですでに述べました．バイオアベイラビリティが悪すぎるためです．スペクトラムは広いけれども，ほとんど吸収されない第3世代セファロスポリンは使用すべきではないというのが筆者の考えです（実際に過去10年さかのぼっても使用経験は1例もありません）．2016年度に厚生労働省が発表した薬剤耐性対策アクションプランのなかでも，経口セファロスポリンの処方を低下させようという記載もあるので，少なくとも第1選択薬として処方するのはよくありません．

6 誘導耐性について──AmpC βラクタマーゼとは

　臨床的にも大切な知識として誘導耐性があります．これは細菌検査室で感受性上"S"と判定されても，治療中に菌が耐性化することです．有名なものに"AmpC"というβラクタマーゼがあります．治療開始前は，細菌の染色体上に存在するAmpC遺伝子の発現に抑制がかかっており，AmpCβラクタマーゼの産生が抑制

Column　ピボキシル基

　セフジトレン（メイアクト®）やセフカペン（フロモックス®），セフテラム（トミロン®），テビペネム（オラペネム®）などには，ピボキシル基が結合しています．このピボキシル基が原因で低カルニチン血症をきたし，低血糖をきたすことが知られています．最近PMDAや日本小児科学会雑誌でも注意喚起が出されています．

　しかし，抗菌薬の効果としても上記抗菌薬はいずれも使う必要がそもそもないものばかりです．テビペネムという内服カルバペネムも，使い道がありません．カルバペネムでないと治療できないような耐性菌の治療を外来で治療すべきではありません．やはり入院のうえ，しっかりと治療すべきです．

　これらの第3世代セファロスポリン内服は筆者が無知であった研修医時代を除けば，筆者は一度も処方したことも，処方を推奨したこともありません．テビペネムも同様です．

PMDAの注意喚起：http://www.pmda.go.jp/files/000143929.pdf
日本小児科学会雑誌でも，「ピボキシル基含有抗菌薬投与による二次性カルニチン欠乏症への注意喚起」が掲載されています（日本小児科学会雑誌 116：804-806，2012年）．

されています．しかしβラクタム系抗菌薬の曝露を受けると，抑制が外れ，セファロスポリナーゼ（セファロスポリンを分解するβラクタマーゼ）を超大量に「過剰産生」し，第1〜3世代セファロスポリンに耐性となります．これが誘導耐性です．

AmpCβラクタマーゼが産生されると，第1〜3世代セファロスポリン，セファマイシン，アズトレオナムなどほとんどのβラクタム系抗菌薬が無効となります．有効な抗菌薬は第4世代セファロスポリン，ピペラシリン・タゾバクタム[7]，カルバペネム，キノロン，アミノグリコシド，ST合剤などに限られます．

AmpCを持っていることで有名な細菌は*Enterobacter*です．他にも*Serratia*，*Citrobacter*，*Morganella*などがAmpCβラクタマーゼを産生することがあります．

これらの菌による感染症の治療では，治療中に耐性化する可能性があります．そのため長期治療が必要な場合や膿瘍など菌量が多い感染症の治療をする場合には使用を避けるほうが賢明です．ちなみに筆者は治療期間が1〜2週間程度の感染症であれば，感受性があれば第3世代セファロスポリンで治療しています．

*Acinetobacter*に対して有効な抗菌薬

第1選択	・アンピシリン・スルバクタム（実はスルバクタムが*Acinetobacter*への活性を持っている） ・メロペネムなどのカルバペネム系	
第2選択	・アミカシン ・トブラマイシン ・コリスチン	・チゲサイクリン ・ミノサイクリン
有効かもしれないが知見が少ない	・ピペラシリン・タゾバクタム ・セフェピム	・シプロフロキサシン ・レボフロキサシン

7 セフタジジム

セフタジジムの髄液移行性は高く，髄膜炎に使用できます．ピペラシリンはトレランスの問題で，緑膿菌による髄膜炎に使用できませんが，セフタジジムは使用できます[8]．

セフタジジムの最大の特徴は緑膿菌に有効であることです．グラム陰性桿菌への信頼は抜群で，SPACEのうち，*Acinetobacter*を除くSPCEに有効でした．その信頼性の確かさは，2002年のIDSAのfebrile neutropeniaのガイドラインにセフタジジムは単剤でも，アミノグリコシドとの併用でも使用できると記載されていたほどです．

また脳神経外科術後の髄膜炎では，腸内細菌，緑膿菌などのカバーが必須ですから，以前はバンコマイシン＋セフタジジムの併用でempiric therapyを行っていま

した．以前は活躍の場がたくさんあったのですが，ESBL産生菌やAmpCの検出頻度が高くなりつつある現在，緑膿菌などの耐性グラム陰性桿菌をカバーしなければならないような状況では，セフタジジムはempiricに使用しづらくなりました．

セフタジジムは第3世代なので，ESBLはもちろんAmpC産生菌の治療は苦手です．そのためESBLやAmpCなどのβラクタマーゼを産生する菌を憂慮するような状況では，empiricに使用しづらいのです．ピペラシリン同様，現在ではやや中途半端なスペクトラムです．

> **POINT** セフタジジム①
>
> 腸内細菌が関与する可能性がある感染症で重症の場合はESBLとAmpCの問題でempiricに使用しにくい．

またセフタジジムは同じ第3世代であるセフォタキシムやセフトリアキソンとは異なり，グラム陽性球菌の治療が苦手です．そのため肺炎の治療では，肺炎球菌の関与がないと自信を持って言えるくらいにグラム染色を見慣れていないと，セフタジジムの使用は避けるべきです．特によい喀痰がとれなかった場合，絶対にempiricに使ってはいけません．

Column
SPACEをカバーする抗菌薬

- ピペラシリン：PCE（*Serratia*，*Acinetobacter*は除く）
- ピペラシリン・タゾバクタム：SPCE（*Acinetobacter*は除く）
- セフタジジム：SPCE（*Acinetobacter*は除く）
- セフェピム：SPCE（*Acinetobacter*は除く）
- メロペネム：SPACE
- アズトレオナム：SPCE（*Acinetobacter*は除く）
- シプロフロキサシン：SPCE（*Acinetobacter*は除く）
- ゲンタマイシン：SPCE（*Acinetobacter*は除く）
- トブラマイシン/アミカシン：SPACE

この抗菌薬を見ると，*Acinetobacter*がいかに特殊かがわかります．抗緑膿菌薬は基本的にSPACEに有効ですが，*Acinetobacter*は特殊であり，*Acinetobacter*が効く抗菌薬は別に覚えておく必要があります．

> **POINT** セフタジジム②
>
> グラム陽性球菌が苦手なので，肺炎に empiric に使ってはいけない．

　セフタジジムにいいところがないようですが，実はセフタジジムにしかできないことがあります．*Stenotrophomonas maltophilia*（ステノトロフォモナス マルトフィリア）と *Burkholderia cepacia*（バークホルデリア セパシア）にセフタジジムは活性を持っています．耳慣れない細菌ですが，ICU 滞在患者や免疫不全患者，長期入院患者では保菌していることがあります．

　ESBL と AmpC 全盛の現在では，セフタジジムは empiric に使用しづらい状況ですが，緑膿菌などの感受性が出た後に，de-escalation の対象として使う他に，*S. maltophilia* と *B. cepacia* に対して使用できる可能性あるので，大事にとっておきましょう．

> **POINT** セフタジジム③
>
> *S. maltophilia* と *B. cepacia* に感受性がある．

　セフタジジムにアレルギーがあると，アズトレオナムは使えません．これは，セフタジジムの側鎖とアズトレオナムの側鎖が共通しているためです．アズトレオナムはペニシリンアレルギーがあっても交差アレルギーのないβラクタムですが，セフタジジムだけは交差アレルギーを示します．

8 セフェピム

　セファロスポリンは第 4 世代で最後です．MRSA や腸球菌にも効果のある驚異の第 5 世代セファロスポリン（ceftaroline）がいずれ日本にも登場するでしょうが，まだ数年先の話でしょう．

　セフェピムは両性イオンなので（他のセファロスポリンは陰性荷電のみ），他のセファロスポリンよりもグラム陰性桿菌の外膜をより短時間で通過します．これがグラム陰性桿菌への活性が高い理由です．

　セフェピムは AmpC による影響をあまり受けないので，AmpC 産生菌にも使用できます．緑膿菌に対しては，セフタジジムとほぼ同様の活性，有効性があります．原因微生物が明確に緑膿菌とわかっていて，セフタジジムに感受性が残っていれば，あえてセフェピムを選択する理由はありません（まれに AmpC を産生する緑膿菌も報告はされていますが，日常診療ではさほど気にする必要はありません）．しかし，セフタジジム耐性でセフェピム感受性の緑膿菌は時に散見されるので，empiric に

使用する時は，やはり「セフェピム＞セフタジジム」です．

セフタジジムは，グラム陽性球菌は苦手でしたが，セフェピムはグラム陽性球菌にも有効です．セファゾリンほどではないですが，MSSAにも有効で，肺炎球菌などの連鎖球菌にもセフトリアキソンやセフォタキシムと同様に有効です．非常にブロードスペクトラムな抗菌薬です．

セフェピムの投与量は，febrile neutropeniaや重症感染症では150 mg/kg/日8時間毎で，それ以外では100 mg/kg/日12時間毎の投与となっています．セフトリアキソン以外のセファロスポリンは，8時間毎投与が原則なので，セフェピムも，セフトリアキソンと同様に半減期が長いのでしょうか．各セファロスポリンの半減期を見ると，意外なことにセフェピムの半減期は他のセファロスポリンとほとんど変わらないことがわかります（**表2-4**）[9]．

なぜセフェピムが12時間毎投与になったか詳細は不明です．ジョンズ・ホプキンス大学の感染症マニュアルでは尿路感染症以外は8時間毎を推奨しており，セフェピムの投与を考慮する時は，重症のことがほとんどなので，セフェピムは常に8時間毎に投与します．

さてセフェピムは，その有効性に疑問符がつくような報告がいくつかあります．Bhatらの報告[10]では，血液培養陽性例において，検出された腸内細菌や緑膿菌のセフェピムに対するMIC毎に28日後の死亡率（primary outcome）を調査しています．この報告では，各MICに対する死亡率が以下のように，MIC 8以上で有意に上昇しています．

MIC≦1 mg/dL：23.3%

MIC＝2 mg/dL：27.8%

MIC＝4 mg/dL：27.3%

MIC＝8 mg/dL：56.3%

MIC≧16 mg/dL：53.3%

つまりMICが8を超えると，セフェピムを使うべきではないのですが，CLSIの基準では，セフェピムの腸内細菌と緑膿菌に対するMICが8以下で感受性と判断されるため，MIC＝8は感受性があることになります．一方でEuropean Committee on Antimicrobial Susceptibility Testing（EUCAST）では，腸内細菌に対しては1以下，緑膿菌に対しては8以下で感受性と設定されています．つまりヨーロッパでは，MICが8の腸内細菌は耐性と判定されます．このようにヨーロッパと米国ではブレイクポイントに差があります．

Paulら[11]による33の無作為割付試験を対象にしたメタ分析でも，セフェピムの有効性が低いことが報告されています．Primary outcomeを30日後の全死亡率（感

表 2-4 | セファロスポリンの半減期

セファゾリン	新生児：3〜5 時間 小児/成人：1.5〜2.5 時間	セフトリアキソン	新生児：9〜19 時間 小児：4〜7 時間 成人：6〜9 時間
セフロキシム	新生児：3〜6 時間 乳幼児/小児：1.5〜2 時間 成人：1.2 時間	セフタジジム	新生児：4〜7 時間 小児/成人：1.4〜2 時間
セフォタキシム	新生児：2〜6 時間 乳幼児/小児：1〜1.5 時間 成人：45 分〜1 時間	セフェピム	新生児：3〜7 時間 小児/成人：〜2 時間

染症に限らないあらゆる原因による死亡)にしたところ，セフタジジム，セフェピム，イミペネム，メロペネム，ピペラシリン・タゾバクタムのうち，セフェピムだけが有意に 30 日後の死亡率が高いという結果が出ています．ただし，臨床的治療失敗（感染徴候が改善しない，感染のためにバンコマイシンや抗真菌薬を追加した，あるいは感染症そのものによる死亡），微生物学的治療失敗（原因微生物を除去できなかった），二次感染，副作用などの secondary outcome は他の抗菌薬と有意差はありませんでした．ちなみに推奨されている投与量（小児では 150 mg/kg/日 8 時間毎投与，成人では 6 g/日 8 時間毎投与）よりも少なくなると，死亡率に有意差が出ました．

Towne ら[12]による 57 の study のメタ分析でも，Paul らのメタ分析と同様セフェピムだけが有意に死亡率が高くなりました．さらに感染源別に死亡率をみると，尿路以外の感染源ではセフェピムだけが有意差を持って高い死亡率となっていました．

これらの理由には，セフェピムの副作用（セフェピムによる腎症や脳症の影響），あるいは投与量の問題（投与量が少ない），薬物動態が他のセファロスポリンと違うのではないかなどが想定されていますが，どれも類推にすぎません．

さて，以上のようにセフェピムに関しては negative data が多いのは確かです．これに加えて 2010 年以降腸内細菌のブレイクポイントが変更され，現在は**表2-5**のようになっています．

セファロスポリン系の breakpoint MIC を低くすることによって，ESBL などの特殊な耐性菌を見逃さないようにするために，2010 年に大幅に判定基準が変更されました．セフェピムのブレイクポイントも 2014 年に変更されています．以前はMIC が 8 であれば腸内細菌科の治療ができていたのに，治療失敗例が多くみられるようになったため，治療失敗を減らすために，感受性試験の判定基準が変更されたのです．それだけグラム陰性桿菌の治療が難しくなったことを物語っています．

施設によっては最新の判定基準が導入されていない病院もあるでしょう．この機

表 2-5 | 腸内細菌科の現在のブレイクポイント（括弧内は 2009 年版）

	S	I	R
セファゾリン	≦2(≦8)	4(16)	≧8(≧32)
セフォタキシム	≦1(≦8)	2(16-32)	≧4(≧64)
セフトリアキソン	≦1(≦8)	2(16-32)	≧4(≧64)
セフタジジム	≦4(≦8)	8(16)	≧16(≧32)
セフェピム	≦2(≦8)	4～8 は SDD(16)	≧16(≧32)
アズトレオナム	≦4(≦8)	8(16)	≧16(≧32)

※ SDD：susceptible-dose-dependent の略．感受性かどうかは用量に依存すること

会に一度自施設での判定基準を確認してみてもよいかもしれません．古い判定基準を使っている場合，MIC が 8 だと「S」判定ですが，現在の基準だと SDD なので，十分な投与量でないと治療に失敗する可能性があります．

　以上を踏まえて，セフェピムを使用する時は常に 150 mg/kg/日（成人なら 6 g/日）8 時間毎を投与します．

　セフェピムの副作用は，βラクタム系に共通した副作用の他に，腎不全の時の過量投与には要注意です．排泄が遅延している時に，脳症やミオクローヌス，痙攣などの副作用の懸念が増大します[13]．

9 セフォペラゾン・スルバクタム

　最後にセフォペラゾン・スルバクタム（スルペラゾン®）について述べます．筆者はほとんど使用することがありませんが，成人の胆管炎を中心に，実際にはかなり処方されています．

　セフォペラゾンは，もともと緑膿菌に対する抗菌薬かつ肝代謝という特徴を持って発売されました．しかし以下の欠点があります．

①髄液移行が悪い
②緑膿菌への抗菌力が実は *in vivo* で信頼しきれるか判然としない

　現時点では，セフタジジムとセフェピムという，緑膿菌に対して信頼性の高いかつ髄液移行性のあるセファロスポリンが存在するため，メリットがなく，北米では発売中止になりました．

　またセフォペラゾンは肝代謝ですが，セフトリアキソンという優等生がいるため，セフォペラゾンには特別な存在価値がありません．

　このようなセフォペラゾンを某社が買いとってスルバクタムとの合剤にして発売したというのが正しい経緯のようです．さて，セフォペラゾン・スルバクタムはこうして日本での発売に成功しました．合剤にしたメリットは嫌気性菌にカバーが広

がっただけで，上記の①，②の欠点は改善されていません．そのため北米やオーストラリアや西ヨーロッパでは認可されていません．したがって小児における有効性，安全性といった臨床データがまったくと言っていいほどありません．

またセフォペラゾン・スルバクタムは肝排泄だから，胆管炎に有効と言われています．セフォペラゾンは肝代謝ですが，スルバクタムは腎排泄です．また胆管炎の治療に肝排泄であることは必須ではなく，成書にも胆道排泄の抗菌薬を使用すべきとはひと言も書かれていません．

小児での一番の問題は，セフォペラゾン・スルバクタムのPK/PDがほとんどわかっていないことです．さらにセフォペラゾン・スルバクタムでなければ治癒できない感染症が1つもないため，あえて使用する必然性もありません．セフォペラゾン・スルバクタムで治療できる感染症は存在しますが，セフォペラゾン・スルバクタムでなければ治療できない感染症が1つもないのです．セフォペラゾン・スルバクタムの使用を推奨しないのは，このような理由からです．

セファロスポリンは副作用も少なく，スペクトラムも広く，目の前の患児は確かに治っていくので，ついつい処方しがちですが，小児では切り札的に使える抗菌薬なので，適正な処方を心がけましょう．

文献

1) Snydman DR, McDermott L, Cuchural GJ Jr, et al. Analysis of trends in antimicrobial resistance patterns among clinical isolates of Bacteroides fragilis group species from 1990 to 1994. Clin Infect Dis；23 Suppl 1：S54-65, 1996
2) Lee CH, Su LH, Tang YF, et al. Treatment of ESBL-producing Klebsiella pneumoniae bacteraemia with carbapenems or flomoxef：a retrospective study and laboratory analysis of the isolates. The Journal of antimicrobial chemotherapy；58：1074-1077, 2006
3) Doi A, Shimada T, Harada S, et al. The efficacy of cefmetazole against pyelonephritis caused by extended-spectrum beta-lactamase-producing Enterobacteriaceae. Int J Infect Dis 17：e159-163. 2012
4) Matsumura Y, Yamamoto M, Nagao M, et al. Multicenter retrospective study of cefmetazole and flomoxef for treatment of extended-spectrum-beta-lactamase-producing Escherichia coli bacteremia. Antimicrob Agents Chemother（Bethesda）；59：5107-5113, 2015
5) Turgeon P, Turgeon V, Gourdeau M, et al. Longitudinal study of susceptibilities of species of the Bacteroides fragilis group to five antimicrobial agents in three medical centers. Antimicrob Agents Chemother（Bethesda）；38：2276-2279, 1994
6) Bradley JS, Wassel RT, Lee L, et al. Intravenous ceftriaxone and calcium in the neonate：assessing the risk for cardiopulmonary adverse events. Pediatrics；123：e609-613, 2009
7) Cheng L, Nelson BC, Mehta M, et al. Piperacillin-tazobactam versus Other Antibacterial Agents for Treatment of Bloodstream Infections due to AmpC Beta-Lactamase-Producing Enterobacteriaceae. Antimicrob Agents Chemother（Bethesda）61：e00276-17, 2017
8) Tunkel AR, Hartman BJ, Kaplan SL, et al. Practice guidelines for the management of bacterial meningitis. Clin Infect Dis；39：1267-1284, 2004
9) John S, Bradley JBS. Chapter 292, Antimicrobial Agents. In：Principles and Practice of Pediatric Infectious Diseases, 4th edition.：pp 1453-1484, 2012
10) Bhat SV, Peleg AY, Lodise TP Jr, et al. Failure of current cefepime breakpoints to predict clini-

cal outcomes of bacteremia caused by gram-negative organisms. Antimicrob Agents Chemother；51：4390-4395, 2007
11) Paul M, Yahav D, Fraser A, et. al. Empirical antibiotic monotherapy for febrile neutropenia：systematic review and meta-analysis of randomized controlled trials. J Antimicrob Chemother；57：176-189, 2006
12) Towne TG, Lewis JS, Echevarria K. Efficacy and safety of cefepime. Lancet Infect Dis；9：4-6；author reply-7, 2009
13) Bazan JA, Martin SI, Kaye KM. Newer beta-lactam antibiotics：doripenem, ceftobiprole, ceftaroline, and cefepime. Infect Dis Clin North Am；23：983-996, 2009

4 | カルバペネム

POINT

- カルバペネム耐性菌はすでに出現している．
- カルバペネムの絶対適応は ESBL 産生菌による重症感染症のみであり，カルバペネムでなければ治療できない感染症のみに使用する．
- カルバペネムは耐性菌治療のための抗菌薬であり，むしろそのスペクトラムの広さが弱点．

カルバペネムは非常にブロードな抗菌薬ですが，なぜカルバペネムはこれほどまでにブロードなスペクトラムを持っているのでしょうか．それはカルバペネムの持つ作用機序に秘密があります．

1 | 広域スペクトラムの秘密

●────結合できる PBPs の種類が多い

グラム陽性球菌，グラム陰性桿菌の持つペニシリン結合タンパク（penicillin-binding proteins：PBPs）への親和性が非常に高く，非常に多種類の PBPs に結合できます．

●────グラム陰性桿菌のバリアの通過能力が高い

カルバペネムはグラム陰性桿菌の持つバリアのうち，OprD というポーリンを通過することができます．βラクタム系の抗菌薬がグラム陰性桿菌に作用する時は，このポーリンを通過して PBPs に結合し，抗菌力を発揮しますが，この OprD というポーリンはペニシリンの通過する OmpF やセファロスポリンの通過する OmpC

というポーリンよりも通過能力が高いことが知られています．

●──── βラクタマーゼに安定

ペニシリン系やセファロスポリン系の他のβラクタム系抗菌薬に比べると，βラクタマーゼに極めて安定です．

上記3つの理由から，カルバペネムは非常に広域のスペクトラムを誇り，また他のβラクタム系と交差耐性を示しにくいのです．

2 カルバペネム耐性のメカニズム

さて，無敵と思われるカルバペネムですが，すでにカルバペネムが効かない耐性菌が出現しています．抗菌薬の使用量が増えれば増えるほど，耐性菌が増えるのは自明のことですが，カルバペネムとて例外ではないのです．カルバペネム耐性化には主に以下の4つのメカニズムが知られています．

> ❶カルバペネマーゼ
> ❷ポーリンの変異もしくは欠損
> ❸排出ポンプの存在
> ❹ペニシリン結合タンパクの変異あるいは親和性の低下

順番に見ていきましょう．

●──── カルバペネマーゼ

βラクタマーゼには大きく4つのクラスがあることは前述しました．カルバペネマーゼはクラスBに属するものが有名ですが，他にもクラスA，Dにもカルバペネマーゼを産生するものがあります．

クラスAに属するカルバペネマーゼで有名なものは K. pneumoniae carbapenemase (KPC) です．すべてのβラクタム系抗菌薬を分解する能力があります．クラスAに属するため，ESBLと同様クラブラン酸で阻害されます．このクラスAのカルバペネマーゼはプラスミドにコードされているため，他の菌に伝達される可能性があるのでとても厄介です．

クラスBに属するカルバペネマーゼはメタロβラクタマーゼとしても知られています．このβラクタマーゼは活性化するために亜鉛を必要とするため，「メタロ」という名前がついています．メタロβラクタマーゼはEDTA（イオン吸着物質）が同

時に存在すると，亜鉛がEDTAに吸着されるため，活性を失います．他のβラクタマーゼはEDTAがあっても活性が阻害されることはないため，EDTA試験によってメタロβラクタマーゼの有無を調べています．

このメタロβラクタマーゼは，本質的に最初から持っている細菌と，後天的に獲得されたものとがあり，*Aeromonas hydrophila* や *Chryseobacterium* spp.，*S. maltophilia* などは本質的にメタロβラクタマーゼを産生します．後天的に獲得されたメタロβラクタマーゼを規定する遺伝子はプラスミド上にコードされているため，やはり他の菌へ伝播する可能性があります．近年話題になったNDM-1（New Delhi metallo-β-lactamase）もこのメタロβラクタマーゼの1つです．

クラスDのβラクタマーゼはオキサシリナーゼというオキサシリンを分解する酵素でしたが，このタイプのβラクタマーゼがカルバペネムを分解するようになったものをOXAカルバペネマーゼと言います．OXAはOxacillin（オキサシリン）からとったものですね．*A. baumannii* が持っていることが多いと言われています．日本ではこのクラスDに属するカルバペネマーゼは輸入症例で検出されているのみのようですが，いずれ日本でも脅威となる可能性はあります．

●───ポーリンの変異もしくは欠損

ポーリンはグラム陰性桿菌の細胞膜にある抗菌薬が通過するための「孔」でした．カルバペネムはOprDという遺伝子がコードしているポーリンを通過できますが，このポーリンの変異が起こると，カルバペネム耐性となります．他のβラクタム系抗菌薬はこのOprD以外にも通過できるポーリンを持っているため，感受性が残っていることがあります．このポーリンの変異によるカルバペネム耐性であれば，感受性のある他のβラクタム系抗菌薬は使用可能です．つまり，メロペネムに耐性でも，セフェピムやピペラシリン感受性ということがありうるのです．

●───排出ポンプの存在

緑膿菌はMexA-MexB-OprMという薬物排出ポンプを持っています．メロペネムとドリペネムはこの緑膿菌が持っているMexA-MexB-OprMという薬物排出ポンプと親和性があるため，この排出ポンプが大量に出現していると耐性化しますが，イミペネムはこの排出ポンプと親和性がないため，耐性化しません．そのためメロペネム耐性，イミペネム感受性ということが緑膿菌では起こりえます．

●───ペニシリン結合タンパクの変異あるいは親和性の低下

カルバペネムも最終的にはPBPに結合することによって抗菌力を発揮します．

そのためこの PBP が変異することによってもカルバペネム耐性となります．肺炎球菌や viridans グループの連鎖球菌，黄色ブドウ球菌などは PBP の変異により耐性となりますが，これらの細菌も PBP の変異により，カルバペネム耐性となります．

3 スペクトラム

代表的なカルバペネム系抗菌薬はメロペネムです．他に日本国内で使用できるカルバペネム系抗菌薬には，イミペネム・シラスタチン，ドリペネム，パニペネム・ベタミプロン，ビアペネムがありますが，基本的にはメロペネムだけ使いこなせれば十分です．

カルバペネムは非常に広域なスペクトラムを誇ります．したがって，効く菌を覚えるよりも，効かない菌を覚える方が効率的です．効かないとされている菌には S. maltophilia，B. cepacia，E. faecium，MRSA，そして細胞内寄生菌であるマイコプラズマ，クラミドフィラ，レジオネラなどです．上記を除くほとんどすべてのグラム陽性球菌・桿菌，グラム陰性球菌・桿菌，そして嫌気性菌に感受性があります．

さて，非常に広域スペクトラムであるカルバペネムはほとんどの細菌に有効なので，使い道が多そうですが，実際にはほとんど使うことはありません．カルバペネムを使用すべき適応のある感染症は，「カルバペネムにしかできないこと」を考えれば，答えが浮かびます．カルバペネムの大きな特徴は下記の2つです．

❶ ESBL 産生菌の治療ができる．
❷ 嫌気性菌をカバーでき，かつ髄液移行性がある．

この2つを踏まえると，カルバペネムの適応は下記3つです．

❶ ESBL 産生菌による重症感染症
　　ESBL 産生菌の治療において，信頼のある抗菌薬は今のところカルバペネムだけです．したがって，ESBL 産生菌による菌血症や髄膜炎などの重症感染症ではカルバペネムを使用する必要があります．特に近年市中でも ESBL 産生菌が増えつつあるため，ESBL の検出率の高い地域では，新生児髄膜炎の empiric therapy としてカルバペネムを使用しなければならない状況もあります．
❷ 脳膿瘍
　　脳膿瘍は嫌気性菌を含む多菌種による感染症であることが多いので，治療には髄液移行性があり，かつ嫌気性菌をカバーする抗菌薬が必要です．単剤

> で治療できるのはメロペネムだけです．メトロニダゾールも嫌気性菌に活性
> があり，かつ，髄液移行性があるので，セフトリアキソンと併用すれば，脳
> 膿瘍の治療は十分可能です．
> ❸カルバペネムのみにしか感受性のない耐性菌の治療

ただしESBL産生菌による感染症の治療は，セフメタゾールやアミノグリコシドでも治療は可能で，脳膿瘍もメトロにダゾールを併用すれば治療可能なので，カルバペネム以外でも治療ができることは知っておいてよいでしょう．

その他のカルバペネムの相対適応としては，以下の3つがあります．

> ・穿孔性腹膜炎
> ・壊死性筋膜炎
> ・急速に進行する敗血症性ショック

この3つの感染症に関しても，カルバペネムでないと治療できないわけではありません．カルバペネムの使用が許容できるという意味です．

筆者が考えるに，カルバペネムを使用してもよい状況は，現時点ではおそらく上記6つくらいです．

穿孔性腹膜炎については，例えば虫垂炎の穿孔で限局性の腹膜炎という状態であれば，アンピシリン・スルバクタム，重症の腹膜炎でもピペラシリン・タゾバクタムで十分です．メロペネムとピペラシリン・タゾバクタムの違いは，ESBL産生菌のカバーの有無くらいです．

壊死性筋膜炎でも特に既往のない小児であればアンピシリン・スルバクタムで十分です．緑膿菌が原因微生物となることはまれです．

フォーカスのよくわからない敗血症性ショックでもメロペネムでないといけない状況はほとんどありません．アンピシリン・スルバクタムやセフトリアキソンでも治療が可能なことが多いはずです．

メロペネムでないといけない感染症があるとすれば，ESBLなどの耐性菌による重症感染症を念頭においた時くらいです．つまりカルバペネムを使用しなければならないのは，耐性菌による重症感染症に限られているということです．

もちろん「empiric therapyを外すともう後がない」状況であれば，カルバペネムを使用してもよいですが，必ず血液培養，尿培養，喀痰培養など，必要な培養を提出しておくことが最低限のマナーです．培養さえとっておけば，後で修正は可能です．

さて、カルバペネムにはメロペネム、イミペネム・シラスタチン、ドリペネム、パニペネム・ベタミプロン、ビアペネムという5種類のカルバペネム系抗菌薬があります。このなかで小児において最も安全性や臨床的に有効であるというデータが豊富なのはメロペネムです。

抗菌薬に関しては、安全性、臨床的に有効であるという裏付けが非常に重要です。特に抗菌薬に関しては、 *in vitro* では有効でも、実際に患者に投与すると効かないことはよく経験します。感受性があるのに、無効という一例はESBLのところでも触れました。「ドリペネムは緑膿菌によく効きます！」と製薬会社は言いますが、本当でしょうか？　製薬会社が言っているのは、単にMICが低いということです。MICが低いから抗菌薬として優れているわけではありません。投与量、薬物動態、薬力学なども加味しなければならないはずです。実際にメロペネムよりもドリペネムのほうが有効と証明するには、緑膿菌の菌血症の患者を2群に分けて、無作為化比較試験をしなければわからないのです。

静注治療薬であるカルバペネムの適応が非常に限られているため、内服のカルバペネムであるテビペネム・ピボキシル（オラペネム®）を使用する場面はほとんどありません。現在カルバペネムなどの広域抗菌薬は許可制をとって病院で管理するようになっています。耐性菌が市中でも蔓延しつつある現在、外来の軽症の患者に、このような広域抗菌薬を処方してはいけません。また当然、テビペネム・ピボキシルの安全性、臨床的な有効性を示した無作為化比較試験はありません。

カルバペネムは非常に広域なスペクトラムを誇ります。カルバペネムは耐性菌治療のための抗菌薬であって、むしろその広域なスペクトラムが弱点であると理解しておいて下さい。

5｜モノバクタム系抗菌薬―アズトレオナム

> **POINT**
> - アズトレオナムは腎毒性のないアミノグリコシド的な抗菌薬である。
> - メタロβラクマーゼ産生菌に有効な抗菌薬であり、アズトレオナムは安易に使用しない。

1｜作用機序と薬物耐性の獲得機序

アズトレオナムはモノバクタム系に属します。モノバクタム系の名前は、他のβ

ラクタム系が「2環」がついた構造であることに対して，モノバクタム系は「1環」であることに由来します．

アズトレオナムもβラクタム系なので，作用部位はペニシリン結合タンパクです．特にグラム陰性桿菌の持つ PBP-3 に作用します．ただし，グラム陽性菌と嫌気性菌のペニシリン結合タンパクには結合できないので，グラム陰性桿菌以外には効きません．アズトレオナムの薬剤耐性の獲得機序には，排出ポンプ，細胞外膜にあるポーリンの発現の低下，AmpC-βラクタマーゼや ESBL などのβラクタマーゼなどがあります．

投与されたアズトレオナムは全身に分布し，髄液にも移行します．したがって感受性のあるグラム陰性桿菌による細菌性髄膜炎に使用することが可能です[1]．

2 スペクトラム

アズトレオナムのスペクトラムは，腸内細菌や院内感染の原因である緑膿菌やセラチアなどにも有効で，ほぼすべての好気性グラム陰性桿菌に有効です．ただしアシネトバクターだけは苦手で，通常感受性はありません．スペクトラムとしては後述するアミノグリコシドとほぼ同じと考えて差し支えありません．

POINT アズトレオナムはグラム陰性桿菌「だけ」に有効

腎毒性・耳毒性のないアミノグリコシド的な存在である．

アズトレオナムの使い道は一見多そうですが，実際の臨床現場ではあまり用いられていません．筆者も他のβラクタム系に比べると，あまり用いません．その理由として，アズトレオナムの持つ3つの弱点が挙げられます．

●───弱点

● AmpC-βラクタマーゼと ESBL 産生菌には無効

アズトレオナムは AmpC-βラクタマーゼに不安定であり，AmpC-βラクタマーゼを産生する可能性のある *Enterobacter* や *Citrobacter*，*Serratia*，*Morganella* などに empiric には使いづらくなっています．ESBL 産生菌にも無効です．したがって，グラム陰性桿菌への幅広いスペクトラムを持つわりには，アミノグリコシドとは違い，院内感染症を意識した場合には，使いにくい抗菌薬です．もちろん施設のローカルファクターで ESBL も AmpC-βラクタマーゼも頻度が低いような施設では empiric に使用することは可能でしょう．

● グラム陽性菌，嫌気性菌に対して，完全に活性がない

アズトレオナムはグラム陰性桿菌にしか活性がありません．したがって，原因微生物が「グラム陰性桿菌だけだ！」と自信が持てるケースでないと，なかなか empiric に使いづらいです．全身状態が不良の敗血症や肺炎などで empiric に使用するのであれば，グラム陽性球菌のカバーができる抗菌薬と併用するほうが無難です．

● 緑膿菌治療中に耐性化することがある

アズトレオナム単剤で緑膿菌の治療を行った場合，治療中に耐性化することが知られています．

逆にアズトレオナムにしかできない，長所もあります．

●──── 長所

● メタロβラクタマーゼに活性がある

巷には ESBL やら，AmpC-βラクタマーゼやら，MRSA やら，耐性菌があふれています．その耐性菌のなかでも「ボス」と呼んでもよいような，超耐性菌の1つがメタロβラクタマーゼ産生菌です．アズトレオナムはこのメタロβラクタマーゼ産生菌に対して効果があります．

● セフタジジム以外の他のβラクタム系と交差アレルギーがない

アズトレオナムはβラクタム系抗菌薬に属しますが，ペニシリンアレルギーの患者に対しても交差アレルギーを示さないことが知られています．したがって，アナフィラキシーショックなどの既往のある重度のペニシリンアレルギーの患者にも安全に使用できます．例えば，重度のペニシリンアレルギーの既往があり，セファロスポリンが使いづらい時に，アズトレオナムを使うことができます．

アズトレオナムは「弱い」イメージが強い抗菌薬ですが，抗菌活性はアミノグリコシドに匹敵し，髄液移行性もあります．腎毒性，耳毒性も少なく，アンピシリンと併用することで，例えば NICU 内の感染症のかなりの部分をカバーできます．腎毒性がないので，バンコマイシンとの併用も OK です．この抗菌薬は「スーパーサブ」として力を発揮する抗菌薬です．第1選択では出番はないが，控え選手としてベンチ入りする選手，ただひとたび出場すれば決勝点をもぎ取ってくれる，そんなスーパーサブ的存在がアズトレオナムです．そのためアズトレオナムも最後の選択肢まで取っておくべき抗菌薬と言えます．

文献
1) Tunkel AR, Hartman BJ, Kaplan SL, et al. Practice guidelines for the management of bacterial meningitis. Clin Infect Dis；39：1267-1284, 2004

6 アミノグリコシド

POINT

- ほぼすべてのグラム陰性桿菌に有効であり，耐性をとられていることが少ない．
- 小児では，成人に比べて副作用出現率が低いため，有効に活用する．
- アミカシンはゲンタマイシンとトブラマイシン耐性でも有効であることが多いため，温存すべき．
- 併用薬としてシナジー効果があるのは，ゲンタマイシンとストレプトマイシンだけ．

使用機会は少ないのですが，アミノグリコシドを使いこなせると，一気に抗菌薬の選択肢が広がります．

1 作用機序と薬剤耐性の獲得機序

アミノグリコシドはリボソーム 30S サブユニットに結合することによって，タンパク合成を阻害します．リボソームでは mRNA の配列をもとにタンパク質の合成を行っていますが，ここにアミノグリコシドが結合することによって，翻訳がうまくできなくなるのです．

細菌側はアミノグリコシドに対して，①アミノグリコシドを分解する酵素を産生する，あるいは②アミノグリコシドが結合できないように，アミノグリコシドの結合部位をメチル化する，③排出ポンプを発現し，アミノグリコシドそのものを細胞外へ排出するという 3 つの機序によって耐性化します．

アミノグリコシドは他の抗菌薬と比較すると，耐性をとられにくいと考えられています．例えばβラクタム系抗菌薬では，治療中に細菌が耐性化する誘導耐性という概念がありました．AmpC が代表的ですが，アミノグリコシドでは基本的にはこのような現象はありません．

またゲンタマイシンとトブラマイシンに耐性でも，アミカシンには感受性が残っていることが多いのも特徴です．これはアミカシンが，菌が産生する酵素に安定で

あることが理由です．したがって，アミカシンはゲンタマイシンとトブラマイシンが耐性の場合や非結核性抗酸菌感染症のために温存しておくのが正しい使い方です．

2 スペクトラム

アミノグリコシドのスペクトラムは「好気性グラム陰性桿菌」です．もちろん例外はあり，*Stenotrophomas maltophilia* や *Burkholderia cepacia* などには効きません．

苦手なのがグラム陽性球菌と嫌気性菌です．そう，アズトレオナムと同じスペクトラムです．

ゲンタマイシンがアミノグリコシドの標準的な抗菌薬であり，最も使用機会が多いです．感染性心内膜炎や血管内感染症でβラクタム薬とかぶせて使用して「シナジー」を得ることは有名です．ちなみに，シナジーがあるのはアミノグリコシドのなかでもゲンタマイシンとストレプトマイシンだけです．また臨床的に大きな意味があるかどうかは不明ですが，セラチアにはアミノグリコシドのなかではゲンタマイシンが最も抗菌活性が強いと言われています．

トブラマイシンはゲンタマイシンに比べると「抗緑膿菌活性が強い」ことが特徴です．他剤と併用してもシナジーはありません．ゲンタマイシンに比べると腎毒性が少ないと言われています．

アミカシンの抗緑膿菌活性はトブラマイシンと同様に強いと言われています．アミカシンもシナジーはありません．

ということで，アミノグリコシドのなかでは，最初に使用すべきはゲンタマイシンとトブラマイシン，この2剤に耐性の菌に対してアミカシンを使用する戦略をとるべきで，筆者はゲンタマイシンとトブラマイシンは頻用しますが，アミカシンを小児で使用することは滅多にありません．

3 アミノグリコシドの特徴

さて，なぜ筆者はアミノグリコシドの使用に慣れることをおすすめするのでしょうか．それはアミノグリコシドのいくつかの特徴にあります．

①ほぼすべての好気性グラム陰性桿菌に対して有効である

アミノグリコシドは好気性のグラム陰性桿菌に抜群の威力を発揮します．大腸菌やクレブシエラ，プロテウスなどの腸内細菌群だけでなく，いわゆる院内感染菌の「SPACE」に効果があります．非常にブロードスペクトラムです．

②耐性菌が存在する確率が低い

これはアミノグリコシドが日本では使用されている機会が圧倒的に少ないことが理由です．もちろん各地域・施設のアンチバイオグラム次第ですが，アミノグリコシド耐性菌は比較的少ないため，好気性グラム陰性桿菌を想定している時には，「ほぼ100%効くはずだ！」と確信を持って治療にあたれます．

③耐性をとられにくい

アミノグリコシドは aminoglycoside-modifying enzyme や排出ポンプの変異など，複数の耐性機構を持つため，耐性をとられにくいのが特徴です．そのためゲンタマイシンやトブラマイシンに耐性をとられても，アミカシンが選択肢として残ることが多いと考えられています．

④たとえ耐性をとられても，あまり困らない

耐性をとられにくいアミノグリコシドですが，耐性をとられてもあまり困りません．セファロスポリン耐性の大腸菌は困りますが，アミノグリコシド耐性でもあまり困らないと思いませんか？

⑤尿中移行性が抜群によい！

投与1時間以内に尿での濃度は血中濃度の25～100倍にまで上がります．したがって尿路感染症の治療には非常に向いています．アミノグリコシドに耐性がたとえあっても，尿中濃度が極めて高くなるので，治療できてしまうこともしばしばあります．

⑥治療効果が出るまでが早い

βラクタム系抗菌薬は投与して効果が発現するまで4～5時間程度かかると言われています．細菌は細胞壁を作っては壊し，作っては壊しを繰り返しています．βラクタム系抗菌薬はこの細胞壁を作るところを阻害します．そのため細菌は細胞壁を作ることができず，壊していくばかりになり，自滅することで細菌は死んでいきます．したがって作用するのに時間がかかるんです．

ですが，アミノグリコシドは数十分で殺菌作用が発揮されると言われており，集中治療医の間では，敗血症性ショックの場合には最初に1発ゲンタマイシンを入れる治療戦略をとっている人もいるくらいです（腎機能がどれほど悪くても，初回投与量は減量する必要がないし，1回投与で腎機能が悪くなることは通常ありま

上記③〜⑥が理由で筆者は尿路感染症の第1選択にしています（もちろんグラム染色をして，腸内細菌が見えた場合に限りますが）．小児の尿路感染症では，VURなどが基礎疾患にある可能性があり，今後尿路感染症が再発するリスクを背負う可能性があります．そのような患児のために今後の治療オプションをたくさん残しておけるのは非常に魅力的です．また尿中移行性もよく，治療効果も抜群なので，尿のグラム染色で腸内細菌が見えていて，腎盂腎炎の診断に自信があれば，アミノグリコシドは非常によい選択肢です．

⑦セファロスポリンをスペアしておける！

　グラム陰性桿菌を治療する時にしばしばセファロスポリンが使用されますが，アミノグリコシドはセファロスポリン系よりもグラム陰性桿菌が得意です．アミノグリコシドが苦手な感染症（膿瘍や肺炎など）を除けばアミノグリコシドはよい選択肢となります．

⑧小児での使用経験が多い！

　新生児でも使えるアミノグリコシドですから，実際の使用経験も多く，数多くの臨床研究が報告されています．

⑨腸球菌と黄色ブドウ球菌，リステリアに対してシナジーがある！

　ゲンタマイシンだけですが，βラクタム系抗菌薬と併用することで，シナジー効果を得ることができます．
　以上が，筆者がゲンタマイシンとトブラマイシンを頻用する理由です．

4 アミノグリコシドの副作用

　さてアミノグリコシドの特徴（長所）について述べてきました．しかし，なぜアミノグリコシドは使用される機会が少ないのでしょうか？　その理由は有名な副作用にあります．
　副作用のtop 2は腎毒性，耳毒性です．肝機能障害，溶血は起こさないと言われています．またアレルギーや点滴部位の静脈炎も非常にまれです．特にアレルギーについてはβラクタムに比べると圧倒的に頻度が低く，安心して使用できます．意外にいい奴なんです，アミノグリコシド．
　さて，まずは腎毒性についてです．新生児でアミノグリコシドは多用されますが，

正しく使用すれば，腎毒性が起こることはまれです．新生児の腎は未熟ですが，アミノグリコシドの副作用はなぜか出にくいようです．また腎毒性は可逆的で，非乏尿性と言われており，尿量だけモニタリングしていても，アミノグリコシドの腎毒性はわかりません．適宜クレアチニンを測定します．併用薬も要注意で，フロセミド，バンコマイシン，インドメタシンなどのプロスタグランジン産生阻害薬，アムホテリシンB，シクロスポリン，メソトレキセートなどとの併用は要注意です．特に新生児では動脈管開存時に注意して下さい．

> CRP上昇　→　感染だ！　→　empiricにバンコマイシン＋ゲンタマイシン開始　→　動脈管が再開通した　→　インドメタシン投与……

なんてパターン多そうです（実は筆者もやったことがあります…猛省です）．慢性肺疾患があったりして，フロセミドを内服していたり，また水分制限をしていたら，目も当てられません．注意しましょう．

では，このように新生児でフロセミドやインドメタシン，バンコマイシンなどを使用している場合で，腎機能に不安がある場合，「グラム陰性桿菌を狙うなら何を使用すべきか？」という問いには，以下の4つが選択肢に挙がります．

> ❶アズトレオナム
> ❷第3世代，第4世代セファロスポリン
> ❸カルバペネム
> ❹ピペラシリン・タゾバクタム

アミノグリコシドの腎毒性は要注意ですが，アミノグリコシドが絶対に必要な感染症もあります．それは腸球菌による感染性心内膜炎や化膿性血栓性静脈炎などの「血管内感染症」です．血管内感染症が腸球菌によって引き起こされている場合，しばしば難治性であり，感受性のある抗菌薬を使用しても，必ずしも治癒に導けないことがしばしばあります．したがって基本的には腸球菌による血管内感染症の場合は以下の併用療法で治療します．

> アンピシリン＋ゲンタマイシン
> バンコマイシン＋ゲンタマイシン

この時注意したいのがゲンタマイシンに感受性かどうかの判断です．通常の

MICではなく、「腸球菌用」のブレイクポイントで感受性か否かを判断します（具体的にはMIC＜500μg/mLで感受性と判断）．

さて続いて耳毒性です．実はあまり知られていませんが，耳毒性は難聴だけでなく平衡障害も起きます．つまり蝸牛と前庭両方の障害を起こします．高齢者では，難聴の有無だけチェックしていて，離床して歩き出したら，すってんころりん……というパターンもよくあります．また腎毒性と異なり，耳毒性は「非可逆的」です．

副作用を減らすための工夫が once daily dose という投与方法です．アミノグリコシドは濃度依存性の薬であり，1回投与量を上げることで，抗菌活性が高まって治療効果が上がり，かつトラフ値を低く抑えることで副作用が軽減されるのです．

腎毒性，耳毒性は有名ですが，他にも重要な副作用があります．アミノグリコシドは重症筋無力症や乳児ボツリヌス症の患者では使ってはいけません．神経筋接合部を可逆的にブロックする作用があるからです．

5 アミノグリコシドの弱点

さて，アミノグリコシドは副作用にも要注意ですが，アミノグリコシドの苦手な感染症がいくつかあります．肺への移行性はあまりよくないため，肺炎には単剤では治療できません．緑膿菌による肺炎と診断してもトブラマイシンだけで治療してはいけません．肺炎に対してアミノグリコシドを使用する必要がある場合は，必ずβラクタム薬などと2剤併用で治療して下さい．

髄膜炎も髄液移行性がないため，苦手なのですが，不思議なことに *Listeria monocytogenes* による髄膜炎ではアンピシリン＋ゲンタマイシンで治療します．髄液移行性がないアミノグリコシドなのに，なぜ *L. monocytogenes* による髄膜炎には併用することになっているのでしょうか？

これは，*Listeria* が髄液中では，細胞外にいること，髄液移行性は悪いが，髄液中でシナジーを発揮するには十分な濃度になることが理由として考えられています．

他の使い方としては，脳神経外科領域でシャント感染があった場合などはゲンタマイシン髄注という手段もとられます．ただし髄注をするのは最後の手段です．VPシャント感染などでは，激しい炎症が起こりにくいため，抗菌薬の髄液移行性は決して高くはありません．VPシャント感染は非常に手強い感染症です．そのため髄注治療が必要となることがあります．

膿瘍は非常に苦手です．アミノグリコシドはアルカリ性で効果が高くなり，酸性では効果が減弱します．したがって，酸性に傾いている膿瘍ではアミノグリコシドの効果が落ちます．

胆汁への移行が悪いとは言われていますが，アミノグリコシドでも胆管炎の治療は可能です．大切なのは血中濃度を上げて，胆管壁に抗菌薬を分布させることです．

　逆に分布が良好として知られているのが関節，腹水，胸水です．ただ細菌性関節炎でアミノグリコシドを使うには，投与期間が長くなりすぎるので（関節炎だと2～3週間治療です）代替薬があればそちらが好まれます．

　胸水へも良好に移行しますが，膿胸では使えません．理由は先に述べた通り「膿瘍は苦手」だからです．

　腹水中への移行性がよいのは，治療に応用できます．CAPD（continuous ambulatory peritoneal dialysis：持続携行式腹膜透析）患者で腹膜炎を起こした場合や肝硬変患者がSBP（spontaneous bacterial peritonitis：特発性細菌性腹膜炎）を起こした場合です．ただCAPD患者では，尿量が維持されていることもあるので，その場合は透析液中にアミノグリコシドを入れます．腹水中に入れたアミノグリコシドは幸い血中へはほとんど移行しないため，治療には向いているのです．

6│アミノグリコシドの投与方法

　アミノグリコシドの投与に際して必要な薬力学の知識には，①濃度依存性，②post antibiotic effect，③adaptive resistance，の3つがあります．①と②についてはすでに述べたので，③について説明します．緑膿菌などはアミノグリコシドに曝露すると，一過性に抗菌薬の排出ポンプの1つが起動し始めると言われています．ですが，この排出ポンプは曝露後の数時間のみ起動するものであり，曝露の継続がなければ，ポンプは停止します．この現象をadaptive resistanceと言います．

　高い血中濃度を得ることで，アミノグリコシドの効果を高くし，かつトラフ値を低くすることで，副作用を抑える濃度依存性の概念．そしてpost antibiotic effect．3つ目のadaptive resistance．この3つがアミノグリコシドの1日1回投与を魅力的にしているのです．

　まだ小児では1日複数回投与と1日1回投与でははっきりとした結論は出ていませんが，ゲンタマイシン，トブラマイシン，アミカシンでは1日1回投与でも十分効果があるとする報告も散見されるので，近い将来1日1回投与が標準となる可能性が考えられます．筆者は尿路感染症の治療の際には，基本的には1日1回投与にしています．

7│アルベカシンを使う時はあるのか

　さて，最後にアルベカシン（ハベカシン®）について少しだけ触れておきます．現時点では，アルベカシンを積極的に使用する場面はおそらく1つもありません．

その理由として，①アルベカシンでないと治らない感染症がないこと，小児においてバンコマイシンやテイコプラニンなどの抗MRSA薬よりも確立した安全性，有効性がないことが挙げられます．一方，「バンコマイシン耐性菌を誘導しないため」という理由から「アルベカシンを使用すべきである」という意見もあります．しかしバンコマイシンの投与量に比例して，MRSAが増える，VRSA (vancomycin-resistant *Staphylococcus aureus*) が増える耐性機序は現時点では知られていません．バンコマイシンの投与によってVRE (vancomycin-resistant enterococci) が増える「かも」しれないという指摘はありましたが，現在は否定的と考えられています．少なくとも有効性と安全性に関してアルベカシンがバンコマイシンを凌駕するものは現時点ではないため，使用する機会はありません．
　アレルギーやあるいはバンコマイシンが臨床的に無効な場合はどうすべきか．その場合は，やはり小児でもデータがある程度揃っている，テイコプラニンやリネゾリドを使用すべきです．

7｜マクロライド

POINT

- マクロライド耐性菌が増えているため，第1選択薬として使いにくくなっているが，百日咳には第1選択薬として使用可能．
- マイコプラズマ肺炎に使用できるが，マクロライド耐性が増えているため，効果は期待しづらい．ただしマクロライドを使わずして，フルオロキノロンは使ってはならない．
- 相互作用のある薬剤が多いため，併用薬には十分注意する．
- 肺炎球菌やA群溶連菌などのグラム陽性球菌に本来感受性があるが，マクロライド耐性が増加しているため，empiric には使用しない．
- キャンピロバクターや赤痢では，第1選択．
- STD領域ではまだまだ使い道は多い．
- 抗炎症効果，バイオフィルムを溶かす効果は存在するが，その行為は「抗菌薬としてのマクロライドを捨てている行為である」ことを自覚する．

　マクロライド系抗菌薬には14員環のエリスロマイシンとクラリスロマイシン，15員環のアジスロマイシンの3つがあります．点滴で使えるのは，エリスロマイシンとアジスロマイシンです．ただエリスロマイシンに関しては，消化管の副作用

の割合がクラリスロマイシンとアジスロマイシンに比較して多いこと，内服回数も1日4回必要であるため，エリスロマイシンを使用することは現実的にはありません．

ここでは，クラリスロマイシンとアジスロマイシンについて取り上げます．化学構造は**図2-11**，**12**のようになっています．中心にある環構造はクラリスロマイシンでは14個，アジスロマイシンでは15個あります．14から15員環になることで，胃酸により安定的になり，半減期が長くなり，組織移行性が改善し，グラム陰性桿菌への活性が高くなっています．

1 作用機序と薬剤耐性の獲得機序

マクロライド系抗菌薬は細菌のリボソーム50Sサブユニットに結合し，タンパク合成を阻害し，静菌的に作用します．リボソームのRNA（ribosomal RNAと言います）からタンパク質が翻訳されますが，このribosomal RNAにマクロライドが結合することによって，翻訳がうまくできなくなるわけです．

マクロライドの耐性機序には①メチル化，②排出ポンプ，の2つがあります．①では，マクロライドが結合する部位（リボソーム50Sサブユニット）がメチル化することによって構造が変化し，マクロライドが結合できなくなります．②では，細菌側に排出ポンプが発現することによって，細胞内に入った抗菌薬が外に汲み出されてしまうため，抗菌薬が効かなくなります．これらの耐性機序はエリスロマイシン，クラリスロマイシン，アジスロマイシンともに共通しているため，マクロライド系抗菌薬1つに耐性が生じると，すべてのマクロライド系が耐性化します．つまり，クラリスロマイシンは無効なのに，アジスロマイシンが有効ということはありえません．マクロライド耐性はすべてのマクロライドが使えないことを意味しています．

さて，マクロライド系の抗菌薬のバイオアベイラビリティは，実は意外によくありません．クラリスロマイシンで55％，アジスロマイシンはわずか37％です．バイオアベイラビリティを考慮すると，アジスロマイシン静注薬はそれなりに使い道があります．ただし高濃度で投与すると，静脈炎をきたしやすいため，投与濃度を1 mg/mLで3時間以上かけて投与する必要があります．体重20 kgの小児だと，10 mg/kg/doseの投与量になるので，200 mLを3時間かけて点滴します．

ただし日本ではまだ小児への点滴薬の投与は保険で認められていないので，アジスロマイシンの点滴の必要性をよく考えたうえで，投与を検討して下さい．ちなみに筆者は内服のアジスロマイシンだけでこと足りているので，点滴は使用したことがありません．

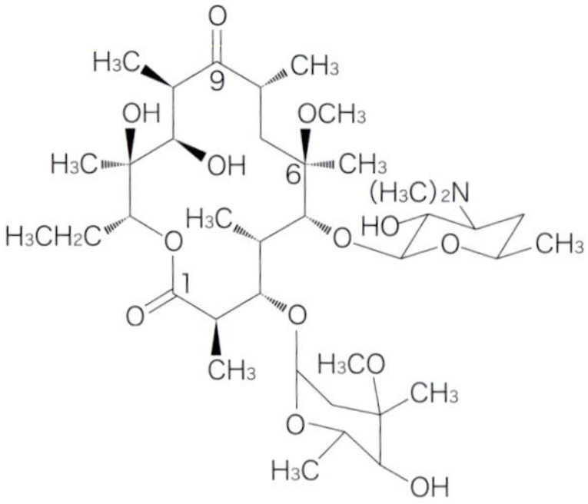

図 2-11｜クラリスロマイシン

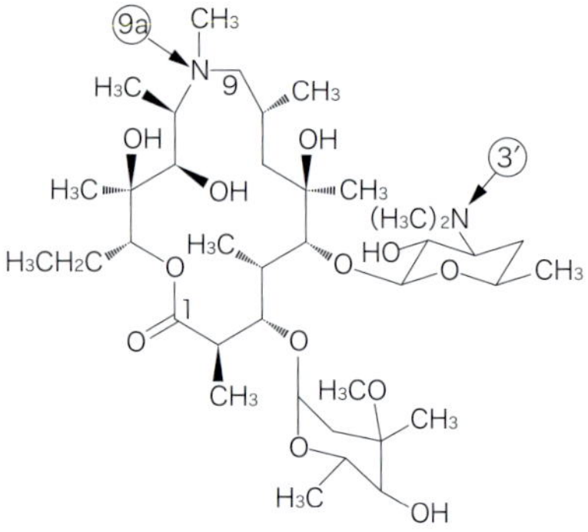

図 2-12｜アジスロマイシン

マクロライドを使用する時の，薬理学的な最大の注意点は相互作用です．アジスロマイシンを除くマクロライド系抗菌薬は肝臓のシトクロム P 450 システムで代謝されるため，同じシトクロム P 450 で代謝される他の薬物の相互作用を受けます．具体的にはワルファリンやベンゾジアゼピン（ミダゾラム，トリアゾラム，アルプラゾラム），HMG-CoA リダクターゼ阻害薬（ロバスタチン，シムバスタチン，アトルバスタチン），クラス 1 A の抗不整脈薬（キニジン，ジソピラミド），テオフィリン，カルバマゼピン，ワルファリン，シクロスポリンなどです．これらの薬とクラリスロマイシンを併用すると，併用薬の血中濃度が上がります．小児でも使われる機会が多いのは，テオフィリン，カルバマゼピン，ワルファリン，シクロスポリンなどです．血中濃度などでモニタリングできるものは，血中濃度をこまめに測定します．

2｜スペクトラム

さて感受性があるか否かを決めるための重要な指標であるブレイクポイントに関して，米国の CLSI（Clinical and Laboratory Standards Institute）では，クラリスロマイシンは血中濃度を基準に，アジスロマイシンは組織濃度を基準に決定されています．アジスロマイシンは肺や喀痰中では血中濃度よりも 10〜100 倍以上の濃度を達成します．クラリスロマイシンは肺への移行性はアジスロマイシンほどよくはなく，血中濃度の 6〜8 倍程度です．

さてスペクトラムについては，クラリスロマイシンもアジスロマイシンも本来は黄色ブドウ球菌，A 群，B 群，C 群，G 群溶連菌，肺炎球菌に感受性があります．in vitro での感受性はクラリスロマイシンのほうがよい傾向にありますが，臨床的な意義は不明です．肺組織への移行性の違い（アジスロマイシンのほうがよい）も加

味すると，区別して用いる必要性はありません．

　しかし大変残念なのですが，マクロライドは日本では濫用されているため，肺炎球菌やA群溶連菌に対する感受性は非常に低いのです．国立感染症研究所の報告によると[1]，2007〜2010年に分離されたA群溶連菌のマクロライド耐性の割合は45%でした．肺炎球菌のデータは1999〜2000年と少し古いですが，マクロライド耐性肺炎球菌の割合は77.9%と報告されています[2]．このためグラム陽性球菌を狙ってマクロライドを使うのは難しいです．

　また黄色ブドウ球菌に関しても，マクロライドに感受性のあるものは非常に少なくなっています．例えば筆者が勤務していた河北総合病院では，黄色ブドウ球菌に対するマクロライド感受性株の割合は，外来患者では62%，入院患者では24%，東京医科大学病院では，入院患者では47%でした（外来患者ではアンチバイオグラムを出していない）．

　このように，マクロライド耐性が顕著に多い日本では，マクロライド系抗菌薬を黄色ブドウ球菌やA群溶連菌を想定した感染症に対してempiricに治療するのは難しいです．『サンフォード感染症治療ガイド』では，A群溶連菌による咽頭炎に対して，ペニシリンアレルギーがあればマクロライドも選択肢として記載されてはいますが，日本では他の選択肢を考えたほうがよいでしょう．

　グラム陰性菌については，インフルエンザ菌，*M. catarrhalis*，*Campylobacter jejuni*，*Vibrio cholerae*，*Neisseria gonorrhoeae*，*Helicobacter pylori* に感受性があります．さらにアジスロマイシンは大腸菌，*Salmonella* spp.，*Yersinia enterocolitica*，*Shigella* spp. などの"enteric pathogen"にも感受性があります．これらのenteric pathogenは，クラリスロマイシンには感受性はありません．マクロライドは *Yersinia* や *Shigella* による腸炎に対して使用されることがありますが，クラリスロマイシンにはこれらの細菌に対する感受性はないので，注意して下さい．

　また細胞内寄生菌である *Mycoplasma pneumoniae*，*Legionella pneumophila*，*Chlamydophila* spp.，*Chlamydia* spp.，*Bordetella pertussis*（百日咳），*Bartonella henselae*（猫ひっかき病）などに感受性があるのは有名です．*Legionella* と *Chlamydophila* には，クラリスロマイシンの活性が高く，*Mycoplasma* にはアジスロマイシンの活性が高いと言われていますが，臨床的な意義は不明です．「クラリスロマイシンで改善しない *Mycoplasma* 肺炎に対してアジスロマイシンを使ったらよくなるか」と言われると，おそらく臨床的な効果は変わらないと考えられます．

3　小児におけるマクロライドの使い方

　マクロライドの適応は，中耳炎，副鼻腔炎，咽頭炎，肺炎，百日咳などの呼吸器

感染症，*Campylobacter* や *Shigella* による細菌性腸炎，思春期であれば *Chlamydia* による性感染症などです．まれですが *H. pylori* による胃潰瘍や非結核性抗酸菌感染症なども適応になります．

呼吸器感染症におけるマクロライドの使い方に関して，肺炎球菌やA群溶連菌を狙ってマクロライドを empiric に使用するのは難しいと述べました．そうなると，中耳炎，副鼻腔炎，肺炎球菌性肺炎を考えた場合，マクロライドを使うのは，あまり賢い選択肢とは言えません．呼吸器感染症で使用できるとすれば，A群溶連菌による咽頭炎に対して，培養結果ですでにマクロライド感受性とわかっている場合や，*M. pneumoniae*，*L. pneumophila*，*Chlamydophila* spp.，*B. pertussis* を想定している場合に限定されます．ただし，マクロライド耐性の *M. pneumoniae* が近年急増しているため，小児ではマクロライドが使える場面が非常に限定されています．

細菌性腸炎については，通常 empiric に使用する必要はない（むしろ有害なことも多い）ので，便のグラム染色で *Campylobacter* を強く疑う場合もしくは便培養から *Campylobacter* や *Shigella* が検出された場合に使用します．ただし *Campylobacter* による腸炎は自然治癒するので，便培養の結果が出た頃にはすでに改善していることも多くあります．その場合は抗菌薬を処方する必要はありません．サルモネラにも通常感受性はありますが，6か月未満の乳児か患者背景に免疫不全がない限り，サルモネラによる腸炎に対しては，抗菌薬は不要です．

小児科医として遭遇する機会は少ないですが，性感染症（STD：sexually transmitted diseases）に対してもマクロライドは使用可能です．STD においてマクロライドでカバーできる細菌は *N. gonorrhoeae*，*Haemophilus ducreyi*（軟性下疳の原因微生物），*Ureaplasma urealyticum*，*Chlamydia trachomatis* です．尿道炎や子宮頸管炎から，骨盤内炎症性疾患（PID：pelvic inflammatory disease）まで起こすことがあります．

本来，マクロライドは使い勝手のよい抗菌薬だったのですが，現在は使い道が少なくなりつつあります．去痰薬として使用するのではなく，未来の子どもたちに抗菌薬として残せるように，大事に使ってほしいと思います．

4 副作用

マクロライドの副作用で最も多いのは消化器症状ですが，最も注意しなければならないのは，QT 延長症候群です．

QT 延長症候群の報告は多数あり，成人では心血管死のリスクが高くなることも報告されています[3]．低カリウム血症や低マグネシウム血症などがある場合や，クラスIA，クラスIIIの抗不整脈を内服しているような場合，基礎疾患として不整脈

を指摘されているような場合は注意が必要です．

　消化器症状としては，嘔気，下痢，腹痛が 2～5% 程度でみられます．また肝障害の報告もあり，肝炎や胆汁鬱滞なども起こします．まれに劇症化することもあります．

　エリスロマイシンを新生児に投与すると肥厚性幽門狭窄症のリスクになることは知られていますが，エリスロマイシンを使用することは，現実的にはほとんどないため，あまり気にしなくてよいかもしれません．

　クラリスロマイシンは生後 6 か月までは，安全性が確立していません．新生児の百日咳では，アジスロマイシンを使いましょう．

　マクロライドには抗炎症効果やバイオフィルムを溶かす効果があります．びまん性汎細気管支炎や囊胞性線維症では，マクロライドを長期投与することによって，症状や肺機能，予後が改善する効果があります[4]．しかし，現実には感冒や気管支炎，細気管支炎，喘息など，「気道に何らかの問題がある」状態でマクロライドが処方されている例を多数見かけます．理論的には，抗炎症効果やバイオフィルムを溶かす効果はありますが，その理論の臨床的な効果も確かめられていないのに，マクロライドを濫用するのは，やめてほしいと切に願っています．そのしっぺ返しによって，いま私たちはマクロライド耐性のマイコプラズマ肺炎で苦しむ子どもたちにフルオロキノロンを処方しなければならなくなっています．抗炎症効果，バイオフィルムを溶かす効果があるのは筆者も認めますが，それ以上にデメリットとして，子どもたちからマクロライド系抗菌薬を奪うことになっている現実にぜひ目を向けて下さい．

文献

1) A群溶血性レンサ球菌（Streptococcus pyogenes）の薬剤感受性，2007～2010年．IASR 33：214-215, 2012
2) Felmingham D, Reinert RR, Hirakata Y, et al. Increasing prevalence of antimicrobial resistance among isolates of Streptococcus pneumoniae from the PROTEKT surveillance study, and compatative in vitro activity of the ketolide, telithromycin. The Journal of antimicrobial chemotherapy；50 Suppl S1：25-37, 2002
3) Ray WA, Murray KT, Hall K, et al. Azithromycin and the risk of cardiovascular death. The New England journal of medicine；366：1881-1890, 2012
4) Harvey RJ, Wallwork BD, Lund VJ. Anti-inflammatory effects of macrolides：applications in chronic rhinosinusitis. Immunol Allergy Clin North Am；29：689-703, 2009

8 フルオロキノロン

> **POINT**
> - 小児において使いこなすべきフルオロキノロンはシプロフロキサシンとレボフロキサシンの2種類．
> - スペクトラムはカルバペネムに匹敵するほど「ブロードスペクトラム」であることを認識する．
> - 小児における適応は2つ．キノロンにしか感受性のないグラム陰性桿菌による感染症と，重症のマイコプラズマ肺炎．
> - 小児でも副作用の心配はほとんどなく，他の抗菌薬同様，安全性は問題ない．

1 作用機序と薬剤耐性の獲得機序

　キノロンの構造式は図2-13，14のようになっています．シプロフロキサシンもレボフロキサシンも中心に2つの環状構造があります．ナリジクス酸など，オールドキノロンとも言われる最初に市場に出たキノロンにもこの2つの環状構造は共通しています．この環状構造にフッ素が結合したものがシプロフロキサシンやレボフロキサシンなどの「フルオロキノロン」です．日本ではナリジクス酸などのオールドキノロンと対比して，ニューキノロンと呼ばれることもあります．フッ素が結合することによって，ナリジクス酸などよりも活性が強くなります．

　フルオロキノロンは細菌のトポイソメラーゼに結合することによってDNA合成を阻害し，殺菌的に作用します．DNAは二重らせんになっていて，このままではDNAを鋳型に翻訳できません．そこでトポイソメラーゼがDNAの二重らせん構造をほぐすことによって，翻訳ができるようになります．このトポイソメラーゼにフルオロキノロンが結合することによって，抗菌力を発揮します．フルオロキノロンはグラム陰性桿菌に主に発現しているトポイソメラーゼⅡ（DNAジャイレースとも言われる）とグラム陽性球菌に主に発現しているトポイソメラーゼⅣに結合します．

　フルオロキノロンの耐性機序は2つあります．1つはこのトポイソメラーゼをエンコードしている遺伝子の変異が起こることによってトポイソメラーゼの構造が変わり，結合できなくなることによって耐性化します．もう1つは排出ポンプの異常発現（排出ポンプを制御する遺伝子の変異）による耐性です．

　フルオロキノロンは比較的耐性を獲得しやすく，実際に投与量，投与期間に比例

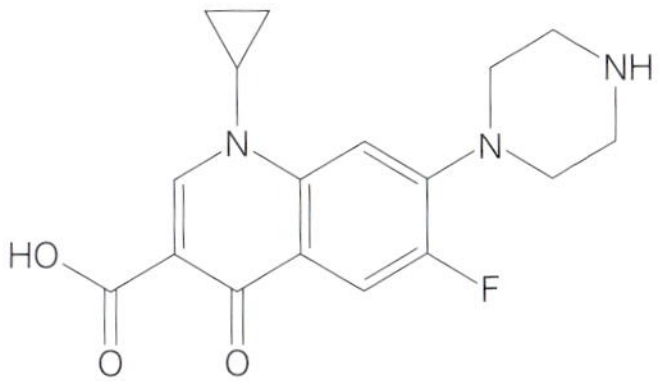

図 2-13｜シプロフロキサシン

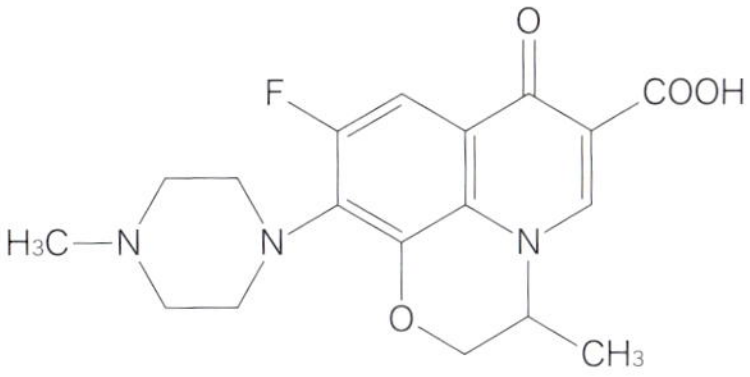

図 2-14｜レボフロキサシン

して，キノロン耐性菌も増えるという報告もあります[1]．不必要な抗菌薬の処方を控えるべきなのは，もちろんすべての抗菌薬に共通していることですが，キノロンの使用に関しては，より慎重な投与が望まれます．

キノロンの薬物動態/薬力学的な特徴について，ポイントは2つです．
①濃度依存性
②バイオアベイラビリティがよい

シプロフロキサシンは1日2回投与ですが，ほとんどのキノロンは1日1回投与が可能です．吸収率もよいため，多くの感染症で内服治療が可能です．

2｜スペクトラム

キノロンに関して特に重要なのはシプロフロキサシンとレボフロキサシンです．モキシフロキサシンは成人では非常に重要な抗菌薬ですが，小児では安全性が確立していないため，現時点では使用すべきではありません．

さて，キノロンのスペクトラムに関して，最大の特徴は「緑膿菌に感受性がある」ことです．内服薬で抗緑膿菌作用を持つ抗菌薬は，フルオロキノロンしかありません．大切に使わないといけない理由がここにもあります．

キノロンは非常にブロードスペクトラムです．グラム陽性球菌では，黄色ブドウ球菌，A群やB群，C群，G群溶連菌などの連鎖球菌，肺炎球菌，腸球菌に効果があります．ただし，黄色ブドウ球菌や腸球菌に対しては，感受性があっても，抗菌力としては高くないため，セファゾリンやアンピシリンなどの第1選択薬が使用できるのであれば，そちらを選ぶ方がよいでしょう．

グラム陰性桿菌については，ほぼすべてに有効です．セラチアにも緑膿菌にももちろん有効です．感受性があれば，Stenotrophomonas maltophilia や Burkholderia cepacia といった難治性のグラム陰性桿菌にも使用できます．

さらにキノロンは細胞内寄生菌にも有効です．非定型肺炎の原因菌である M. pneumoniae, L. pneumophila, Chlamydophila spp., Chlamydia spp., B. pertussis, Ureaplasma, Mycoplasma hominis, そして結核, 非結核性抗酸菌にまで効果があります.

キノロンはモキシフロキサシンを除いて, 嫌気性菌は苦手です. 嫌気性菌をカバーしたいなら, メトロニダゾールやアンピシリン・スルバクタム, あるいは耐性率が少し高いですが, クリンダマイシンとの併用を考慮すればよいでしょう.

上記のように, キノロンは非常にブロードスペクトラムです. グラム陽性球菌にも, グラム陰性桿菌にも, そして細胞内寄生菌にも有効です. モキシフロキサシンでは, 嫌気性菌にまで感受性があります. すでに述べたカルバペネムと比較すると, スペクトラムとしてはほとんど大きな差がありません. カルバペネムとシプロフロキサシン, レボフロキサシンのスペクトラムの違いは嫌気性菌をカバーするかどうか, です.

シプロフロキサシンとレボフロキサシンの違いについては, 最も異なるのが, グラム陽性球菌に対する感受性です. グラム陽性球菌に関しては, 常にレボフロキサシン＞シプロフロキサシンです. 特に連鎖球菌に関しては, レボフロキサシンは感受性があれば, 抜群の効果を発揮します. シプロフロキサシンは肺炎球菌に感受性があることもありますが, 治療失敗例の報告もあるため, 使用は避けたほうがよいでしょう.

3 | 小児におけるフルオロキノロンの使い方

さて, 非常にブロードスペクトラムのフルオロキノロンを小児でどのようにして使うべきなのでしょうか. キノロンの特徴は, 以下の3つです.

❶カルバペネムに匹敵するほどブロードスペクトラムである
❷安全性に関しては, 小児ではまだ知見が少ない
❸耐性を獲得しやすい

この3つを眺めると, 安易に使用してはいけないことは容易に理解できます. つまり「キノロンでなければ治療できない感染症」に限定すべきです.

これは, 以下の2つが考えられます.

❶キノロンにしか感受性が残っていないような, 耐性のグラム陰性桿菌の治療 (例：シプロフロキサシンにのみ感受性の緑膿菌, Stenotrophomanas maltophilia, Acinetobacter などによる菌血症)

❷「重症の」マイコプラズマ感染症

❶の耐性のグラム陰性桿菌の治療は，他に適切な治療薬がない場合です．血液培養から緑膿菌が検出されていて，唯一キノロンにのみ感受性が残っているような場合に使用は限定されます．

❷の「重症」のマイコプラズマ感染症については，「重症」に限定すべきというのが筆者の見解です．確かにマクロライド耐性のマイコプラズマによる肺炎が増加しているため，マクロライドで解熱しないケースを多々見かけます．そしてトスフロキサシンというキノロンが外来で気軽に処方されている現状があります．ですが，マイコプラズマ肺炎は基本的には「self-limited（自然治癒する）」な疾患です．有熱期間が長くなるのは，患児には気の毒ですが，キノロンの濫用は避けたいところです．マイコプラズマ肺炎に対しては，まずマクロライドを処方，あるいは永久歯にすべて生え変わっているような児ではドキシサイクリンなどのテトラサイクリンを処方，それでも症状が改善せず，入院が必要となるような患児で初めてキノロンを処方するくらいのハードルの高さが必要です．現在のようなペースでトスフロキサシンを濫用すれば，キノロン耐性マイコプラズマの出現はもちろん，キノロン耐性のグラム陰性桿菌が早晩小児でも出現するでしょう．

4 副作用

キノロンは比較的副作用が少ないのですが，注意すべき副作用はもちろんあります．そもそも小児におけるキノロンの使用に関しては，慎重な意見が多くありました．かつてナリジクス酸，pefloxacin（米国で処方されています）というキノロンで関節症のケースが多く報告されました．1962年からナリジクス酸が発売されましたが，その2年後に尿路感染症に対してナリジクス酸で治療された小児において，手首に関節症が出現するケースが報告されました．当時の製薬会社の記録によると，同様の報告が"about a dozen such reports"という記載で残っています．相当数の同様の報告があったようです．その後この副作用を検証するために，多くの動物実験が行われました．ビーグル犬でキノロンによる軟骨形成障害が報告されたのは1977年のことです．1977〜1979年の間に4つのグループから動物実験で軟骨形成障害が報告されました．

その後小児でのキノロンによる関節障害の症例の調査が行われましたが，「関節痛」の報告はあっても，MRIやエコー，あるいは生検などで，動物実験で証明されたような軟骨形成障害はもちろん，客観的な関節障害の証拠は認められませんでした．これはキノロンが若年性特発性関節炎やcystic fibrosisの患者で多く使用され

ており，基礎疾患に関連して起きた関節痛であることが多かったためです．この結果キノロンの使用と関節障害に有意な因果関係は認められないという結論が出されました[2,3]．

あとは腱障害も有名です．この副作用は蓄積性によるものなので，投与量・投与期間に比例して，リスクも高くなります．腱の腫脹・疼痛には要注意ですが，幸い小児では滅多に認められません（リスクファクターはステロイドの長期使用と高齢，腎障害）．

テオフィリンやNSAIDsと併用することによって，痙攣を誘発することも知られているので，なるべく使用しないほうがよいでしょう．どうしてもテオフィリンを使用しなければならない場合は（あまりないと思いますが）テオフィリンの血中濃度をこまめに測定する必要があります．NSAIDsは禁忌とまでは言いませんが，小児ではもともとNSAIDsの使用機会も少ないので，どうしても併用しなければならない状況は少ないです．

QT延長も注意が必要です．これはキノロンがKチャネルをブロックするために起こる副作用です．最も頻度が高いのがモキシフロキサシンであり，次いでシプロフロキサシン，レボフロキサシンとなっています．QT延長の既往（long QT症候群含む），低K血症，低Mg血症，アミサリン，アミオダロンとの併用は避けたほうがよいでしょう．

上記のように副作用は一見多いような印象を受けますが，各副作用の発症頻度はそれほど高いわけではなく，安全性は高いのです．副作用のリスクが少なく，吸収率がよく，菌をもれなくカバーしてくれる…といいこと尽くめなので，どうしても濫用されがちです．

ですが，小児においては，本当にキノロンは安全かという問題は付いて回ります．成人に比べれば，やはり処方例が少ないためです．

すでに市場に登場したフルオロキノロンのうち，トロバフロキサシンは肝障害のために，ガチフロキサシンは低血糖が頻回に起こるために，販売後中止になりました．日本では小児で保険適用になっているフルオロキノロンには，他にトスフロキサシンがありますが，世界的には使用経験がほとんどありません．

筆者は現時点ではトスフロキサシンを小児で使用するのはおすすめしません．トスフロキサシンの小児における安全性は確立しているとは言いがたいため，「現時点では」より安全性と有効性が確立しているシプロフロキサシンとレボフロキサシンを使用すべきです．シプロフロキサシンは小児では尿路感染症と炭疽，嚢胞性線維症にしか保険が通っておらず，レボフロキサシンに関して保険は一切通っていませんが，むしろ「保険が通ってないけれども，それでもキノロンを使用しなければな

らない」という覚悟を持って，小児にキノロンを使用してほしいと切に願っています．

文献

1) Tam VH, Louie A, Fritsche TR, et al. Impact of drug-exposure intensity and duration of therapy on the emergence of Staphylococcus aureus resistance to a quinolone antimicrobial. The Journal of infectious diseases；195：1818-1827, 2007
2) Schaad UB. Fluoroquinolone antibiotics in infants and children. Infectious disease clinics of North America；19：617-628, 2005
3) Forsythe CT, Ernst ME. Do fluoroquinolones commonly cause arthropathy in children? CJEM；9：459-462, 2007

9 | ST 合剤

POINT

- ST 合剤のスペクトラムは「第 3 世代セファロスポリンと似ている」．
- ST 合剤のよい適応はグラム陰性桿菌（ESBL や AmpC 産生菌など耐性グラム陰性桿菌含む）による尿路感染症．
- 黄色ブドウ球菌による皮膚・軟部組織感染症に対しては，代替薬として検討してよい．
- VUR 患児における予防内服の効果は限定的であり，積極的に使用する必要性は乏しい．
- 使用する時は，併用薬に注意．

　ST 合剤はマイナーな抗菌薬のイメージが強いのですが，実は小児でも使い道の多い抗菌薬の 1 つです．サルファ剤に分類される抗菌薬で，その歴史は非常に古く，サルファ剤が使用された最初の報告は 1937 年にさかのぼります．丹毒の患者に紫外線を当てた場合と Sulphanilamide を内服させた場合で，Sulphanilamide のほうが治療効果が高かったという報告がされました[1]．その後 1968 年にトリメトプリムと併用することによって治療効果が増強されることがわかり，その後サルファ剤はほとんどの場合でトリメトプリムと併用されるようになります．サルファ剤としては Sulfisoxazole，Sulfamethoxazole，Sulfadiazine の 3 つがあり，北米では Sulfisoxazole とエリスロマイシンの合剤が発売されており，中耳炎の治療に使われています．Sulfisoxazole で肺炎球菌をカバーし，エリスロマイシンでインフルエンザ菌をカバーするのが目的でこのような合剤が使用されていますが，肺炎球菌

はサルファ剤に耐性を獲得していることが多く，現在はあまり使われていません．

Sulfadiazine は Pyrimethamine との併用でトキソプラズマやマラリアの治療に使われています．小児で使われるのはもっぱら先天性トキソプラズマ感染症の治療薬としてです．

1 作用機序と薬剤耐性の獲得機序

葉酸は，細菌が DNA 合成するために必須の補因子であり，細菌自らが合成します．ST 合剤はこの細菌の葉酸代謝を2段階で阻害します．1段階目はサルファメトキサゾールがアナログとして働くことによって，p-アミノ安息香酸と競合的に働き，p-アミノ安息香酸からジヒドロプテロイン酸への合成を阻害します．2段階目も同様にトリメトプリムがアナログとして働くことによって，ジヒドロ葉酸と競合的に働き，ジヒドロ葉酸からテトラヒドロ葉酸への合成を阻害します（**図2-15**）．

この阻害作用が2段階であるため耐性出現の可能性が低くなると考えられていましたが，ST 合剤の歴史が古く，長い年月世界中で使用されてきたため，ST 合剤は本来のスペクトラムを失いつつあります．

耐性の獲得機序は複数存在することがわかっています．細菌内への透過性を減少させたり，ST 合剤が結合しにくくなるように，結合部位の構造を変化させたり，排出ポンプを出現させたり，p-アミノ安息香酸を過剰産生したりなど，耐性の獲得の仕方はさまざまです．

ST 合剤はとてもいい抗菌薬です．PK/PD 的には，内服吸収率がよく，耐性がとられにくく，中枢神経への移行性もよいので，リステリアによる髄膜炎でも使用可能です．前立腺への移行性もよいですが，小児では前立腺は発達していないために，基本的に前立腺炎は起きないので，知っておく必要はあまりないでしょう．

またスルファメトキサゾール，トリメトプリム単剤では「静菌的」に作用しますが，合剤になることでシナジーがあり，多くの微生物に対して殺菌的に作用するようになっています．

2 スペクトラム

ST 合剤は本来ブロードスペクトラムな抗菌薬です．下記に細かいスペクトラムについて記載していますが，おおまかに理解するためのポイントは，「第3世代セファロスポリンとスペクトラムは非常に似ている」ことです．グラム陽性球菌では黄色ブドウ球菌と肺炎球菌に有効．グラム陰性桿菌では腸内細菌全般に有効で，インフルエンザ菌にも感受性があります．感受性があれば，尿路感染症や肺炎の治療ももちろん可能です．

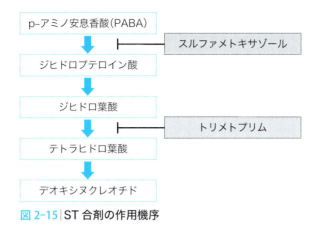
図 2-15 ST 合剤の作用機序

さて細かくスペクトラムを見ていくと，グラム陽性球菌では，黄色ブドウ球菌（MRSA 含む），肺炎球菌に有効です．A 群溶連菌には活性が弱いので，in vitro で感受性があっても除菌できないので A 群溶連菌の咽頭炎に使用してはいけません．

黄色ブドウ球菌に有効ですが，小児では臨床的に有効であるとするデータが少ないため，積極的な使用は避けたほうがよいでしょう．肺炎球菌にも本来有効ですが，地域によって感受性が異なるので，注意して使用する必要があります．

グラム陰性桿菌では，腸内細菌（大腸菌，*Klebsiella* spp., *Enterobacter* spp., *M. morganii*, *Proteus* spp.），細菌性腸炎の原因となる *Salmonella* spp., *Shigella* spp., そしてインフルエンザ菌，病原性は弱いものの耐性度の強い *S. maltophilia*, *B. cepacia*，人畜共通感染症である *Brucella* spp.などに感受性があります．

その他の分類で重要なのは，グラム陽性桿菌のリステリアです．第 1 選択薬はアンピシリンですが，ペニシリンアレルギーの患児では第 2 選択薬として使用可能です．細胞内寄生菌の *B. pertussis*，猫ひっかき病の *B. henselae*，放線菌の一種である *Nocardia* spp., 真菌である *P. jirovecii*，原虫の *Toxoplasma gondii*, *Plasmodium* spp., *Cyclospora* spp., *Cystoisospora*，非結核性抗酸菌の *Mycobacterium marinum*, *M. fortuitum*, *M. kansasii*, *M. szulgai* などにも有効です．

上記のその他の微生物のなかで重要なのは *L. monocytogenes*, *B. pertussis*, *B. henselae* です．いずれも第 1 選択薬ではありませんが，第 2 選択薬として使用可能です．

3 小児における ST 合剤の使い方

さて小児で実際に ST 合剤を使用する場面を考えてみます．もちろんニューモシ

スチス肺炎やCyclospora spp.などの原虫感染症があれば，第1選択薬として使用すべきであり，L. monocytogenesによる細菌性髄膜炎でペニシリンアレルギーのためアンピシリンが使用できない場合なども使用すべきです．ですが，これらはまれな疾患なので，それなりにコモンな疾患で考えると，以下の3つが考えられます．

> ❶ ST合剤に感受性の黄色ブドウ球菌感染症の内服治療
> ❷ ST合剤に感受性のグラム陰性桿菌感染症の内服治療
> ❸ 予防内服として用いる場合

① ST合剤に感受性の黄色ブドウ球菌感染症の内服治療

　小児では，データが少ないため，積極的にST合剤の使用をすすめませんが，他に選択肢がない場合は考慮してもよいでしょう．具体的にはMRSAによる関節炎や骨髄炎，蜂窩織炎です．特に米国では市中獲得型MRSAが問題となっており，ST合剤やクリンダマイシンで治療せざるを得ない状況があります．MRSAによる蜂窩織炎に対して，ST合剤はよい選択肢であるという報告[2]と，効果が高くないという報告[3]とがあり，賛否両論です．そのためST合剤をMRSAの治療に使用する場合は，軽症例に限って使用すべきであり，骨髄炎や関節炎などでは点滴ではバンコマイシン，内服であればクリンダマイシン，リネゾリドを優先させるべきです．皮膚・軟部組織感染症でも軽症例に限定すべきなので，もちろん黄色ブドウ球菌による血流感染症に対してST合剤を使用してはいけません．

② ST合剤に感受性のグラム陰性桿菌感染症の内服治療

　筆者が一番使用することが多いのは，このパターンです．ST合剤感受性の大腸菌やクレブシエラ，エンテロバクターなどによる尿路感染症であれば，迷わずST合剤を使用します．ESBL産生菌でもST合剤に感受性があれば，問題なく治療できます．

③ 予防内服として用いる場合

　ST合剤は予防内服としてもよく使用されています．成人領域ではP. jiroveciiの予防として処方されることが多いですが，小児領域では膀胱尿管逆流現象（VUR：vesicoureteral reflux）の患児において，尿路感染症の予防で使用されることが多いです．尿路感染症のところで詳述しますが，VURにおける予防内服の効果は限定的なので，筆者は予防内服を強くはすすめません．

慢性肉芽腫症の患者では，ST合剤を予防的に生涯内服します．クオリティの高いエビデンスはありませんが，複数の後ろ向き研究で細菌感染症の発症率の低下が証明されているためです．ちなみに，ST合剤を予防内服することで予防できる感染症には，*P. jirovecii* だけではなく，*Nocardia* spp.，*L. monocytogenes*，*T. gondii*，*Cyclospora* spp.，*Cystoisospora* spp.があります．

4 副作用

　副作用は多岐にわたりますが，その原因のほとんどがスルファメトキサゾールです．頻度の高いのは消化器症状（嘔気，嘔吐，下痢，食欲不振）と薬疹，光過敏で，おおよそ1～4％程度の頻度で起こります．多形性滲出性紅斑やStevens-Johnson症候群などの重症の薬疹が生じることもあるので，皮疹が出現したら，速やかに中止すべきです．

　またあまり知られてはいませんが，無菌性髄膜炎をきたして，めまいや失調，頭痛を訴えることもあります．

　腎機能が低下している患児に投与すると，腎障害も起こしますが，可逆性なので，ST合剤を中止すれば，回復します．腎機能が低下している患者でどうしてもST合剤を使用しなければならない場合は，慎重に腎機能をモニターしましょう．ただしST合剤は腎尿細管でのクレアチニン分泌を阻害するために，見かけ上クレアチニンが上昇します．上昇の程度はおおよそベースラインの10％くらいの上昇なので，10％くらいの上昇であれば，中止する必要はありません．また遠位尿細管でカリウムの排泄を障害するために高K血症が起こるのも有名です．

　長期使用による骨髄抑制も有名で，予防内服以外の目的で2週間以上使用する場合は最低でも週に1回くらいは血液検査を確認します．

　ST合剤はタンパク結合率が高いため，セフトリアキソンと同様，未熟児や高ビリルビン血症を伴うような新生児では，使用してはいけません．

　他の薬物との相互作用も多く報告されています．スルファメソキゾールはタンパク結合率が高いため，タンパク結合率の高い薬物を併用していると，併用薬の効果が増強されます．具体的に注意が必要なのは，ワーファリン，メソトレキセート，フェニトイン，サイアザイド利尿薬などです．逆にインドメタシンやサリチル酸，プロベネシドと併用するとこれらの併用薬のほうがタンパクへの親和性が高いため，ST合剤が遊離し，ST合剤の効果，副作用が増強します．

　以上のように副作用が比較的多く報告されていますが，注意して使用すれば，非常に有用な抗菌薬です．

文献

1) Snodgrass WR, Anderson T. Sulphanilamide in the Treatment of Erysipelas. Br Med J ; 2 : 1156-1159, 1937
2) Khawcharoenporn T, Tice A. Empiric outpatient therapy with trimethoprim-sulfamethoxazole, cephalexin, or clindamycin for cellulitis. The American journal of medicine ; 123 : 942-950, 2010
3) Elliott DJ, Zaoutis TE, Troxel AB, et al. Empiric antimicrobial therapy for pediatric skin and soft-tissue infections in the era of methicillin-resistant Staphylococcus aureus. Pediatrics ; 123 : e959-966, 2009

10 テトラサイクリン

POINT

- 小児では，適応は限られている．絶対適応と相対適応をしっかりと押さえる．
- 絶対適応はリケッチア感染症のみ．
- 相対適応は難治性のマイコプラズマ肺炎，MRSA 感染症，*S. maltophilia* や *B. cepacia* による感染症．
- バイオアベイラビリティは非常によい．ただし空腹時に投与する．
- 歯牙着色以外の副作用も理解しておくこと（成長障害，消化器症状，前庭症状，尿毒症，劇症肝炎）．

初めて開発されたテトラサイクリンは Chlortetracycline です．これは *Streptomyces aureofaciens* という細菌から 1948 年に分離されました．ペニシリン G と同様，最初のテトラサイクリンは天然テトラサイクリンだったのです．その後 5 つのテトラサイクリンが開発されましたが，現在主に使用されているのはドキシサイクリンとミノサイクリンです．

テトラサイクリンは小児ではあまり使い慣れない抗菌薬の 1 つですが，その一番の理由は副作用です．歯牙着色という恒久的な副作用を起こす可能性があるため，永久歯に生え変わっていない児では，原則使用すべきではありません．

1 作用機序と薬剤耐性の獲得機序

構造式を図2-16，17 に示します．中心にある 4 つの連なった 6 員環が特徴的です．テトラサイクリンは受動拡散あるいは pH 依存性のトランスポーターを介して，細菌内へ侵入します．細菌内へ入ったテトラサイクリンは，リボソーム 30S サブユニットに結合することによって，抗菌力を発揮します．アミノグリコシドと同じです．ちなみに 50S サブユニットに結合するのはマクロライドでした．リボ

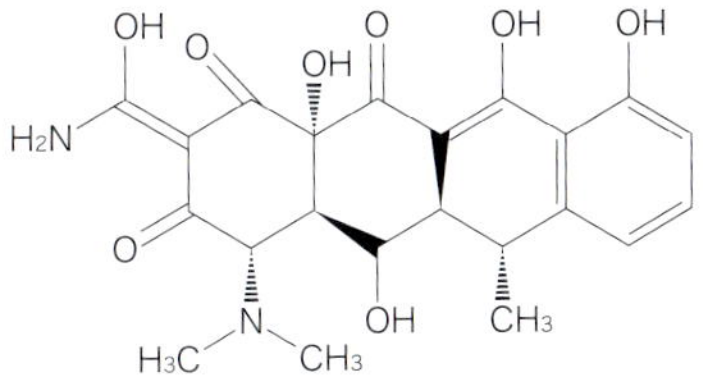

図 2-16 | ドキシサイクリン

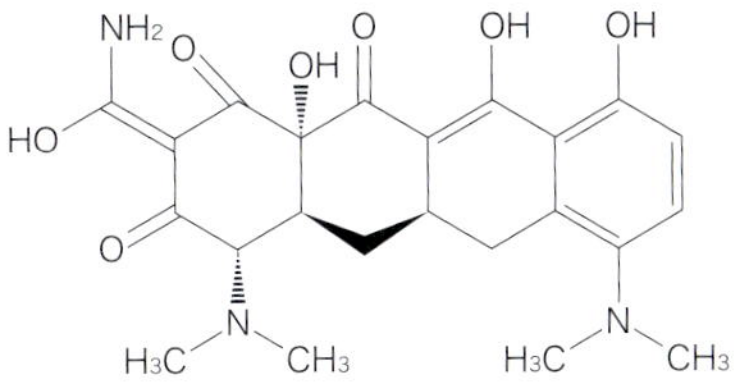

図 2-17 | ミノサイクリン

ソームでは mRNA の配列をもとにタンパク質の合成を行っていますが，ここにテトラサイクリンが結合することによって，翻訳がうまくできなくなり，静菌的に作用するのです．

多くの抗菌薬は細菌との結合部位の変異によって，耐性を獲得することがほとんどですが，テトラサイクリンの場合は結合部位の変異は少なく，耐性のほとんどが排出ポンプの増加によるものです．この汲み出しポンプによる耐性は，テトラサイクリン系すべてに共通するため，テトラサイクリン系抗菌薬のうちのどれか 1 つに耐性を獲得すると，すべてのテトラサイクリンに耐性を獲得します．

ドキシサイクリンもミノサイクリンもバイオアベイラビリティは非常によく，いずれも 90〜100％です．吸収されたドキシサイクリンとミノサイクリンは，ともに髄液，腹水，肺，副鼻腔，胆道，肝臓，前立腺，骨などにもよく分布します．ただし，腎臓に移行するのはドキシサイクリンだけです．ミノサイクリンは腎臓への移行性はよくありません．

排泄経路については，ミノサイクリンは肝代謝で，腎臓からは数％しか排泄されません．このため腎不全の患者でも投与量の調節は不要です．肝不全の患者では肝代謝なので，減量が必要そうですが，実際には不要とされています．肝不全の患者でもミノサイクリンの蓄積が起きないためです[1]．

一方ドキシサイクリンは不思議な抗菌薬で，およそ 90％が小腸から排泄されていきます．腎臓も肝臓も経由しないので，腎不全でも肝不全でも投与量の調節は基本的に不要です．ミノサイクリンもドキシサイクリンも腎不全患者でも肝不全患者でも投与量の調節が不要なのはありがたいです．

ただし，ミノサイクリンは数％が腎臓から排泄されるため，末期の腎不全ではその影響が無視できなくなるため，投与を避けるべきとされています．またミノサイクリンでは軽度の BUN の上昇を引き起こすため，軽度の腎障害では問題となりませんが，末期腎不全では尿毒症を引き起す可能性があるので，その場合はドキシサイクリンを使用した方が賢明です．

2 スペクトラム

　テトラサイクリンは意外に幅広いスペクトラムを誇ります．なかでも最も特徴的なのは「細胞内寄生菌に有効である」ことです．ツツガムシ病や日本紅斑熱の原因となる *Rickettsia* spp., Q 熱の原因となる *Coxiella burnetii*, *C. pneumoniae*, *C. trachomatis*, *M. pneumoniae* などに有効です．

　グラム陽性球菌では，黄色ブドウ球菌に活性がありますが，ドキシサイクリンよりもミノサイクリンの方が活性は高いです．

　グラム陰性桿菌ではインフルエンザ菌，大腸菌，*Klebsiella* spp., *Aeromonas hydrophila*, *Campylobacter* spp., *Pasteurella multocida*, *B. cepacia*, *S. maltophilia* などに有効であり，グラム陰性球菌では淋菌や髄膜炎菌などの *Neisseria* spp. などにも感受性があります．

　ライム病の原因となる *Borrelia* spp., *Brucella* spp., 梅毒や *Leptospira* spp. などのスピロヘータ，マラリア，赤痢アメーバ，非結核性抗酸菌である *Mycobacterium marinum* にも有効であり，非常に幅広いスペクトラムを誇ります．しかもほとんどがあまり聞き慣れないマイナーな細菌ばかりです．正直覚えきれないので，テトラサイクリンを使いこなすコツは，「テトラサイクリンにしかできないことを理解する」ことです．

3 小児におけるテトラサイクリンの使い方

　8歳未満(厳密には永久歯に生え変わっていない小児)では，原則禁忌であることから，使用機会はそう多くはありません．8歳1か月になっていても，永久歯に生え変わっていなければ，原則使用すべきではありません．

　日本で小児においてテトラサイクリンの出番があるとすれば，リケッチアによる感染症であるツツガムシ病や日本紅斑熱です．リケッチア感染症では，小児でも第1選択薬はテトラサイクリンです．第2選択薬はクロラムフェニコールとシプロフロキサシンですが，副作用を考慮するとクロラムフェニコールは使いづらいです．シプロフロキサシンは確固たる治療効果が実証されてないため，やはり第1選択薬はテトラサイクリンです．リケッチアの治療は，テトラサイクリンにしかできない，絶対適応の感染症です．

　さて相対適応となる疾患は，主に3つです．ただしあくまでも相対適応であって，第1選択薬ではないので，注意して下さい．

❶マイコプラズマ，クラミドフィラ，レジオネラなどの細胞内寄生菌による肺炎

❷ MRSA による皮膚・軟部組織感染症，骨髄炎/関節炎など
❸ 院内感染症でしばしば問題となる *B. cepacia* や *S. maltophilia* などによる感染症

　マイコプラズマ肺炎などの細胞内寄生菌による感染症に対してテトラサイクリンは確かに有効です．しかも日本ではもはや去痰剤と化したマクロライドの濫用により，マクロライド耐性マイコプラズマが市中に蔓延しており，第1選択薬であるマクロライドが使いにくくなっています．テトラサイクリンの使用が問題とならないような年齢の児であれば，ドキシサイクリンやミノサイクリンを第1選択として使用しても差し支えありませんが，やはり永久歯に生え変わっていないような8〜9歳以下の小児では使うべきではありません．フルオロキノロンの項でも記載したように，8〜9歳以下の，歯牙着色や骨形成不全のリスクがある年齢では，第1選択はマクロライド，入院を要するような重症例に限定してキノロンを使用するのが好ましいでしょう．

　もう1つの相対適応である MRSA 感染症においても，MRSA 感染症に対するミノサイクリンの有効性を示したデータが小児では非常に乏しいのが現状です．MRSA 感染症であれば，基本的にはバンコマイシンなどの抗 MRSA 薬を使用すべきです．しかし，点滴が難しい，あるいは副作用の面で抗 MRSA 薬が使えない場合に代替薬の1つとして検討します．この場合も治療薬の優先順位としては，クリンダマイシン＞ST 合剤＞ミノサイクリン，の順番です．

　3つ目の *B. cepacia* や *S. maltophilia* などによる感染症の治療薬の第1選択薬は ST 合剤なので，副作用のために ST 合剤が使用できない場合に代替薬として使用します．

　さて，実際に使用する際の注意点としては，以下の2点があります．

●——併用薬，食事に注意

　ミノサイクリンは2価あるいは3価のイオン（マグネシウム，鉄，カルシウム，アルミニウムなど）とキレートを作り，吸収率が半分以下になります．併用薬や食事には十分注意します．基本的には食後ではなく，空腹時投与が望ましいです．牛乳はもちろんカルシウムたっぷりなので，一緒に飲んではいけません．

●——ペニシリンとのアンタゴニズム

　古い報告ですが，肺炎球菌性髄膜炎に対して，ペニシリンと chlortetracycline を併用した場合とペニシリン単独を比較した場合，chlortetracycline を併用した

場合の方が予後が悪かったという報告があり[2]，ペニシリンとテトラサイクリンの併用にはアンタゴニズムがあるのではないかと考えられています．ペニシリンとの併用は避けたほうが賢明です．

4 副作用

テトラサイクリンは歯牙に沈着し，歯牙黄染をきたすのはあまりにも有名です．歯牙着色の副作用は総投与量に比例するとされていますが[3]，どの程度の投与量なら問題ないのか，明確ではありません．

またテトラサイクリンは歯牙だけではなく，カルシウムとキレートを作って骨にも沈着し，成長障害をきたすことも知られています．したがって小児では，副作用の懸念を上回るメリットがない限り，使うべきではありません．

消化器症状（悪心，嘔吐，下痢，食欲不振など）が起きやすいのも有名です．

またミノサイクリンはタンパク合成を阻害するため，合成を阻害されたアミノ酸が体内で増えるため，結果として BUN が上昇します．末期腎不全ではこの影響が無視できないので，使用してはいけません（ドキシサイクリンは使用できます）．まれですがミノサイクリンによる前庭障害（可逆性）や劇症肝炎なども押さえておきましょう．

文献

1) Jonas M, Cunha BA. Minocycline. Ther Drug Monit；4：137-145, 1982
2) Lepper MH, Dowling HF. Treatment of pneumococcic meningitis with penicillin compared with penicillin plus aureomycin；studies including observations on an apparent antagonism between penicillin and aureomycin. AMA Arch Intern Med；88：489-494, 1951
3) Grossman ER, Walchek A, Freedman H. Tetracyclines and permanent teeth：the relation between dose and tooth color. Pediatrics；47：567-570, 1971

11 クリンダマイシン

> **POINT**
> - マクロライドが乱用されている日本では，海外よりもクリンダマイシン耐性が多い．
> - バイオアベイラビリティがよいが，カプセル製剤しか存在しないため，小児では出番が少ない．
> - グラム陽性球菌，嫌気性菌にスペクトラムがあり，第2選択薬や併用薬として使われることが多い．
> - ブドウ球菌，溶連菌による重症感染症ではトキシン産生抑制を狙って積極的にクリンダマイシンを使用した方がよい．

クリンダマイシンはリンコマイシン系の抗菌薬です．リンコマイシンは *Streptomyces lincolnensis* から分離された抗生物質で，これに改良を加えたのがクリンダマイシンです．クリンダマイシンのほうがバイオアベイラビリティ，抗菌活性が高いため，現在ではリンコマイシンは市場から姿を消しました．

1 作用機序と薬剤耐性の獲得機序

クリンダマイシンはマクロライド系抗菌薬と同様，リボソーム50Sサブユニットに結合してタンパク合成を阻害し，静菌的に作用します．作用部位はマクロライドと同じです．このため，マクロライド耐性だとクリンダマイシン耐性の可能性が高くなり，この耐性機序を Macrolide-Lincosamide-Streptogramin (MLS) 耐性と呼んでいます．リボソーム50Sサブユニットに結合するその他の抗菌薬としては，ストレプトグラミン系抗菌薬であるキヌプリスチン・ダルホプリスチン，オキサゾリジノン系抗菌薬であるリネゾリド，ケトライド系抗菌薬であるテリスロマイシン (2003年発売，2011年発売中止) があり，交叉耐性を誘導する可能性があります．つまりマクロライド耐性だとリネゾリドも効かなくなることが理論上はありえますが，現時点ではまだそのような報告はありません．

さて，マクロライドとクリンダマイシンの交叉耐性は非常に有名で，クリンダマイシンに感受性であってもマクロライド耐性であれば，クリンダマイシン使用中に耐性化する危険があります (誘導耐性)．

最近は感受性試験を測定する機械で自動的にクリンダマイシンへの誘導耐性がないかどうかがチェックされていますが，まだ細菌検査室でDテストを行っている

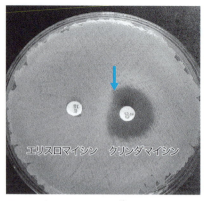

図 2-18 D-Zone test[1)]
クリンダマイシンの阻止円がエリスロマイシン側で小さくなっており，形が"D"となっていることから，D-zone testと呼ばれている．この現象が見られた場合，クリンダマイシンに対して誘導耐性があり，使用してはいけない．

施設もあるかもしれません．**図2-18**のようにエリスロマイシンとクリンダマイシンのディスクを培地上に置いておくと，エリスロマイシン耐性，クリンダマイシン感受性であっても，エリスロマイシンとクリンダマイシンの重なる部分には阻止円ができません．この場合はDテスト陽性となり，誘導耐性があるためクリンダマイシンは使ってはいけません．

　ちなみに誘導耐性が存在するのはブドウ球菌とレンサ球菌です．特に黄色ブドウ球菌とA群溶連菌，B群溶連菌では誘導耐性の報告があるため，Dテストを行う必要があります．

　クリンダマイシンはバイオアベイラビリティがよいため，内服でも点滴でも治療効果は変わりません．そのため成人では内服で治療することが多いですが，日本ではクリンダマイシンの剤形はカプセルしかないため，小児に内服薬で使用する機会は非常に少ないです．

2 スペクトラム

　クリンダマイシンはグラム陽性球菌と嫌気性菌に活性があります．グラム陽性球菌では，ブドウ球菌，溶連菌，Viridans group のレンサ球菌，肺炎球菌に感受性がありますが，腸球菌は苦手です．嫌気性菌に関しても横隔膜より下の原因微生物である *Bacteroides fragilis* の感受性が低下していると言われていますが，米国の報告[2)]では30％弱がクリンダマイシン耐性と言われており，腹腔内感染で使用す

る際には注意が必要です．皆さんの施設でのアンチバイオグラムを確認しておくのがよいでしょう．

また基本的にはグラム陰性桿菌のカバーはありません．*M. pneumoniae* に活性があると言う人がたまにいますが，活性はありません．新生児で問題となる *M. hominis* にはクリンダマイシンは有効ですが，おそらく「マイコプラズマ」違いで勘違いしているのでしょう．その他の微生物として *T. gondii* や *Actinomyces* spp.，*Nocardia* spp.，*Babesia* spp. などに感受性がありますが，これらの微生物はかなりレアで，クリンダマイシンはこれらの感染症において第1選択薬ではないので，使用する機会はまずないでしょう．

またクリンダマイシンは熱帯熱マラリアや三日熱マラリアに有効であり，キニーネやクロロキンと併用して使用されることがあります（単剤では予防，治療ともに使用してはいけません）．

3 小児におけるクリンダマイシンの使い方

小児でクリンダマイシンを使う機会は実はあまり多くありません．βラクタムアレルギーの小児に対して，A群溶連菌性咽頭炎や蜂窩織炎の治療に対して，アモキシシリンやセファゾリンの代わりにクリンダマイシンを使用する機会もありますが，それほど多くないでしょう．特に内服治療の場合，クリンダマイシンの剤形がカプセルしかないため，使用頻度もさらに低くなります．

あとは頸部膿瘍や腹腔内膿瘍に対してセフトリアキソンと併用したり，あるいは嫌気性菌やブドウ球菌を狙って，肺膿瘍，膿胸の治療に使用したり，などですが，やはりそれほど頻度の高い感染症ではありません．

クリンダマイシンには黄色ブドウ球菌やA群溶連菌のトキシン産生を抑制する作用があるため，壊死性筋膜炎やトキシックショック症候群に対して，併用されることがあります．

嫌気性菌感染症，ブドウ球菌，レンサ球菌感染症に対して，第2選択薬として，あるいは併用薬として使われる，渋い存在がクリンダマイシンなのです．

クリンダマイシンは肝臓で代謝され，腎から排泄されていきます．基本的には腎不全でも用量調節は不要と言われていますが，腎機能が正常の場合の半減期は2時間のところ腎不全に至ると半減期は6時間程度まで延びます．そのため腎障害がある患者でクリンダマイシンを使用する場合は，副作用の出現に注意が必要です．

4 副作用

比較的頻度が高いのは消化器症状です．*Clostridium difficile* infection を起こし

やすい抗菌薬としても有名なので，クリンダマイシン投与中に下痢を認めた場合，クリンダマイシンの副作用なのか，*Clostridium difficile* infection を発症しているのかの判断が難しいです．ただ，小児では *Clostridium difficile* infection の頻度が比較的低いため，まずはクリンダマイシンの副作用を疑って抗菌薬の変更，中止を検討すべきです．他には味覚障害，食欲不振，嘔気・嘔吐なども認められることがあります．

クリンダマイシンの注射液には添加物としてベンジルアルコールが入っているため，特に体格の小さい新生児では使うべきではありません．中毒量は 99～234 mg/kg なので，過度の心配は無用ですが，体格の小さな低出生体重児では注意したほうがよいでしょう．

文献
1) Daum RS. Clinical practice. Skin and soft-tissue infections caused by methicillin-resistant Staphylococcus aureus. The New England journal of medicine；357：380-390, 2007
2) Snydman DR, Jacobus NV, McDermott LA, et al. National survey on the susceptibility of Bacteroides Fragilis Group：report and analysis of trends for 1997-2000. Clinical infectious diseases：an official publication of the Infectious Diseases Society of America；35：S126-134, 2002.

12｜メトロニダゾール

POINT
- 具体的な処方例としては，*Clostridium difficile* infection，脳膿瘍，穿孔性腹膜炎，腹腔内膿瘍，アメーバ赤痢，トリコモナス，ランブル鞭毛虫など．小児ではいずれも頻度が低いため処方する機会は少ない．
- 内服薬は存在するが，錠剤しかなく，その内服薬も錠剤があまりに巨大なため，やはり小児では処方する機会は少ない．

メトロニダゾールの先祖は医薬品の nitroimidazole です．nitroimidazole は真菌の *Streptomyces* から分離された抗菌薬です．主にトリコモナス原虫の治療薬として使われていましたが，あまり効果が高くないため，フランスで研究・改良されて誕生したのが，メトロニダゾールです．構造式はこんな感じです（**図2-19**）．

構造式を見るとわかりますが，他の抗菌薬に比べると小さいです．前述の通り，もともとはトリコモナス原虫の治療薬として使用されていましたが，1962年に腟トリコモナスの患者に併存していた歯肉炎がメトロニダゾール投与後に改善したこ

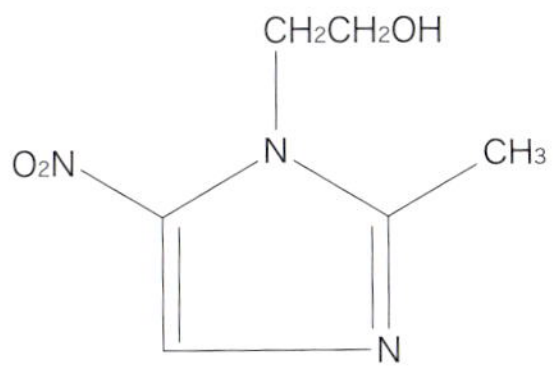

図 2-19 | メトロニダゾール

とから，「嫌気性菌にも効くのではないか？」と注目されました．それ以降，「嫌気性菌にも有効」というデータが出てくるようになり，現在のように嫌気性菌用の抗菌薬としての地位を築きます．

1 | 作用機序と薬剤耐性の獲得機序

メトロニダゾールは原虫または細菌によって還元されることで，抗原虫作用，抗菌作用を示します．還元されたメトロニダゾールが DNA 合成を阻害して，殺菌的に作用します．獲得性のメトロニダゾール耐性は非常に珍しく，まれに耐性となることもあるようですが，はっきりとした薬剤耐性の獲得機序はわかっていません．

2 | スペクトラム

メトロニダゾールのスペクトラムについては，メトロニダゾールを還元できる微生物が嫌気性菌と原虫だけなので，嫌気性菌と原虫にしか効きません．具体的には，ほぼすべての嫌気性菌（*Bacteroides* spp.，*Fusobacterium* spp.，*Prevotella* spp.，*Peptostreptococcus* spp.，*Clostridium* spp.，*H. pylori* など）に有効ですが，*Streptococcus milleri* グループ（*S. intermedius*，*S. constellatus*）には耐性です．原虫では，ランブル鞭毛虫，アメーバ赤痢，トリコモナスなどに有効です．

3 | 小児におけるメトロニダゾールの使い方

PK/PD 的には非常に優れた抗菌薬です．バイオアベイラビリティは 90％以上です．組織移行性も非常によく，関節，骨，髄液への移行性も抜群です．

そんなメトロニダゾールですが，小児では適応となる感染症が少ないです．適応となる疾患が小児ではまれであること，また錠剤がとても大きい（直径 10.8 mm！）ので，粉砕するとまずくて小児は飲めません．そのため，内服薬の出番もほとんどありません．成人領域では穿孔性腹膜炎，腹腔内膿瘍で嫌気性菌カバーが必要なことはよく経験しますが，小児では虫垂炎穿孔くらいでしょうか．この場合，セフメタゾールやアンピシリン・スルバクタムでカバーできるので，あえてメ

トロニダゾールを使用することもないでしょう．

トリコモナス原虫症やアメーバ赤痢，*Clostridium difficile* infection の発症頻度も低いため，使用する機会は滅多にありません．いい抗菌薬ですが，小児ではさほど出番がないのが現状です．

破傷風もよい適応ですが，最近はワクチンの普及により，小児で破傷風を経験することもほとんどありません．

実際にメトロニダゾールの出番があるとすれば，以下の3つです．
・*Clostridium difficile* infection
・脳膿瘍，硬膜外膿瘍
・*Helicobacter pylori* 感染症

小児における *Clostridium difficile* infection (CDI) は判断が非常に難しく，現在でもはっきりとした見解は出ていません．筆者が CDI として治療したことがあるのは，生体肝移植後の14歳男児の下痢の症例，市中発症の8歳男児の慢性下痢の症例の2例で，決して多くはありません．

脳膿瘍や硬膜外膿瘍では，感染ルートによりますが，膿瘍なので複数菌感染で，嫌気性菌の関与もよくあります．メトロニダゾールには髄液移行性があるので，中枢神経の膿瘍で，嫌気性菌のカバーをしたい時には，非常によい適応です．

Helicobacter pylori 感染症ですが，小児でも最近は胃潰瘍が増えてきており，筆者も何度か経験したことがあります．小児の場合は貧血精査で上部内視鏡検査で胃潰瘍が見つかるパターンが多いようです．このような時にはアモキシシリンとプロトンポンプインヒビターと一緒にメトロニダゾールを処方します．

上記のように，今のところ小児ではメトロニダゾールの出番は少ないですが，メトロニダゾールが必要な感染症は存在するので，上手に使いこなして下さい．

4 副作用

メトロニダゾールで有名な副作用は神経症状です．頻度が比較的高いものとして，末梢神経障害が知られています．用量が多いほど起きやすいので，脳膿瘍などで投与量が多い時は要注意です．また一過性に尿の色が暗赤色になることもあり，嘔気，嘔吐，食欲不振，下痢などの消化器症状なども要注意です．

小児では，出番が少ないメトロニダゾールですが，嫌気性菌治療薬として，頭頸部の感染症や腹腔内感染症などに対して，使用して下さい．

13 | クロラムフェニコール

> **POINT**
> - 日本では使用する機会はまずないが，医療資源の乏しい地域ではまだまだ使用する機会が多い．
> - 小児での主要な原因微生物である，肺炎球菌，インフルエンザ菌，髄膜炎菌などに有効．

　クロラムフェニコールの歴史は古く，米国で1949年に認可されたのが最初です．効果抜群だったのですが，再生不良性貧血の報告が相次ぎ，市場から消えつつあります．しかし，広いスペクトラムを誇り，グラム陽性球菌，グラム陰性桿菌，嫌気性菌，そしてスピロヘータ，リケッチア，クラミジア，マイコプラズマなどにも有効です．バイオアベイラビリティもよく，組織移行性も抜群，そして価格が安いため，腸チフスなどでは今でも使用され，発展途上国では第1選択薬として使われることも多いです．日本では出番が少ない抗菌薬ですが，簡単に説明します．

1 | 作用機序と薬剤耐性の獲得機序

　クロラムフェニコールは人類で初めて化学合成で作られた抗菌薬です（図2-20）．おなじみのペニシリンは *Penicillium notatum*（現在は *P. chrysogenum*）から分離精製された世界初の抗生物質でした．

　クロラムフェニコールはリボソーム50Sサブユニットに結合し，タンパク合成を阻害することで静菌的に作用します．例外的に肺炎球菌，インフルエンザ菌，髄膜炎菌には殺菌的に作用します．髄腔移行性も高いため，クロラムフェニコールは細菌性髄膜炎に使用できます．

　薬剤耐性の獲得機序は主に2つで，細胞膜の透過性が落ちることによって，クロラムフェニコールが細菌内に入れなくなるか，排出ポンプで汲み出されるか，のどちらかです．

2 | スペクトラム

　クロラムフェニコールのスペクトラムは非常にブロードです．グラム陽性球菌である黄色ブドウ球菌，腸球菌，溶連菌，グラム陰性桿菌では大腸菌，*Klebsiella* spp.，*Serratia* spp.，*Enterobacter* spp.，そして腸チフスにも感受性があります．他にも猫ひっかき病の原因菌である *B. henselae* や Q熱の原因菌である *C. bur-*

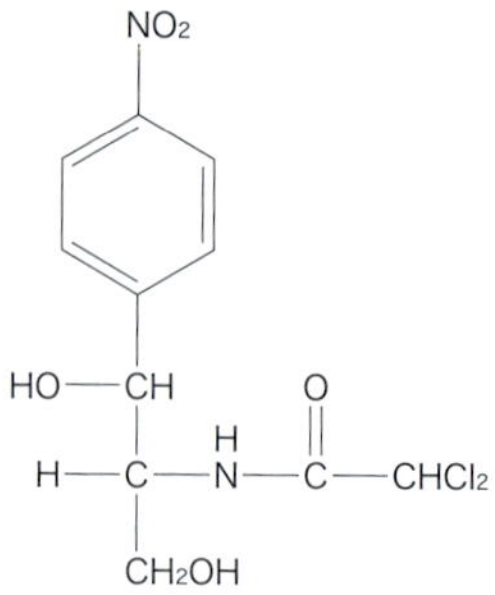

図 2-20 | クロラムフェニコール

netii、スピロヘータの *Borrelia recurrentis*、梅毒、マイコプラズマ、リケッチア、クラミジアなどにも有効です．

3 | 小児におけるクロラムフェニコールの使い方

　日本では小児にクロラムフェニコールを使用する機会は基本的にはありません．スペクトラムは広く，クロラムフェニコールで治療できる感染症はたくさんありますが，より安全な抗菌薬で治療可能なので，あえてクロラムフェニコールを優先する理由がありません．そのため，発展途上国での腸チフス，髄膜炎菌感染症，インフルエンザ菌感染症，肺炎球菌感染症の治療など，医療資源が限られている場合にその使用機会は限られます．

4 | 副作用

　骨髄抑制，可逆的な骨髄抑制と非可逆的な再生不良性貧血の2つがあります．可逆的な骨髄抑制はクロラムフェニコールがミトコンドリアのタンパク合成を阻害することによって生じる副作用です．クロラムフェニコールの直接的な薬理作用の1つによって生じ，結果として汎血球減少をきたします．クロラムフェニコールの薬理作用なので用量依存性で，クロラムフェニコールを中止すると回復します．

　もう1つの骨髄抑制は非可逆的な再生不良性貧血です．重篤な再生不良性貧血は 24,500～40,800 人に1人の割合で生じます[1]．この論文では一般人口に比較して 13 倍のリスクとされていますが，日本での再生不良性貧血の発症頻度が人口 100 万人当たり年間 5 人程度なので，多少リスクが高くなるという理解に間違いはなさそうです．また小児では発症頻度は決して高くはありませんが，白血病との関連も疑われています[2]．

　これらの副作用は用量依存性ではないこと，現在の日本にはもっと安全な代替薬

が多数あることから,あえてクロラムフェニコールを使用する必要性はないでしょう.

グレイベイビー症候群も,クロラムフェニコールを悪名高き抗菌薬にした代表的な副作用です.グレイベイビー症候群は,腹部膨満,嘔吐から始まり筋弛緩をきたし,やがて循環不全となって死亡する,非常に重症の疾患です.

新生児ではグルクロン酸抱合が未熟であり,かつ尿からの排泄能が未熟なため,クロラムフェニコールの血中濃度が上がりやすいことが原因と考えられています.したがって,新生児期以降でもクロラムフェニコールの大量服薬があれば,グレイベイビー症候群を発症することがあります.発症したら交換輸血や血液吸着などで薬剤の除去が必要となります.

文献
1) Wallerstein RO, Condit PK, Kasper CK, et al. Statewide study of chloramphenicol therapy and fatal aplastic anemia. JAMA ; 208 : 2045-2050, 1969
2) Shu XO, Gao YT, Linet MS, et al. Chloramphenicol use and childhood leukaemia in Shanghai. Lancet ; 2 : 934-937, 1987

14 | ホスホマイシン

POINT
- 吸収率は悪いが,ESBL産生菌に感受性のある貴重な内服抗菌薬の1つ.
- O157による腸炎に対して積極的に使用すべきかどうかは,議論があるところだが,筆者は使用しない.

ホスホマイシンはスペインで1971年に発売されたのが最初です.日本では1981年から発売されていますが,腸炎に用いられることが多く,腸管出血性大腸菌O157:H7感染症に使用すると,溶血性尿毒症症候群の予防になるのではないかという後ろ向き研究が日本にあります[1].ただしこれには異論も多く,本書を執筆している段階では決着はついていません(ちなみに筆者は使いません.詳細は腸炎のところで述べます).

1 | 作用機序と薬剤耐性の獲得機序

ホスホマイシンは細胞壁合成阻害薬です.βラクタム系抗菌薬がペプチドグリカンの架橋形成における最後の合成を阻害するのに対し,ホスホマイシンは細胞壁の

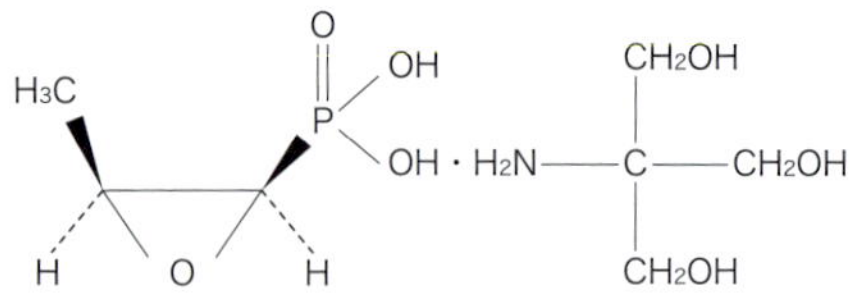

図 2-21 ホスホマイシン

　ペプチドグリカン合成初期段階のエノールピルビル転移酵素を阻害することで抗菌作用を発揮します．この作用機序は他の抗菌薬とは別個のものであるため，交叉耐性は起こりません．

　またユニークな作用として，ホスホマイシンは尿管の扁平上皮細胞への細菌の親和性を低下させる作用も持っています[2]．これが尿路感染症で多用される理由の1つです(**図2-21**)．

　日本で使用されているホスホマイシンはホスホマイシンカルシウム水和物です．バイオアベイラビリティは12〜25%[3,4]と報告されており，あまりよくありません．海外で使用されているのは，fosfomycin tromethamine という製剤でバイオアベイラビリティは35〜60%なので，ずいぶん差があります．*in vitro* では耐性化しやすいのですが，実際の臨床現場では耐性化は比較的少ないです[5]．

　海外では成人では3 g/dose を1日1回内服します．これはホスホマイシンが濃度依存性の抗菌薬であるためと，post-antibiotic effect を持っているためです．1回3 g 内服すると尿中濃度が1,000〜4,000 mg/L に達するため，少なくとも30〜40時間以上は尿中の濃度が100 mg/L 以上になります[5]．筆者は日本の添付文書通りに使っていますが，理論的には1日1回投与のほうが有効です．

2 スペクトラム

　ホスホマイシンは黄色ブドウ球菌，腸球菌(*E. faecalis*, *E. faecium*)，そしてやや活性は弱いものの *Staphylococcus saprophyticus* にも有効です．溶連菌にも感受性があり(臨床的に使用することはありませんが)，グラム陽性球菌に対して幅広く効果があります．

　グラム陰性桿菌では，大腸菌，*Klebsiella* spp., *Citrobacter* spp., *P. mirabilis* などの腸内細菌に有効です．ただし，*Enterobacter* spp. や *P. vulgaris*, *Providencia* spp., *S. marcescens* などに対しては効果は弱く，*Morganella morganii*, 緑膿菌，*A. baumannii* に対しては効果はありません．緑膿菌に有効だったとする報告もありますが[6]，これを信じて処方するだけの根拠はまだありません．嫌気性菌には効果はありません．上記のスペクトラムを見ると，尿路感染症に対しては使

い勝手がよい抗菌薬です．

3 小児におけるホスホマイシンの使い方

　唯一の出番は，ESBL産生菌やメタロβラクタマーゼ産生菌などの多剤耐性の腸内細菌による尿路感染症に対して，内服の治療薬のオプションの1つとして処方する場合です．ESBL産生菌の場合，感受性があった場合に使用できる内服薬のオプションはST合剤，フルオロキノロン，ホスホマイシンしかないため，貴重な治療薬の1つとして，海外でも見直されつつあります[7]．経静脈的治療の後に，最後の仕上げとして，内服に変更する際の治療薬の1つとして使用することは十分可能です．最初からホスホマイシンで治療できるかどうかは，まだ十分なデータがありません．特に日本のホスホマイシンはバイオアベイラビリティがよくないので，empiricにホスホマイシン内服を使用するのは現時点では避けるべきです．点滴薬も，感受性があれば尿路感染症の治療薬として，もちろん選択肢の1つとなります．empiricに使用できるかどうかは，その地域のアンチバイオグラムで大腸菌に対する感受性が80％以上あれば，ホスホマイシン点滴で尿路感染症の初期治療を開始する選択肢はあってもよいですが，筆者は行っていません．

　海外の報告では，MRSAの菌血症にホスホマイシンを併用したらシナジー効果があったという報告もあり[8]，今後は耐性菌の治療薬としてだけでなく，併用薬としても利用価値が増えてきそうです．

　国内でホスホマイシンが多用されるケースに，腸炎の治療があります．特に腸管出血性大腸菌に対して，積極的に使用したほうがよいという意見もありますが，筆者は使用していません．腸炎のところで言及していますが，腸管出血性大腸菌に対する抗菌薬の使用によって，HUSが増えるという報告，減少するという報告の両方が存在し，最新のメタ分析[9]でも，はっきりとした結論は出ていません．しかしこのメタ分析では，バイアスの大きい研究を排除したところ，抗菌薬の使用によってHUSのリスクが高まるという結果が出ています．そのため，現時点ではどちらかと言えば抗菌薬はHUSのリスクを高める可能性が高いと考えるべきです．何か治療介入をしたい気持ちはよくわかりますが，余計なことをして患者が治ろうとしているのを邪魔しないのも大切な考え方です．

4 副作用

　ホスホマイシンに特別注意が必要な副作用はあまりありません．下痢，悪心，嘔吐などが認められる程度です．

文献

1) Ikeda K, Ida O, Kimoto K, et al. Effect of early fosfomycin treatment on prevention of hemolytic uremic syndrome accompanying Escherichia coli O157：H7 infection. Clin Nephrol；52：357-362, 1999
2) Patel SS, Balfour JA, Bryson HM. Fosfomycin tromethamine. A review of its antibacterial activity, pharmacokinetic properties and therapeutic efficacy as a single-dose oral treatment for acute uncomplicated lower urinary tract infections. Drugs；53：637-656, 1997
3) Bergan T. Pharmacokinetic comparison between fosfomycin and other phosphonic acid derivatives. Chemotherapy；36 Suppl 1：10-18, 1990
4) Bergan T. Degree of absorption, pharmacokinetics of fosfomycin trometamol and duration of urinary antibacterial activity. Infection；18 Suppl 2：S65-69, 1990
5) Garau J. Other antimicrobials of interest in the era of extended-spectrum beta-lactamases：fosfomycin, nitrofurantoin and tigecycline. Clinical microbiology and infection：the official publication of the European Society of Clinical Microbiology and Infectious Diseases；14 Suppl 1：198-202, 2008
6) Neuner EA, Sekeres J, Hall GS, et al. Experience with fosfomycin for treatment of urinary tract infections due to multidrug-resistant organisms. Antimicrob Agents Chemother（Bethesda）；56：5744-5748, 2012
7) Falagas ME, Kastoris AC, Kapaskelis AM, et al. Fosfomycin for the treatment of multidrug-resistant, including extended-spectrum beta-lactamase producing, Enterobacteriaceae infections：a systematic review. The Lancet Infectious diseases；10：43-50, 2010
8) del Rio A, Gasch O, Moreno A, et al. Efficacy and safety of fosfomycin plus imipenem as rescue therapy for complicated bacteremia and endocarditis due to methicillin-resistant Staphylococcus aureus：a multicenter clinical trial. Clinical infectious diseases：an official publication of the Infectious Diseases Society of America；59：1105-1112, 2014
9) Freedman SB, Xie J, Neufeld MS, et al. Shiga Toxin-Producing Escherichia coli Infection, Antibiotics, and Risk of Developing Hemolytic Uremic Syndrome：A Meta-analysis. Clinical infectious diseases：an official publication of the Infectious Diseases Society of America；62：1251-1258, 2016

15｜抗MRSA薬

1｜バンコマイシンとテイコプラニン

POINT

- 小児では，バンコマイシン以外の抗MRSA薬を使用することは，原則ない．
- バンコマイシンのトラフ値を成人並みに必ずしも上げる必要はない．臨床的に効果があれば，その投与量で問題ない．成人と同じ考え方を持ち込まないこと．
- バンコマイシンの副作用のために，どうしても使用できない場合にのみ，リネゾリドの使用を検討する．
- テイコプラニンはバンコマイシン耐性腸球菌の治療で出番があるかもしれない．
- 残念ながら小児では（も？）ダプトマイシンの出番はない．

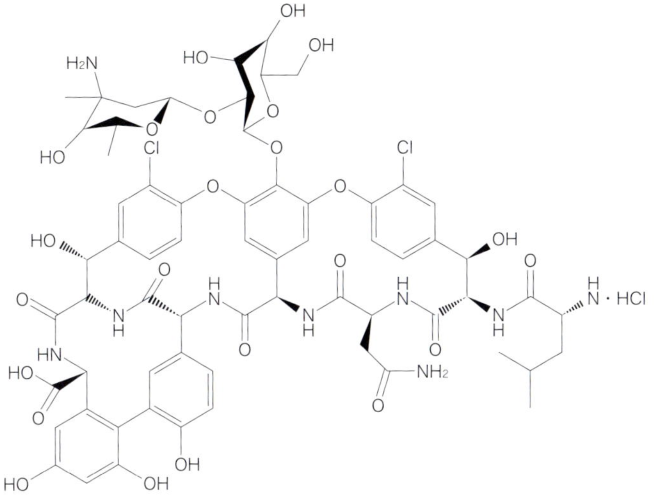

図 2-22 | バンコマイシン

　バンコマイシンは小児でも頻用して使う抗菌薬なので，しっかりと「ツボ」を押さえて下さい．適応となる感染症は成人と同じですが，至適血中濃度や治療効果は成人とは異なるので，そのあたりをしっかりと理解しましょう．
　テイコプラニン，リネゾリド，ダプトマイシンについては，小児では基本的に使用しない抗菌薬なのでここではあまり深入りせず，バンコマイシンを中心に解説します．

● 作用機序と薬剤耐性の獲得機序

　バンコマイシンとテイコプラニンは同じグリコペプチド系に属する抗菌薬ですが，バンコマイシンは非常に複雑な構造式をしています（**図2-22**）．非常に大きな分子量のため，バンコマイシンは内服してもほとんど吸収されません．
　いずれも，微生物の細胞壁のペプチドグリカン合成阻害により殺菌的に働きます．ただバンコマイシンは腸球菌に対しては静菌的にしか作用しません．また同じ細胞壁合成阻害のペニシリンとは作用部位が異なるので，アンタゴニズムは生じないと言われています．
　ちなみにバンコマイシンはグラム陰性桿菌には効果がありませんが，その理由は非常に大きな分子であるため細胞外膜から中に入っていかないためです．
　バンコマイシンは髄液と眼内への移行を除けば，非常に組織移行性のよい抗菌薬です．胸水，心外膜，関節液，骨髄，膿瘍などへの移行性も非常に良好です．

炎症がない時は髄液にほとんど移行しませんが，炎症があればそれなりに移行します．おおよそ血中濃度の20％と言われています．

また細菌性髄膜炎の時に，デキサメタゾンを併用することもありますが，これも小児と成人では，興味深い違いがあります．成人では，デキサメタゾン併用によって，髄液移行性が低下しますが，小児では変わりません[1]．

髄液移行性に関しては決して優等生とは言えないバンコマイシンですが，興味深いことに，脳実質への移行性は非常に高いことが知られています．そのため脳膿瘍であれば，問題なく治療が可能です[2]．

⦿ スペクトラム

バンコマイシンもテイコプラニンもスペクトラムは基本的にはほぼ同じです．グラム陽性球菌であるブドウ球菌（黄色ブドウ球菌，コアグラーゼ陰性ブドウ球菌），肺炎球菌やA群溶連菌などのレンサ球菌，そして腸球菌をカバーします．グラム陰性桿菌には効果がありません．カテーテル関連血流感染症の原因となる *Bacillus cereus* や *Corynebacterium* spp.にも効果があり，第1選択薬となっています．

嫌気性菌では *Clostridium* 属にも有効なので，バンコマイシンは *C. difficile* にも効きます．

⦿ 小児におけるバンコマイシンの使い方

小児においても，バンコマイシンを使う一番の理由はグラム陽性菌による感染症の治療です．MRSAによる関節炎，骨髄炎だったり，肺炎球菌による細菌性髄膜炎を想定してempiricに使ったり，カテーテル関連血流感染症のempiric therapyで使用するなど，小児でもバンコマイシンの出番は比較的多いです．

その他 *E. faecium* による血流感染症や尿路感染症，*Bacillus cereus* や *Corynebacterium* spp.などによるカテーテル関連血流感染症などもよい適応となります．

腎機能に問題がなければ，通常成人では15 mg/kg/doseを1日2回投与するのが標準です．投与量としては，AUC_{24}/MICが400以上になるように血中濃度（トラフ値）を測定しながら，投与します．近年バンコマイシンに対するMRSAのMICが上昇傾向にあるため，以前は目標トラフ値が5〜10μg/mLでしたが，現在の目標トラフ値は最低10μg/mL以上，MRSAの治療時には15μg/mL以上まで上げる必要があります．

しかし小児では必ずしもこの通りにする必要はありません．小児における至適投与量，バンコマイシンの至適血中濃度はよくわかっていないのが現状ですが[3-6]，おそらく成人よりもトラフは低くてもよいだろうと考えられています[7]．

筆者の現在のプラクティスは，初期投与量として 60 mg/kg/日 6 時間毎に投与を開始して，4 回目投与直前のトラフを測定します．この投与量で，血液培養が陰性化していたり，あるいは臨床上有効と判断できれば，トラフが低くても，投与量は変えません．逆に臨床的に治療に反応していない，あるいは血液培養などが陰性化しない場合は，20 mg/kg ずつ増量していきます．60 mg/kg/日の次は，80 mg/kg/日，100 mg/kg/日，120 mg/kg/日……と増やしていきます．投与量の一応の上限はトラフ値で 15〜20μg/mL としていますが，1 歳児で 140 mg/kg/日まで増量したことがあります（この時のトラフ値は 15〜20μg/mL でした）．

　成人ではバンコマイシン単剤での治療失敗例や，MRSA の持続菌血症が 1 週間以上持続する経験を時折しますが，小児では MRSA 感染症（血流感染症や骨髄炎，関節炎も含めて）で，バンコマイシンから他剤に変更したことは，副作用が原因で変更を余儀なくされた場合を除いて，一度もありません．

　小児領域における MRSA 感染症の治療においては，バンコマイシンでの治療失敗は基本的にはなく，小児においてはリネゾリド，ダプトマイシンの出番は原則ありません．出番があるとすれば，小児では頻度も低いですが，バンコマイシンによる重篤な副作用があってどうしても使えない時や，コアグラーゼ陰性ブドウ球菌による難治性の髄膜炎や人工物感染などです．

　感染のフォーカスと原因微生物を同定し，難治性であれば，フォーカスコントロールの問題はないか，バンコマイシンの投与量はもっと増量できるのではないか，他に熱源はないか，などを検討する必要があります．

●──副作用

　副作用は red man 症候群（静注後の発赤）が有名です．これは静注後の顔面，頸部，胸部の瘙痒感，紅斑，時に低血圧を伴うものです．Ⅰ型の即時型アレルギー反応とは異なる，非免疫学的機序によるヒスタミン分泌が原因とされており（アナフィラクトイド反応），バンコマイシンの投与速度を 1 時間以上かけることで予防できます．また静注による血栓性静脈炎や，腎障害（他の腎毒性のある薬剤—特にアミノ配糖体や利尿剤などと併用した場合），抗バンコマイシン抗体産生による血小板減少（投与開始直後から起こることがあります），投与 1 週間頃からの薬剤熱，投与半月から 1 か月くらいからの好中球減少などもあります．腎障害は成人では時々経験しますが，小児ではまだ筆者は経験したことはありません．成人に比して，副作用は少ない印象があります．

　テイコプラニンですが，小児でも使用する機会はあまりありません．これは，バンコマイシンとテイコプラニンが同じグリコペプチド系でスペクトラムがほぼ同じ

であるため，よりデータのあるバンコマイシンが好んで使われているためです．例えばペニシリン耐性肺炎球菌感染症（PRSP）による細菌性髄膜炎に対して，「バンコマイシンとテイコプラニンのどちらを併用するか」と言われれば，おそらく皆さんはバンコマイシンを選択するでしょう．テイコプラニンでの髄膜炎の治療データがほとんどないためです．もしかしたらテイコプラニンのほうがよい治療成績を残せるかもしれませんが，実際の臨床現場でギャンブルはできないのでやはり治療成績の豊富な薬剤を選択すべきです．

しかしテイコプラニンの出番はあります．バンコマイシン耐性腸球菌（VRE）の治療の際です．VREは現在，*vanA*，*vanB*，*vanC*，*vanD* のフェノタイプに分かれます．*vanA* はバンコマイシン，テイコプラニンの両方に高度耐性を示します．*vanB* はバンコマイシン耐性ですが，テイコプラニンに感受性があります．したがって分離されたVREが運よく *vanB* なら，テイコプラニンで治療できる可能性があります．*vanC* はバンコマイシン低感受性でテイコプラニンに感受性があります．時折臨床現場でも分離される，*E. casseliflavus* や *E. gallinarum* という腸球菌は *vanC* 遺伝子を持っているので，バンコマイシンよりもテイコプラニンのほうが治療効果が高いと考えられています．*vanD* は *vanB* に類似しており，*vanD* 遺伝子を持つ腸球菌に対しても，テイコプラニンが使用できる可能性があります．つまり，*vanB*，*vanC*，*vanD* 遺伝子を持つ腸球菌であれば，バンコマイシンが耐性でも，テイコプラニンが有効である可能性があります．

2 リネゾリド

> **POINT**
> - 小児ではバンコマイシンがどうしても使えない時のみ使用を考慮する．
> - 成人よりも副作用の頻度は低いかもしれない．

リネゾリドはオキサゾリジノン系という新しい系統の抗菌薬です．米国に登場したのは2000年なので，まだ歴史は浅い抗菌薬です．そのため小児での有効性，有害事象の発症率もまだはっきりしていません．また小児では基本的にバンコマイシンで治療が完遂できるので使用する機会は滅多にありません．

● 作用機序と薬剤耐性の獲得機序

リネゾリドはリボソーム50Sサブユニットに結合し，タンパク合成阻害によって静菌的に抗菌効果を発揮します．リネゾリドの薬剤耐性の獲得機序は非常にシン

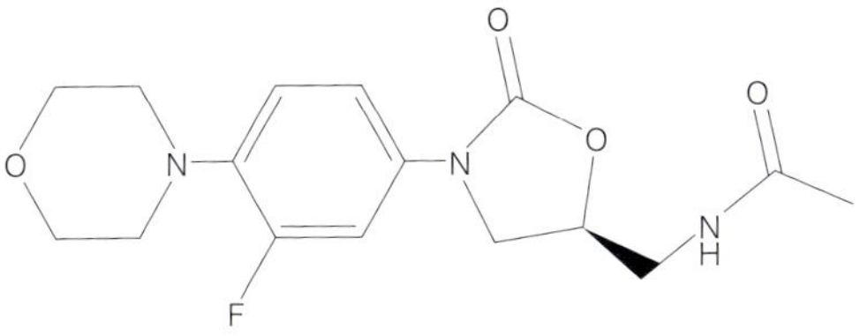

図 2-23 | リネゾリド

プルで，リボソーム 50S サブユニットの結合部位のポイントミューテーションによって，リネゾリド耐性を獲得します．現時点では，リネゾリド耐性は非常にまれです．

リネゾリドの構造式は，バンコマイシンと比べるととても小さいです（**図2-23**）．PK/PD 的にはバイオアベイラビリティ 100％が特徴で，点滴でも内服でも治療効果が変わりません．

投与されたリネゾリドはタンパク結合率が低いため（31％），体内にくまなく分布します．骨，肺，髄液などあらゆる組織への移行性が良好なため，骨髄炎，肺炎，髄膜炎などでも問題なく治療可能です．

◉ スペクトラム

リネゾリドのスペクトラムは，基本的にはバンコマイシンと同じです．グラム陽性球菌であるブドウ球菌（黄色ブドウ球菌，コアグラーゼ陰性ブドウ球菌），肺炎球菌や A 群溶連菌などのレンサ球菌，そして腸球菌をカバーします．グラム陰性桿菌には，バンコマイシンと同様効きません．

スペクトラム上のバンコマイシンとの違いは，バンコマイシン耐性腸球菌（VRE）やバンコマイシン耐性黄色ブドウ球菌（VRSA）にも有効であるという点です．したがって，リネゾリドの出番は基本的にはバンコマイシン耐性の時という極めて限定的な使い方です．筆者も小児では数える程度しか使ったことがありません．

結核や非結核性抗酸菌にも有効と言われています．小児の結核は非常にまれですが，結核が疑われる場合には使用しないようにしましょう．

C. difficile に有効と言われてはいますが，臨床的なデータが不足しており，現時点では *Clostridium difficile* infection（CDI）を疑って使用することはすすめません．そもそも小児では，メトロニダゾール，バンコマイシンで治療できないような重症の CDI は目にしないので，使用する必然性もありません．

●───小児におけるリネゾリドの使い方

　小児ではリネゾリドの出番は，基本的にはほとんどありません．

　成人領域では，バンコマイシンと比較して，「非劣性」であることを示した論文はいくつかありますが，今のところ，バンコマイシンよりもリネゾリドのほうが優れていることを報告した論文はありません．リネゾリドが得意とされているMRSA肺炎に対しても，メタ分析[8]ではバンコマイシンと比較したところ有効性に差はないことになっています．ということで，成人領域でもリネゾリドを積極的に使用する場面は現時点ではないことをまず理解して下さい．

　では，小児ではリネゾリドはどのような状況で使用するのでしょうか．バンコマイシンやリネゾリドを使用する場面は，多くはMRSA感染症ですが，成人とは異なり，小児ではバンコマイシンで治療失敗することがほとんどありません．そのため，あえてリネゾリドを使用しないといけない場面に出くわすことがほとんどないのが現状です．

　あえて使用する機会があるとすれば，何らかの理由，例えばアレルギーやバンコマイシンによる重篤な副作用が出てしまって，バンコマイシンが使えない場合や，コアグラーゼ陰性ブドウ球菌を含むブドウ球菌による難治性の髄膜炎（特にVPシャント感染）などです．小児でのリネゾリドの使用は，極めて限定的であることを理解して下さい．

●───副作用

　リネゾリドの副作用は投与量，使用期間に比例して発症頻度が増加する好中球減少と血小板減少が有名ですが，小児では副作用が起きにくいと言われており，実際に筆者の数少ない使用経験でも，好中球減少，血小板減少をきたしたことは今のところありません．

　使用に際して「成人と比較して副作用が少ない」ことは利点となりますが，非常に高額の薬であり（グラムあたりで計算すると金よりも高い！），有効性に関してはバンコマイシンを上回る効果は現時点では証明されていません．バンコマイシンが何らかの理由で使えない時のみ，使用を検討して下さい．

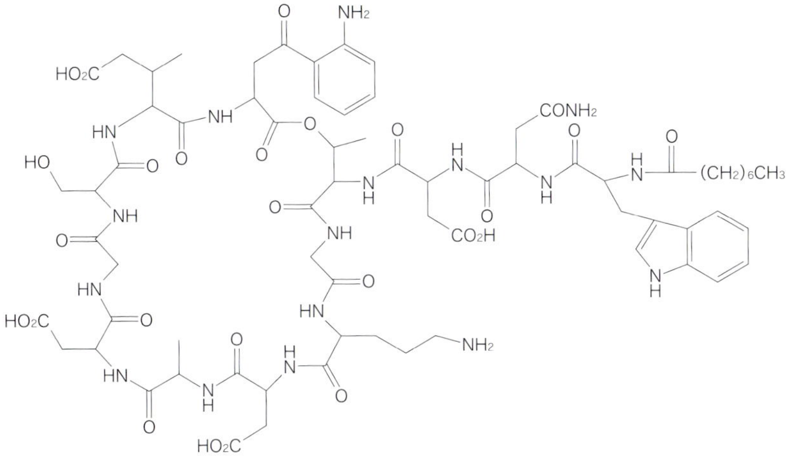

図 2-24｜ダプトマイシン

3 ダプトマイシン

POINT
- 小児ではリネゾリド以上に有効性に関するデータがない．
- 小児における薬物動態も，最適投与量も不明であり，現時点では小児では使用すべきではない．

作用機序と薬剤耐性の獲得機序

　ダプトマイシンは Streptomyces roseosporus という放線菌から単離される環状リポペプチドと呼ばれる抗菌薬で，図2-24 のようにとても大きい構造をしています．ダプトマイシンの正確な作用機序はまだ理解されていませんが，細菌の細胞膜に結合してカリウム排出による膜の急速な脱分極を起こして，タンパク，DNA，RNA の合成を阻害し，殺菌的に作用します．抗菌作用は濃度依存性です．
　肺胞サーファクタントで不活化されるため，肺炎には使えません．
　ダプトマイシン耐性の獲得機序については，今のところはっきりとわかっていませんが，ダプトマイシンに対する黄色ブドウ球菌の MIC が治療中に上昇し，耐性化することが報告されています[9]．このため，長期間治療例や治療中にも再度細菌が検出される場合には，ダプトマイシンの感受性検査を治療中に再検すべきとされ

ています.

　ダプトマイシンは分子量が大きく，内服ではほとんど吸収されないため，治療薬は点滴しかありません．またダプトマイシンはタンパク結合率が高いため（90〜95％），血管内に多く分布します．そのため臓器への移行性があまりよくなく，肺への移行は9％，骨へは6％で，髄液移行性もよくありません[10, 11]．そのため，血流感染症には使えるものの，肺炎，骨髄炎，髄膜炎には使えないことは知っておきましょう．

　ダプトマイシンの半減期は約8時間と長いため，投与回数は1日1回です．

　ちなみに小児における有効性，安全性は2018年現在皮膚・軟部組織感染症でのみ確立されているだけで，まだまだ有効性，安全性ともに未知数です．ダプトマイシンの有効性と安全性は18歳未満では確立しているとは言いがたいため，使用することは現時点では避けたほうがよいでしょう．

●──スペクトラム

　基本的にはバンコマイシンやリネゾリドとほぼ同じです．グラム陽性球菌であるブドウ球菌（黄色ブドウ球菌，コアグラーゼ陰性ブドウ球菌），肺炎球菌やA群溶連菌などのレンサ球菌，そして腸球菌をカバーします．グラム陰性桿菌には，バンコマイシンやリネゾリドと同様効きません．

　スペクトラム上のバンコマイシンとの違いは，バンコマイシン耐性腸球菌（VRE）やバンコマイシン耐性黄色ブドウ球菌（VRSA）にも有効である点です．したがって，ダプトマイシンの出番は基本的にはバンコマイシン耐性の時という極めて限定的な使い方です．

●──小児におけるダプトマイシンの使い方

　さて小児では安全性も，最適投与量も不明であり（現在米国で投与量について臨床試験中），またバンコマイシンでほとんどこと足りてしまう小児において，ダプトマイシンを使用しなければならないような状況はなく，筆者も小児では一度も使用したことはありません．

　ちなみに成人でもバンコマイシン以上に有効という臨床的なデータがないため，バンコマイシンが何らかの副作用で使うことができない血流感染症に対して，バンコマイシンの代替薬として使用することがほとんどです．バンコマイシンでなかなか改善しない血流感染症にダプトマイシンを使用することが，成人ではまれにあります．しかしダプトマイシンにバンコマイシンを超える治療効果はいまだ証明されておらず，バンコマイシン以上に効果があった実感は筆者にはありません．

●──副作用

　成人で報告されている副作用として，クレアチンキナーゼの上昇とミオパチーが知られています．米国の第Ⅲ相試験では，クレアチンキナーゼの上昇が2.8％，ミオパチーが0.2％で認められました．他には好酸球性肺炎や好中球減少なども注意が必要です．

文献

1) Klugman KP, Friedland IR, Bradley JS. Bactericidal activity against cephalosporin-resistant Streptococcus pneumoniae in cerebrospinal fluid of children with acute bacterial meningitis. Antimicrob Agents Chemother（Bethesda）；39：1988-1992, 1995
2) Levy RM, Gutin PH, Baskin DS, et al. Vancomycin penetration of a brain abscess：case report and review of the literature. Neurosurgery；18：632-636, 1986
3) Frymoyer A, Hersh AL, El-Komy MH, et al. Association between vancomycin trough concentration and area under the concentration-time curve in neonates. Antimicrob Agents Chemother（Bethesda）；58：6454-6461, 2014
4) Frymoyer A, Hersh AL, Benet LZ, et al. Current recommended dosing of vancomycin for children with invasive methicillin-resistant Staphylococcus aureus infections is inadequate. The Pediatric infectious disease journal；28：398-402, 2009
5) Gordon CL, Thompson C, Carapetis JR, et al. Trough concentrations of vancomycin：adult therapeutic targets are not appropriate for children. The Pediatric infectious disease journal；31：1269-1271, 2012
6) Cole TS, Riordan A. Vancomycin dosing in children：what is the question? Archives of disease in childhood；98：994-997, 2013
7) Frymoyer A, Guglielmo BJ, Hersh AL. Desired vancomycin trough serum concentration for treating invasive methicillin-resistant Staphylococcal infections. The Pediatric infectious disease journal；32：1077-1079, 2013
8) Walkey AJ, O'Donnell MR, Wiener RS. Linezolid vs glycopeptide antibiotics for the treatment of suspected methicillin-resistant Staphylococcus aureus nosocomial pneumonia：a meta-analysis of randomized controlled trials. Chest；139：1148-1155, 2011
9) Fowler VG Jr, Boucher HW, Corey GR, et al. Daptomycin versus standard therapy for bacteremia and endocarditis caused by Staphylococcus aureus. The New England journal of medicine；355：653-665, 2006
10) Mangili A, Bica I, Snydman DR, et al. Daptomycin-resistant, methicillin-resistant Staphylococcus aureus bacteremia. Clinical infectious diseases：an official publication of the Infectious Diseases Society of America；40：1058-1060, 2005
11) Steenbergen JN, Alder J, Thorne GM, et al. Daptomycin：a lipopeptide antibiotic for the treatment of serious Gram-positive infections. The Journal of antimicrobial chemotherapy；55：283-288, 2005

16｜内服抗菌薬の使い方

POINT

● バイオアベイラビリティを理解する．

16 内服抗菌薬の使い方

- 外来で抗菌薬を処方する機会は非常に少ない．
- 外来でも感染症診療の原則は同じ．微生物診断，臓器診断をして（想定して）から抗菌薬を処方する．軽症なら経過観察のオプションも検討する．

内服抗菌薬を処方する場面は，下記3つに限定されます．

❶外来で処方する
❷静注抗菌薬からの「スイッチ」
❸予防内服

まず，処方機会の多い，外来での内服抗菌薬の使い方について述べます．

1 外来での内服抗菌薬の使い方

小児科医として使いこなしたい内服抗菌薬のリストを提示します（抗ウイルス薬，抗真菌薬除く）．

	一般名	商品名
ペニシリン	ベンジルペニシリンベンザチン	バイシリンG®
	アモキシシリン	ワイドシリン®
	アモキシシリン・クラブラン酸	クラバモックス®
セファロスポリン	セファレキシン	ケフレックス®
	セファクロル	ケフラール®
マクロライド	クラリスロマイシン	クラリス®
	アジスロマイシン	ジスロマック®
テトラサイクリン	ドキシサイクリン	ビブラマイシン®
	ミノサイクリン	ミノマイシン®
その他	クリンダマイシン	ダラシン®
	ST合剤	バクタ®
	ホスホマイシン	ホスミシン®
	シプロフロキサシン	シプロキサン®
	レボフロキサシン	クラビット®

「あれ？」と思われた方，処方機会の多い第3世代セファロスポリンの内服がリストにありませんね．またキノロン系もトスフロキサシン（オゼックス®）ではなく，あえて保険適用のないシプロフロキサシンやレボフロキサシンが入っています．テ

ビペネム(オラペネム®)もありません。これらの理由は以下を参照(Chapter 2-4「カルバペネム」p 87, 同 2-8「フルオロキノロン」p 108)。

さて外来で抗菌薬を使用する理由は多くの場合,
①「軽症」のうちに治しておきたい
②そもそも入院適応にならない,「軽症」の感染症に処方
のいずれかです。まれに重症あるいは入院適応なのに, 入院拒否して外来治療を希望するケースもあるかもしれませんが, 基本的には上記2つが外来で抗菌薬を使用する理由です。つまりいずれにせよ,「軽症」の感染症を扱っている認識が必要であり, 場合によっては, 抗菌薬を処方せず, 経過観察すら可能なはずです。また処方する場合も原因微生物を必ず同定, あるいは想定して処方します。

POINT 外来における抗菌薬処方

- 外来での治療対象は「軽症」の患者。慌てて抗菌薬を処方する必要はない。
- 処方が必要な時は, 迅速検査や血液培養, 尿培養を用いて原因微生物の同定を必ず行う。

具体的な症例を用いながら, 外来で抗菌薬を処方すべきかどうかについて説明します。

●────症例

● 4か月女児

> 朝から38℃の発熱。夜になって39℃まで上昇したため, 夜間救急外来を受診した。上気道症状なし。体温以外はバイタルに異常なく, 身体所見上明らかな以上所見は認めない。全身状態は良好で, あやすと笑う。

このようなケースで「念のため」とか,「感染予防」という理由をつけて, 抗菌薬を処方した経験はないでしょうか。このケースは fever without source という病態なので(☞Chapter 4), occult bacteremia の可能性, 尿路感染症の可能性をまず考えます。尿培養や血液培養を行ってから抗菌薬を処方するか, 行わないのであれば, 抗菌薬は処方すべきではありません。培養せずに抗菌薬を処方することによって, 後医が感染症の診断ができずに困ることが多々あるからです。また安易に抗菌薬を処方しても, 細菌感染症の予防はできません。抗菌薬を処方するなら, 必ず培

養をとり，菌を想定，確定してからにします．「培養なくして処方なし！」です．

● 2歳男児

> 2日前から，38℃台の発熱が出現した．前日より鼻汁，咳嗽が出現し，その後も発熱が続くため，夜間救急外来を受診した．受診時39℃の発熱を認める以外にバイタルに異常がなく，身体所見上は咽頭発赤を認めるが，頭，目，耳，鼻，喉，胸部に異常所見を認めない．飲水可能であり，全身状態は良好．

発熱で発症し，第2病日から鼻汁，咳嗽，咽頭発赤が出現しています．Chapter 3でいうところの典型的な「風邪」にあたるので，この時点では経過観察です．
さて，この男児は10日ほど経過して，再度外来を受診しました．

> 2週間前に外来を受診後，2日ほどで自然解熱したが，その後も鼻汁，咳嗽が続くため，小児科外来を受診した．夜間から特に朝方に湿性咳嗽が多いとのこと．夜間睡眠中や昼寝の時に，咳でよく目が覚める．起きている時は，咳嗽はそれほど目立たない．熱はなく，バイタルに異常はない．頭，目，耳，鼻，喉，胸部にも異常所見を認めない．

この症例では，10日前はウイルス性上気道炎と診断して経過観察にしましたが，解熱はしたものの，鼻汁，咳嗽だけが続いています．また咳のために睡眠中に何度も目が覚めてしまっています．症状として咳嗽が目立つため，気管支拡張薬や去痰薬で治療しているケースは非常に多くありますが，このケースは典型的な副鼻腔炎です（☞Chapter 5，196頁参照）．細菌性副鼻腔炎を合併したと考えて，抗菌薬の処方を検討します．自然治癒率も25％程度であることから経過観察してもよいですが，睡眠が障害されていることを考慮して高用量アモキシシリンを処方します．

● 1歳2か月女児

> 1週間前から鼻汁，咳嗽が出現．受診当日朝より発熱があり，夜間救急外来を受診した．受診時39.5℃の発熱を認める．Hibワクチンと小児用肺炎球菌ワクチン（PCV 13）は接種済み．心拍数170，呼吸数44．本人はおもちゃで遊んでいる．左耳の鼓膜の発赤・膨隆を認める以外は特に異常所見を認めない．

このケースは中耳炎の疑いが強いです．1 歳 2 か月女児で尿路感染症のリスクはあるので，できれば尿検査はしておきたいところです（☞ Chapter 5，201 頁参照）．尿検査に異常がなければ，経過観察可能かを考えますが，2 歳未満で高熱が出ているので，高用量アモキシシリンを使用します．

● 8 か月男児

> 3 日前から 38℃台の発熱，鼻汁，咳嗽が出現した．受診当日朝より 40℃まで体温が上昇したため，夜間救急外来を受診した．受診時 39.5℃の発熱を認める．Hib ワクチンと小児用肺炎球菌ワクチン（PCV 13）は接種済み．体温 39.5℃，心拍数 170，呼吸数 50，SpO$_2$ は 96％．ミルクは普段通り飲めているが，機嫌は悪い．聴診上両肺で湿性ラ音を聴取する．胸部 X 線写真では肺門部の気管支陰影の増強を認めるが，明らかな肺炎像は認めない．

　小児科外来で，診察上は「肺炎かな」と思っても，実際に胸部 X 線写真では明らかな異常陰影がない場合はよくあります．今回の症例は，胸部 X 線写真でははっきりした肺炎像はないものの，鼻汁，咳嗽などの呼吸器症状が目立ち，多呼吸，軽度の SpO$_2$ 低下があることから，下気道感染の可能性があります．このような症例では，実際にどのように対応すればよいでしょうか．

　抗菌薬の処方を考える前に，まずは原因微生物をしっかりと想定することが必要です．この月齢だと，ウイルス性が多く，ついで肺炎球菌などによる細菌性が考えられます（☞ Chapter 5，225 頁参照）．

　思春期くらいの患者と違って，この月齢ではよい喀痰が取れる可能性は低いので，筆者は必ずしも喀痰グラム染色は行っていません（もちろん喀痰が取れそうなら，取ります）．グラム染色で原因微生物のあたりがつけばよいですが，多くの場合は良質の喀痰が取れないことが多いので，臨床症状でウイルス性か，細菌性かの鑑別をつけます．

　この症例では，全身状態が比較的よいと判断すれば，経過観察しますが，呼吸状態や全身状態に若干の不安があるなら，肺炎球菌を念頭にアモキシシリンを処方します．入院が必要と判断すれば，アンピシリンでの治療が妥当です．

● 5 歳女児

> 入院前日より 38℃台の発熱，乾性咳嗽を認め，近医を受診．感冒の診断でア

16 内服抗菌薬の使い方

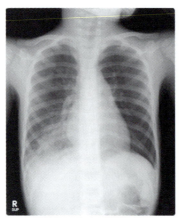

図2-25｜胸部X線写真
右下葉に浸潤影を認める．

ジスロマイシンが処方された．入院当日になり乾性咳嗽が悪化し，体温は39℃まで上昇したため，近医を再受診．胸部X線写真で右下葉に浸潤影（**図2-25**）を認めたため，当院を紹介受診した．

座位で会話は可能．食欲あり．陥没呼吸なし．体温40.0℃，SpO₂ 95％（room air），心拍数120回/分，呼吸数28回/分．咽頭発赤があり，右下葉でわずかに喘鳴を聴取する．

5歳女児で乾性咳嗽が主体です．胸部X線写真では浸潤影ははっきりしていますが，聴診所見に比較的乏しく，喘鳴をわずかに聴取するのみです．経過からはマイコプラズマ肺炎を疑います．ただし全身状態，呼吸状態も比較的良好で，外来で経過観察できそうです．そうすると，抗菌薬はアジスロマイシンを選択します．しかし，マクロライド耐性のマイコプラズマが蔓延しており（☞ Chapter 5），マイコプラズマ肺炎の治療に対してマクロライドを信用していない方も多いかもしれません．最初から小児で保険適用のあるトスフロキサシン（オゼックス®）を処方する方もいるでしょう．

しかし，筆者はあえて，アジスロマイシンを使用しています．理由はそもそも自然軽快が期待できる感染症であること，マクロライド耐性マイコプラズマは，感受性菌に比べて有熱期間が数日間有意に延長するが，通常重症化せずに軽快するため，過度に恐れる必要はないと考えられているからです[1]．

キノロンは緑膿菌を含めてカバーできる，非常にブロードスペクトラムの抗菌薬で，かつ比較的耐性を誘導しやすい抗菌薬です．安易に使用すると，キノロン耐性

マイコプラズマの蔓延だけでなく，キノロン耐性の大腸菌やクレブシエラの蔓延などが起こるかもしれません．そのしっぺ返しは医師ではなく，子どもたちに返ってきます（成人ではすでにキノロン乱用によるキノロン耐性菌の蔓延が起きています）．

ですので，まずはマクロライドを使用し，「それでも改善しないのでどうしても」という時にキノロンを使用します．その場合は小児で安全性に関する情報の蓄積が高いシプロフロキサシン（採用がなければレボフロキサシン）を選びます．

外来での抗菌薬使用について，症例を用いながら，説明してきましたが，上記以外の適応も含めてまとめると，

- A群溶連菌による咽頭炎に対して，アモキシシリン
- 急性細菌性中耳炎に対して，高用量アモキシシリン
- 急性細菌性副鼻腔炎に対して，高用量アモキシシリン
- 入院を要さない肺炎に対して，高用量アモキシシリン，あるいはアジスロマイシン
- 膀胱炎に対して，ST合剤，セファレキシン
- 外来で経過を見ることができそうな伝染性膿痂疹や蜂窩織炎に対してセファレキシン（A群溶連菌と原因微生物が判明していれば，アモキシシリン）

動物咬傷，外傷などの特殊な例を除き，一般的な小児科外来で抗菌薬を処方するケースは上記くらいです．

抗菌薬処方の機会は極めて少ないことを理解しましょう．ちなみに筆者が小児科外来（午前で30人くらい），救急外来当直（一晩で20人くらいの夜間救急）で抗菌薬を処方する頻度は，1日1回あるかどうかです．

2 静注抗菌薬からのスイッチ

さて内服抗菌薬は必ずしも外来でのみ使用するわけではありません．入院した小児たちを点滴の抗菌薬で治療した後，ある程度よくなれば，内服抗菌薬に切り替えて退院を検討します．入院時に培養を提出し，培養陽性で結果が返ってくれば，内服抗菌薬を選ぶのはそれほど難しくはありません．尿路感染症での尿培養，深頸部膿瘍などでドレナージできた場合の培養結果，質のいい喀痰がとれた場合の喀痰培養などを参考に，感受性があり，そのなかでスペクトラムが狭く，バイオアベイラビリティのよい抗菌薬を選べばよいのです．

ただいつも培養結果が返ってくるわけではありません．乳幼児の細菌性肺炎，ド

表 2-6 | 静注抗菌薬と内服抗菌薬の対応表

静注抗菌薬	内服抗菌薬
アンピシリン	アモキシシリン
アンピシリン・スルバクタム	アモキシシリン・クラブラン酸
セファゾリン	セファレキシン
クリンダマイシン	クリンダマイシン
ミノサイクリン	ミノサイクリン
アジスロマイシン	アジスロマイシン
シプロフロキサシン	シプロフロキサシン
レボフロキサシン	レボフロキサシン

ドレナージが不要な扁桃周囲膿瘍，真夜中に整形外科医を呼び出せない病院での細菌性関節炎や骨髄炎の初期治療，あるいは抗菌薬の先行投与があったために培養が陰性となった尿路感染症などのように，培養を提出できない場合，あるいは，培養陰性が予想される場合は，最初から内服抗菌薬へ移行しやすい抗菌薬を優先するのも1つの考え方です．

　例えば深頸部膿瘍でセフォタキシムとクリンダマイシンの組み合わせで治療するのではなく，アンピシリン・スルバクタム単剤で治療したり，蜂窩織炎であれば，セファレキシンへつなげることを考えて，セファゾリンで治療したり．最初から，吸収率のよい内服抗菌薬のあるものを使用するのも，重要な考え方の1つです（**表2-6**）．

> **POINT**
> 静注の抗菌薬を使用する時に，終わり方を考えて使う．すなわち内服抗菌薬のある抗菌薬を優先するのも重要．

　すでに培養で菌が確実に捕まりそうな時，例えば尿路感染症で尿グラム染色に菌が見えているような時には，後で de-escalation が可能なので，多少広域抗菌薬を使用しても大きな問題はありません．

　内服抗菌薬への変更は，菌血症がなく，以下の「ポイント」の条件を満たせば可能です．

> **POINT** 静注から内服抗菌薬への変更の条件
> - 48時間以上解熱している．
> - 下痢など消化管からの薬物の吸収に問題がない．
> - バイオアベイラビリティのよい抗菌薬がある．

3 予防内服

最後に予防内服についてです．予防内服の適応例を下記に示します．

- 髄膜炎菌・インフルエンザ菌b型感染症後の，濃厚接触者へのリファンピシンの予防内服
- 尿路感染症再発予防のためのST合剤内服
- 骨髄移植や固形臓器移植，ステロイドやその他の免疫抑制剤投与患者におけるニューモシスティス肺炎発症予防のためのST合剤内服
- 骨髄移植，固形臓器移植患者におけるサイトメガロウイルス予防のためのガンシクロビル
- 慢性肉芽腫症患者での細菌感染予防のためのST合剤，アスペルギルス予防のためのイトラコナゾール内服
- ハイリスク患者における抜歯時の感染性心内膜炎の予防
- ハイリスク患者における水痘曝露後のアシクロビル予防内服
- ハイリスク患者におけるインフルエンザ感染症の曝露後予防

　VUR患者における尿路感染症の予防と，髄膜炎菌・インフルエンザ菌b型感染症後の濃厚接触者へのリファンピシンの予防内服については，それぞれ尿路感染症と髄膜炎の章で言及するので，ここでは，歯科処置の際の感染性心内膜炎予防について触れます．

　歯科処置での感染性心内膜炎の予防は非常に限られます．これは実際に行われた研究で，歯科処置に伴う感染性心内膜炎の発症頻度が極めてまれであること，また歯科処置に限らず，食事や歯磨きなどの日常生活でも一過性の菌血症が起きているので，歯科処置の時だけ予防内服を行うことが，あまり合理的ではないと考えられるようになったためです．

　例えば，心室中隔欠損症をパッチで閉鎖した後に歯科処置をする場合は，術後6か月以内であれば予防内服が必要で，6か月を経過していれば不要です．これはパッ

表 2-7 | 感染性心内膜炎予防のための抗菌薬[2]

		処置の 30〜60 分前に 1 回のみ投与	
		成人	小児
経口	アモキシシリン	2 g	50 mg/kg/dose
経口投与ができない場合	アンピシリン	2 g	50 mg/kg/dose
	セファゾリン or セフトリアキソン	1 g	50 mg/kg/dose
ペニシリンアレルギーの患者	セファレキシン	2 g	50 mg/kg/dose
	クリンダマイシン	600 mg	20 mg/kg/dose
	アジスロマイシン or クラリスロマイシン	500 mg	15 mg/kg/dose
ペニシリンアレルギーの患者で経口投与ができない場合	セファゾリン or セフトリアキソン	1 g	50 mg/kg/dose
	クリンダマイシン	600 mg	20 mg/kg/dose

チを欠損部に当てて，6 か月が経過すれば内皮と一体化するからで，ハイリスクではなくなるからです．一方，心室中隔欠損症をパッチで完全に閉鎖できなかった場合は，この内皮化が期待できないので，予防内服が必要です．

呼吸器系の処置では，扁桃摘出術や気管支鏡で生検をする場合，下記のハイリスク患者では予防投与の適応です．気管支鏡で観察するだけでは予防投与の対象とはなりません．膿胸や胸水貯留でドレナージをする時も予防投与の適応です．

以前と異なり，現在は消化器，泌尿器系の手技の際に抗菌薬の予防投与は推奨されていません．これは消化管・泌尿器系の常在菌で感染性心内膜炎のリスクとなるのが腸球菌のみで，腸球菌が感染性心内膜炎を起こす頻度が低いこと，腸球菌の耐性化が進んでいることなどが理由です．

感染性心内膜炎のハイリスクでかつ歯科処置の際に予防的抗菌薬の適応となる患者[2]は以下の通りです．

- 人工弁置換術後
- 感染性心内膜炎の既往がある
- チアノーゼ性先天性心疾患（BT シャントなどの姑息的手術後も含む）
- 先天性心疾患で 6 か月以内に人工物を使用した根治術がなされている
- 先天性心疾患で，人工物で欠損部を閉鎖したが，residual defect が人工物の近傍にある心臓移植後

予防内服のレジメンは**表2-7**の通りで，処置前 1 回のみです．

文献

1) 和田陽一．マクロライド系抗菌薬耐性マイコプラズマの病像に関する検討．Infectious Agents Surveillance Report（IASR）；33：266-267, 2012
2) Wilson W, Taubert KA, Gewitz M, et al. Prevention of infective endocarditis：guidelines from the American Heart Association：a guideline from the American Heart Association Rheumatic Fever, Endocarditis, and Kawasaki Disease Committee, Council on Cardiovascular Disease in the Young, and the Council on Clinical Cardiology, Council on Cardiovascular Surgery and Anesthesia, and the Quality of Care and Outcomes Research Interdisciplinary Working Group. Circulation；116：1736-1754, 2007

Chapter 3 小児の「風邪」のみかた

　小児が外来を受診する一番多い理由はおそらく「風邪」です．風邪はウイルスが原因なので，抗菌薬は効きません．ウイルス感染である「風邪」に抗菌薬が無効であることは，ほとんどの医師が知っていますが，抗菌薬が無効である「風邪」に対して実際には多くの抗菌薬が処方されています．

　これは，ウイルス感染症と細菌感染症の区別が明確にできていない，あるいは，今はウイルス感染症だけれども，抗菌薬を内服していれば細菌感染症を予防できるのではという考えからきているのだと思います．抗菌薬の濫用は耐性菌の蔓延につながるだけです．すでにマクロライドの濫用によって，マクロライド耐性のマイコプラズマ肺炎が日本中に蔓延し，小児では使用しづらいテトラサイクリンやフルオロキノロンでなければ治療ができなくなっています．本章を読んで，しっかりと「風邪」を「風邪」と診断し，不要な抗菌薬処方を減らしてほしいと思います．

　この章での最終目標は，以下の4点です．

- 治療が不要なウイルス感染症を，自信を持ってウイルス感染症と診断する．
- 内服抗菌薬で外来治療できる細菌感染症を，自信を持って診断する．
- 入院治療が必要な細菌感染症を見逃さない．
- ウイルス感染症と細菌感染症の区別が難しいグレーゾーンを適切にマネジメントする．

1│小児の「風邪」とは

　まず「『風邪』とは何か？」から説明します．漠然としたイメージを持っているかもしれませんが，学術的に定義するとなると意外に難しいものです．
　例えば，小児感染症の教科書である，Sarah S. Long の Principles and Practice of Pediatric Infectious Diseases では，「ウイルスによる急性上気道感染症で，時に下気道に感染を起こすこともあるが，基本的には自然軽快する疾患」とあります．

確かに風邪の定義としてはよいかもしれませんが，臨床の現場ではあまり役に立ちません．小児ではウイルス感染であっても，フォーカスがわかりにくいこともよく経験します．後述する fever without source もそのほとんどがウイルス感染症で，小児におけるフォーカス同定の難しさを物語っています．

また原因微生物の同定も困難です．そもそも「風邪」の原因微生物がウイルスであるかどうかは，迅速検査ができるインフルエンザや RS ウイルス，アデノウイルス，ヒトメタニューモウイルスなどでなければわかりません．自然軽快するかどうかも，わかりようがありません．つまりフォーカスも，原因微生物も，自然経過も非常にわかりにくいのです．ここに「風邪」診療の難しさがあります．そこで本書では，「風邪」の定義や原因微生物にはあまりこだわらず，実際のプラクティスで役に立つように「風邪」を症状で分類します．

2 | 「風邪」を症状で分類する

一口に「風邪」といっても，症状はさまざまです．ここでは，小児の「風邪」を大雑把に下記のように分類します．
①鼻型の「風邪」：鼻汁，鼻閉が目立つタイプ
②咳嗽型の「風邪」：咳嗽が目立つタイプ
③咽頭炎型の「風邪」：咽頭発赤が目立つタイプ
④中耳炎
⑤フォーカスがないタイプの「風邪」：fever without source

上記のうち，④は中耳炎，⑤は fever without source のところで詳述するので，ここでは①〜③に焦点を絞って解説します．

1 鼻型の「風邪」：鼻汁，鼻閉が目立つタイプ

下記は，鼻汁が目立つタイプの典型的な経過です．

> **症例1** 1歳男児．保育園に通園．3日前から，鼻汁が出現．その後徐々に鼻汁が増加し，微熱，湿性咳嗽も認めるようになったため，小児科外来を受診した．多呼吸や頻脈はなく，バイタルは微熱を認める他は異常なし．食欲もあり，機嫌もよい．身体所見上は軽度咽頭発赤を認めるが，呼吸音も含めて，明らかな異常は認めない．

2 「風邪」を症状で分類する

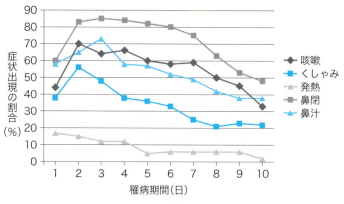

図 3-1 | 小児の上気道炎の自然経過[1]

　この病型では微生物による炎症の主体は鼻粘膜にあります．したがって，症状の主体は鼻汁・鼻閉です．症状のピークは2～3日で，時折気管支炎を併発して咳嗽が長引くことがありますが，症状の主体である鼻汁症状は，基本的には1週間も経過すれば改善に向かいます．このような経過では，原因微生物はウイルスと考えてまず間違いありません．

　この病型の自然経過は**図3-1**のようになっています．5つの症状の出現率はまちまちですが，共通して言えるのは，症状は発症して2～3日でピークとなり，その後は「悪化傾向がなく」横ばい，もしくは改善傾向になるということです．多少改善が遅くとも，悪化傾向さえなければ，自信を持って経過観察をして下さい．

　ただ小児では，普段から鼻汁が出ている児が多く見受けられるので，鼻汁の出現時期を必ず確認しておくことが重要です．受診時には熱と鼻汁があったが，実は鼻汁は1週間前から出ていて，今回の受診理由となった発熱とは無関係…ということはしばしば経験します．鼻汁の出現時期は必ず確認しましょう．

　さて小児で，「鼻汁/鼻閉があれば全員ウイルス感染症と考えてよいか」というと，そんなわけはありません．物事には当然例外があり，それは以下の3つです．
・急性細菌性副鼻腔炎
・咳嗽が多くなっているのであれば，細菌二次感染としての気管支炎/肺炎や気管支喘息の合併
・アレルギー性鼻炎

　副鼻腔炎や細菌二次感染の可能性がない，あるいは低いと考えられる場合は，自

信を持って，抗菌薬なしで経過観察できます．つまり鼻汁が多い患児をみたら，「副鼻腔炎，肺炎，気管支炎の合併はないか」「アレルギー性鼻炎の可能性はどうか」を考慮しながら診療します．比較的シンプルなアプローチです．この3つの鑑別についてはグレーゾーンもありますが，それほど難解ではありません．

急性細菌性副鼻腔炎との鑑別

急性細菌性副鼻腔炎は common disease ですが，かなりの数が見逃されている気がします．副鼻腔炎を見逃したからといって生命に危険が及ぶようなことは少ないですが，咳嗽で不眠状態の子どもと両親の負担を考えると，やはりきっちりと診断できたほうがよいです．

鼻型の「風邪」と急性細菌性副鼻腔炎は，症状はほとんど同じです．急性細菌性副鼻腔炎と急性鼻，副鼻腔炎型の「風邪」の区別の仕方は，米国小児科学会のガイドライン[2]が参考になります．

① 鼻汁や後鼻漏，日中の咳嗽などの症状が「改善がないまま」10日間以上持続している．咳嗽は夜間に増悪することが多い（持続性副鼻腔炎 persistent sinusitis）．
② 39℃以上の発熱と膿性鼻汁が少なくとも3日以上持続し，重症感がある（重症副鼻腔炎 severe sinusitis）．
③ 最初はウイルス性の上気道炎（第1相）があり，治癒しかけた第6，7病日頃に，再び38℃以上の発熱がみられたり，日中の咳嗽や鼻汁などの呼吸器症状が増悪する（第2相）（悪化する副鼻腔炎 worsening sinusitis）．

急性鼻，副鼻腔炎型の「風邪」では，通常鼻汁症状は2〜3日で，長引いても1週間以内には改善傾向となりますが，急性細菌性副鼻腔炎を合併すると，1週間を超えて，鼻汁症状が持続します．つまり，鼻汁症状の持続時間でウイルス感染症か細菌感染症かを判断しているのです．

> **POINT 急性鼻，副鼻腔炎型の「風邪」**
> 症状が1週間以内に改善傾向となるものはウイルス性，「改善のないまま」10日間以上持続するものを細菌性と判断する．

②の定義は皆さんがよくご存知の副鼻腔炎です．頭痛を伴っていたり，副鼻腔の叩打痛などのおなじみの症状が認められたりするのは，このタイプです．
③の "double sickening" や "biphasic illness" も副鼻腔炎を疑う有名な経過です．

● 細菌二次感染との鑑別

細菌二次感染との鑑別は次の咳嗽型の「風邪」のところで詳述しますが，簡単に説明すると，「当初は鼻汁が目立っていて，比較的元気もよく軽症であったが，ある時点から急に全身状態・呼吸状態が悪化したもの」を細菌二次感染の疑いと判断します．

● アレルギー性鼻炎との鑑別

アレルギー性鼻炎も症状は「風邪」とほとんど変わりませんが，アレルギー性鼻炎の場合はアレルゲンによって生じるため，季節性があったり，特定のアレルゲンの曝露後に生じたり，結膜炎を伴っていたりすることで鑑別が可能です．ただし，明確な線引きは難しいです．

以上のように，たかが「風邪」でも時に予想外の細菌感染症が紛れ込むことがありますが，やはりこの病型でも「風邪」の自然経過をよく理解することが重要です．

2 咳嗽型の「風邪」：咳嗽が目立つタイプ

> **症例2** 1歳4か月男児．2日前からの発熱，鼻汁，咳嗽を主訴に小児科外来を受診した．2日前は発熱と鼻汁が症状の主体だったが，本日より咳嗽が悪化．夜間は頻回の咳嗽のために入眠できなかったとのこと．食欲はないが，水分はとれている．バイタルサインでは体温は38.5℃，呼吸数は30回/分，SpO_2は96％．身体所見では咽頭の発赤を認め，聴診上 rhonchi を認める．

このように主な症状が咳嗽である場合は，ほとんどが急性気管支炎です．急性気管支炎も基本的にはウイルス感染症です．最初の1～2日は発熱と鼻汁，咽頭痛などの上気道症状があり，その後感染部位が徐々に気管支へ拡大して，咳嗽が主体の時期が4～5日続きます．その後回復期に入り，感染後咳嗽が1～2週間続くのが典型的な経過です．

この病態は小児科医として最もマネジメントに悩む病態です．鼻型の「風邪」に細菌二次感染（＝肺炎）を合併しているのか，それとも純粋なウイルス性の下気道感染なのか，あるいは細菌性肺炎なのか．これらの病態は多分にオーバーラップしているので，明確な区別はできません．また小児では気管切開や気管挿管でもなされていない限り，良質な喀痰を採取し，グラム染色を行うことも難しいため，細菌性と

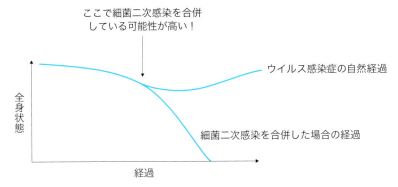

図 3-2 | 細菌二次感染の合併

ウイルス性の区別も困難です．したがって実際には，**図3-2**で示したような，あるポイントから急速に悪化傾向を示すような症例やより重症度の高い症例を細菌感染症と判断します．

逆に言うと，熱が持続していたり，咳嗽が続いていたりしても，**図3-2**のウイルス感染症の経過のように悪化のスピードが特に変化がなければ，ウイルス感染症として経過を見てよいです．

POINT

咳嗽型の「風邪」におけるウイルス性と細菌性の鑑別は以下の2点で行う．明確な鑑別は難しい．
- ある時期から急速に悪化するかどうか
- 重症度

気管支炎と細気管支炎の区別は非常に難しく，実際筆者も明確に区別できていません．この区別に悩むのは当然です．気管支に炎症があっても細気管支に炎症があっても，隣の臓器であるため，症状が劇的に異なるわけではありません．そしてしばしば両方に炎症があります．

基本的には，気管支炎は炎症が主に気管支にあるので，呼吸音はrhonchiを伴うことが多く，細気管支炎ではより末梢の気管支の炎症のため，wheezingを伴い，努力呼吸を伴うことが多いです．気管支炎も細気管支炎もともにウイルス性で，気管支炎が重症化することは通常ありませんが，細気管支炎ではしばしば重症化します．ただし重症化するのは気道が狭い2歳以下で，それ以上の年齢では免疫不全，あるいは心臓や肺に基礎疾患がない限り，重症化することはまれです．

気管支炎，細気管支炎であればウイルス感染症なので抗菌薬は不要です．抗菌薬が必要になるのは，細菌二次感染，あるいは細菌性肺炎と診断した時のみです．

ステロイドに関しては否定的な見解が多く[3]，反復性の喘鳴の既往があるなど，気管支喘息の可能性が高い状況でなければ，ステロイドの使用は正当化されません．またロイコトリエン拮抗薬に関しても賛否両論ですが，最も規模の大きなRCT[4]では有効性は否定されており，原則処方は不要です．

またRSウイルスによる細気管支炎では，β刺激薬やエピネフリンの吸入の効果は限定的であり[5,6]，ルーチンでの使用はおすすめしません．ただし外来で吸入を行ってみて，治療反応性があれば，継続してもよいでしょう．

内服の気管支拡張薬は効果が乏しく，投与は原則推奨されていません[7]．処方する場合は気休め程度に考えておきましょう．

去痰薬もエビデンスはありません．米国小児科学会のガイドラインでも，小児では有益ではないと記載されています[8]．また去痰薬により気管支の攣縮が起こる可能性もあるため[9]，基本的には処方は不要です．

筆者も両親からの強い要望がない限りは，基本的には処方していません．

咳嗽は基本的には止めないほうがよいですが，咳嗽がひどく眠れないような時には，鎮咳薬の処方も検討します．第1選択は副作用の少ないハチミツが適しています．ハチミツには鎮咳効果があることがわかっており，その効果はデキストロメトルファン（メジコン®）と同等とされています．投与量は下記の通りです．

2〜5歳	1/2 teaspoon（2.5 mL）
6〜11歳	1 teaspoon（5 mL）
12〜18歳	2 teaspoons（10 mL）

ただしボツリヌス中毒のリスクがあるため，1歳未満ではすすめてはいけません．

3 咽頭炎型の「風邪」：咽頭発赤が目立つタイプ

> 症例：8歳男児．受診前日から発熱，咽頭痛が出現した．自宅で様子を見ていたが，発熱が続くため，夜間救急外来を受診した．全頸部リンパ節腫脹と白苔を伴う咽頭発赤を認めた．鼻汁や咳嗽は認めない．

表3-1 | 急性咽頭痛の原因

感染症	ウイルス性	parainfluenza, coronavirus, rhinovirus, HSV, EBV, HIV(ARS：acute retrovirus syndrome), CMV, measles, adenovirus, influenza, enterovirus, rubella, HBV
	細菌性	A群溶連菌, C群溶連菌, G群溶連菌, 淋菌, クラミジフィラ, Arcanobacterium, Diphtheria, Mycoplasma pneumoniae, Fusobacterium nucleatum, 梅毒
非感染性		SLE, Behçet病, Stevens-Johnson症候群, 尋常性天疱瘡, 川崎病, Still病, 無顆粒球症(原因薬剤：抗がん薬, 抗甲状腺薬, 抗精神病薬, サルファ剤, 抗痙攣薬など)

　この症例は典型的なA群溶連菌による咽頭炎の症例です．このように咽頭炎型の「風邪」は鼻汁や咳嗽などが一切なく，咽頭「だけ」に炎症が認められます．自分の訴えがしっかりできる年齢であれば，「喉が痛い」という訴えがあり，その他の症状がないことで診断は比較的容易ですが，乳幼児の場合は当然このような訴えはできません．喉を観察して，発赤や白苔の有無を確認して咽頭炎か否かを判断します．この時に注意が必要なのが，咽頭が「ちょっと」赤いだけで咽頭炎と診断しないことです．小児の場合，啼泣しただけでも軽度の咽頭発赤がみられることがあるので，軽度の咽頭発赤をもってして，咽頭炎と診断しないようにしましょう．

　成人では淋菌やHIV，梅毒などの性感染症にも注意が必要ですが，日本では思春期も含めてまれなので，ここでは言及しません．

● 原因微生物

　A群溶連菌が咽頭炎の原因微生物に占める割合は，小児では15〜30％，成人では5〜10％程度と言われており[13]，細菌性の占める割合は高くありません．A群溶連菌以外の細菌として Neisseria gonorrhoeae, Arcanobacterium（グラム陽性桿菌であり，猩紅熱様の皮疹を起こすことがある），Corynebacterium diphtheria の3つが知られていますが，日常診療で出会う頻度を考えると，A群溶連菌による咽頭炎かどうかを，どのように診断(あるいは除外するか)が重要です．ちなみにC群，G群溶連菌による咽頭炎もA群溶連菌による咽頭炎とほぼ同じ臨床症状であり，リウマチ熱との関連性についても検討されていますが，明確な根拠が現時点ではないため[14]，現時点ではC群とG群溶連菌による咽頭炎は抗菌薬の適応とはなっていません．

　咽頭痛をきたす主な疾患を表3-1に，致死的疾患を表3-2にのせておきます．

表 3-2 | 致死的な咽頭痛の原因疾患

- 喉頭蓋炎
- 扁桃周囲膿瘍
- 咽後膿瘍
- 副咽頭間隙膿瘍
- Ludwig's angina
- Lemierre's syndrome

表 3-3 | A群溶連菌とウイルス性咽頭炎の特徴[17]

A群溶連菌性咽頭炎を示唆する所見	ウイルス性咽頭炎を示唆する所見
突然発症の咽頭痛	結膜炎
嚥下時の疼痛	鼻汁
発熱	嗄声
猩紅熱様の皮疹	咳嗽
頭痛	下痢
嘔気，嘔吐，腹痛	ウイルスに特徴的な発疹（麻疹，風疹など）
扁桃咽頭の発赤	特徴的な粘膜疹（水痘，手足口病など）
扁桃咽頭の滲出液	
軟口蓋の点状出血（「ドーナツ」病変）	
赤く，腫大した口蓋垂	
有痛性の前頸部リンパ節腫脹	
5～15歳	
冬季から春先（温暖な気候）	
A群溶連菌患者との接触歴	

● 診断

　A群溶連菌による咽頭炎の診断は"Centor criteria"があまりにも有名ですが，実はガイドラインでCentor criteriaに基づく診断を推奨しているのはイギリスのガイドラインだけです[15]．米国の[16,17]ガイドラインでは，「A群溶連菌性咽頭炎らしさ」「ウイルス性咽頭炎らしさ」を臨床判断で行い，迅速検査，咽頭培養でA群溶連菌感染が証明されれば治療することになっています．この「らしさ」をまとめたものが**表3-3**です．

　表3-3を簡略化したものがCentor criteria[18]です（**表3-4**）．Centor criteriaは簡便で，スコアに基づいた検査前確率がある程度わかっているので，積極的に利用すべきです．

　さてCentor criteriaの解釈の仕方については現在議論があります．Centorが提唱したCentor criteriaでは，ポイントが2～3点であれば検査を行い，陽性なら

表 3-4 | modified Centor criteria[23]

熱が 38℃以上	1 点
咳がない	1 点
圧痛を伴う前頸部リンパ節腫脹	1 点
白苔を伴う扁桃腺炎	1 点
年齢が 3～14 歳	1 点
年齢が 15～44 歳	0 点
年齢 45 歳以上	－1 点

※ 0 点なら，(その地域に溶連菌感染流行がない限り) 溶連菌感染の可能性は 2～3％．培養も抗菌薬も不要．
※ 1 点なら，4～6％．やはり培養も抗菌薬も不要．
※ 2 点なら，10～12％．迅速検査して陽性なら治療．
※ 3 点なら，27～28％．迅速検査して陽性なら治療．
※ 4 点あるいは 5 点の場合，可能性は 38～63％．迅速検査して陽性なら治療．

ば抗菌薬治療，4 点ならとにかく抗菌薬治療というものでした．年齢で修正した McIsaac らも当初は同様の見解でした[19]．

しかしその後 McIsaac らは，スコア 3 点以上で検査を行わずに抗菌薬治療を行うことで，不必要な抗菌薬処方が増えるため，スコアが高くても検査を行い，陽性例のみ治療すべきだと見解を変えました[20]．現在の海外のガイドライン[15-17]では，Centor score などの臨床症状だけに基づいて抗菌薬を処方することを推奨しておらず，検査陽性例のみ治療すべきであるという推奨に変わっています．A 群溶連菌感染症の検査前確率は Centor score 3 点で 27～28％，スコアが 4 点でも 38～63％しかありませんので，少なくとも迅速検査は行い，陽性例のみ抗菌薬を処方します．

A 群溶連菌性咽頭炎における咽頭培養の感度は 95％，迅速キットの感度は 80～90％，特異度は 95％以上です[13]．迅速検査でも十分な感度，特異度がありますが，咽頭培養に比べると，迅速検査の感度が落ちるため，A 群溶連菌による咽頭炎の頻度の高い小児では，迅速検査が陰性の場合，咽頭培養を行うことが推奨されています (back-up culture と言います)[17]．発症後 9 日以内に治療を開始すれば，リウマチ熱の予防は可能なので，培養陽性となってから治療を開始しても問題ありません．

また A 群溶連菌の潜伏期間は通常 2～4 日程度なので，潜伏期間に合致するタイミングでシックコンタクトがあれば，診断の一助になります．

さて，小児特有の問題がまだあります．IDSA のガイドラインでは，3 歳未満では，A 群溶連菌性咽頭炎を診断する必要がなく，さらに治療する必要もない，としています．この理由として，以下の 3 つが挙げられています．

① 3 歳未満ではリウマチ熱発症のリスクが極めて低い

②3歳未満ではA群溶連菌性咽頭炎の罹患率が低い．
　③3歳未満では典型的な臨床像（白苔を伴う扁桃腺炎，全頸部リンパ節腫脹など）を取ることが少なく，軽度の鼻汁や咳嗽を伴うことが多いため，診断が難しい．

　小児での罹患率については，学童期では37％ですが，5歳未満では24％，3歳未満だと10〜14％まで低下します[17]．リウマチ熱にもならないし，罹患率が低いため，検査前確率も低くなるし，しかも非典型例が多いため，ガイドラインでは診断も治療も推奨されていないのです．

　ただし，筆者はCentor criteriaで2点以上であったり，周囲の流行があったりすれば，3歳未満でもA群溶連菌の迅速検査を行い，陽性例では抗菌薬を処方しています．子を持つ親としては，やはり罹病期間の短縮は大きな意味がありますし，治療することによって，保育園や幼稚園での伝播を軽減することもできますから，3歳未満でも治療する意味はあると考えています．

　さて迅速検査もしくは咽頭培養でA群溶連菌の感染が証明されれば，確定診断となるかと言えば，必ずしもそうではありません．成人ではさほど問題になりませんが，小児では無症候性のキャリアの問題があります．冬から春の流行期には，学童期の小児の15％がA群溶連菌のキャリアであるという報告もあるため[21]，迅速検査が陽性でも，A群溶連菌による咽頭炎と断定できません．必ず2，3日後に外来でフォローするようにしましょう．実際にあった話ですが，A群溶連菌による咽頭炎と診断して，アモキシシリンを10日分処方し，「2週間後に検尿に来て下さい」と言って，次の外来の予約を2週間後にしたら，抗菌薬を内服しても熱が下がらず，実は川崎病だったというエピソードもあります．A群溶連菌性咽頭炎であれば，抗菌薬を開始すれば通常1〜3日程度で解熱します．また無治療でも通常3〜5日で解熱します[22]．抗菌薬を処方する時に，2〜3日内に解熱しなければ，必ず再受診するように指導しておきましょう．

　迅速検査，咽頭培養も陰性であれば，A群溶連菌性咽頭炎としての治療は不要です．咽頭培養の感度は95％以上と高く，しかも治療の主目的がリウマチ熱の予防にあるので，そもそも疾患頻度の低いリウマチ熱の予防のために，培養陰性のケースまで，万が一を考えて治療介入する必要はありません．

　A群溶連菌の抗体価antistreptolysin O (ASO) とantideoxyribonuclease B (ADNase B) は現在の感染を意味しないので，溶連菌による咽頭炎かどうかを判定するのには使用できません．ASOは感染後1週間後位から上昇し，3〜6週でピークになり，ADNase Bは1〜2週で上昇し始め，6〜8週がピークとなります．ASOより1〜2週間遅れて上昇すると覚えておけばよいでしょう．したがって，リウマチ

表 3-5 | 年齢毎の ASO と ADNase B の基準値[23]

年齢	ASO 平均値 (Todd Units)	ASO 基準値上限 (Todd Units)	ADNase B 平均値 (Units)	ADNase B 基準値上限 (Units)
2	52	160	46	240
3	52	120	30	60
4	52	120	49	240
5	56	160	58	320
6	72	240	76	480
7	87	240	126	640
8	110	240	166	640
9	117	240	186	640
10	126	320	166	640
11	129	320	204	800
12	141	320	219	480
全年齢	89	240	112	640

熱や post-streptococcal reactive arthritis，糸球体腎炎，小児自己免疫性溶連菌感染関連性精神神経障害 (pediatric autoimmune neuropsychiatric disorders associated with streptococcal infections：PANDAS) を疑った時に測定します．anti-streptokinase (ASK) に関しては，明確な診断根拠が決まっていないため，あえて検査をする必要はありません．

ASO と ADNase B は年齢ごとに基準値が異なります (**表3-5**)．一般的には正常上限値を超えていれば，先行する A 群溶連菌感染症の証明になります．A 群溶連菌の先行感染を強く疑っている場合は，ペア血清での評価も有効です．感度は ASO よりも ADNase B のほうが若干高いですが，保険点数も考慮して (ASO 15 点，ADNase B は 100 点)，ASO の上昇がない場合に，ADNase B を提出しましょう．

注意点としては，ASO と ADNase B はいずれも A 群溶連菌以外の感染症 (C 群や G 群溶連菌) でも陽性となることがあり，さらに A 群溶連菌のキャリア状態では持続的に陽性となります[24]．また抗体価自体は，疾患の活動性の指標とはならないため，繰り返し測定する必要はありません．

● 治療

A 群溶連菌による咽頭炎は自然寛解する疾患です．なのになぜペニシリンを処方するのでしょうか？ それには 4 つの理由があります．

❶咽頭炎そのものを治療し，症状改善を早めるため．1日だけ症状が軽快するのが早くなると言われています．
❷扁桃周囲膿瘍，咽頭後膿瘍，頸部リンパ節炎などの感染症の合併症を予防するため
❸リウマチ熱を予防するため．ただし，post-streptococcal acute glomerulo-nephritis（AGN）は予防できるエビデンスがありません．
❹周囲への伝染を予防するため．治療開始して24時間が経過すれば，感染性は消失します．

ちなみに皮膚・軟部組織感染症（膿痂疹や膿皮症）はリウマチ熱との因果関係は不明です．現時点では咽頭炎だけがリウマチ熱との関連があるのではないかとされています．

さて，治療については，A群溶連菌による急性咽頭炎の治療はペニシリン系抗菌薬が第1選択です．

・経口バイシリン®G（ベンジルペニシリンベンザチン）　5万単位/kg/日　1日3回内服（最大量120〜160万単位/日）　10日間
・アモキシシリン　50 mg/kg/日　1日1回もしくは2回内服　10日間（最大量1,000 mg/日）

ペニシリンアレルギーがあれば，
・セファレキシン　40 mg/kg/日　1日2回内服　10日間（最大量100 mg/日）
・クリンダマイシン　21 mg/kg/日　1日3回内服　10日間（最大量1,800 mg/日）
・アジスロマイシン　12 mg/kg/日　1日1回内服　5日間（最大量500 mg/日）
・クラリスロマイシン　15 mg/kg/日　1日2回内服　10日間（最大量500 mg/日）

アジスロマイシンよりクラリスロマイシンのほうが治癒率は良好ですが[25]，筆者は治療期間が短いアジスロマイシンを優先して処方しています．ただし海外と異なり，日本ではマクロライドが大量に使用されているためか，2016年のJANISの報告によると，A群溶連菌のマクロライド感受性率は63.4％しかありません．クリンダマイシンは85.8％ですが，日本ではカプセルしか剤形がないため，カプセルが内服できない児では処方ができません．

テトラサイクリン系は通常A群溶連菌には感受性がないので処方できません．

ST合剤は感受性があっても除菌できないと言われているので，これも×です．

また咽頭炎にアモキシシリン・クラブラン酸，第3世代セファロスポリン内服，レボフロキサシンなどの広域抗菌薬を用いる意義ははっきり言って「ゼロ」です．確かに3世代セファロスポリン内服5日間とペニシリン内服10日間は「同等」の治療効果があるとされています[26-29]．しかし，ペニシリンは安価かつ狭域スペクトラムであり，長年にわたって使用されてきたうえでの確立した有効性があります．そしてペニシリン耐性のA群溶連菌が存在しないことを考えると，あえて広域スペクトラムである第3世代セファロスポリンで治療する意義を，筆者は見出すことができません．IDSA[13]，AHA[16]のガイドラインでも，ペニシリンやアモキシシリンよりも高価で，耐性菌を誘導するので，たとえ5日間で治療できるからといっても，現時点では「許容できない」と明記されています．セファロスポリンのほうがアドヒアランスに優れるという意見もありますが，ペニシリンは1日1回でも十分効果があると言われており，アドヒアランスを理由に第3世代セファロスポリンを優先する理由もなくなりました．

また上気道の常在菌がβラクタマーゼを産生するために，本来GASに感受性のあるペニシリンで治療が失敗するという報告がありますが，確定はしていません．現時点ではこのような事象を懸念して，広域セファロスポリンやアモキシシリン・クラブラン酸で治療することは推奨されていません．

未来の子どもたちのために，これ以上耐性菌を増やさずに，使用できる抗菌薬をしっかりと残すことのほうが，はるかに大切です．

A群溶連菌感染症の児が入院した場合は，隔離の問題が生じますが，治療開始後，24時間が経過すれば感染性はなくなるとされているので，隔離は1日だけでよいです．

●──治療後

さて，治療後の問題について，いくつか紹介していきます．

通常治療後の培養は不要とされていますが，例外が4つだけあります．それは，①症状が続いている，②再発が疑われる，③リウマチ熱の既往がある，④リウマチ熱の既往がある患者が家族にいる，の4つです．

症状が続いている場合は，以下の4つを考えます．
A．A群溶連菌は保菌であり，別に熱源がある．
B．扁桃周囲膿瘍などの合併症が生じている．
C．抗菌薬を内服していない（アドヒアランスの問題）．

D. 再感染（地域での流行があり，A群溶連菌を再度獲得した）．特にペニシリン以外で治療している場合は可能性があります．

　再発は基本的に再感染のことが多いです．地域での流行があると考えて，再度ペニシリンで治療すればよいでしょう．セフトリアキソンやアモキシシリン・クラブラン酸などの広域抗菌薬で治療する必要はありません．
　リウマチ熱の既往がある，あるいはリウマチ熱の既往がある患者が家族内にいる場合は，治療後に再度咽頭培養を行います．陽性となれば無症状でも再度治療します．
　さて，日本では滅多にお目にかからないリウマチ熱．いくつかポイントを示します．

- リウマチ熱と診断したら，速やかにペニシリン10日間コースを開始．たとえ培養陰性でも治療する．リウマチ熱の患者の家族がA群溶連菌による咽頭炎になったら速やかに治療する．
- リウマチ熱の既往がある人がA群溶連菌による咽頭炎になると，リウマチ熱が再発するリスクが高く，適切に治療してもリウマチ熱が再発することがあるので，予防的に内服が必要となる（secondary prophylaxis）．この持続的な予防内服が最も予防効果が高い．
- A群溶連菌に罹患した直後が最も再発のリスクが高い．時間が立てば立つほど再発のリスクは小さくなる．
- 予防は弁置換などの心臓外科手術を行っても続ける．
- 予防投与の期間は**表3-6**の通りだが，患者ごとにリスクを評価し，延長するオプションもある．
- 投薬内容は**表3-7**の通りだが，日本にはペニシリンVがないため，アモキシシリン20 mg/kg/dose 1日1回で代替する．

　アモキシシリンの二次予防の投与量はガイドラインなどでも記載がありませんが，ペニシリンVの通常投与量が125〜500 mgを1日3〜4回内服なので，この量のアモキシシリンで十分と判断しています．

　リウマチ熱と鑑別すべき疾患にpoststreptococcal reactive arthritis（PSRA）があります．リウマチ熱も関節炎があるため，しばしば鑑別に苦慮しますが，いくつかの特徴から鑑別は可能です．そのポイントは以下です．

表 3-6 | リウマチ熱の二次予防（リウマチ熱の再発予防）の治療期間

カテゴリー	治療期間*
心炎あり，心障害の残存あり（弁膜症あり）	10 年間または 40 歳まで
心炎はあるが心障害の残存がなし（弁膜症なし）	10 年間または 21 歳まで
心炎なし	5 年間または 21 歳まで

＊治療期間はより長期間となるほうに合わせる

表 3-7 | リウマチ熱の二次予防（リウマチ熱の再発予防）の治療

抗菌薬	投与量
Benzathine penicillin G（Class ⅠA）	60 万単位（27 kg 以下の小児） 120 万単位（27 kg 以上） 上記を 4 週間毎※
Penicillin V（Class ⅠB）†	500 mg/日 1 日 2 回内服
Sulfadiazine（Class ⅠB）†	0.5 g（27 kg 以下） 1 g（27 kg 以上） 上記を 1 日 1 回経口投与
ペニシリン，Sulfadiazine にアレルギーがある場合 アジスロマイシン（Class ⅠC）†	5 mg/kg/dose（27 kg 以下） 250 mg（27 kg 以上） 上記を 1 日 1 回経口投与

※リウマチ熱の発症率が高い地域では 3 週間毎．4 週間毎の筋注で再発した場合も 3 週間毎の投与が推奨される．
†内服薬は筋注よりも再発率は高い．毎日内服していても，筋注には劣る．そのため低リスク患者や予防を開始して少なくとも 5 年間再発がなければ，内服のオプションを考慮してもよい．

- poststreptococcal reactive arthritis（PSRA）は A 群溶連菌性咽頭炎発症 10 日後までに，リウマチ熱による関節炎は 14〜21 日目頃に発症することが多い．
- リウマチ熱はアセチルサリチル酸に速やかに反応するが，PSRA はアセチルサリチル酸に反応しないことが多い．
- リウマチ熱の関節炎は移動性で大関節を侵すが，PSRA は大関節も小関節も軸骨格（脊椎，頭蓋骨，耳小骨，舌骨，胸郭）も侵す．
- PSRA でも弁膜症を発症することがあるため，carditis の徴候がないかどうか，数か月は経過観察すべき．1 年間予防内服をすべきと推奨するエキスパートもいる．

いわゆる「風邪」について記載しました．誰もが抗菌薬は不要であって，経過観察をしていれば自然に治るとわかっていても，つい心配になってしまって，抗菌薬のみならず，さまざまな薬を処方しがちです．日常診療で最も遭遇する疾患であり，

自然に治るので，抗菌薬を処方されてしまうと，患者も抗菌薬が効いたと思ってしまう可能性が高いです．つまり，医師が心配して抗菌薬を処方する，患者も内服して治ると思ってしまうという構図が出来上がってしまうので，抗菌薬を処方しないプラクティスがとてもリスクの高い医療行為にみえます．

ですが，世の中には，「風邪には抗菌薬は処方しない」と頑張っている開業医の先生方もいます（小児上気道炎および関連疾患に対する抗菌薬使用ガイドライン―私たちの提案―）．本書を参考にすれば，抗菌薬がなくても思いのほか患者がちゃんと治っていくことを実感できるはずです．

Column

PANDASとは？

PANDAS（pediatric autoimmune neuropsychiatric disorders associated with streptococcal infections：溶連菌感染症に関連した小児自己免疫性神経精神疾患）は，強迫性障害，チック症の亜型の1つであり，A群溶連菌感染後に悪化するものを指します．ただし現在も強迫性障害とチック症とA群溶連菌感染症に関連があるかどうかは議論のあるところであり，確立した疾患概念ではありません．PANDASという疾患概念が提唱されたのは1995年のことです．リウマチ熱の主症状にシデナム舞踏病（Sydenham chorea）がありますが，A群溶連菌感染症後にシデナム舞踏病の症状に合致しない強迫性障害があることを報告したのが最初です．以下のような診断基準も提唱されています．

①強迫性障害またはチック症の存在（あるいは両者の存在）
②発症が思春期前であること
③一過性の悪化があること（episodic course of symptom severity）
④A群β溶連菌感染との関連があること
⑤関連する神経学的異常所見を合併すること

現時点ではっきりしているのは，以下の3つです．
①A群溶連菌感染症が強迫性障害やチック症の増悪因子の1つであること
②PANDASの診断基準を満たしても，ステロイドや血漿交換，免疫グロブリン投与などの免疫調節治療を行うべきではないこと
③リウマチ熱とは異なり，抗菌薬による二次予防は不要であること

一方で以下の3つについては，議論が分かれています．

① PANDAS が強迫性障害，チック症と明確に異なる疾患であるかどうか
② A 群溶連菌感染症と PANDAS に明らかな関連性があり，その他の強迫性障害，チック症の増悪因子のなかから，A 群溶連菌感染症だけを特別な増悪因子として考えるべきかどうか
③ PANDAS を自己免疫疾患としてとらえるべきかどうか

まだ議論の余地のある疾患ですが，PANDAS であれば抗菌薬治療で速やかに症状が改善する可能性があるので，PANDAS を疑った場合は，すでに A 群溶連菌の治療後であっても，再度抗菌薬治療を行いましょう．抗菌薬は初回治療と同じでよいですが，PANDAS では A 群溶連菌が細胞内に潜伏していると考えて，アジスロマイシンを推奨するエキスパートもいます．

文献

1) Pappas DE, Hendley JO, Hayden FG, et al. Symptom profile of common colds in school-aged children. The Pediatric infectious disease journal；27：8-11, 2008
2) Wald ER, Applegate KE, Bordley C, et al. Clinical practice guideline for the diagnosis and management of acute bacterial sinusitis in children aged 1 to 18 years. Pediatrics；132：e262-280, 2013
3) Fernandes RM, Bialy LM, Vandermeer B, et al. Glucocorticoids for acute viral bronchiolitis in infants and young children. Cochrane database of systematic reviews：CD004878, 2010
4) Bisgaard H, Flores-Nunez A, Goh A, et al. Study of montelukast for the treatment of respiratory symptoms of post-respiratory syncytial virus bronchiolitis in children. American journal of respiratory and critical care medicine；178：854-860, 2008
5) Hartling L, Wiebe N, Russell K, et al. Epinephrine for bronchiolitis. Cochrane database of systematic reviews：CD003123, 2004
6) Hartling L, Bialy LM, Vandermeer B, et al. Epinephrine for bronchiolitis. Cochrane database of systematic reviews：CD003123, 2011
7) Patel H, Gouin S, Platt RW. Randomized, double-blind, placebo-controlled trial of oral albuterol in infants with mild-to-moderate acute viral bronchiolitis. The Journal of pediatrics；142：509-514, 2003
8) Smith SM, Schroeder K, Fahey T. Over-the-counter（OTC）medications for acute cough in children and adults in community settings. The Cochrane database of systematic reviews：CD001831, 2014
9) World Health Organization. Cough and cold remedies for the treatment of acute respiratory infections in young children. 2001
10) Paul IM, Beiler J, McMonagle A, et al. Effect of honey, dextromethorphan, and no treatment on nocturnal cough and sleep quality for coughing children and their parents. Archives of pediatrics & adolescent medicine；161：1140-1146, 2007
11) Cohen HA, Rozen J, Kristal H, et al. Effect of honey on nocturnal cough and sleep quality：a double-blind, randomized, placebo-controlled study. Pediatrics；130：465-471, 2012
12) Fashner J, Ericson K, Werner S. Treatment of the common cold in children and adults. Ameri-

can family physician ; 86 : 153-159, 2012
13) Bisno AL, Gerber MA, Gwaltney JM Jr, et al. Practice guidelines for the diagnosis and management of group A streptococcal pharyngitis. Infectious Diseases Society of America. Clin Infect Dis ; 35 : 113-125, 2002
14) McDonald M, Currie BJ, Carapetis JR. Acute rheumatic fever : a chink in the chain that links the heart to the throat? The Lancet infectious diseases ; 4 : 240-245, 2004
15) Excellence : NICE NIfHaC. Respiratory tract infections (self-limiting) : prescribing antibiotics. NICE clinical guidelines 2008.
16) Gerber MA, Baltimore RS, Eaton CB, et al. Prevention of rheumatic fever and diagnosis and treatment of acute Streptococcal pharyngitis : a scientific statement from the American Heart Association Rheumatic Fever, Endocarditis, and Kawasaki Disease Committee of the Council on Cardiovascular Disease in the Young, the Interdisciplinary Council on Functional Genomics and Translational Biology, and the Interdisciplinary Council on Quality of Care and Outcomes Research : endorsed by the American Academy of Pediatrics. Circulation ; 119 : 1541-1551, 2009
17) Shulman ST, Bisno AL, Clegg HW, et al. Clinical practice guideline for the diagnosis and management of group A streptococcal pharyngitis : 2012 update by the Infectious Diseases Society of America. Clinical infectious diseases : an official publication of the Infectious Diseases Society of America ; 55 : e86-102, 2012
18) Centor RM, Witherspoon JM, Dalton HP, et al. The diagnosis of strep throat in adults in the emergency room. Med Decis Making ; 1 : 239-246, 1981
19) McIsaac WJ, White D, Tannenbaum D, et al. A clinical score to reduce unnecessary antibiotic use in patients with sore throat. CMAJ ; 158 : 75-83, 1998
20) McIsaac WJ, Kellner JD, Aufricht P, et al. Empirical validation of guidelines for the management of pharyngitis in children and adults. JAMA ; 291 : 1587-1595, 2004
21) Kaplan EL. The group A streptococcal upper respiratory tract carrier state : an enigma. J Pediatr ; 97 : 337-345, 1980
22) Brink WR, Rammelkamp CH Jr, Denny FW, et al. Effect in penicillin and aureomycin on the natural course of streptococcal tonsillitis and pharyngitis. Am J Med ; 10 : 300-308, 1951
23) Kaplan EL, Rothermel CD, Johnson DR. Antistreptolysin O and anti-deoxyribonuclease B titers : normal values for children ages 2 to 12 in the United States. Pediatrics ; 101 : 86-88, 1998
24) Johnson DR, Kurlan R, Leckman J, et al. The human immune response to streptococcal extracellular antigens : clinical, diagnostic, and potential pathogenetic implications. Clin Infect Dis ; 50 : 481-490, 2010
25) Kaplan EL, Gooch IW, Notario GF, et al. Macrolide therapy of group A streptococcal pharyngitis : 10 days of macrolide therapy (clarithromycin) is more effective in streptococcal eradication than 5 days (azithromycin). Clin Infect Dis ; 32 : 1798-1802, 2001
26) Tack KJ, Hedrick JA, Rothstein E, et al. A study of 5-day cefdinir treatment for streptococcal pharyngitis in children. Cefdinir Pediatric Pharyngitis Study Group. Arch Pediatr Adolesc Med ; 151 : 45-49, 1997
27) Pichichero ME, Gooch WM, Rodriguez W, et al. Effective short-course treatment of acute group A beta-hemolytic streptococcal tonsillopharyngitis. Ten days of penicillin V vs 5 days or 10 days of cefpodoxime therapy in children. Arch Pediatr Adolesc Med ; 148 : 1053-1060, 1994
28) Aujard Y, Boucot I, Brahimi N, et al. Comparative efficacy and safety of four-day cefuroxime axetil and ten-day penicillin treatment of group A beta-hemolytic streptococcal pharyngitis in children. Pediatr Infect Dis J ; 14 : 295-300, 1995
29) Dajani AS. Pharyngitis/tonsillitis : European and United States experience with cefpodoxime proxetil. Pediatr Infect Dis J ; 14 : S7-11, 1995

Chapter 4 小児における熱源不明の発熱へのアプローチ〜fever without source〜

> **POINT**
> - 月齢別のワークアップ開始基準を知る.
> - 重要な問診事項は「シックコンタクト」「予防接種歴」．シックコンタクトはウイルス感染の"rule in"に，予防接種歴は細菌感染症の"rule out"に役立つ.
> - Hibワクチン，小児用肺炎球菌ワクチンは2回接種していれば，有効と考えてよい.
> - 小児における侵襲性肺炎球菌感染症は一旦減少したものの，再度増加傾向にあるため，予防接種歴を過信すべきではない.

 "fever without source"という概念は，小児科医にとって永遠のテーマです．"fever without source"とは「全身状態に問題がなく特異的な身体所見もない乳幼児の発熱例」のことです．fever without source はほとんどが自然軽快するウイルス性疾患ですが，重症感染症の初期あるいは重症感染症の前駆状態と考えられている occult bacteremia が紛れ込んでいる可能性があり，これをいかに診断し（あるいは除外し）治療するかというのがこの疾患概念の根本的な考え方です．

 occult bacteremia は，全身状態に問題のない乳幼児で血液培養をしてみたところ，意に反して血液培養が陽性になった菌血症のことです．菌血症がなさそうなのに，血液培養が陽性になるところから "occult bacteremia" という名前がついています．

 ここで扱うのはあくまでも「発熱」のみで受診した児で，上気道症状を伴っていたり，嘔吐していたり，下痢していたりなど，感染のフォーカスが病歴，身体所見から絞り込めるものは言及しません．またぐったりした状態で受診した場合も，通常フル・ワークアップ（髄液検査も含めた熱源精査）の対象になるので，ここでのポイントは「全身状態のよい3歳以下の発熱」にいかに対応するかです．

 ここでは，小児の発熱を以下の3つのカテゴリーに分けて説明します．
① 〜1か月

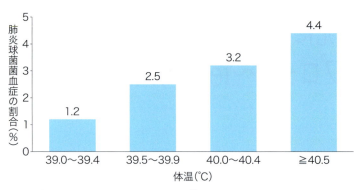

図 4-1 | 体温と肺炎球菌菌血症の関係[2]．体温が高くなるほど，肺炎球菌菌血症のリスクが高くなっている

② 1～3 か月
③ 3 か月～3 歳

それぞれ細菌感染症のリスクも微妙に異なり，全身状態がよいからという理由だけで，救急外来から帰してはいけないハイリスクグループです．アプローチの基本はリスクの評価に尽きるのですが，「年齢別に所見や検査結果を組み合わせるとx％の確率で重症感染症を除外でき，治療するとy％の確率で重症感染症への移行を防ぐことができる」という考え方が基本になっています．

まずワークアップの対象とすべき体温は，一般的には直腸温で 38.0℃以上と言われています．しかし，忙しい救急外来，あるいはたくさんの患者が押し寄せる一般小児科外来で，すべての発熱患者に直腸温を測定するわけにはいかないので，多くは腋窩温で判断します．

またしばしば救急外来では，「自宅では熱があったのに……」と言う親もいます．実は，細菌性髄膜炎または菌血症の児 63 人中 6 人は自宅では熱があり，病院では熱がなかったという報告もあります[1]．したがって親の言うことには真摯に耳を傾け，「熱があった」という言葉を信じて，熱があるものとして対応します．

また発熱の程度も重要です．熱が高くなるほど肺炎球菌感染のリスクが高くなるエビデンスがあります（**図4-1**）[2]．また 3 か月以下の児では直腸温で 40℃以上の場合，重篤な細菌感染が 38％に認められたという報告もあります（**表4-1**）[3]．

> **POINT** 高体温は要注意
>
> 3 か月以下は 38℃以上，3～36 か月は 39℃以上でワークアップ開始．

表 4-1 | 体温と重症細菌感染症の関係[3]

	>40℃	38〜39.9℃
重症感染症（SBI）あり	35（38%）	445（8.8%）
SBI なし	57（62%）	4,742（91.2%）
総数	92（100%）	5,187（100%）

※ SBI：重症感染症（serious bacterial infection）

　また，解熱剤への反応はウイルス感染と細菌感染の鑑別の判断材料になりません[4-8]．「解熱剤で熱が下がればウイルス感染」と判断しないようにしましょう．

> **POINT** 解熱剤への反応
>
> ウイルス感染と細菌感染の鑑別の判断材料にならない．

　日本では 2009 年に Hib ワクチンが，2010 年，2013 年にそれぞれ 7 価，13 価の小児用肺炎球菌ワクチン（PCV 7，PCV 13[*1]）が導入され，小児科外来や救急外来で，血液培養を提出する機会も少なくなり，血液培養陽性となることがずいぶん少なくなりました．

　日本より先に Hib ワクチン，小児用肺炎球菌ワクチンが導入された米国では，小児で最も血液から分離される菌は尿路感染症による大腸菌で，その陽性率もコンタミネーションと同等のため[9]，いつ，どのような患者に血液培養をとるべきか，非常に難しくなっています．日本でもワクチンの導入により，肺炎球菌とインフルエンザ菌のリスクが非常に少なくなっているので，米国での現在の対応が参考になります．

1 | 疫学：どんな菌が血培から検出されるのか

　Hib ワクチンが導入される前の 1972 年，インフルエンザ菌は血液培養陽性例の 19％を占めていました．しかし Hib ワクチン導入後の 1998 年になると，救急外来を受診した小児患者 9,465 人の血液培養から，一例もインフルエンザ菌は検出

---

*1：PCV 7：7-valent pneumococcal conjugate vaccine の略．肺炎球菌の 7 種類の莢膜ポリサッカライドを不活化ジフテリアトキシンに結合したワクチン．タンパク質と結合させることにより，抗原性・免疫原性が高まり，乳児への接種でも免疫を作ることが可能となりました．従来の成人に接種されている 23 価の肺炎球菌ワクチンでは，免疫系が未熟な 2 歳未満の幼児では抗体の応答が乏しいために，PCV 7 が開発された経緯があります．しかし PCV 7 に含まれない血清型による感染症の絶対数が増えつつあり，現在では 13 価の血清型をカバーする PCV 13 が販売されており，2017 年 1 月現在で 15 価のワクチンが開発中です．

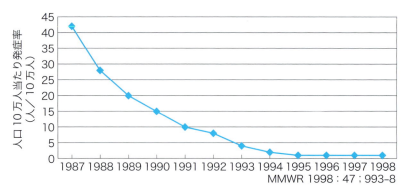

図 4-2 | 米国における侵襲性インフルエンザ菌感染症の発症率の推移[11]
Hib ワクチン導入の 1988 年以降，侵襲性インフルエンザ菌感染症の発症率は激減．

されませんでした[10]．絶滅といってよい状態です．Hib ワクチン導入後に最も血液から分離されるようになったのが，肺炎球菌で，血液培養陽性例の 9 割前後を占めるようになりました．そこで PCV 7 が登場し，これによって肺炎球菌感染症は激減しました．efficacy[*2] は 97％に達しています．その結果，現在のアメリカで血液培養から最も分離される菌は大腸菌です[9]．Hib と肺炎球菌の分離状況を図4-2，図4-3 に示します．

日本でも図4-4 のように肺炎球菌，インフルエンザ菌による侵襲性感染症は減少傾向です．

以上のように，肺炎球菌とインフルエンザ菌の予防接種は極めて有効です．

2 | 1 か月未満の児の発熱

新生児は重篤な細菌感染の超ハイリスクグループです．1 か月未満の発熱の児を，救急外来から簡単に帰す人はいないでしょう．全例入院，ワークアップの対象です．

---

*2：efficacy と effectiveness：この 2 つは日本語では同じ訳ですが，efficacy は厳密な条件の下で得られる効果（実験室レベルでの薬効など）のことで，effectiveness は現実的な状況下で得られる効果（臨床の場で実際に得られる効果）のことです．例えば，ある疾患に対して有効性が証明された 1 つの治療法があるとします．その治療法の理論的な有効性が efficacy であり，実際の現場でその治療を行った時の有効性が effectiveness です．ちなみに efficacy と effectiveness の近似性が fidelity（忠実度）と言われており，fidelity を上げると実際に治療として有効ということになります．本文では PCV 7 の efficacy と effectiveness について触れましたが，具体的には PCV 7 接種によって肺炎球菌への罹患そのものを低下させるのが"efficacy"（発症予防）で，死亡率などの予後を改善させる効果が"effectiveness"（予後改善）です．

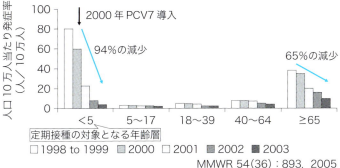

図 4-3 米国における PCV 7 導入前後での年齢・年次ごとのワクチン血清型株の侵襲性肺炎球菌感染症の発症率[12]

定期接種の対象となる年齢層で侵襲性肺炎球菌感染症が激減しているが，直接 PCV 7 を接種していない高齢者でも侵襲性肺炎球菌感染症が減少（=herd immunity の効果）

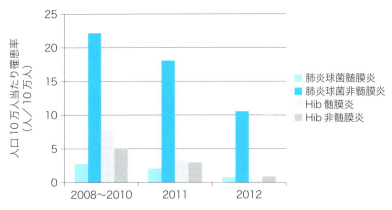

図 4-4 日本における小児期侵襲性細菌感染症の罹患率（5 歳未満人口 10 万人当たり）[13]

POINT 生後 1 か月未満の新生児

全例入院，全例ワークアップ．

　このハイリスクグループにおいても発熱の原因のほとんどがウイルス感染症ですが，発熱で受診した新生児の約 12％に重篤な細菌感染があると言われています．主な原因微生物は大腸菌，*L. monocytogenes*，B 群レンサ球菌です．またこの時期に重要な治療可能なウイルス感染症として新生児ヘルペス感染症も忘れてはいけ

ません．特に母に陰部ヘルペスなどの既往があれば，積極的に新生児ヘルペス感染症を疑います．しかし，たとえ母体に単純ヘルペス感染があっても，母体の64％は無症状と言われているので，新生児ヘルペス感染症を疑うのは難しいのです．PCRやアシクロビルによる治療などの進歩にもかかわらず，最近20年間で，発症から治療までの期間があまり変わっていないこともこの裏付けと言えるでしょう[14]．分娩時に単純ヘルペスに罹患した場合は，通常出生後2〜4週間くらいで（95％以上のケースで生後3週間までに）症状が顕在化します．新生児ヘルペス感染症は予後不良の疾患なので，疑いを持ったら，アシクロビルで治療します．ちなみに新生児ヘルペス感染症のリスクファクターは以下の5つです．

❶母体が陰部ヘルペス初発である（ヘルペスの再活性化は low risk）
❷母体の単純ヘルペスに対する中和抗体が低価である
❸破水してからの時間が長い
❹経腟分娩（帝王切開に比べてリスクが高い）
❺ fetal scalp electrode（子宮内の胎児心拍をモニターするために胎児の頭皮下に留置される器具）の使用

❺の fetal scalp electrode は筆者は見たことがありません．おそらく日本で使用している施設はないと思います．

上記の新生児ヘルペス感染症のリスクファクターは参考にはなりますが，これだけで新生児ヘルペス感染症の有無を決めることは無理です．5年間に約10,000人の新生児が入院した米国テキサスの小児病院の研究によると[15]，新生児ヘルペス感染症が見られたのはこのうちの10例（播種性病変3例，中枢神経病変3例，皮膚，眼，口腔病変が4例）なので，極めてまれな疾患であることわかります．このようなまれな疾患に対して，打率10割で適切な治療を開始するのは不可能です．多少打率は低くなっても，ある程度疑いがあれば治療を開始するプラクティスが必要です．1つの目安として，ヘルペスウイルス感染症の専門家である Kimberlin は，次の5つを満たせば，アシクロビルを empiric に始めてよいと推奨しています[16]．

❶皮膚に水疱がある．
❷痙攣がある．
❸肝逸脱酵素（AST，ALT）の上昇がある．
❹敗血症様の症状がある（低体温も含む）．

❺臨床的に重症感がある．

また上記の論文への letter で，Long[17]は上記に以下の 3 つの条件を追加しています．

❻髄液検査で単核球優位の増多がみられる．
❼明らかな熱源が不明の発熱．
❽ fetal scalp electrode の留置部位に一致して，紅斑や化膿性病変がある．

上記 8 つの条件も絶対的なものではなく，基本的には疑ったら，適切な培養（口腔・鼻咽頭・結膜・直腸のスワブ培養，皮膚の水疱・血液・髄液培養あるいは PCR）をとって，アシクロビルで治療します．大切なのは，アシクロビルの中止の仕方を考えておくことです．

新生児期に発症する SBI の症状，所見は非特異的なものが多く，感染臓器の特定が困難であるため，全例で採血，血液培養，尿培養，髄液培養を行います．3 か月未満の児で重篤な細菌感染を拾い上げるために Rochester criteria[18]がありますが，この Rochester criteria で low risk と分類されても，重篤な細菌感染症が少なからずあり（0.9〜6％），これも完璧ではありません．"Philadelphia criteria"[19]や "Boston criteria"[20]なども似たような結果です．これらの結果から，身体所見や検査を行っても，重篤な細菌感染症を除外するのは難しいことがわかります．そのような前提で，現在は以下のような検査，治療戦略がとられています．

・全例入院
・全例血液培養，尿一般検査，尿培養，髄液検査，髄液培養

この月齢では血算はあまり参考になりません．また胸部 X 線写真も呼吸器症状がなければ意義に乏しく，便培養も下痢がなければ提出する意味はありません．この月齢で便培養を行う必要があるのは，*Salmonella* sp.が鑑別に考えられる場合です．

また 1 か月未満の新生児では，RS ウイルス感染があっても，細菌感染の可能性を否定しないので，注意して下さい．つまり RS ウイルス感染があってもなくても，細菌感染のリスクは変わらないのです．これは，RS ウイルス感染症はもともと発熱が主体の感染症ではなく，上気道症状が主体の感染症だからということも理由の 1 つです．

> **POINT** RS ウイルス感染の存在
> 1 か月未満の新生児に限って，細菌感染の合併率を下げない．

　この 1 か月未満の児ではワークアップと同時に治療も行います．12％に重篤な細菌感染があると報告されていること，そしてウイルス感染と細菌感染を鑑別する決定的な方法がないので，全例抗菌薬投与の対象です．主な原因微生物は，大腸菌，*L. monocytogenes*，B 群レンサ球菌，肺炎球菌です．この時期は周産期に関連したものが多いです．以上のようなグラム陽性球菌と腸内細菌，そしてリステリアをカバーするために，以下を処方します．

全例抗菌薬投与の対象！

生後 0～7 日	セフォタキシム 50 mg/kg/dose 8 時間毎 ＋ アンピシリン 50 mg/kg/dose 8 時間毎
生後 8～28 日	セフォタキシム 50 mg/kg/dose 6 時間毎 ＋ アンピシリン 50 mg/kg/dose 6 時間毎
ヘルペス脳炎を疑ったら	アシクロビル 20 mg/kg/dose 1 時間で点滴 8 時間毎

　よく新生児敗血症の empiric therapy に「アンピシリン＋ゲンタマイシン」というレジメンが紹介されていますが，筆者はあまりすすめません．これはリステリアや B 群溶連菌を想定した場合にはよい選択肢ですが，大腸菌や *Klebsiella* などの腸内細菌が感染を起こしていた場合，ゲンタマイシンは髄液，肺への移行性が悪いため，髄膜炎，肺炎だと治療効果が落ちてしまうからです．

　また地域のローカルファクターや親（特に母親）の保菌状態も加味しますが，地域のローカルファクターにおいて，ESBL 産生菌が無視できないような場合は，empiric therapy としてメロペネムの検討も必要です．

　新生児ヘルペス感染症の診断は非常に難しく，典型的な水疱や発熱がみられないこともあります．1 か月以内の児の発熱の時には，必ず母親にヘルペスの既往を確認します．ストレートに陰部ヘルペスの有無を聞くのがはばかられる場合は，妊娠中の検査，治療薬などを母親にさりげなく確認するのもよい方法です．抗菌薬に反応しない時も，新生児ヘルペス感染症を疑う根拠になります．

Boston criteria

日齢 28〜89，直腸温で 38.0℃ 以上の児で，以下を満たせば "low risk" と定義
- 48 時間以内に予防接種，抗菌薬の投与を受けていない
- 脱水，中耳炎，皮膚・軟部組織感染症，骨髄炎の所見がない
- 見た目の全身状態が保たれている（well-appearing）
- 電話ですぐに病院へアクセス可能
- WBC＜20,000/μL
- 髄液細胞数＜10/μL
- 尿中 WBC＜10/HPF
- （撮影していれば）胸部 X 線写真上，浸潤影がない

Philadelphia criteria

日齢 29〜60 日，直腸温 38.2℃ 以上の児で，見た目の全身状態がよく（well-appearing），以下を満たせば "low risk" と定義
- WBC＜15,000/μL
- 桿状核球/分葉核球＜0.2
- 尿中 WBC＜10/HPF かつグラム染色陰性
- 髄液細胞数＜8/μL かつグラム染色陰性
- （撮影していれば）胸部 X 線写真上，浸潤影がない
- 便中 RBC 陰性かつ WBC がほとんど確認できない

Rochester criteria

日齢 60 日以下で，直腸温 38.0℃ 以上の児で，以下を満たせば "low risk" と定義
- 出生週数が 37 週以上で，母より長く入院していない
- 生後健康上異常を認めない
- 見た目の全身状態がよく（well-appearing），中耳炎，皮膚・軟部組織感染症，骨髄炎の所見がない
- WBC 5,000〜15,000/μL かつ桿状核数＜1,500/μL

表 4-2｜急性疾患観察スケール（Acute Illness Observation Scales：AIOS）[24]

	正常（1点）	中等症（3点）	重症（5点）
泣き方	・力強い啼泣 ・不安な様子なく泣いていない状態	・めそめそ泣く ・すすり泣く	・弱々しい ・うめき泣く ・甲高い声で泣く
両親への反応	・すぐに泣きやむ ・安心している様子で泣かない	・間欠的に啼泣する	・泣き続ける ・ほとんど反応がない
刺激への反応	・覚醒している ・刺激ですぐに起きる	・閉眼しているが、刺激では容易に開眼する ・繰り返し刺激をすると覚醒する	・覚醒しない
皮膚色	・ピンク	・四肢蒼白 ・末梢チアノーゼ	・全身チアノーゼ ・大理石様
脱水の有無	・皮膚，眼は正常で粘膜は湿潤している	・皮膚，眼は正常だが，口腔内は軽度乾燥	・皮膚ツルゴール低下，眼球陥凹，皮膚粘膜乾燥
周囲への反応	・笑顔	・少し笑う	・無反応

（10点以下：well-appearing，11〜15点：ill-appearing，16点以上：toxic）

- 尿中 WBC＜10/HPF かつグラム染色陰性
- （検査していれば）便中 WBC＜5/HPF

この3つのクライテリアで言及されている"well-appearing"の定義は**表4-2**の急性疾患観察スケールに基づいています．

3｜1〜3か月の児の発熱

生後1か月を過ぎると，少しリスクが下がり，全例入院，フル・ワークアップではなくなりますが，このグループにもハイリスク症例が隠れています．「全例入院，ワークアップ，抗菌薬投与」と決まっている新生児の発熱と比べると，臨床能力が問われるようになります．

Rochester criteria[18]で low risk 群と判断されると，重篤な細菌感染は 98.9％ 除外できます．Boston criteria[20]では low risk 群の 5.4％に，Philadelphia criteria[19]では 8.7％に重篤な細菌感染が見つかりました．これらのクライテリアでは全身状態が良好であり，かつ検査所見にて白血球，桿状核好中球数，尿検査，髄液検査，グラム染色陰性，胸部X線写真正常，便中好中球数増加なしなど，あらゆる検査で異常がない場合を，low risk と定義していますが，それでも 1.4〜8.7％の重篤な

細菌感染が隠れているので，マネジメントは基本的には1か月未満の新生児への対応と大きくは変わりません．

> 全例血算，血液培養，尿一般検査，尿培養

新生児と異なるのは以下の3点です．

> ・全例入院ではないこと
> ・血算をとること
> ・髄液検査はルーチンではないこと

もちろん呼吸器症状，下痢がなければ，胸部X線写真や便培養は不要であるのは新生児と同様です．

髄液検査を行うべきかどうかは意見が分かれます．この月齢層の発熱児の細菌性髄膜炎の頻度は4.1/1000人で，また症状・身体所見や，白血球数なども細菌性髄膜炎の診断にも除外にも有効性が低いことがわかっています．しかし多くのエキスパートは髄液検査は行ったほうがよい，と推奨しています．

POINT
髄液検査はしたほうがよい（エキスパート・オピニオン）

生後1か月未満の新生児では，ウイルス感染があっても，細菌感染を否定できませんでしたが，生後1か月を超えていれば，細菌感染の可能性を下げることができます．2004年の報告によると，RSウイルス陰性群では細菌感染が11.7%に認められたのに対し，RSウイルス陽性群では5.5%であったという報告もあり（この細菌感染はほとんどが尿路感染症です）[21]，生後1か月を超えると，ウイルス感染があれば細菌感染のリスクは低下することがわかっています．しかしこの報告からもわかるように，ウイルス感染があった場合に，細菌感染の可能性は下がりますが，完全に否定するのは危険なようです．

検査所見がすべて陰性であった場合は，再受診の必要性を親に十分に説明し，24時間以内に再診することを条件に，帰宅してもよいと言われています．帰宅する際にはセフトリアキソン50 mg/kgを点滴します（すべての培養がとられていることが前提です）．もし髄液検査をしていない場合は，抗菌薬を処方してはいけません．これは発熱が続いた場合に血液培養や，髄液培養で原因微生物を同定できな

表4-3 | 抗菌薬治療の適応基準

- WBC≧15,000/μL または≦5,000/μL
- 桿状核/好中球の比が0.2以上
- dipstick testで亜硝酸塩または白血球が陽性
- 尿中白血球≧5/HPF または 尿グラム染色陽性
- 髄液検査でWBC≧8/μL または 髄液グラム染色陽性
- 胸部X線写真で浸潤影あり
- 便中WBC≧5/HPF

表4-4 | 1～3か月の児の対応のまとめ

- 検査で異常がなければ
  セフトリアキソン 50 mg/kg/doseにて帰宅，24時間以内に再診
  髄液培養をしていなければ，抗菌薬を処方せずに帰宅，24時間以内に再診

- 検査（一般採血，尿検査，髄液検査）で異常があれば，入院のうえ，
  セフトリアキソン 50 mg/kg/dose 24時間毎
  （髄膜炎疑いでは 50 mg/kg/dose 12時間毎）

くなるからです．3か月の発熱の児を抗菌薬なしで帰宅させるのが怖いのであれば，きっちりと培養をとりましょう．

髄液検査を行って occult bacteremia があった場合，腰椎穿刺が細菌性髄膜炎の原因となる可能性があるため[22,23]．腰椎穿刺を行った場合は抗菌薬を投与した方がよいと思います．もし検査で異常があれば，抗菌薬の適応かつ入院です（**表4-3，4**）．

4 | 3～36か月（3歳）の児の発熱

3か月を超えてくると，少し安心して診察に当たれます．実際，この年齢で，全身状態がよければ，重篤な細菌感染の可能性はかなり低くなります．そのためワークアップ開始の基準体温が，3か月以降は少し異なります．全身状態がよく，かつ発熱のみの児では，直腸温で39℃以上の時に，ワークアップ開始です．

> **POINT**
> 3か月を過ぎたら，39℃以上でワークアップ開始（直腸温）

39℃以下だったら安心して帰せる確率は高くなりますが，100%安全ではありません．発熱が続く場合は48時間以内に再診するように指導しておきましょう．
見た目は重要で，細菌感染の割合は toxic な場合92%，ill-appearing な場合

26%，well-appearing な場合 3% です[24]．見た目の評価は急性疾患観察スケール（表4-2）で分類します．

　well-appearing でも細菌感染症の可能性は 3% であることからもわかるように，全身状態がよいことは細菌感染を否定しません．採血で細菌感染か，ウイルス感染かを判断している方が多いと思いますが，感度と特異度を熟知されている方はほとんどいないのではないでしょうか．例えば白血球は，15,000/μL をカットオフにすると，感度 80〜86%，特異度 69〜77% しかありません．一方好中球の絶対数 ≧10,000/μL で見ると，8%で細菌感染（特に S. pneumonia）が認められたのに対し，10,000/μL 以下では 0.8% と 1/10 でした[2]．これは若干参考になりそうですが，夜の救急外来では分画まで測定できないことも多いので，いつも使えるわけではありません．やはりこの年齢層でも悩みながら，検査，抗菌薬の適応を考える必要があります．

　CRP に関してもほぼ同様の結果です．Pulliam ら[25]は SBI を 菌血症，髄膜炎，尿路感染症，肺炎，化膿性関節炎，骨髄炎と定義しました．そして CRP>7 mg/dL 以上で最大の感度，特異度を示し（感度 79%，特異度 91%），CRP<5 mg/dL で尤度比 0.087 で SBI を rule out できるとして，CRP の有効性を謳っています．ただし，この論文は 1〜36 か月の児の研究であり，身体所見で熱源がわからなかった場合に限定されています．上気道症状があったり，明らかに所見から肺炎が疑わしかったり，中耳炎があったり，咽頭炎があったりした場合は除外されています．また抗菌薬の先行投与があった場合も除外されています（これは血液培養陽性になりにくいからです）．いわゆる "fever without source" の児に限定して調べられたものです．

　また Isaacman[26]らは，fever without source の 3〜36 か月の小児において，CRP のカットオフを 4.4 mg/dL にすると感度 63%，特異度 81%，ANC（absolute neutrophil count）のカットオフを 10,600/μL にすると感度 69%，特異度 79%，WBC のカットオフを 17,100/μL にすると感度 69%，特異度 80% であったと報告しています．さらに WBC 17,100/μL 以上あるいは，CRP 3.1 mg/dL 以上のいずれかを満たした場合は，感度は 76% まで上昇するものの，特異度は 58% と低下．ANC 10,500/μL 以上もしくは CRP 3.6 mg/dL 以上のいずれかを満たした場合は，感度 79%，特異度 50% であったとしており，CRP や WBC は感度，特異度ともに不十分としています．

　これらの論文からは "fever without source" の患児において，CRP を計測し（もちろん血液培養も），CRP が高ければ細菌感染（特に occult bacteremia）を疑って，きっちりワークアップをする戦略は成り立ちそうです．これは，fever without

4 3〜36か月（3歳）の児の発熱

sourceの児の細菌感染の評価が難しいので，CRPを診断の「一助」にできるという意味で，絶対的なものではありません．CRPが陰性でもoccult bacteremiaは否定できません．これはガイドラインでも，さまざまなクライテリアでも強調されています[7, 18, 20]．

> **POINT**
>
> CRPが高ければ，熱源がわからない児においてのみ細菌感染の可能性が上がる．熱源が不明でCRPが高ければ，血液培養2セット，尿培，場合によっては髄液培養も行うべし．CRPが陰性だからといって，細菌感染を否定してはいけない．

注意してほしいのが，細菌性腸炎，中耳炎，上気道炎，非特異的な皮疹が認められた場合でも，尿路感染症の存在が否定されないということです．これらの感染のフォーカスが見つかっても，尿路感染症が2.7〜3.5％に存在したという研究[27, 28]があります．腸炎や中耳炎，上気道炎などがある場合に，尿路感染症を疑うのは難しいですが，少なくとも，初診時に腸炎や中耳炎と診断して再診時に解熱していない場合では，尿路感染症を新たに鑑別に入れることは必要です．

白血球とCRPはそれなりに有効ではあるものの，思っていたほど頼りになりませんが，もっと有効なものが2つあります．それは①シックコンタクトと，②予防接種歴です．

シックコンタクトの重要性は言うまでもありません．小児ではウイルス感染症の占める割合が極めて高いため，ウイルス感染症の曝露歴と潜伏期間を知っておくことは極めて重要です．症状，曝露歴，潜伏期間が合致すれば，ほぼそれだけで診断がつくこともあります．

シックコンタクトがウイルス感染症の"rule in"に役立つのに対して，②の予防接種歴は細菌感染症の"rule out"に役立ちます．

予防接種の強力な効果については，冒頭の疫学で述べました．では具体的に何回接種していれば大丈夫と言えるのでしょうか．各国のガイドラインで何回接種すればリスクはないという記載はありませんが，示唆するデータはいくつかあります．

図4-5はHibワクチン接種後の抗体価を見ています．HbOCというタイプのワクチン以外では，2回接種で有効な抗体価とされる1μg/mLを超えており，2回接種で十分な抗体価が得られます．日本で使用されているアクトヒブ®はPRP-Tというタイプのワクチンなので，やはり2回接種で抗体価としては十分な上昇が期待できます．

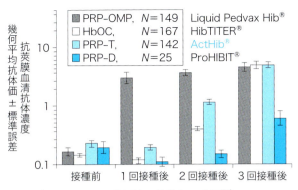

図 4-5 | Hib ワクチン接種後の抗体価の上昇[29]

表 4-5 | 世界各国の Hib ワクチンのスケジュール

国	スケジュール（数字は月齢）
WHO	3 doses with DTP（booster dose は推奨されず）
アメリカ	2，4，6，12〜15
フィンランド	4，6，14〜18（PRP-T）
イギリス	2，3，4，12
ノルウェー	3，5，12（PRP-T）
イタリア	3，5，11〜12（HbOC）
チリ，ブラジル，コロンビア	2，4，6（HbOC，PRP-T）

　さらに世界各国の予防接種のスケジュールを見ると（**表4-5**），フィンランドやノルウェー，イタリアでは，生後1歳までの予防接種のスケジュールが2回になっています．これらのヨーロッパの国々でも侵襲性インフルエンザ菌感染症はほとんどみられず，このスケジュールでも十分な予防効果があることがすでに立証されています．以上から Hib ワクチンに関しては，2回接種していれば，予防効果はあると考えます．

　次に肺炎球菌についても検討してみましょう．PCV 9（9価の小児用肺炎球菌ワクチン）接種後の抗体価の上昇について検討された論文があります[30]．この論文では PCV 9 を2回接種していれば，有効な抗体価とされる 0.2 μg/mL を超えており，理論上は2回接種で十分な予防効果が期待できます．またイタリアやベルギー，ノルウェー，イギリスなどでは，1歳までに接種する回数は2回です（**表4-6**）．以上から，小児用肺炎球菌ワクチンに関しても2回接種していれば，十分な予防効果があると言えます．

表 4-6 | 世界各国の小児用肺炎球菌ワクチンのスケジュール

国	スケジュール(数字は月齢)
WHO	3 doses with DTP(booster dose なし) または生後 6 か月までに 2 回, 9〜15 か月に booster を 1 回
アメリカ	2, 4, 6, 12〜15
イタリア	3, 5, 11〜13
ベルギー	2, 4, 12
ノルウェー	3, 5, 11〜12
オランダ	2, 3, 4, 11
イギリス	2, 4, 13

> **POINT**
> ① Hib ワクチンと小児用肺炎球菌ワクチンは 2 回接種していれば, 予防効果があると推定される.
> ② 重要な問診事項は「シックコンタクト」「予防接種歴」. シックコンタクトはウイルス感染の "rule in" に, 予防接種歴は細菌感染症の "rule out" に役立つ.

さて fever without source で, 具体的に念頭におくべき疾患は, その発症頻度から尿路感染症, occult bacteremia, 肺炎の 3 つです.

fever without source はフォーカス不明の発熱なのに, なぜ肺炎が入っているのか, 不思議に思う方もいるかもしれません. 通常肺炎であれば, 何らかの呼吸器症状がみられるはずだからです. しかし小児には, "occult pneumonia" という疾患概念があります. これは, 小児では呼吸器症状がなくても X 線を取ったら肺炎が見つかるというものです. 3 か月以下の児では, 呼吸器症状がなければ胸部 X 線写真は不要ですが, 3 か月以上の児で熱源が不明かつ直腸温で 39℃ 以上の場合は, 肺炎の確率が上がるので胸部 X 線写真が必要です[31].

いくつかの研究で,「細菌感染症の初期に経口抗菌薬を処方しておけば, 重篤な合併症が予防できるのではないか」と検討していますが, その効果には疑問がもたれています[32,33].「何となく不安だから」という理由だけで抗菌薬を処方してはいけません.「抗不安薬」として使用された抗菌薬のために, 培養が陰性化し, 診断が遅れるケースも多くあります. 安易に抗菌薬を処方しないようにしましょう.

実際に日本よりも先にワクチンが整備された海外では, 血液培養が陽性となるような感染症の頻度が極めて低いため, 注意深く経過観察するのが基本戦略になっています. 日本でも小児用肺炎球菌ワクチン, Hib ワクチンが導入され数年が経過し,

これらの細菌による感染症のリスクがずいぶん減りました．しかし肺炎球菌に関しては，後述する serotype replacement が起こり，時折肺炎球菌菌血症を見ることがあります．

　予防接種歴を確認し，Hib ワクチンあるいは小児用肺炎球菌ワクチンのいずれかが未接種であれば，血液検査・血液培養を行い，治療介入を検討する．治療介入をしない場合も翌日には必ず再診してもらう戦略が最も安全かつ現実的です．幸い日本は外来へのアクセスが非常によいので，ぜひこのアドバンテージを活かして，こまめに外来へ来てもらいましょう．fever without source の対応の仕方を図4-6にまとめました．

　さて血液培養が陽性となった場合，原因微生物が肺炎球菌か否かで大きくマネジメントが変わります．血液培養が陽性の場合，最初にすべきことは細菌検査室へ足を運ぶことです．そしてグラム染色で「肺炎球菌らしい，莢膜をもったグラム陽性双球菌かどうか」を確認して下さい．菌血症の原因が肺炎球菌であり，患者の全身状態がよければ外来での加療も可能です．すでに入院し，アンピシリンかセフトリアキソンで治療している場合は，菌名と感受性結果が確定するまでそのまま抗菌薬加療を継続します．ペニシリンもしくは第 3 世代セファロスポリンを使用しているのに，解熱していない場合は髄液検査の適応です．

　さて，患者がいったん帰宅している場合でかつ肺炎球菌が原因微生物である場合は再受診をしてもらい，解熱していて全身状態がよければ血液培養を再検し，セフトリアキソンを点滴し，内服抗菌薬（アモキシシリン 90 mg/kg/日 1 日 2 回）を処方して外来フォローが可能です．必ずしも入院する必要はありません．再受診した時に解熱していない，もしくは全身状態に不安がある場合は，髄液穿刺が必要となり，入院加療を行って下さい．occult bacteremia であれば，治療期間は内服と点滴を合わせて 7～10 日間程度でよいでしょう．

　血液培養の結果が肺炎球菌以外の場合，すなわちインフルエンザ菌などのグラム陰性桿菌や B 群溶連菌などであれば，基本は入院加療です．

　occult bacteremia の具体的な対応を以下にまとめます．

症例1　occult bacteremia を疑って血液培養提出し，セフトリアキソン開始．肺炎球菌陽性
　解熱したら内服へ変更可能．治療期間は total で 7～10 日間．内服薬の投与量は，
　　PCG MIC＜0.06 なら，アモキシシリン 40 mg/kg/日 1 日 2 回内服
　　PCG MIC 0.06～2 なら，アモキシシリン 80 mg/kg/日 1 日 2 回内服

> PCG MIC＞2 なら，ペニシリンの内服加療は困難と考えて，静注で治療を完遂するか，リネゾリドの使用を考慮．感受性があれば，マクロライド系抗菌薬（クラリスロマイシン，アジスロマイシン），クリンダマイシン，レボフロキサシンなども代替薬として可．

> **症例 2** occult bacteremia を疑って血液培養提出し，セフトリアキソン開始．インフルエンザ菌陽性
> 基本的には静注による抗菌薬投与が必要．ただし，
> 　①患者の全身状態が良好
> 　②治療への反応が良好
> 　③アモキシシリン or アモキシシリン・クラブラン酸感受性
> 上記3つをすべて満たしていれば，アモキシシリン 80〜100 mg/kg/日あるいはアモキシシリン・クラブラン酸（アモキシシリンとして 90 mg/kg/日 1日2回内服）内服薬への変更を検討．上記を満たさなければ，静注で7〜10日間の治療を完遂．

> **症例 3** occult bacteremia を疑って血液培養提出．CRP 0.4 mg/dL，WBC 8,900/μL．抗菌薬投与なしで帰宅．翌日肺炎球菌様のグラム陽性連鎖球菌陽性．再受診した患者は解熱抗菌薬投与なしで解熱していた場合でも，9％に持続菌血症があると言われているため[34]，血液培養を再検し，アモキシシリン 80〜100 mg/kg/日 1日2回内服を処方して，外来で経過観察する．

> **症例 4** occult bacteremia を疑って血液培養提出．CRP 0.4 mg/dL，WBC 8,900/μL．抗菌薬投与なしで帰宅．翌日肺炎球菌様のグラム陽性連鎖球菌陽性．再受診した患者は発熱持続．約40％に持続菌血症があり，細菌性髄膜炎の合併率も 4.4％のため[34]，血液培養を再検し，腰椎穿刺も行って，入院加療が望ましい．抗菌薬は第3世代セファロスポリンかアンピシリン．髄膜炎の所見があれば，投与量は髄膜炎量で，なければ標準的な投与量でよい．

> **症例 5** occult bacteremia を疑って血液培養提出．CRP 0.4 mg/dL，WBC

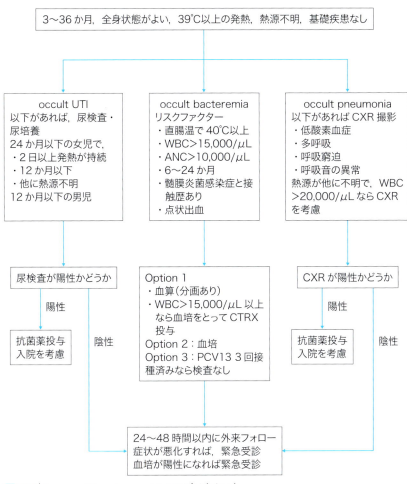

図 4-6 fever without source のマネジメント

8,900/μL．抗菌薬投与なしで帰宅．翌日インフルエンザ菌様のグラム陰性桿菌陽性．再受診した患者は解熱．Hib に関するデータがないため，入院のうえ，第 3 世代セファロスポリンの投与が望ましいが，症例 2 の 3 つの条件を満たせば，内服薬を検討してもよい．

症例 6 occult bacteremia を疑って血液培養提出．CRP 0.4 mg/dL，WBC 8,900/μL．抗菌薬投与なしで帰宅．翌日インフルエンザ菌様のグラム陰性桿菌陽性．再受診した患者は発熱持続．当然腰椎穿刺も含めてワークアップ

を行い，入院加療が必要．抗菌薬は第3世代セファロスポリンの投与が望ましい．

　これまで，3歳以下で全身状態のよい発熱児への対応を述べてきました．全身状態がよい場合，その多くはやはりウイルス疾患であることが多いです．しかし全身状態がよくても重篤な細菌感染が存在することがまれではないこと，そしていかなる検査をもってしても容易には細菌感染を否定できないことを知っていれば，対応を誤ることは少ないでしょう．そして最も重要なことは，外来から自宅へ帰す時に，どんなに検査を行っても細菌感染を否定するのは困難であること，だからこそ24時間以内の再診が必要であること，そして受診時よりも状態が悪くなったらすぐに再受診するように保護者に説明することです．上手に次の外来へ「つなぐ」ことが，元気な小児に隠れた重篤な細菌感染を見逃さないための，最重要のスキルです．

文献

1) Pantell RH, Newman TB, Bernzweig J, et al. Management and outcomes of care of fever in early infancy. JAMA；291：1203-1212, 2004
2) Kuppermann N, Fleisher GR, Jaffe DM. Predictors of occult pneumococcal bacteremia in young febrile children. Ann Emerg Med；31：679-687, 1998
3) Stanley R, Pagon Z, Bachur R. Hyperpyrexia among infants younger than 3 months. Pediatr Emerg Care；21：291-294, 2005
4) Torrey SB, Henretig F, Fleisher G, et al. Temperature response to antipyretic therapy in children：relationship to occult bacteremia. Am J Emerg Med；3：190-192, 1985
5) Yamamoto LT, Wigder HN, Fligner DJ, et al. Relationship of bacteremia to antipyretic therapy in febrile children. Pediatr Emerg Care；3：223-227, 1987
6) Baker RC, Tiller T, Bausher JC, et al. Severity of disease correlated with fever reduction in febrile infants. Pediatrics；83：1016-1019, 1989
7) Baker MD, Bell LM, Avner JR. The efficacy of routine outpatient management without antibiotics of fever in selected infants. Pediatrics；103：627-631, 1999
8) Huang SY, Greenes DS. Effect of recent antipyretic use on measured fever in the pediatric emergency department. Arch Pediatr Adolesc Med；158：972-976, 2004
9) Herz AM, Greenhow TL, Alcantara J, et al. Changing epidemiology of outpatient bacteremia in 3- to 36-month-old children after the introduction of the heptavalent-conjugated pneumococcal vaccine. Pediatr Infect Dis J；25：293-300, 2006
10) Lee GM, Harper MB. Risk of bacteremia for febrile young children in the post-Haemophilus influenzae type b era. Arch Pediatr Adolesc Med；152：624-628, 1998
11) CDC. Progress Toward Eliminating Haemophilus influenzae Type b Disease Among Infants and Children-United States, 1987-1997. MMWR Morb Mortal Wkly Rep；47：993-998, 1998
12) CDC. Direct and Indirect Effects of Routine Vaccination of Children with 7-Valent Pneumococcal Conjugate Vaccine on Incidence of Invasive Pneumococcal Disease-United States, 1998-2003. MMWR Morb Mortal Wkly Rep；54：893-897, 2005
13) 7価肺炎球菌結合型ワクチン（PCV7）導入が侵襲性細菌感染症に及ぼす効果：2012. IASR；34：62-63, 2013
14) Kimberlin DW, Whitley RJ. Neonatal herpes：what have we learned. Semin Pediatr Infect Dis；16：7-16, 2005
15) Caviness AC, Demmler GJ, Almendarez Y, et al. The prevalence of neonatal herpes simplex

virus infection compared with serious bacterial illness in hospitalized neonates. J Pediatr；153：164-169, 2008
16) Kimberlin DW. When should you initiate acyclovir therapy in a neonate? J Pediatr；153：155-156, 2008
17) Long SS. In defense of empiric acyclovir therapy in certain neonates. J Pediatr；153：157-158, 2008
18) Jaskiewicz JA, McCarthy CA, Richardson AC, et al. Febrile infants at low risk for serious bacterial infection-an appraisal of the Rochester criteria and implications for management. Febrile Infant Collaborative Study Group. Pediatrics；94：390-396, 1994
19) Baker MD, Bell LM, Avner JR. Outpatient management without antibiotics of fever in selected infants. N Engl J Med；329：1437-1441, 1993
20) Baskin MN, O'Rourke EJ, Fleisher GR. Outpatient treatment of febrile infants 28 to 89 days of age with intramuscular administration of ceftriaxone. J Pediatr；120：22-27, 1992
21) Colditz GA, Brewer TF, Berkey CS, et al. Efficacy of BCG vaccine in the prevention of tuberculosis. Meta-analysis of the published literature. JAMA；271：698-702, 1994
22) Shapiro ED, Aaron NH, Wald ER, et al. Risk factors for development of bacterial meningitis among children with occult bacteremia. The Journal of pediatrics；109：15-19, 1986
23) Teele DW, Dashefsky B, Rakusan T, et al. Meningitis after lumbar puncture in children with bacteremia. The New England journal of medicine；305：1079-1081, 1981
24) McCarthy PL, Sharpe MR, Spiesel SZ, et al. Observation scales to identify serious illness in febrile children. Pediatrics；70：802-809, 1982
25) Pulliam PN, Attia MW, Cronan KM. C-reactive protein in febrile children 1 to 36 months of age with clinically undetectable serious bacterial infection. Pediatrics；108：1275-1279, 2001
26) Isaacman DJ, Burke BL. Utility of the serum C-reactive protein for detection of occult bacterial infection in children. Arch Pediatr Adolesc Med；156：905-909, 2002
27) Hoberman A, Chao HP, Keller DM, et al. Prevalence of urinary tract infection in febrile infants. J Pediatr；123：17-23, 1993
28) Shaw KN, Gorelick M, McGowan KL, et al. Prevalence of urinary tract infection in febrile young children in the emergency department. Pediatrics；102：e16, 1998
29) Granoff DM, Anderson EL, Osterholm MT, et al. Differences in the immunogenicity of three Haemophilus influenzae type b conjugate vaccines in infants. The Journal of pediatrics；121：187-194, 1992
30) Goldblatt D, Southern J, Ashton L, et al. Immunogenicity and boosting after a reduced number of doses of a pneumococcal conjugate vaccine in infants and toddlers. Pediatr Infect Dis J；25：312-319, 2006
31) American College of Emergency Physicians Clinical Policies C, American College of Emergency Physicians Clinical Policies Subcommittee on Pediatric Fever. Clinical policy for children younger than three years presenting to the emergency department with fever. Ann Emerg Med；42：530-545, 2003
32) Jaffe DM, Tanz RR, Davis AT, et al. Antibiotic administration to treat possible occult bacteremia in febrile children. N Engl J Med；317：1175-1180, 1987
33) Rothrock SG, Harper MB, Green SM, et al. Do oral antibiotics prevent meningitis and serious bacterial infections in children with Streptococcus pneumoniae occult bacteremia? A meta-analysis. Pediatrics；99：438-444, 1997
34) Bachur R, Harper MB. Reevaluation of outpatients with Streptococcus pneumoniae bacteremia. Pediatrics；105：502-509, 2000

Chapter 5 呼吸器感染症

　小児では発熱と並んで，救急外来を訪れる最も多い原因が呼吸器感染症です．そのなかでもRSウイルスによる細気管支炎，喉頭蓋炎，クループ，そして肺炎などはしばしば呼吸不全に至り，致死的となることがあります．ここでは，それぞれの疾患別に詳述します．まずは，咳嗽患者をみた時の考え方から始めます．

1 | 咳嗽へのアプローチ

　咳嗽には急性咳嗽と慢性咳嗽があります．急性と慢性の境界は文献によってもばらつきがありますが，本書では4週間と定義します．

　急性咳嗽の原因のほとんどは感染症かアレルギー性疾患で，良性の疾患が多数を占め，自然寛解することもしばしばです．鑑別疾患は**表5-1**の通りです．

　上記疾患の鑑別は比較的容易ですが，副鼻腔炎で咳嗽が続くことは比較的見落とされがちなので，注意して下さい（副鼻腔炎の項で詳述）．

　慢性咳嗽の原因は成人と異なります．小児にはACE阻害薬の副作用，肺がん，慢性気管支炎，COPDなどは皆無であるため，成人とは違った視点が必要です．慢性咳嗽の鑑別疾患を**表5-2**に示します．

　小児の場合，年齢は鑑別疾患を考えるうえで非常に重要なファクターです．新生児では先天性疾患が大多数を占めますが，乳幼児期以降はほとんどが喘息，副鼻腔炎，遷延性細菌性気管支炎です．初診時には，新生児期は画像診断の閾値を低めにし，乳幼児期以降はまずはcommon diseaseである喘息，副鼻腔炎，遷延性細菌性気管支炎を念頭においてアプローチする必要があります．

　また年齢と並んで，「プラスα」の症状も鑑別疾患を絞るうえでとても役に立ちます（**表5-3**）

　まれに外耳が迷走神経の支配を受けている人がいます．その場合，外耳に何らかの刺激があると，咳嗽反射が起こり，慢性咳嗽の原因となることがあります．これを耳性咳嗽（otogenic cough）と言います．治療はもちろん外耳の刺激をとることです．

　tic coughは，以前は習慣性咳嗽と呼ばれていたものです．日本での疫学調査は

表 5-1 急性咳嗽の鑑別疾患

呼吸器系疾患	副鼻腔炎，上気道炎，クループ症候群，気管炎，気管支炎，細気管支炎，肺炎，気管支喘息，cough-variant asthma，気道異物，感染後咳嗽
非呼吸器系疾患	胃食道逆流

表 5-2 慢性咳嗽の鑑別疾患

頻度	新生児期	乳幼児期	学童期
高い	・先天性異常（喉頭・気管軟化症，気管狭窄，血管輪） ・慢性肺疾患 ・誤嚥（授乳過誤，胃食道逆流，神経筋疾患） ・受動喫煙	・気管支喘息 ・副鼻腔炎 ・気管支炎 ・遷延性細菌性気管支炎 ・百日咳 ・受動喫煙	・気管支喘息 ・副鼻腔炎 ・遷延性細菌性気管支炎 ・アレルギー性鼻炎 ・マイコプラズマ肺炎 ・心因性/習慣性咳嗽 ・受動喫煙
低い	・クラミジア・トラコマティス肺炎	・気道異物 ・アレルギー性鼻炎	・咳喘息
まれ	・肺結核 ・線毛運動機能異常 ・嚢胞性線維症 ・先天性免疫不全 ・間質性肺炎	・肺結核 ・咳喘息 ・間質性肺炎	・肺結核 ・間質性肺炎 ・医原性（ACE 阻害薬など）

表 5-3 注目すべき"プラスα"の症状と鑑別疾患

症状	鑑別疾患
喘鳴，アトピー	気管支喘息
外耳炎	耳性咳嗽
睡眠中/起床時に増悪	アレルギー性鼻炎/急性副鼻腔炎による後鼻漏
突然発症	気道異物
湿性咳嗽	遷延性細菌性気管支炎，嚢胞性線維症，線毛運動異常，免疫不全
発作性咳嗽	百日咳
食事中/食後に増悪	胃食道逆流
新生児期に発症	先天性喉頭/気管/気管支軟化症，胃食道逆流，喉頭裂，神経筋疾患，嚢胞性線維症，線毛運動異常
brassy（きんきんした）/barking cough（犬吠様咳嗽）	先天性喉頭/気管/気管支軟化症
入眠中に消失，honking cough（雁の鳴き声様）	tic cough
乾性咳嗽	間質性肺炎
発熱，体重減少	肺結核，気道異物，真菌感染，寄生虫感染
喀血	気管支拡張症，肺内空洞病変（結核，肺膿瘍），心不全，ヘモジデローシス

ありませんが，米国では小児の慢性咳嗽の10%を占めるとされています[1]．病院受診時には咳嗽が目立ちますが，睡眠時や何かの遊びに夢中になっている時，話をしている時，食事中などには咳嗽が認められないのが特徴です．基本的には他の器質的疾患を考慮した後の除外診断になります．

慢性咳嗽で，小児で特に重要なのは protracted bacterial brochiolitis（PBB：遷延性細菌性気管支炎）です．近年注目を集めている慢性細菌感染症であり，気管支喘息としばしば混同されていることがあります．

乳幼児期以降の慢性咳嗽で生命予後に関わるものの頻度は非常に低いですが，夜間の睡眠障害，激しい咳き込みによる嘔吐や食欲不振などは，親子双方に多大な負担となります．特に容易に治療可能な副鼻腔炎や遷延性細菌性気管支炎は見逃さないようにして下さい．

> **POINT** 慢性咳嗽
>
> 頻度が高く，治療可能な副鼻腔炎や遷延性細菌性気管支炎は見逃さないようにすること．

2 | 副鼻腔炎

> **POINT**
> - 副鼻腔炎の大多数はウイルス性であり，抗菌薬は不要である．
> - 細菌性副鼻腔炎の診断は，臨床診断で行う．採血も画像検査も不要．
> - 画像検査は合併症を疑った時のみ行う．
> - 抗菌薬は高用量アモキシシリンが第1選択．広域抗菌薬は原則不要．

1 | 病態生理

出生時には篩骨洞，上顎洞の両方が存在しますが，内部に空気があるのは篩骨洞のみで，上顎洞内にはまだ十分なスペースはありません．上顎洞内にスペースができて，内部に空気が認められるようになるのは，おおよそ4歳頃からです．次いで蝶形骨洞が5歳頃までに発達し，最後に前頭洞が7〜8歳頃までに発達します．副鼻腔の発達の有無にかかわらず，副鼻腔炎は全年齢で発症しうる疾患です．

細菌性副鼻腔炎はいきなり発症することはありません．通常副鼻腔内には線毛上

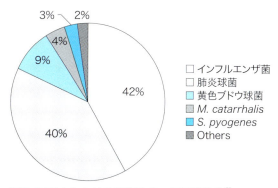

図 5-1 | 日本における副鼻腔炎の原因微生物[2]

皮が存在し，線毛上皮が粘液を産生して能動的に副鼻腔から鼻腔内へと排出されています（粘液線毛クリアランス機構）．このような状態では細菌は副鼻腔内に進入できませんが，ウイルス性鼻炎やアレルギー性鼻炎が発症すると，炎症や浮腫のためにこの粘液の排出経路がブロックされます．この閉塞機転によって副鼻腔内への細菌の侵入が容易となり，二次的に細菌性副鼻腔炎が生じます．細菌性副鼻腔炎が生じるには，先行するウイルス性鼻炎やアレルギー性鼻炎が必要なのです．

POINT 細菌性副鼻腔炎

ウイルス性鼻炎かアレルギー性鼻炎がなければ発症しない．

2 原因微生物

上気道の常在菌が原因となるので，肺炎球菌，インフルエンザ菌の2つで副鼻腔炎の原因のほとんどを占めます．モラキセラ・カタラーリスは少し頻度が落ちます．黄色ブドウ球菌やその他のレンサ球菌（A群溶連菌など），嫌気性菌などは小児では比較的まれです．

日本における副鼻腔炎の原因微生物の疫学的データとして，2000年の松原先生のデータ[2]がよく引用されています（図5-1）．

このデータを見ると，肺炎球菌とインフルエンザ菌がほぼ同率で80％強を占めています．米国の報告[3]では肺炎球菌が30％，インフルエンザ菌とモラキセラが20％ずつなので，日本のほうがインフルエンザ菌が多く検出されています．小児の上気道炎では5～13％の割合で急性細菌性副鼻腔炎を合併します[4]．

3 | 症状

細菌性副鼻腔炎の症状は下記の3パターンで，鼻汁が目立つため鼻型の「かぜ」との鑑別が重要です．

> ❶ 鼻汁や後鼻漏，日中の咳嗽などの症状が「改善がないまま」10日間以上持続している．咳嗽は夜間に増悪することが多い（持続性副鼻腔炎 persistent sinusitis）．
> ❷ 39℃以上の発熱と膿性鼻汁が少なくとも3日以上持続し，重症感がある（重症副鼻腔炎 severe sinusitis）．
> ❸ 最初はウイルス性の上気道炎（第1相）があり，治癒しかけた第6, 7病日頃に，再び38℃以上の発熱がみられたり，日中の咳嗽や鼻汁などの呼吸器症状が増悪する（第2相）（悪化する副鼻腔炎 worsening sinusitis）．

通常の上気道炎では，鼻閉や鼻汁，咳嗽などの感冒症状は発症して2〜3日でピークとなり，その後は「悪化傾向がなく」横ばい，もしくは改善傾向になるのが典型的です．遅くとも1週間以内には，改善傾向が見られます．

しかし，この1週間を超えても改善の兆しが見えない場合は，細菌による二次感染を疑う根拠となります．当初透明だった鼻汁が黄色くなったり，膿性になったりしたことで，「細菌性副鼻腔炎」と判断をすることがありますが，その変化はむしろウイルス性の上気道炎の自然経過です．つまり透明→膿性→透明という経過をたどることは決して珍しいことではないので，誤解しないようにしましょう．

4 | 診断

ゴールドスタンダードは「副鼻腔を穿刺して，培養で10^4以上のコロニーを検出する」というものですが，基礎疾患に免疫不全があって原因微生物を絶対に外せないとか，後述の合併症の問題がない限りは，通常行われません．もし行う場合はグラム染色はもちろん，好気培養だけでなく，嫌気培養，真菌培養も行っておきましょう．

また鼻腔の培養と副鼻腔炎の原因微生物の間には相関がないので[3]，鼻腔培養を行う必要はありません．

画像検査は原則不要です．確かに Waters 法や Caldwell 法，CT などで副鼻腔内に液体貯留があるか否かを検査できますが，これらの画像所見は特異的ではなく，画像上副鼻腔の炎症を示唆する所見が認められても，ウイルス性なのか，細菌性な

のか，アレルギー性なのか，原因までは鑑別できません．画像上副鼻腔炎の所見が認められても，急性細菌性副鼻腔炎として治療するか否かは最終的には，臨床診断に依存しています．したがって，画像は基本的には不要です[5]．

合併症（眼窩周囲蜂巣織炎，眼窩蜂巣織炎，敗血症性海綿静脈洞血栓症，細菌性髄膜炎，骨膜下膿瘍を伴う前頭骨骨髄炎（Pott's puffy tumor），硬膜外膿瘍，硬膜下膿瘍，脳膿瘍）が疑われる時には造影 CT が必要です．

> **POINT** 合併症が疑われる時にのみ，造影 CT を行う．
>
> 合併症を疑っていなければ画像診断は原則不要．

Kristo らの報告[6]によると，副鼻腔炎の合併症を調べた 11 年間にわたる後ろ向き研究では上気道症状の出現後平均 5.1 日で合併症（眼窩周囲蜂巣織炎，眼窩蜂巣織炎，眼窩膿瘍）を発症しており，必ずしも長期に上気道症状が続くことが合併症のリスクというわけではありません．つまり合併症が起きる時は，比較的早期に認められるということです．

5 治療

急性細菌性副鼻腔炎と診断した場合，最初にすべきことは「治療すべきか否か」を判断することです．

基本的には細菌性副鼻腔炎は，軽症の感染症で，原因微生物のほとんどが肺炎球菌とインフルエンザ菌です．もれなくカバーするには，第 3 世代セファロスポリンやアンピシリン・スルバクタムなどが必要となりますが，高用量アモキシシリン内服でほぼ全例の治療が可能です．実際筆者はアモキシシリンで治療に失敗した経験は，今のところありません．

> 筆者の推奨する治療薬
> ❶ アモキシシリン　80〜90 mg/kg/日　1 日 2 回内服
> ❷ セファレキシン　50 mg/kg/日　1 日 3 回内服
> ❸ アジスロマイシン　10 mg/kg/日　1 日 1 回内服　3 日間
> ❹ クリンダマイシン　30 mg/kg/日　1 日 3 回内服（ただしインフルエンザ菌，モラキセラに無効）

AAP のガイドライン[3]での推奨でも第 1 選択薬はアモキシシリンとなっています（**表5-4**）．

表 5-4 | AAP ガイドラインによる急性細菌性副鼻腔炎の治療[3)]

適応	第 1 選択
持続性副鼻腔炎	・経過観察し，3 日後再診 ・処方する場合は，アモキシシリン　45 mg/kg/日　1 日 2 回内服
軽症〜中等症の急性細菌性副鼻腔炎	4 週間以内に抗菌薬治療歴がなく，集団保育がなければ ・アモキシシリン　45 mg/kg/日　1 日 2 回内服 地域でペニシリン低感受性の肺炎球菌の割合が 10％を超える場合 ・アモキシシリン　80〜90 mg/kg/日　1 日 2 回内服
中等度以上の副鼻腔炎 2 歳未満 集団保育あり 4 週間以内の抗菌薬治療歴	・アモキシシリン・クラブラン酸（アモキシシリンとして 80〜90 mg/kg/日　1 日 2 回内服，最大量はアモキシシリンとして 4 g/日）
ペニシリンアレルギー	アナフィラキシーの場合 ・セフィキシム＋クリンダマイシン，セフィキシム＋リネゾリド ・レボフロキサシン　20 mg/kg/日　1 日 2 回内服（5 歳未満），10 mg/kg/日　1 日 1 回内服（5 歳以上） アナフィラキシー以外 ・セフジニル　14 mg/kg/日　1 日 1〜2 回内服（最大量 600 mg/日） ・セフポドキシム　10 mg/kg/日　1 日 2 回内服（最大量 400 mg/日） ・Cefuroxime（国内発売なし）
経口摂取できない場合	・セフトリアキソン　50 mg/kg/日　24 時間毎

　AAP の推奨には内服の第 3 世代セファロスポリンが記載されてはいますが，第 3 世代の内服は吸収率が悪く，筆者はおすすめしません．アモキシシリンが何らかの理由で使用できない場合は，吸収率のよい❷，あるいは地域でのアンチバイオグラム次第ですが，肺炎球菌に対する感受性が 80％以上あれば，❸，❹をすすめています．

　重度のペニシリンアレルギーがあり，アジスロマイシンもクリンダマイシンも感受性率が低いなどの何らかの理由で使えない場合は，レボフロキサシンが適応になりえますが，スペクトラムが非常に広く，小児で頻用すべきではないので，他にどうしても代替薬がない場合のみに限定すべきです．

　治療期間は小児におけるエビデンスがなく，成人の副鼻腔炎の治療期間に準じて，10〜14 日間です．

　治療を開始した時の臨床経過についても知っておくと，患者あるいは両親への説明にとても役立ちます．副鼻腔炎の場合は，抗菌薬の内服を開始して，おおよそ 3〜5 日程度経過すると，臨床的に改善傾向となります．筆者が抗菌薬を処方する際には，「薬を飲んでも，今日，明日すぐには効きません．鼻水が減って，ぐっすりと眠

れるようになるのは，おおよそ 3〜4 日経過してからです」と説明しています．

3 | 中耳炎

POINT
- 中耳炎の診断のポイントは「中耳内に浸出液の貯留を認めること」である．
- 原因微生物は呼吸器感染の御三家（肺炎球菌，インフルエンザ菌，モラキセラ）．
- 治療は経過観察か，処方するなら高用量アモキシシリン．
- 中耳炎を診断することよりも，occult bacteremia と尿路感染症の可能性を考慮するほうが重要である．

1 | 病態生理

　急性中耳炎の好発年齢は 6 か月〜2 歳です．約 80％の小児が，3 歳までに中耳炎を 1 度は経験していると言われており，小児特有の感染症の 1 つです．

　まれに中学生，あるいはそれ以上の成人にも起こることがありますが，原因微生物，診断，治療ともに小児と大きくは変わりません．

　中耳炎は耳管からの波及によって発症します．上気道感染が起こることで，鼻咽頭や耳管の粘膜のうっ血が起こり，耳管の閉塞が起こります．閉塞すると中耳内が陰圧となり，その結果中耳の分泌物が耳管から排出できなくなり，中耳内に貯留します．ここに耳管経由で細菌やウイルスが到達すると，中耳内に貯留した液体が培地となり，ウイルスや細菌が増殖して，感染を起こしやすくなるのです．特に小児では耳管が短く，水平になっているために中耳炎を起こしやすいのです．

　ちなみに母乳で育てていると，原因微生物となりやすい菌の保菌が減るため，中耳炎に罹患しにくくなります．

2 | 症状と診断

　主訴が耳痛であれば診断は比較的容易ですが，乳幼児では，しばしば不機嫌，発熱などの非特異的な症状で受診します．鼓膜を診察することを怠ると診断できないので，常に鼓膜を観察する習慣をつけておきましょう．診断は，2013 年に改訂された AAP のガイドライン[7]が参考になります．下記❶〜❸のうちのいずれかを認めれば，中耳炎と診断できます．

3 中耳炎

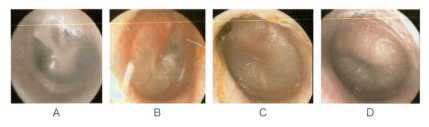

図 5-2 | 中耳炎の鼓膜所見[7]
A：正常鼓膜，B：軽度膨隆した鼓膜，C：中等度膨隆した鼓膜，D：重度に膨隆した鼓膜

> ❶中等度から重度の鼓膜の膨隆を認める（**図5-2** のC，D）
> ❷新しく発症した耳漏（急性外耳道炎による耳漏は除く）
> ❸鼓膜の軽度膨隆があり，48時間以内に発症した耳痛もしくは鼓膜の強い発赤のいずれかを認める．

❶～❸の診断基準すべてに浸出液の貯留が必須であることが書かれています．鼓膜が膨隆するには，浸出液が中耳内に貯留している必要がありますし，耳漏も中耳内の浸出液が鼓膜を破って出てきた所見です．ガイドラインの本文でも浸出液の貯留が重要であると強調されており，中耳内に浸出液の貯留がなければ，急性中耳炎と診断してはならないという記載もあります．

上記の診断基準だとわかりにくいので，以下にわかりやすく書き直します．

> ・中耳内の浸出液の貯留は急性中耳炎の診断に必須である．
> ・中耳内の浸出液の貯留が著しければ，急性中耳炎と診断できる．
> ・耳漏が新しく出てきている場合も，中耳内の浸出液の貯留が著しいことを反映していると考えられるため，急性中耳炎と診断できる．
> ・中耳内の浸出液の貯留はあるが，軽度である場合は，耳痛や鼓膜の発赤があれば，合わせ技一本で急性中耳炎と診断できる．

感染症の診断には，感染臓器を明らかにすることと，微生物診断をすることが必要です．ただ中耳炎で微生物診断をするのは容易ではありません．鼓膜を穿刺して，培養する手技は耳鼻科医にしかできませんし，自然治癒が見込める可能性が高い疾患で全例で鼓膜穿刺を行うのは現実的ではありません．そこで疫学的にどのような微生物が原因となっているかという情報をもとに原因微生物を想定します．

3 | 原因微生物

　原因微生物の約8割が細菌性，2割がウイルス性です．中耳炎も気道感染症の1つなので，原因微生物は肺炎球菌，インフルエンザ菌，モラキセラが原因微生物のほとんどで，これらだけで細菌性の9割以上を占めます．他にA群溶連菌（外耳からの波及による）が原因微生物となることもあります．

　ウイルス性では上気道感染を起こすものがほとんどで，RSウイルス，ライノウイルス，インフルエンザウイルス，アデノウイルスなどです．

4 | 治療

　中耳炎は大部分が抗菌薬なしでも自然治癒するので，どのような患者に抗菌薬が必要かを考えることから中耳炎の治療は始まります．

　中耳炎に何も考えずに抗菌薬を処方すると，耐性菌が蔓延します．現に米国では高用量のアモキシシリンでも治癒できないペニシリン耐性の肺炎球菌による中耳炎の頻度が増加し，フルオロキノロン（レボフロキサシン）を中耳炎に処方せざるを得ない症例が増えています．抗菌薬の処方によって，患者に耐性菌を蔓延させ，かえって悪いことすら起こしかねません．

　Roversらの報告[8]によると，抗菌薬の処方によって恩恵を受けるのは①2歳以下でかつ両側の中耳炎がある（NNT＝4），②耳漏を伴う急性中耳炎（NNT＝3）の2つであり，その他の条件，例えば片側の急性中耳炎だとNNTは17になっています（表5-5）．またこの研究では抗菌薬なしでもほとんどの症例が自然寛解しているため（図5-3），上記の2つ以外は慎重な経過観察が重要と締めくくられています．

　このメタ分析の結果を受けて，米国小児科学会の中耳炎治療の抗菌薬の適応も2004年と比較するとずいぶん変わりました（表5-6）．

　表5-6で「症状の強い」とありますが，具体的には下記のような症状を指しています．

> ❶全身状態がよくないもの（原文ではtoxic-appearing childと記載されているが，主観的で判断が難しい）
> ❷耳痛が2日以上続いているもの
> ❸39℃以上の発熱を伴うもの

　簡単に要約すると，抗菌薬の治療を考慮すべき要注意の中耳炎とは，次の4つです．

表 5-5 | 急性中耳炎の診断を受けた患者において，抗菌薬を処方した場合の Number Needed to Treat(NNT)[8]

第 3〜7 病日に耳痛，発熱，あるいは両方を認める場合

	NNT	p value
2 歳未満	7	
2 歳以上	10	0.83
片側中耳炎	17	
両側中耳炎	5	0.021
2 歳未満で両側中耳炎	4	
2 歳未満で片側中耳炎	20	
2 歳以上で両側中耳炎	9	
2 歳以上で片側中耳炎	15	0.022
耳漏あり	3	
耳漏なし	8	0.039

第 3〜7 病日に耳痛のみを認める場合

	NNT	p value
2 歳未満	9	
2 歳以上	10	0.76
片側中耳炎	34	
両側中耳炎	5	0.005
2 歳未満で両側中耳炎	5	
2 歳未満で片側中耳炎	50	
2 歳以上で両側中耳炎	8	
2 歳以上で片側中耳炎	25	0.01

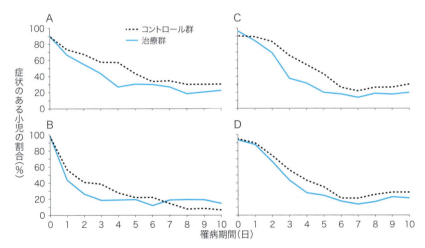

図 5-3 | 小児の急性中耳炎の臨床経過[8]
A：2 歳以下で両側中耳炎あり；B：2 歳以上で片側中耳炎あり；C：耳漏あり；D：耳漏なし

表 5-6 | 急性中耳炎の初期治療[7]

年齢	耳漏を伴う AOM	症状の強い AOM	耳漏のない 両側の AOM	耳漏のない 片側の AOM
6 か月以上 2 歳未満	抗菌薬	抗菌薬	抗菌薬	抗菌薬あるいは経過観察
2 歳以上	抗菌薬	抗菌薬	抗菌薬あるいは経過観察	抗菌薬あるいは経過観察

AOM：Acute otitis media（急性中耳炎）

> 急性中耳炎における抗菌薬の適応
> ❶2歳未満
> ❷症状の強い中耳炎（39℃以上，耳痛が48時間以上持続する，全身状態が不良の症例）
> ❸両側中耳炎
> ❹耳漏を伴うもの

抗菌薬を選択する際には，以下の2点が重要となります．

> ❶中耳炎は自然治癒することもあり，経過観察というオプションすら存在する軽症の感染症であること
> ❷原因微生物のほとんどが肺炎球菌であること

　上記2点を考えると，初期から広域抗菌薬を開始したり，耐性菌を憂慮したりする必要はありません．初期治療で失敗しても，後でやり直しがきく感染症です．したがって最も重要な原因微生物である肺炎球菌をカバーすればよいことになるので，アモキシシリンが第1選択となります．

　投与方法については，中耳での高い濃度を達成するために，1日3回ではなく，1日2回投与となっているので注意して下さい．インフルエンザ菌やモラキセラにはアモキシシリンではスペクトラムが不十分ですが，基本的に中耳炎は自然寛解する疾患なので，アモキシシリンで十分です（軽症なら対症療法のみでも軽快することが多い）．高用量が必要なのは，PRSPをカバーするためで，投与量を増やすことで対応できます．重症と思われる場合は，副鼻腔炎の場合と同様，アモキシシリン・クラブラン酸を処方します．日本に多いBLNARのカバーが不十分ですが，内服のセファロスポリンは腸管からの吸収率が悪いため（概ね20％程度），吸収率のよいアモキシシリン・クラブラン酸のほうがよいです．

　ペニシリンアレルギーの患者では，アナフィラキシーといった重篤なペニシリンアレルギーでなければ，セファロスポリンが第2選択です．第3世代のセファロスポリンが推奨されていますが，吸収率の問題から，副鼻腔炎と同様セファレキシンをおすすめします．アナフィラキシーなどの重篤なアレルギーがある場合には，セファロスポリンは使いづらいので，その場合はマクロライドを使用せざるを得ませんが，マクロライド耐性菌が多い日本では，効果が期待できないため，やはり使用しづらいです．そこでやむを得ない場合は，フルオロキノロンの処方も考慮しま

表 5-7 | 中耳炎の治療

第 1 選択	アモキシシリン　90 mg/kg/日　1 日 2 回内服
重症あるいはアモキシシリンで治療失敗した場合	アモキシシリン・クラブラン酸（アモキシシリンとして 90 mg/kg/日　1 日 2 回内服）
ペニシリンアレルギー（アナフィラキシーの場合）	アジスロマイシン　10 mg/kg/日　1 日 1 回内服，3 日間 クラリスロマイシン　15 mg/kg/日　1 日 2 回内服 クリンダマイシン　30 mg/kg/日　1 日 3 回内服 レボフロキサシン　20 mg/kg/日　1 日 2 回内服（5 歳未満），10 mg/kg/日　1 日 1 回内服（5 歳以上）
ペニシリンアレルギー（アナフィラキシー以外の場合）	セファレキシン　50 mg/kg/日　1 日 3 回内服 セフトリアキソン　50 mg/kg/日　24 時間毎

す．以上から，筆者のおすすめの中耳炎の治療薬をまとめます（**表5-7**）．

　治療期間については 5 日間投与と 10 日間投与を比較した論文があり[9,10]，10 日間投与のほうが治療効果は高いと報告されています（特に 2 歳以下）．そのため，基本的にはアジスロマイシン以外は投与期間 10 日間が推奨されていますが，2〜5 歳では 7 日間，6 歳以上では，5 日間投与でも十分です[11]．

急性中耳炎の治療期間[7]

　2 歳未満　　　10 日間
　2〜5 歳　　　 7 日間が望ましい
　6 歳以上　　　5〜7 日間

　基本的に中耳炎は良性の疾患なので，2〜3 日で必ず症状は軽快します．軽快しない場合は以下の 2 つを考慮して下さい．
①診断が間違っている．
②抗菌薬が効かない．
　抗菌薬が効かない場合として，βラクタマーゼ陽性のインフルエンザ菌やモラキセラの可能性があります．特に中耳炎と同時に化膿性結膜炎をきたしている場合は，nontypable のインフルエンザ菌による otitis-conjunctivitis syndrome の可能性があるため，このような場合にはアモキシシリン・クラブラン酸に変更するほうがよいでしょう．嘔吐やあるいは内服自体を嫌がる児の場合，セフトリアキソンという手もあります．
　中耳炎の症状は通常 24〜72 時間以内に改善しますが，滲出液の貯留（MEE：middle ear effusion）は通常残るので，滲出液の改善がみられなくとも心配はいりません．したがって，耳鼻科へコンサルトするタイミングは，抗菌薬による治療を

開始して，2〜3日しても耳痛や発熱などが軽快しない場合です．このような場合には鼓膜切開を検討します．基本的には最初から耳鼻科へコンサルトして，鼓膜切開となることはよほどの重症でない限りありません．

また症状が軽快した後も中耳内に液体貯留が認められることがあり（滲出性中耳炎），2週間後で60〜70％が，1か月で40％が，3か月で10〜25％が中耳内に滲出液を貯留します[12]．慢性中耳炎に移行したり，あるいは乳幼児では認知機能障害や発達障害を起こすこともあるので，この場合も耳鼻科へのコンサルトが必要です．具体的に耳鼻科へのコンサルトが必要なのは，以下の3つです．

> ❶ ダウン症候群，自閉症スペクトラムなど，もともと言語障害や発達障害のリスクがある．
> ❷ 視力障害があり，聴力への依存度が高い小児（聴力障害が致命的となるため早期のコンサルトが必要）．
> ❸ 上記リスクがない小児で，滲出性中耳炎が3か月以上続く場合．

さて中耳炎と診断し，抗菌薬を処方する前に考えてほしいことが1つあります．中耳内に浸出液の貯留があり，発熱を認めれば，中耳炎と診断して，抗菌薬を処方したくなりますが，もともと滲出性中耳炎がある患者が発熱した場合，感染臓器が耳ではない可能性があります．

実際に中耳炎があっても菌血症の発症率に影響しないという研究[13,14]や中耳炎が認められた場合でも，尿路感染症が2.7〜3.5％に見つかったという研究[15,16]もあるので，中耳炎患者に発熱を認める場合は必ず尿検査を行っておくことをおすすめします．

POINT

- 中耳炎を見つけても安心しない！
- 中耳炎があっても菌血症と尿路感染症の可能性は変わらない．

実は中耳炎の診療で，最も大事なことはここなんです．近年，日本でもようやく肺炎球菌とインフルエンザ菌のワクチンが定期接種となり，この2つの菌による侵襲性感染症の頻度は激減しましたが，完全に可能性がなくなったわけではありません．そのため中耳炎と診断して抗菌薬を処方する前に，occult bacteremia や尿路感染症の可能性も考えておきましょう．

ただし中耳炎の患児すべてで血液培養，尿培養を提出するのは現実的ではありま

せん．そのため，筆者の個人的な意見ですが，小児用肺炎球菌ワクチン，Hib ワクチンの接種が 2 回未満であれば血液培養を，尿路感染症の既往があれば，中耳炎があっても尿培養を提出しています．

4｜クループ症候群

> **POINT**
> - 治療のポイントはデキサメタゾンを使うべきか否かを判断すること．
> - エピネフリン吸入はその場しのぎの対症療法であることを知っておく．
> - 治療への反応が悪い時は，ステロイドを繰り返すより，気管炎を疑う．

クループ症候群はしばしば夜間の救急外来を受診する common disease で，月齢 7 か月から 36 か月に好発します．約 5％が入院を要し，1〜2％が気管挿管を必要します．"Life-Threatening" と言われるゆえんです．

クループの診断は容易です．一度聞けば忘れない「犬吠様咳嗽」が診察室の外から聞こえてくればクループの診断はつきます．しかし，クループは "airway" を脅かす疾患で，そのため小児科医に時に冷や汗をかかせる疾患でもあるのです．ここではクループの重症度の見積もり方，マネジメントの仕方について説明します．またクループに見えて，クループではない疾患(いずれもしばしば致死的)についても述べます．

1｜病態生理

クループ症候群は小児でのみ見られる疾患です．小児で多いのは解剖学的理由からで，小児の気道では声門下が最も細く漏斗状になっているために，この部位に炎症が起きると気道閉塞症状が顕著に出やすいのです．

2｜症状

典型的には，鼻水，鼻づまり，咳嗽で始まり，1〜2 日ほど経過してから犬吠様咳嗽が出現します．一口にクループといっても症状，重症度はさまざまですが，その鑑別を容易にしてくれるのが，Westley Croup Score です(**表5-8**)．

このクループスコアを重症度判定の参考にします．海外では moderate から入院適応です．

クループ「症候群」なので，さまざまな疾患が含まれており，具体的には以下の 6

表5-8 | Westley Croup Score

意識レベル		Air 入り	
正常＝0 意識朦朧＝5		正常＝0 低下＝1 著明に低下＝2	
チアノーゼ		陥没呼吸	
無＝0 興奮時＝4 安静時＝5		無＝0 軽度＝1 中等度＝2 重度＝3	
stridor			
無＝0 興奮時＝1 安静時＝2			

mild symptoms：2点以下，moderate symptoms：3〜7点，severe symptoms：8点以上

表5-9 | クループ症候群に含まれる疾患

- 痙性クループ：Spasmodic croup
- 喉頭気管炎：Laryngotracheitis
- 喉頭気管気管支炎：LTB：Laryngotracheobronchitis
- 喉頭気管気管支肺炎：LTBP：Laryngotracheobronchopneumonitis
- 細菌性気管炎：Bacterial tracheitis
- 喉頭ジフテリア：Laryngeal Diphtheria

その他の鑑別疾患：気道異物，喉頭蓋炎，喉頭浮腫

つが含まれます（**表5-9**）．このなかで，みなさんがいわゆるクループと認識しているものは1と2の痙性クループ（spasmodic croup）と喉頭気管炎（laryngotracheitis）です．これらのほとんどはウイルスが原因で起こります．怖いのは他の3つ，喉頭気管気管支炎（LTB：laryngotracheobronchitis），喉頭気管気管支肺炎（LTBP：laryngotracheobronchopneumonitis），細菌性気管炎 bacterial tracheitis です．これらはクループの治療に反応しないことが多く，原因微生物も黄色ブドウ球菌や肺炎球菌，インフルエンザ菌などの細菌感染が原因と言われており，ICUで治療すべき疾患です．

細菌性気管炎については，別の項目で詳述しますが，クループ症候群の主な鑑別点は**表5-10**のようになっています．

クループと鑑別を要するものに，喉頭蓋炎，気道異物，喉頭浮腫（アレルギーによる）の3つがあります．喉頭蓋炎の特徴は，犬吠様咳嗽がない，座位を好む，顎を前に突き出すようにしている，臥位を嫌がるなどです．基本的には喉頭蓋炎では犬吠様咳嗽は認められません．

気道異物は突然発症であり，喉頭浮腫の場合は発熱がみられないのが特徴で，病

表 5-10 | クループ症候群の鑑別点

	痙性クループ	喉頭気管炎	LTB and LTBP（細菌性気管炎含む）	喉頭ジフテリア
発症	夜間に突然発症	急速進行性	緩徐進行性（12時間から7日間の経過で悪化）	緩徐進行性（2〜3日の経過で悪化）
前駆症状	軽度の感冒症状	感冒症状	感冒症状	咽頭炎
発熱	なし	37.8〜40.5℃	37.8〜40.5℃	37.8〜38.5℃
全身状態	良好	比較的良好	不良	比較的良好，嚥下障害あり
原因微生物	ウイルス	ウイルス	黄色ブドウ球菌，A群溶連菌，肺炎球菌，インフルエンザ菌，モラキセラ・カタラーリス	ジフテリア
WBC	正常	軽度上昇	上昇あるいは異常低値	上昇

歴も大いに参考になります．喉頭浮腫はエピネフリン原液 0.01 mL/kg を筋注しますが，このような超緊急疾患の投薬量は覚えておきましょう．

喉頭気管気管支炎や喉頭気管気管支肺炎は致死的なので，疑ったら気管挿管が必要です．喀痰培養，グラム染色は必須で，これで原因微生物をある程度絞って抗菌薬を開始します．絞れない時は，黄色ブドウ球菌，GAS，肺炎球菌，インフルエンザ菌，モラキセラ・カタラーリスをカバーするためにセフトリアキソン±バンコマイシンで治療を開始します．

3 | 原因微生物

ほとんどがウイルス性です．Parainfluenza virus が最も多く，次いで RS ウイルス，Human bocavirus，Rhinovirus，Enterovirus の順です．インフルエンザやアデノウイルス，Human metapneumovirus は比較的まれです．マイコプラズマもクループの原因となることもありますが，極めてまれなので，気にする必要はありません．原因微生物からもわかる通り，クループは秋から冬にかけて流行します．

4 | 検査

基本的には検査は不要です．臨床的に疑ったら，即治療です．

5 | 治療

クループの治療は，「気道が確保されているか否か」の判断が最も大切です．危ないと思ったら，すぐに気管挿管が必要と心得て下さい．

● mist therapy

自宅では変な咳をしていたのに，病院に来ると楽になったというエピソードを経験したことがありませんか？ 湿った外気の影響で症状が改善すると考えられていますが，このエピソードを参考に，加湿器を使用した mist therapy が検討されましたが[17]，残念ながら治療効果は確認されませんでした．

● デキサメタゾン筋注/内服

デキサメタゾンの単回投与に関しては，治療効果が確立しており，受診時に症状のあるクループに対しては，0.15 mg/kg/dose（単回投与，最大量 10 mg/回）のデキサメタゾンを投与します（ただし海外の成書では 0.6 mg/kg/dose と書かれているのがほとんど）．ただし，自宅で犬吠様咳嗽があって，来院時にはすっかりよくなっているようなクループでは，適応はないので，クループ全例に処方することのないようにしましょう．あくまでも来院時にクループの症状がある患者が対象です．デキサメタゾンは 2～3 時間後，遅くとも 6 時間後には効果が現れてきます．ただ即効性がないので，来院時に状態が悪い時にはエピネフリンの吸入でその場しのぎをする必要があります．ブデソニド（パルミコート® 2 mg/4 mL）の吸入もデキサメタゾン内服と同様の効果があります．

ステロイド内服の副作用はまれですが，ステロイドはあくまでも「単回投与」を前提にしており，2 回以上投与すると，ウイルス感染，細菌感染，真菌感染の頻度が上がります[18]．またデキサメタゾンに反応しない時は，デキサメタゾンを追加することを考えるのではなく，デキサメタゾンに反応していないことを重視します．つまり，今治療している疾患がクループではない可能性を考えなければいけません．さらに言うならば，デキサメタゾンの生物学的半減期は 36～52 時間なので，ステロイドの追加投与はいらないはずです．

POINT

- デキサメタゾンが効かない時は，デキサメタゾンに反応していないことを重視し，クループではない可能性を考える．
- 複数回投与には有効性もないし，副作用の懸念もある．
- 重症のクループ症候群では LTB，LTBP の可能性を常に考える．

●──エピネフリン吸入

　クループの key drug はデキサメタゾンであり，エピネフリンの吸入は全例には不要です．エピネフリンの効果は一過性なので，ステロイドの効果が出るまでの「つなぎ」の治療です．吸入後早期に効果は認められますが，2 時間もすると効果は切れて，クループの自然経過に戻ります．

　吸入後も症状が持続する場合は，15〜20 分毎に吸入を繰り返します．吸入量は海外では 0.1％エピネフリン 0.5 mL/kg/dose（Max 5 mL）が推奨されていますが[18, 19]，日本では 0.1％エピネフリン 0.3 mL/生食 2 mL が保険上の限界です．海外の投与量は非常に多いと感じるかもしれませんが，この量でも副作用の報告はほとんどありません．

●──入院適応

　クループの絶対入院適応は以下の通りです．

- 酸素投与が必要
- 陥没呼吸，多呼吸がある
- 細菌感染が疑われる
- 脱水がある or 経口摂取不良
- 6 か月以下
- 保護者の再受診への理解が乏しい
- 再受診が難しい（遠方，天候の問題など）

　Westley Croup Score で中等症以上であれば入院を考慮します．ただ日本では入院のハードルが低いので，迷ったら入院という姿勢でよいです．

5｜細菌性気管炎

POINT
- デキサメタゾンへの反応が悪い「クループ症候群」．
- 最も多い原因微生物は黄色ブドウ球菌．
- 疑ったら，躊躇なく気管挿管を．

1 病態生理

細菌性気管炎(bacterial tracheitis)は比較的まれな疾患で，別名「細菌性クループ」とも呼ばれています．臨床症状はクループと酷似しており，見逃すと致命的な感染症の１つです．クループと同様秋から冬にかけて好発し，年齢層も同じで６か月から８歳に多くみられます．入院を要したクループの約２％に細菌性気管炎があったという報告もあり[20]，重症のクループ症候群では必ず念頭においておくべき疾患です．この疾患は喉頭から気管支にかけての細菌感染ですが，炎症の中心は声門下です．二次性に声門下の浮腫を引き起こしたり，膿性の分泌物で気管が閉塞したりします．

小児で多いのは，クループと同様，解剖学的理由が原因です．適切な抗菌薬と重症例での気道管理を行えば５日ほどで治癒します．

2 症状

症状は急性に発症するものと亜急性のものがあります．急性のものは喉頭蓋炎様で，高熱でぐったりしており，stridor，呼吸窮迫症状が目立ちます．ただし喉頭蓋炎とは異なり咳嗽がよく見られ，横になるほうが楽で，流涎はないことが多いです．

3 検査

検査所見はあまり役に立ちません．臨床診断が重要で，疑ったら耳鼻科医を呼んで，喉頭鏡での観察が必要です．症状が強ければ，喉頭蓋炎と同様，気管挿管したうえで喉頭鏡で観察します．頸部Ｘ線写真でクループと同様の"steeple sign"が見られることがありますが，クループとの鑑別ができないため，あまり役に立ちません．当然気管内分泌物のグラム染色と培養，血液培養は必須です．

4 原因微生物

一番検出率が高いのは黄色ブドウ球菌で，インフルエンザ菌，肺炎球菌，モラキセラ・カタラーリスが続きます(表5-11)．

5 治療

気道の管理(時に気管挿管が必要)が最も重要であり，気管炎を疑ったら，気管挿管を躊躇すべきではありません．

原因微生物を考慮すると，以下が選択すべき抗菌薬です．

表 5-11　細菌性気管支炎の原因微生物[21]

菌名	検出率	菌名	検出率
黄色ブドウ球菌	41%	モラキセラ・カタラーリス	12%
インフルエンザ菌	18%	A群溶連菌	9%
肺炎球菌	15%	その他	<3%

・セフォタキシム/セフトリアキソン±バンコマイシン
・アンピシリン・スルバクタム±バンコマイシン

　治療期間については明確なデータはありませんが，多くのケースレポートでは7〜10日間で治療されています．菌血症がなければ，喀痰グラム染色・培養結果に基づいて，バイオアベイラビリティのよい内服抗菌薬に変更可能です．

6 細気管支炎

POINT

- 基本的には支持療法が主体．補液，酸素投与，鼻汁吸引．
- 外来でエピネフリン吸入を試してもよいが，効果がなければ反復して行わない．
- β刺激薬吸入も効果がなければ，反復して行う必然性はない．
- 原則ステロイドは使用しない．
- 細菌二次感染を疑ったらアンピシリンの投与を検討．

1 病態生理

　細気管支炎（bronchiolitis）は終末細気管支の上皮細胞に感染が成立したものです．感染による直接的なダメージと炎症，二次的に生じる細気管支の浮腫，粘膜から分泌される過剰の粘液，上皮細胞の壊死などによって，気道が閉塞することが細気管支炎の病態です．そのため，重症化するのは気道が狭い2歳以下であり，それ以上の年齢では通常重症化しません．

2 症状

　発熱，咳嗽，鼻汁，呼気時の喘鳴が主な症状です．基本的にはウイルス感染症なので，感冒症状が先行します．典型的には病初期（1〜3日目）は鼻閉，鼻汁，軽度

の咳嗽が認められることが多く，熱はあっても37℃台からせいぜい38℃台前半です．その後少しずつ感染が下気道に拡大することによって，発症から3〜5日程度経過すると，上気道症状よりも，喘鳴や湿性咳嗽，多呼吸などの下気道症状が目立ちます．発熱の程度はさまざまですが，RSウイルスでは高熱が出ないことが多いです．

3 | 検査

　RSウイルスやヒトメタニューモウイルスの迅速検査は，いずれも治療には直結しない検査であるため，入院治療を前提としている場合に感染対策上必要な場合か，地域の流行状況の把握のためなどに限って行うべきです．

　胸部X線写真もルーチンには不要ですが，無気肺や肺炎，細菌二次感染を疑った時，あるいはウイルス性と考えて対症療法で経過を見ていて臨床的に改善に乏しい時などは，胸部X線写真が意味を持ちます．

　鼻閉，鼻汁，咳嗽から症状が始まり，やがて呼吸窮迫症状が目立つようになれば，ウイルス性の細気管支炎の診断は臨床的にはそれほど難しくありません．白血球とCRPの高低を参考に細菌二次感染の合併を判断されていることが多いですが，ある時点から急速に悪化しているかどうかが鑑別の最大のポイントです．白血球とCRPはある程度参考にできますが，くれぐれも採血結果「だけ」で判断しないようにしましょう．

4 | 原因微生物

　細気管支炎の原因微生物のほとんどがウイルスであり，最多がRSウイルスで，約80％を占めています．その他にヒトメタニューモウイルス，パラインフルエンザウイルスのtype 1，3，インフルエンザウイルス，アデノウイルス（特にtype 1，2，5が多い），ライノウイルス，エンテロウイルス，マイコプラズマなども原因となります．まれに単純ヘルペスによる細気管支炎の報告もありますが，日常診療ではあまり気にしなくてもよいでしょう．基本的にはいずれもself-limitedなものばかりなので，抗菌薬の適応は原則ありません．治療は対症療法のみで，通常は7〜10日ほどで治癒しますが，まれに長引くと数週から1か月続くこともあります．

5 | 治療

　治療は補液，酸素投与，鼻汁吸引，そして気管挿管による人工呼吸管理などの対症療法のみです．エピネフリン吸入，β刺激薬吸入，ステロイド，ロイコトリエン拮抗薬，リバビリン，免疫グロブリン，サーファクタント，ヘリウムガス，ビタミ

ンAなどが研究されていますが，いずれも明確に有効であると示された有効な治療方法ではありません．β刺激薬もルーチンの投与はせずに反応が見られた時にのみ使用することと位置づけられています[22]．

以前は高張生理食塩水の吸入が有効と考えられていましたが，最近の研究では入院期間の短縮にはつながらないため，推奨はされていません[23,24]．

外来で経過を見られるような軽症の細気管支炎では，エピネフリン吸入はβ刺激薬よりも有効である可能性が指摘されていますが，入院治療としてエピネフリン吸入を推奨するだけの明確なエビデンスはありません[25]．

ステロイドに関しては，人工呼吸管理を要するようなRSウイルスによる細気管支炎において，デキサメタゾンとプラセボを比較したRCT[26,27]がありますが，いずれも予後改善効果はありませんでした．コクランのメタ分析[28]でもステロイドの使用に意味はないとはっきりと記載されており，細気管支炎の診断でステロイドを使用すべきではありません．

1,000倍希釈のエピネフリン3 mLの吸入と0.6 mg/kgのデキサメタゾンを5日間連日処方することで入院が回避できたという報告もありますが[29]，エピネフリンとデキサメタゾンの投与量が日本では考えられないほど多く，現実的ではありません．

ロイコトリエン拮抗薬に関しては，RSウイルスによる細気管支炎そのものの治療や，罹患後のreactive airway diseaseを予防するために処方されるケースもありますが，有効としている論文[30,31]，効果がないとしている論文[32-34]があり，はっきりとはしていません．ただ最も大規模なRCT[34]では，否定的な結果が出ており，ロイコトリエン拮抗薬の内服期間は少なくとも月単位での内服が必要であることを考えると，効果がわからない薬を何か月も内服すべきではありません．

リバビリンの投与によって，人工呼吸器からの離脱が早まり，入院期間が短縮するという研究もあります[35-37]．死亡率に関しては，「死亡率を下げる傾向がある」程度のデータですが，今後の追試次第では，重症のRSウイルス細気管支炎の治療薬として認識される可能性はあります．ただ現時点では積極的には使用を推奨できません．

サーファクタントがICU滞在期間を短縮するという報告がありますが[38]，臨床的に重要な予後改善効果までは見込めないため，現時点では積極的に使用する必要はありません．

RSウイルスに対するモノクローナル抗体（パリビズマブ）とポリクローナル抗体も急性期感染の予後を改善できず[39-41]，現時点では不要の薬剤です．

ヘリウムガスの吸入によりclinical asthma scoreが改善するという研究[42]があ

りますが，患者数が 18 人と少なく小規模であり，決定的ではありません．

ビタミン A は細胞性免疫と液性免疫の維持に重要であり[43]，ビタミン A 欠乏があると麻疹に罹患しやすくなります[44-46]．RS ウイルス感染症でもビタミン A 欠乏との関連が報告され[47]，RS ウイルス感染症の児にビタミン A を投与する研究[48]がなされましたが，入院日数，ICU 滞在期間いずれも改善せず，むしろ長引く傾向がみられました．

他にもインターフェロンやエリスロポエチンの効果を検証した研究がありますが[49-51]，いずれも予後改善効果は認められていません．

呼吸リハビリテーションや鼻腔の吸引などは，有効というエビデンスはありませんが，害にならず，多量の鼻汁が気管内にたれ込むことによる細菌二次感染のリスクを軽減できるため積極的に行うべきです．

乳児の細気管支炎は，無呼吸や呼吸不全のためにしばしば致死的となるため，予防も重要です．乳児の細気管支炎の最多の原因である RS ウイルスに対しては，パリビズマブ（シナジス®）というモノクローナル抗体があり，RS ウイルスが流行するシーズンに毎月 1 回筋注します．「抗体」なので他の予防接種と干渉しませんし，体調が悪くても接種可能です．重症感染で γ グロブリンの適応があるくらいなので，熱が出ていても接種は問題ありません．

また受動喫煙は RS ウイルス感染のリスクファクターなので[52]，小児科医としては両親に禁煙をすすめます．

入院適応は呼吸状態，全身状態を見て決定しますが，月齢 2 か月以下は無呼吸を起こすリスクがあるため，入院の閾値を下げるべきです．

7｜急性喉頭蓋炎

POINT

- 最も重要なのは疑うこと．4 Ds〔Dysphagia（嚥下困難），Drooling（流涎），Dyspnea（呼吸困難），Dysphonia（発声困難）〕のうちの 1 つでもあれば，喉頭蓋炎として対応する．
- 疑った時点で耳鼻科，麻酔科コンサルト．あるいは後方病院へ緊急搬送．
- 努力呼吸があったり，重症感が強ければ，まずは気道確保を最優先．
- 少し猶予がありそうなら，頸部軟部 X 線写真を撮影．

1 病態生理

喉頭蓋炎とは端的に言えば,「喉頭蓋とその周辺組織(披裂軟骨,披裂喉頭蓋ヒダ)の蜂窩織炎」です.菌血症の結果として,あるいは近隣臓器からの病原微生物の直接浸潤によって生じる疾患であり,進行すると気道閉塞を引き起こし,心肺停止に至ることもある超緊急疾患の1つです.

小児での好発年齢は2~8歳と言われています.原因微生物の最多はインフルエンザ菌です.Hibワクチンが先に導入された米国では,その頻度は激減しており,1987年には人口10万当たり41人の発症率だったのが,1997年には1.3人にまで減少しています[53].喉頭蓋炎もワクチンで予防可能な疾患の1つです.

2 症状

喉頭蓋炎の典型的なプレゼンテーションは,以下の4つです.英語の頭文字をとって,"4 Ds"と言われています.クループで認められるような犬吠様咳嗽や嗄声は通常認めません.

- ❶ Dysphagia(嚥下困難)
- ❷ Drooling(流涎)
- ❸ Dyspnea(呼吸困難)
- ❹ Dysphonia(発声困難)

他に特徴的な所見は,以下です.

- クループと比較して,急性発症で高熱を伴うことが多い.
- 前頸部正中に著明な圧痛があることが多い.
- 飴玉を口に含んでいるような「ふくみ声(muffled voice,hot potato voice とも言われる)」や tripod posture(前に寄りかかるような姿勢)をとることが多い.

とにかく,症状からいかにして喉頭蓋炎を鑑別疾患に挙げるかがすべてです.喉頭蓋炎を疑った場合,小児では咽頭部の診察は児に不安を与え,呼吸器症状を悪化させることがあるので,決して行ってはいけません.逆に成人では,咽頭部の診察によって呼吸器症状を悪化させたという報告はないため,咽頭部の診察を行っても構いません.

喉頭蓋炎が強く疑われる場合は,気道閉塞に備えて double setup(通常の気道確

保＋外科的気道確保の準備）の体制を整えてから，手術室や集中治療室などで気道確保を行います．熟練した麻酔科医，耳鼻科医へのコンサルトも必須です．

3 検査

　症状から喉頭蓋炎を疑えば，耳鼻科医と麻酔科医をコールします．喉頭ファイバーなどで腫脹した喉頭蓋を観察することで確定診断となります．また頸部軟部X線写真で特徴的な"thumb sign"を認めれば，診断は可能ですが，感度38％，特異度78％と診断ツールとしては不十分です[54]．

　微生物診断としては，血液培養が決め手となることが多いので，気道確保後，全例で2セットの血液培養の提出が必要です．

　喀痰グラム染色や喀痰培養も一見役に立ちそうですが，喉頭蓋炎は喉頭蓋に発症した「蜂窩織炎」であるため，必ずしも喀痰培養から検出された菌が原因微生物とは限りません．喉頭蓋表面を擦ってスワブで培養をすべきと言われていますが，危険なので，筆者はおすすめしません．

4 原因微生物

　原因微生物については，Hibワクチン導入前はほとんどがインフルエンザ菌によるものでした[55]．Hibワクチンの接種率が高くなるにつれて，喉頭蓋炎の疾患頻度そのものが激減しましたが，Hibワクチン導入後でもprimary vaccine failureによる影響と思われるインフルエンザ菌が多く，次いで肺炎球菌，A群溶連菌，肺炎球菌，黄色ブドウ球菌などになっています[56]．

5 治療

　最も重要なのは気道確保ですが，もちろん抗菌薬も重要な治療の1つとなります．原因微生物が特定できるまでのempiric therapyとしては，原因微生物がインフルエンザ菌，A群溶連菌，肺炎球菌，黄色ブドウ球菌なので，第3世代セファロスポリンあるいはアンピシリン・スルバクタムのいずれかにMRSAのカバーとしてバンコマイシンを併用するかどうかという選択肢です．

　最適な治療期間に関する研究はありませんが，教科書には7〜10日間と記載されているものが多いです．

　急性喉頭蓋炎は絶対に見逃してはならない疾患です．疾患頻度が激減しており，今後実際に経験する機会は減ってきますが，Hibワクチン導入後でも，最多の原因微生物はやはりインフルエンザ菌であることに注意して下さい．

8 | 百日咳

　百日咳（pertussis）は全世界的に成人での流行が見られるようになり，成人での予防接種の追加投与が推奨されるようになりました．Tdap という 3 種混合ワクチンです．DTaP ワクチンを成人に小児と同じ用量で接種すると，ジフテリアトキソイドの量が多すぎて，局所反応や全身反応が強く出ます．そこで DTaP と比べると，破傷風の抗原量はそのままで，ジフテリアと百日咳の抗原量を減らした Tdap が海外では接種可能になっています．このワクチンは抗原量が減らされている Diphtheria と Pertussis の頭文字が小文字で表記されています．

　百日咳様の症状を起こす他の病原体としては Bordetella parapertussis，adenovirus，Chlamydia trachomatis，Chlamydophila pneumoniae が知られています．これらの微生物も百日咳様の症状を起こすことがあります．

　百日咳ワクチンの導入後，その発症数は約 99％減少し，アメリカでは 1976 年には年間 1,010 例の発症にまで激減しました．しかし，近年発症例が増加しており，2004 年には 26,000 例発症しています．そのうちの約 40％が 11 歳以下の小児です[57]．予防接種も感染既往も生涯免疫を誘導しないため，成人例での百日咳症例が増加しており，家族内で子どもに伝播させる例が増えているのです．成人が感染した場合は軽症であったり，非典型的な症状だったりして百日咳と認識されないこともありますが，乳児への感染源としては重要です．

　潜伏期間は 5〜21 日間で，通常 7〜10 日程度です．感染経路は飛沫感染で，感染力の強い時期はカタル期と咳嗽が出現して 2 週間以内です．適切な抗菌薬を開始すれば，5 日以内に培養では検出されなくなるため，抗菌薬を開始して 5 日経過すれば感染力は通常ありません．

1 | 症状

　百日咳の症状は下記のように 3 つの病期に分けられています．全病期にわたって熱はほとんどの場合認められません．6 か月未満の乳幼児では非典型的な症状が比較的多い傾向にあり，嘔気，息切れやあえぎ，無呼吸などが見られることがある一方で，カタル期が短かったり，whooping がなかったり，回復期が長かったりすることもあります．一方ワクチン接種後の小児や成人では症状が軽度だったり，無症状のこともよくあります．

　通常罹病期間は 6〜10 週間ほどですが，成人の約半数では 10 週間以上続きます．青年期や成人での合併症としては過渡の咳嗽による失神，睡眠障害，肋骨骨折，失禁が多く，まれに肺炎を併発することもあります．6 か月未満の乳児に発症すると

重症化し，合併症を 23.8％に認めます[58]．Redbook[59]によると 6 か月未満の乳児が百日咳に罹患すると，肺炎を 22％，痙攣を 2％，脳炎を 0.5％以下の頻度で認め，最悪の場合死亡することすらあります．死亡率は生後 2 か月未満だと約 1％，2～11 か月だと 0.5％未満で，とても怖い病気です．

カタル期 Catarrhal phase (1～2 週間)	通常の感冒と似通った軽度の上気道症状（鼻汁，結膜炎，軽度の咳嗽）から始まり，その症状が 1～2 週間持続します
咳嗽期 Paroxysmal phase (2～4 週間)	重度の発作性の咳嗽と咳嗽後に引き続き起こる"whooping"が 2～4 週間持続します．咳嗽は"staccato cough"と言われるような激しい咳で，しばしば無呼吸を伴います．この時激しい咳嗽のあまり嘔吐することもしばしばです．通常発熱は伴いません．激しい咳嗽のために結膜出血や顔面の点状出血を起こすこともあります．百日咳による死亡原因の 9 割は肺炎なので，肺炎だけは見逃さないようにしましょう
回復期 Convalescent phase (1～2 週間から数か月)	慢性的に咳嗽だけが残ります．1～2 週間で収まることが多いのですが，数週間続くこともあります

2 検査

　百日咳を疑った時の検査には，喀痰培養，遺伝子診断，そして抗体検査があります．百日咳菌の喀痰培養は難しく，培養陰性でも百日咳は否定できません（特異度は 100％）．また培養には特殊な培地（Bordet-Gengou 培地）が必要で，院内に細菌検査室があっても培養していない施設も多くあります．院内で培養可能であれば，百日咳を疑っている旨を必ず伝えておきましょう．

　遺伝子診断については，国内では LAMP 法が行われていますが，現時点では LAMP 法は全国数カ所の百日咳リファレンスセンター（国立感染症研究所および地方衛生研究所）など限られた施設しかできません．つまり，培養も遺伝子診断もごく限られた施設でしか検査できないのです．

　そこで，抗体検査法に頼る必要が出てきます．以前は細菌凝集反応による百日咳抗体（山口株，東浜株）検査が汎用されていましたが，現在は試薬が製造中止になっており，検査ができません．代わりに現在国内で行われているのが，EIA 法です．

　百日咳から分泌される百日咳菌毒素（PT：pertussis toxin）と菌体表面に存在し宿主への感染成立に関与する接着因子の 1 つである線維状赤血球凝集素（FHA：Filamentous Hemagglutinin）に対するそれぞれの IgG 抗体価を測定しています．PT と FHA だと PT のほうがより百日咳に特異的で，FHA は他の Bordetella でも陽性になるほか，インフルエンザ菌やマイコプラズマでも交叉反応を示して，陽性

8 百日咳

となることがあります[60]．

　抗体価が上昇し始めるのは，感染成立後 2～3 週後からで，診断には他の抗体検査法と同様，ペア血清での評価が必要となります．診断価値が高いのは PT 抗体のほうで，ペア血清で 2 倍以上の上昇があれば（4 倍以上の上昇でなくても OK です），有意な上昇と考えてよいです[60]．単血清での診断では，PT 抗体が 94 EU/mL 以上であれば，感度 80％，特異度 93％です[61]．

> **POINT 百日咳の検査・診断**
> - 診断には時間がかかる．したがって結果が出るまで empiric に治療．臨床診断が重要．
> - 咳嗽が始まって 2 週間以内なら培養で，2～4 週以上ならペア血清で診断．
> - リンパ球増多は有名な所見（ワクチン接種前だと 75％程度に認められる）だが，6 か月未満だったり，ワクチン接種後だったりすると，リンパ球増多は認めにくい．ただし典型例では，白血球は 20,000～50,000/μL まで増加する．
> - 思春期～成人の百日咳ではリンパ球増多を認めないことが多い．
> - 乳児でリンパ球優位の白血球増多や肺炎を伴っている場合は予後不良．

3 治療

　基本的には治療はマクロライドが第 1 選択です．発症 14 日以内，あるいは咳嗽期の前に使用すれば，咳嗽期の症状を緩和できます．ただ実際には百日咳の診断がつく，あるいは疑われるのが，この時期を過ぎてからのことも多いため，その場合は症状を緩和できません．

　ただ百日咳に対する抗菌薬の投与には，治療だけでなく，「伝播を防止する」役割があり，発症後 3～4 週間以内であれば，周囲への感染拡大の視点から，治療は行うべきです．ただ症状が緩和されないことは念頭においておく必要があります．この期間を過ぎると抗菌薬は意味を持ちません．第 1 選択薬としては，以下の薬剤が推奨されています．

> - エリスロマイシン　40～50 mg/kg/日　1 日 4 回，14 日間
>   （生後 1 か月以内では幽門狭窄症のリスクが高まると言われており避けるべき）
> - アジスロマイシン　10 mg/kg/日　初日，5 mg/kg/日　4 日間（生後 6 か月以内は 10 mg/kg/日を 5 日間）

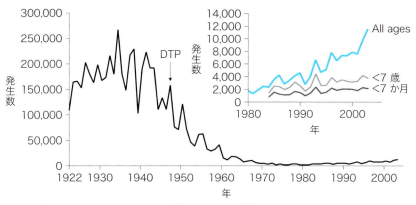

図 5-4 | 米国における百日咳の発症数の年次推移[57]

- クラリスロマイシン　15 mg/kg/日　1 日 2 回，7 日間
  （生後 6 か月以内は安全性に関するデータがないため使用不可）
  マクロライドにアレルギーがある場合は，ST 合剤を使用
- ST 合剤：トリメトプリムとして 8 mg/kg/日　1 日 2 回，14 日間
  （2 か月以下は禁忌）

百日咳の最大の合併症は肺炎です．6 か月未満の乳児が百日咳に罹患すると，肺炎や，脳炎，痙攣などを合併し，しばしば致命的となることもあります．重症の肺炎になると肺高血圧症をきたし，死亡することもあります．他にも，著しい咳嗽のために胸腔内圧が上昇し頭蓋内出血をきたしたり，横隔膜の破裂，気胸，直腸脱などが見られることもあります．

4 ワクチン

近年小児，成人ともに百日咳が再流行しています．当院でも，NICU 勤務の職員が百日咳に罹患し，NICU に入院中の新生児全員にマクロライドの予防投与を行うというような事例がありました．また親が百日咳に罹患し，生まれたばかりの予防接種前の新生児に感染させて，重症化する症例も時折経験します．

百日咳の予防接種は乳幼児期に終えているはずなのに，なぜ現在流行しているのでしょうか．

図5-4 は米国での百日咳の発症数です．米国では 1940 年代に DTaP ワクチンが開始され，その後百日咳の発症数は著明に減少し，百日咳は制圧されたかに思われました．しかし 1980 年代から徐々に増加に転じ，2000 年以降，思春期以降に

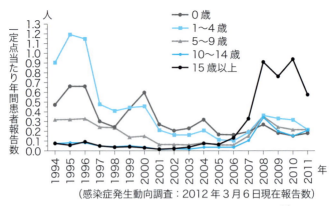

図5-5 | 日本における百日咳患者の年齢別報告数の推移[62]

百日咳を発症する患者の増加が顕著となっています．そこで成人の百日咳の予防のために，Tdapが新たに導入されました．この百日咳患者の増加傾向は，日本でも同様で，国立感染症研究所のまとめでも同様の傾向が認められます（**図5-5**）．

日本では百日咳の予防接種は1期の初回接種と追加接種の合計4回だけであり，その後感染に曝露されなければ，徐々に抗体価が低下します．そのため学童期に入る頃には感染を防御できるレベルを維持できなくなります．そのため日本以外のほとんどの国では，小学校入学前にDTaPの追加接種が行われています．しかし日本では，1期の接種が終わると，百日咳の予防接種は一切ありません．

海外では小学校入学前の時期にDTaPが接種され，さらに思春期（米国では11～12歳）でTdapが接種されています．さらに新生児や乳児期早期の百日咳感染を予防するために，妊婦や生まれてきた子どもをケアする父親，祖父母，保育園・幼稚園職員などにもTdap接種をすすめています（"cocoon strategy"と言います．cocoonとはカイコのマユのことで，ワクチン接種ができない小児を守るため，周りにワクチン接種をすすめて感染から守ろうとする考え方のことです）．しかし日本ではいまだに百日咳で重症化して，生命の危険に曝されている子どもたちが多く存在します．ある一定の年齢になれば重症化はしませんが，新生児にはしばしば致命的である百日咳．この構図は風疹と同じです．風疹も年長児あるいは成人が罹患しても重症化することはほとんどありませんが，風疹の流行によって，多くの先天性風疹症候群の患者が発生しました．社会全体で風疹ワクチンの接種率を高めておけば，先天性風疹症候群は予防できます．それと同じことが百日咳でも言えるわけで，1日でも早いTdapの導入が期待されます．

2018年現在，日本ではまだTdapは認可されていませんが，2018年1月に3

種混合ワクチン DTaP（トリビック®）が再発売され，11 歳以上 13 歳未満および成人での接種が添付文書上も可能となりました．今後の定期接種化が期待されます．

これを受けて 2018 年 8 月に 5 歳以上 7 歳未満，11〜12 歳時に 3 種混合ワクチンの追加接種が日本小児科学会より推奨されました．

9 | 肺炎

POINT
- 年齢で原因微生物が大きく異なる．成人とは異なりウイルス性が最多．
- 3 大原因微生物は，ウイルス，肺炎球菌，マイコプラズマ．
- 原因微生物は年齢，病歴，身体所見で推定すること．喀痰グラム染色は可能なら施行．
- 治療の選択肢は支持療法かアモキシシリン（アンピシリン）かマクロライド．成人と異なり，第 3 世代セファロスポリンやアンピシリン・スルバクタムが必要なことはほとんどない．

肺炎は小児感染症領域では比較的多くみられる疾患です．ヨーロッパや北アメリカでは 5 歳以下の小児に限ると，年間人口 1,000 人に対して 36 人の肺炎が発症しています[63]．日常診療でも日々遭遇する common disease です．

1 | 症状

肺炎の診断はそれほど難しくありません．発熱，咳嗽，多呼吸，SpO_2 の低下，陥没呼吸などの努力呼吸の有無，聴診所見などから肺炎を疑い，胸部 X 線写真で診断を確定すればよいのです．

多呼吸の定義（WHO の定義による）
2 か月未満	60 回/分以上
2〜12 か月	50 回/分以上
1〜5 歳	40 回/分以上
5 歳以上	20 回/分以上

発熱があれば呼吸数に影響が出ますが，1℃上昇するにつれて，10 回/分程度呼吸数が増えます[64]．身体所見で最も感度がよいのは多呼吸で，陰性尤度比は 0.32〜

0.75です[65]．また咳嗽がなければ，陰性尤度比は0.19で肺炎の可能性はかなり下がります．さらに多呼吸，聴診所見，努力呼吸のすべてに異常所見がなければ，胸部X線写真も不要です．つまり，肺炎の除外には，身体所見が最も重要であり，呼吸状態に問題がなければ，胸部X線写真を撮像せずとも，肺炎は除外できるということです．

さて，肺炎では必ず発熱を伴うわけではありません．特に新生児期の *Bordetella pertussis*，*Chlamydia trachomatis*，*Cytomegalovirus*，*Mycoplasma hominis*，*Ureaplasma urealyticum* などは熱を伴わないこともしばしば認められます．

呼気時の喘鳴は，細気管支炎やウイルス性肺炎あるいは Mycoplasma や Chlamydophila による肺炎を示唆する所見です．肺炎球菌性肺炎では，基本的に喘鳴は聴取されません．

感染を契機に気管支喘息発作が生じることは知られていますが，その感染の原因になるのは，原則ウイルス感染，Mycoplasma，Chlamydophila だけです．肺炎球菌感染が契機となって，気管支喘息発作が起きることは基本的にありません．したがって，入院治療でステロイドとアンピシリンやセフトリアキソンを同時に点滴しているのは，矛盾しています．

5歳以下の小児において，感染のフォーカスが不明で直腸温が39℃以上（腋窩だと38℃）かつWBCが20,000/mL以上の場合はoccult pneumoniaを考慮する必要があることは既出の通りです（☞Chapter 4 の fever without source，188頁参照）．

2 | 診断

肺炎の診断に必要な検査は以下の3つです．

> ❶喀痰グラム染色，喀痰培養
> ❷血液培養
> ❸胸部X線写真

肺炎では血液培養の陽性率は低く，必要性に疑問を持たれている方もいるでしょう．外来で治療可能な肺炎の血液培養陽性率はわずか2%程度ですが[66-70]，入院が必要な患者だと高くなり（1.4〜7%）[66, 69, 71-73]，さらに胸水貯留があったり，敗血症や臓器不全などが認められる場合は，血液培養陽性率も高率になるので（7.8〜26.5%）[67, 73, 74]，入院を要する場合は必ず血液培養をとりましょう．

表5-12 | 肺炎における所見の解釈の仕方

細菌性肺炎を示唆する症状/所見	・突然発症 "Abrupt onset" ・Systemic sign がある（代償性ショック・非代償性ショック，易刺激性） ・呼吸窮迫症状が強い	・聴診所見が限局している（限局性の肺炎を示唆する） ・胸痛がある（胸膜炎を示唆する） ・高熱
Mycoplasma, Chlamydophila 肺炎を示唆する症状/所見	・乾性咳嗽〜軽度の湿性咳 ・他の随伴症状が改善しているのに，咳嗽だけが悪化する ・喘鳴を聴取する ・喘息発作を併発している ・多彩な症状（咽頭痛，頭痛，筋肉痛，光過敏など） ・嗄声（Chlamydophila により多い） ・肺外病変の存在（以下は Mycoplasma に特徴的）	・皮疹の出現（蕁麻疹，紅斑，Stevens-Johnson syndrome まで多彩） ・溶血性貧血 ・多発性関節炎 ・膵炎 ・肝炎 ・心外膜炎 ・心筋炎 ・髄膜脳炎
ウイルス肺炎を示唆する症状/所見	・先行する上気道症状（鼻汁，鼻閉，くしゃみなど） ・比較的全身状態がよい ・両側かつび漫性に異常呼吸音が聴取されることが多い	・喘鳴の存在 ・喘息発作を併発している ・特徴的な皮疹（麻疹，水痘，単純ヘルペス） ・シックコンタクトがある

ウイルスと細菌の co-infection

　23％の患児でウイルスと細菌の co-infection があると報告されており[75]，迅速検査でインフルエンザやRSウイルス，アデノウイルスなどが証明されていても，重症感が強ければ，co-infection を考慮して抗菌薬治療を行う必要があります．

　また先天性心疾患，慢性肺疾患，cystic fibrosis，気管支喘息，鎌状赤血球症，神経筋疾患，気管支食道瘻，胃食道逆流，免疫不全などの基礎疾患がある患者では，肺炎が発症しやすく重症化しやすいため，より注意深い経過観察が必要で，抗菌薬投与の閾値は下げておくべきでしょう．

　病歴と身体所見で肺炎の疑いを持ち，胸部X線写真で肺炎と診断したら，次は重症度です．重症かどうかは，基礎疾患の有無と身体所見で判断します（**表5-12**）．主に患児の全身状態（顔色や活気，周囲への反応などの全身状態，チアノーゼの有無，経口摂取の状態など），呼吸状態（多呼吸，陥没呼吸，鼻翼呼吸，無呼吸，SpO_2 など）で重症度を判断して下さい．白血球や CRP などの検査所見は重症度とは無関係です．また免疫不全や先天性心疾患，慢性肺疾患，神経筋疾患などの基礎疾患があれば，より重症化しやすいので，一見軽症に見えていても，急速に悪化することがあったり，非典型的な臨床像をとることもあったりするので，注意が必要です．

3 | 原因微生物と治療

　肺炎かどうかが見極めることができれば，あとは原因微生物の同定です．小児では年齢によって原因微生物，抗菌薬の選択が大きく変わります．小児用肺炎球菌ワクチンとHibワクチンの導入後，これらの菌による肺炎の罹患率も減少し[76]，さらに驚くことに，小児用肺炎球菌ワクチンによって，ウイルス性肺炎の罹患率も減少していることが報告されています[77]．日本でもワクチン導入後，肺炎の疫学に大きな変化が起きている可能性もあり，日本での大規模な疫学的調査が待たれるところです．

　さて原因微生物の同定には病歴と身体所見，喀痰グラム染色が重要です．

　胸部X線写真で「ある程度」細菌性か，ウイルス性かを判断できますが，あくまで細菌性の可能性が高いか低いか，を議論するレベルであって，決定的ではないことに留意して下さい．非典型的な肺炎像はいくらでも存在するので，X線所見だけで判断するのはやめたほうがよいです．冷静になって考えればわかることですが，1つの検査だけで診断ができるはずもなく，胸部X線写真「だけ」で細菌性，ウイルス性の鑑別は難しいという報告[78]もあるので，病歴，身体所見，そして微生物学的なデータ（グラム染色や培養結果）を踏まえて総合的に判断します[65, 79]．病歴，身体所見を重視しつつ，検査所見を参考にするという，総合的なバランスの良さが重要です．

　胸部X線写真での，特徴的な肺炎は以下の通りです．

大葉性肺炎 lobar pneumonia	肺葉あるいは肺区域に限局した浸潤影を示すものです．古典的には肺炎球菌に多いとされていますが，*M. pneumoniae* でも約40％で大葉性肺炎が認められます[80]
気管支肺炎 bronchopneumonia	気管支およびその周囲に浸潤影が広がるもので，ウイルス性肺炎，*M. pneumoniae* などの非定型肺炎に多いとされていますが，肺炎球菌，*S. pyogenes* や黄色ブドウ球菌でも認められることがあります
壊死性肺炎 necrotizing pneumonia	誤嚥性肺炎や肺炎球菌，黄色ブドウ球菌に多いと言われていますが，*S. pyogenes*, *M. pneumoniae*, *L. pneumophila*, *Aspergillus* sp.などでも認められることがあります

　脱水があると胸部X線写真で肺炎像がはっきりしないことがあるので注意して下さい（脱水が解除された翌日の胸部X線写真で肺炎像が明らかになることもあります）．

　胸部X線写真でも，細菌性か，ウイルス性かの鑑別は難しいと述べましたが，検査所見も同様です．実際にはCRPや白血球の高低でウイルス性，細菌性の鑑別

を行っている方も多いと思いますが，実はかなり controversial です．有効ではないと報告している論文[78, 81, 82)]と，有効だと報告している論文[83-85)]が散在しており，実際の落とし所は以下のようなところです．

> ❶ CRP が高ければ，細菌性肺炎の可能性が少し高くなる．
> ❷ CRP が高くても，細菌性と決めつけない．当然ウイルス性肺炎の可能性もあるので，抗菌薬が効かないからといって，すぐにブロードな抗菌薬に走らない．CRP が高くても，ウイルス性肺炎の可能性は常に念頭に置いておくこと．
> ❸ CRP が低いとウイルス性肺炎の可能性が少し高くなる．
> ❹ CRP が低いからといって，細菌性肺炎を否定しない．重症であれば抗菌薬の使用を検討する．

日本の感染症診療の悪いところは，CRP「だけ」で細菌性かウイルス性か，重症か軽症かまでを判断しているところです．

新生児（生後 4 週間まで）

新生児の肺炎は非常に診断が難しいです．特に出生直後は，新生児呼吸窮迫症候群や新生児一過性多呼吸などの疾患でも多呼吸や SpO_2 の低下，陥没呼吸などの症状が共通して認められ，胸部 X 線写真でも，び漫性の網状結節影を認めるため，肺炎と区別がつきません．気管挿管して適切な喀痰を採取し，グラム染色の結果をもとに抗菌薬を開始できればよいですが，喀痰グラム染色で何も菌が見えなくても，感度は決して 100％ではないので，呼吸器症状の強い新生児は，原因がはっきりするまで肺炎として治療するほうが安全です．

原因微生物は産道感染を反映して，B 群溶連菌，大腸菌や *Klebsiella* 属などのグラム陰性桿菌（腸内細菌群）が多く，時に *L. monocytogenes*，*C. trachomatis*，*U. urealyticum*，Cytomegalovirus などが検出されることがあります．

新生児期から乳児にかけては，"afebrile pneumonia of infancy" という概念があり，肺炎があっても熱が出ないことがしばしば経験されます．古典的には生後 2，3 週から 4 か月で発症し，鼻汁と多呼吸，び漫性に聴取される吸気時の crackles が特徴的です．結膜炎が認められることもあります．このような臨床像をとる典型的な原因微生物は *C. trachomatis* であり，Cytomegalovirus や *M. hominis*，*U. urealyticum* などもこのような臨床像をとります．

新生児肺炎の原因微生物[63]

高頻度	GBS，腸内細菌群（大腸菌，Klebsiella 属など）
コモンなもの	L. monocytogenes, C. trachomatis, U. urealyticum, Cytomegalovirus
低頻度	肺炎球菌，S. bovis，嫌気性菌

　血液培養と尿培養，髄液培養をとってから，empiric に抗菌薬を開始しますが，新生児肺炎は重症なので，頻度の高い原因微生物をもれなくカバーするため，アンピシリンとセフォタキシムの2剤で治療します．治療期間は通常10日間，グラム陰性桿菌による肺炎の場合は14～21日間程度が推奨されています．ESBL産生菌の関与が疑わしければ，メロペネムを選択して下さい．

　U. urealyticum による肺炎はエリスロマイシンで治療します（中心静脈カテーテルが必要）．

　ウイルス性肺炎で治療が確立しているのは単純ヘルペスによる肺炎だけであり，アシクロビルで治療します．

● 乳児期（生後1か月～1歳まで）

　この時期の肺炎の最大のポイントは「ウイルス性か，細菌性か」という判断に尽きます．細菌性肺炎「らしい」特徴は，①高熱がある（38.5℃以上），②湿性咳嗽がある，③全身状態が不良である（末梢循環不良，傾眠傾向，頻脈の存在など），④多呼吸がある（50回/分以上），⑤チアノーゼや鼻翼呼吸，陥没呼吸などの呼吸窮迫症状がある――などで，いずれも特異的な所見ではありません．他に病歴で鼻汁が目立つ，家族内に明らかなシックコンタクトが存在するなどあれば，ウイルス性の可能性が高くなりますが，ウイルス感染に二次性に細菌性肺炎を合併した場合は，区別がつきません．理想的には喀痰グラム染色で細菌が認められるかどうかで決めるべきですが，小児では良質な喀痰がとれることは多くありません．もし喀痰が採取できていれば，ぜひ喀痰グラム染色を鏡検して下さい．良質な喀痰であれば，グラム染色だけで原因微生物を絞り込むことが可能です．

　この年齢層ではまれですが，M. pneumoniae や C. pneumoniae, U. urealyticum などの非定型肺炎では，乾性からやや湿性の咳嗽があり，多呼吸は認めても，重症感や聴診所見に乏しく，それに比して胸部X線写真では明らかな肺炎像が認められるのが典型的なパターンです．

　二次性細菌性肺炎は当初のウイルス感染による症状が収束しかけたころに，再度発熱し，呼吸状態が悪化する経過をたどることが多いですが，当然非典型例も多く

存在します．ここでもウイルス性と二次感染の鑑別に必要なのは，総合的な判断です．CRP や白血球を目安にしてもよいですが，先に述べた通り，controversial なので，血液検査に頼り過ぎないようにして下さい．

この年齢層の原因微生物は以下に示す通り，ウイルス性が最多です．

乳児期の肺炎の原因微生物[63]

高頻度	RS virus, parainfluenza virus, influenza virus, adenovirus, metapneumovirus, 肺炎球菌, インフルエンザ菌
低頻度	M. pneumoniae, C. trachomatis, U. urealyticum, Cytomegalovirus, M. tuberculosis, B. pertussis, 黄色ブドウ球菌, S. pyogenes, P. jirovecii

ウイルス性肺炎と考えて，経過を見る時に重要なのは，悪化しているかどうかの見極めです．熱が下がらないからといって，すぐに細菌感染と決めつけるのは早計です．細菌感染であれば，無治療で経過を見ていれば，日毎に悪化傾向がみられます．逆に横ばいで，全身状態，呼吸状態に大きな変化がないのであれば，それはウイルス性肺炎です．抗菌薬フリーで経過を見るのは勇気が必要ですが，しっかりと患者を診察していれば，抗菌薬フリーで経過を見ることは可能です．

さて治療については，喀痰グラム染色で原因微生物を絞り込めれば，その結果に基づいて抗菌薬を選択します．白血球のみで菌が認められなければ，ウイルス性と考えて抗菌薬を投与せずに経過観察を行います．

良質な喀痰が取れない場合は，病歴，身体所見，胸部Ｘ線写真などから，原因微生物を推定し，抗菌薬を投与するべきか否か，投与するとすれば何を選択すべきかを考えます．

良質な喀痰が採取できなかった場合にアンピシリンで治療するか，3世代セファロスポリンで治療するかの判断基準は以下の3つです．この年齢層では基本的には M. pneumoniae は考慮する必要はありません．

❶ペニシリン耐性肺炎球菌（PRSP）を考えるかどうか（ただし PRSP は日本では極めてまれ）
❷インフルエンザ菌，特に BLNAR（βラクタマーゼ非産生アンピシリン耐性インフルエンザ菌）を考えるかどうか
❸重症度

原因微生物として分離される頻度が高いのは肺炎球菌とインフルエンザ菌と言わ

れていますが，実際にはほとんどのケースがアンピシリンで治癒します．小児の肺炎がアンピシリンで治癒する理由として，以下が考えられます．
①実は小児の肺炎の原因菌はほとんどが肺炎球菌である．
②インフルエンザ菌が原因菌でもアンピシリンで治療できる．

　日本ではBLNAR（βラクタマーゼ非産性アンピシリン耐性インフルエンザ菌）が多く検出されますが，これは肺炎球菌のペニシリン耐性と同様の機序なので，アンピシリンの投与量が多ければ克服できるのかもしれません．
　一般病棟で治療できる程度の肺炎であれば，基本的にはアンピシリンで問題ありません．またどんなに重症でも，基礎疾患のない小児の市中肺炎では，カルバペネムでしか治療できない細菌はありません．むしろ肺炎球菌にはカルバペネム耐性が多いため，カルバペネムを使用すべきではありません．また海外ではアンピシリン・スルバクタムが推奨されていることが多いですが，日本では重症の場合は第3世代セファロスポリンを使用するほうがよいです．理由は2つあります．
① PRSPを懸念する場合，βラクタマーゼ阻害薬が入っていても意味がありません．PRSPを克服する方法はペニシリンの量を増やすか，第3世代セフェムを使用するか，です．
②日本にはβラクタマーゼ非産生アンピシリン耐性インフルエンザ菌（BLNAR）が比較的多いですが，BLNARに対してβラクタマーゼ阻害薬を併用しても意味がありません．
　以上から，市中肺炎においては常に第3世代セファロスポリン＞アンピシリン・スルバクタムです．まとめると乳児期の市中肺炎の empiric therapy は以下の通りです．

重症感に乏しければ	アンピシリン　200 mg/kg/日　6時間毎
比較的重症感がある，基礎疾患がある場合は	セフトリアキソン　50～75 mg/kg/日　24時間毎 もしくは セフォタキシム　200 mg/kg/日　8時間毎
非定型肺炎を疑う場合は	クラリスロマイシン　15 mg/kg/日　1日2回内服 アジスロマイシン　10 mg/kg/日　1日1回内服　3日間

　解熱して2日ほど経過し，全身状態がよければ，内服への切り替えは可能です．治療期間は内服と合わせて1週間程度です．非定型肺炎では，マイコプラズマではアジスロマイシンで3日間，クラリスロマイシンで10日間の治療が必要です．

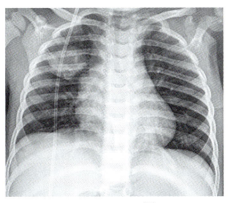

図 5-6 | round pneumonia[87]

幼児期（1〜5歳）

　原因微生物のなかではウイルスが最も多く，細菌感染ではやはり肺炎球菌が最も多くみられます．肺炎球菌に次いで，インフルエンザ桿菌，マイコプラズマ，黄色ブドウ球菌などです．*M. catarrhalis* の頻度が少しだけ高くなり，原因微生物となりえます．

　さてこの時期の肺炎の症状は39℃以上の高熱を伴うことが多いですが（約93％），約28％では呼吸器症状を伴わないことがあります[86]．chapter 4「fever without source」で触れましたが，5歳以下で39℃以上の発熱があり，白血球が20,000/mL以上であれば，occult pneumoniaを疑う必要がありました．ちなみに発熱に加えて嘔吐やはっきりとしない腹痛の症状を訴えるなどの消化管症状だけを示すこともあるため（約6％），発熱と微妙な腹痛（腹痛を訴えるがあまりはっきりと限局した所見がない場合）を訴える時も肺炎を鑑別疾患として考えることが重要です．喘鳴があれば，ウイルス性肺炎や，マイコプラズマ，クラミドフィラ肺炎を疑います．

　小児で特徴的なのは round pneumonia という疾患概念があることです（図5-6）．おもに8歳以下の小児で背側や下葉に生じやすく，原因微生物はほとんどの場合，肺炎球菌なので（まれにインフルエンザ菌，クレブシエラなども報告されています），アンピシリンで治療します．膿瘍形成ではないので，通常通り7日間程度の治療で十分です．

　原因微生物は乳児期とほぼ同じですが，*M. pneumoniae* の頻度が少し高くなります．グラム染色で原因微生物が絞れなかった場合の empiric therapy の考え方は

乳児期と同様です．

◉ 学童期以降（5歳〜青年期）

　この年齢では肺炎の症状が顕在化するため，肺炎の診断はかなり容易です．胸部X線写真の役割は，高い検査前確率のもとに，確定診断をするためのものという位置づけに変わってくるでしょう．occult pneumoniaという疾患概念がある5歳以下との大きな違いです．

　この年齢層だと質のいい喀痰がとれるので，Geckler分類を参考にして，喀痰グラム染色で原因微生物の想定をぜひ行って下さい．喀痰の肉眼所見でMiller&Johnsの分類もあるので，合わせて載せておきます．Geckler分類でGrade 5で菌が見えなければ，*M. pneumoniae*や*C. pneumoniae*，ウイルス性を疑えばよく，抗菌薬はマクロライドの使用を考慮します．

Miller&Johns の分類（喀痰の肉眼所見の分類）

M1	唾液，完全に粘性痰
M2	粘性痰の中に膿性痰が少量含まれる
P1	膿性痰で膿性部分が1/3以下
P2	膿性痰で膿性部分が1/3〜2/3
P3	膿性痰で膿性部分が2/3以上

Geckler の分類（喀痰の顕微鏡所見の分類，×100での所見）

Grade 1	扁平上皮>25，好中球<10，培養意義なし
Grade 2	扁平上皮>25，好中球10〜25，培養意義なし
Grade 3	扁平上皮>25，好中球>25，培養意義なし
Grade 4	扁平上皮10〜25，好中球>25，培養意義あり
Grade 5	扁平上皮<5，好中球>25，培養意義あり

　M. pneumoniae，*C. pneumoniae*による肺炎はウイルス性肺炎と症状は極めて似ていますが，ウイルス性肺炎とは異なり，鼻汁はまず見られません．成人の細菌性肺炎で入院している患者で，ティッシュが手放せなくて，診察に行くたびに「チーン」と鼻をかんでいる人，見たことないと思いませんか？　それだけ鼻汁の存在はウイルス性を強く示唆するのです．

　マイコプラズマ肺炎の典型的な臨床像は，発症が比較的緩徐で，肺外症状（AST/ALTの上昇，皮疹の出現，溶血性貧血，頭痛）があり，初期は乾性咳嗽が目立ち，徐々

に湿性咳嗽へ変化，胸部聴診上所見が乏しい，白血球上昇がない，などです．比較的若い人に多く，典型的な潜伏期間（1〜4週と幅があるが，典型的には2〜3週）に合致するシックコンタクトがあれば，より疑うことが可能です．まれに髄膜脳炎，心筋炎などの肺外病変を伴うことや，感染後に反応性関節炎，ギラン・バレー症候群を発症することもあります．

C. pneumoniae による肺炎もマイコプラズマ肺炎と酷似しているので，臨床症状での区別は困難です．

L. pneumophila による肺炎は感度約80％の尿中抗原で診断可能です．ただし小児での発症はまれであり，感染しても重症化することはほとんどありません．

マイコプラズマ肺炎の診断については，基本的には臨床診断に基づいて治療を開始します．確定診断の方法としては，3つの方法があります．

❶ 培養法により，*M. pneumoniae* を分離同定する．
❷ 抗体検査法の受身凝集反応（PA）によって，ペア血清で4倍以上の抗体価上昇，単一血清では，320倍以上の抗体価が見られた場合．または補体結合反応（CF）によってペア血清で4倍以上の抗体価上昇，単一血清では64倍以上の抗体価が見られた場合．
❸ 遺伝子検出法で *M. pneumoniae* のDNAが検出された場合．

培養法は行える施設が限られており，抗体検査法はリアルタイムで診断できず，イムノカードに関しては，感度48％，特異度79％と低く有用性は低いと言わざるを得ません[88]．そこで現在はLAMP法によるマイコプラズマ核酸検出に注目が集まっています．reference standardを培養陽性とした場合のLAMP法の感度は98.3％，特異度は93.9％となっており，非常に良好です[89]．またこの文献では，咽頭ぬぐい液よりも喀痰での検査のほうが感度・特異度ともに高かったと報告されており，マイコプラズマは気管支上皮細胞に強い親和性があるため，LAMP法を用いるのであれば，喀痰で検査することが望まれます．

しかし一方でLAMP法の添付文書には臨床診断とLAMP法との相関性が記載されており，陽性一致率が89.5％，陰性一致率が100.0％となっており，臨床診断だけでも十分診断が可能であることが示されています．「だったら臨床判断でよいのでは？」と思うのは筆者だけでしょうか．LAMP法は感度，特異度ともに良好な検査ですが，臨床診断でも十分なので，マイコプラズマ肺炎であると確定させる必要がある状況，すなわち少なくとも入院加療が必要な重症度の時のみ，検査すべきです．

マイコプラズマ肺炎の診断について，以下にまとめます．

> - 外来治療可能であれば，基本的には臨床診断で治療を開始する．抗体検査，LAMP 法は不要．
> - 補液の必要があれば，ルート確保時に抗体検査を行う．患者の同意が得られれば，1 か月後にペア血清を測定．入院治療を要するような症例であれば，LAMP 法を測定する．

C. pneumoniae の診断のゴールドスタンダードは鼻咽頭，咽頭，喀痰，胸水などから培養で分離することですが，培養は技術的に非常に難しく，そのため抗体価の測定が頻用されています．しかし C. pneumoniae には「宿主の免疫応答が長く続かない」特徴があるため，抗体価の測定でも診断は困難です．この理由はよくわかっていませんが，再感染や持続感染を起こすことが知られており，培養で陽性なのに抗体価の上昇がないこともあります．再感染，持続感染の問題が C. pneumoniae の診断を困難にしているのです．診断には抗体価に頼らざるを得ないところがありますが，その解釈は極めて難しいので，筆者は抗体価による診断はおすすめしません[90]．

C. pneumoniae の診断を以下にまとめます．EIA 法による抗原の検索は感度，特異度が低く推奨されておらず，MIF 法，CF 法いずれも商業ベースで検査できません．日本では ELISA 法が頻用されていますが，確立した診断基準はありません．そのため，クラミドフィラ肺炎の診断は非常に難しいのです．

● MIF（microimmunofluorescence）法

初感染の診断	ペア血清で IgG が 4 倍以上上昇もしくは IgM の抗体価が 1 回の検査で 16 倍以上
既感染の診断	IgG が 16 倍以上

※初感染では IgM は約 3 週間で，IgG は 6〜8 週で上昇し，再感染では IgM は上昇せず，IgG は 1〜2 週間で上昇します．

● CF 法

ペア血清で 4 倍以上，あるいは 1 回の検査で 64 倍以上．

M. pneumoniae や L. pneumophila の培養ができる施設もあるので，自施設の細菌検査室に問い合わせてみてもよいでしょう．

菌が絞れなかった場合の empiric therapy の考え方は 5 歳以下の小児と同様です．マクロライドやドキシサイクリンなどのテトラサイクリンの出番が多くなります．

学童期以降（5歳〜青年期）の肺炎の原因微生物[63]

コモンなもの	M. pneumoniae, C. pneumoniae, 肺炎球菌
低頻度	M. tuberculosis, L. pneumophila, ウイルス

　呼吸器感染症の時に，よく去痰薬が処方されますが，去痰薬には症状改善のデータはありませんので[91]，基本的に筆者は処方していません．

　近年マクロライド耐性の M. pneumoniae が問題となっていますが，マクロライド耐性菌は，感受性菌に比べて有熱期間が数日間有意に延長しますが，通常重症化せずに軽快するため，過度に恐れる必要はありません[92]．基本的には第1選択薬はマクロライドであり，学童期以降で永久歯に生え変わっている場合はドキシサイクリンやミノサイクリンも処方可能です．ドキシサイクリンとミノサイクリンについては，ドキシサイクリンのほうが歯牙着色などの副作用発症率が低いため，ミノサイクリンよりもドキシサイクリンを優先します．フルオロキノロンは少なくとも外来で加療を行う場合は処方すべきではありません．フルオロキノロンは極めて広域スペクトラムであること，容易に耐性化を招くこと（成人ではキノロン耐性の腸内細菌が猛威を振るっています）がその理由です．

　入院加療が必要であり，かつ難治性の場合にフルオロキノロンの投与を考慮しますが，その場合もより安全性の高いシプロフロキサシンもしくはレボフロキサシンを使用します．日本で保険適用となっているのはトスフロキサシンですが，世界的にみればより小児領域で使用実績があり，安全性が確立しているのはシプロフロキサシン，レボフロキサシンです．古くから使用されているからこそ，治療と安全性が小児領域でも確立しています．トスフロキサシンが使用されている国は極めて限定的であり（日本と中国のみ），シプロフロキサシンやレボフロキサシンと比較して安全性が確立しているとは言いがたい状況です．フルオロキノロンは販売後副作用が見つかって，発売中止になるものもあるので（ガチフロキサシンやスパルフロキサシンなど），世界的には処方量の少ないトスフロキサシンよりも安全性が確立しているシプロフロキサシンやレボフロキサシンを処方するほうが子どもたちの安全性により配慮しています．シプロフロキサシンやレボフロキサシンには保険適用がありませんが，それでも処方しなければならない覚悟で処方して下さい．フルオロキノロンはそれくらい小児で使用するには覚悟がいる抗菌薬です．

4 肺炎の診断で改善しない時に考えるべきこと

　肺炎の治療を始めてみても，「熱が下がらない」「浸潤影が改善しない」といった理由で安易に抗菌薬を変更されてしまうことがよくあります．そのような場合でも安

易に抗菌薬を変更する前に，まず肺炎と診断した局所所見を確認することが重要です．

熱や WBC，CRP に目を奪われて，肺炎に特異的なパラメーター（SpO$_2$，呼吸数，呼吸音，血液ガス）が改善していることに気がついていないことが意外に多くあります．また，通常の肺炎ならフォローの胸部 X 線写真は不要ですが[94]，無意味に胸部 X 線写真を繰り返し撮影し，肺炎像が改善しないために抗菌薬をダラダラ続ける失敗を犯すことがあります．胸部 X 線写真は悪化する時は早く反映されますが，肺炎が治癒していても浸潤影が残ることは通常よくみられることで，臨床的に改善していれば，胸部 X 線写真を撮影する必要はありません．

他によくみられる初歩的な過ちは，抗菌薬の投与量・投与回数が不適切であったり（アンピシリンを 100 mg/kg/日　8 時間毎，アンピシリン・スルバクタム 150 mg/kg/日　8 時間毎），移行性の悪い抗菌薬を使っていたり（肺への移行性が悪いアミノグリコシドを使用する），スペクトラムを間違っていたり（肺炎球菌への耐性率の高いメロペネムで治療してしまっていたり，グラム陽性球菌への活性が極端に低いセフタジジムを使用している）などがよくみられる間違いです．

> 肺炎が治らないと考えて，抗菌薬を変更する前に確認すべきこと
> ❶ 肺炎に特異的なパラメーターで判断しているか．
> ❷ 抗菌薬の投与量は十分か．
> ❸ 抗菌薬の肺への移行性は問題ないか．
> ❹ 考えられる原因微生物に対して，誤ったスペクトラムの抗菌薬を使用していないか．

そのうえで肺炎が改善しない場合に考えるべきことは大別すると，以下の 3 つです．

> ❶ 診断が間違っている．
> ❷ Host に何らかの問題がある．
> ❸ 合併症が起きている．

診断が間違っている

治らない肺炎の一番多い原因です．そもそも細菌感染ではなく，ウイルス感染であったり，ノカルジアやアスペルギルス，クリプトコッカスなど非典型的な微生物

が原因であったりする可能性を考える必要があります．下記の❸〜❺を疑っている場合は，生検や気管支鏡での診断が必須です．間違っても empiric therapy に走ってはいけません．これらの疾患は，背景に何らかの免疫不全がある可能性が高いです．正確に診断しないと，何を治療しているのか不明になり，治療期間も決定できず，呼吸状態が悪化した時も，原因微生物がわからなければ，追加のオプションを考慮することもできません．

❶ 原因微生物がウイルスである場合：抗菌薬が有効である可能性はゼロなので，基本的には経過観察です．
❷ MRSA による肺炎：1 歳以下の乳児における壊死性肺炎やインフルエンザ罹患後に考慮します．インフルエンザ罹患後に黄色ブドウ球菌による肺炎を起こすことは有名ですが，実際の頻度は高くありません．頻度的にはあくまでも「横綱」は肺炎球菌で，インフルエンザ罹患後であれば「幕下」の黄色ブドウ球菌がせいぜい「前頭 10 枚目」にあがってくるくらい，と理解して下さい．
❸ *M. tuberculosis* やその他の非結核性抗酸菌
❹ レプトスピラ，糞線虫症
❺ 真菌：*Aspergillus* sp., *Cryptococcus* sp., *P. jirovecii*, Histoplasmosis（ミシシッピ川流域への渡航歴），Coccidioidomycosis（米国南西部），Blastomycosis（米国南東部，米国中西部）など．*Aspergillus* sp. と *P. jirovecii* は免疫不全が背景にない限り，考慮する必要は基本的にはありません．逆に疑った時は，必ず原発性免疫不全を精査します．その他の *Cryptococcus*, Histoplasmosis, Coccidioidomycosis, Blastomycosis は免疫が正常でも発症することがあるので注意が必要です．
❻ *Nocardia*, *Actinomyces*：限局した肺炎像をとることが多く，しばしば空洞形成を伴います
❼ 肺腫瘍や悪性リンパ腫
❽ 肺出血
❾ ARDS
❿ 肺胞タンパク症
⓫ 薬剤性（アミオダロン，メトトレキサート，ブレオマイシン）
⓬ 肺血栓塞栓症
⓭ 肺水腫
⓮ 間質性肺炎（過敏性肺臓炎，特発性器質化肺炎，好酸球性肺炎，サルコイドーシス，血管炎（多発血管炎性肉芽腫症，結節性多発動脈炎，グッドパスチャー

症候群など），肺ヘモジデローシスなど）

● Host に何らかの問題がある

これにはいくつかの基礎疾患がある場合が含まれます．

> ❶ 免疫不全：細菌性肺炎では特に液性免疫の低下が問題となります．IgA 欠損症，SCID（severe combined immunodeficiency），無脾症，X 連鎖無ガンマグロブリン血症，common variable immune deficiency，selective IgG subset deficiency などが重要で，肺炎球菌，インフルエンザ菌が特に問題となります．ステロイドや免疫抑制剤の使用による細胞性免疫不全，慢性肉芽腫症などの好中球殺菌能の問題なども重要です．
> ❷ 慢性閉塞性肺疾患：咳嗽の障害，粘膜絨毛のクリアランスの問題など．
> ❸ 神経筋疾患の存在：誤嚥，気道分泌物のクリアランスの障害，咳嗽の障害．
> ❹ 心不全：肺水腫の存在やリンパ排液の障害．
> ❺ 慢性腎疾患：低補体血症，マクロファージ・好中球の機能障害，液性免疫の低下．
> ❻ 悪性腫瘍：免疫能の低下，化学療法に伴う常在菌叢の変化．
> ❼ HIV：細胞性・液性免疫の低下．
> ❽ 糖尿病：好中球機能・細胞性免疫の低下．
> ❾ 気道異物の存在（ピーナッツなどの誤嚥や腫瘍性病変など）．
>
> 上記のような問題があると，2〜3 日で改善してよいはずの肺炎の治癒が遅かったり，治癒に至らなかったりすることがあります．

● 合併症が起きている

> ❶ 膿胸の合併
> ❷ 肺膿瘍

いずれも原因微生物の同定のため穿刺，もしくはドレナージが必要です．

以上の内容が理解できれば，市中肺炎でカルバペネムを使用する理由が 1 つも

ないことがわかります．

10｜肺膿瘍

肺膿瘍は組織破壊と壊死を伴いながら空洞を形成し，その空洞内に炎症細胞が蓄積することによって生じる病態です．肺膿瘍が生じるプロセスは主に以下の4つです．

- ❶ 壊死性肺炎から進展
- ❷ 誤嚥性肺炎から進展（時に異物を伴う）
- ❸ 重度の菌血症や septic emboli から進展
- ❹ cystic fibrosis や長期挿管，院内肺炎後に慢性的に気道に感染をきたした結果

このうち誤嚥が最も大きな原因であり，誤嚥後1～2週間で肺膿瘍を発症するのが典型的です．気道閉塞，肺分画症などの解剖学的異常があると肺膿瘍を起こしやすいと言われています．多発性に認めた場合は，septic emboli や菌血症が原因である可能性が高くなります．また右心系の感染性心内膜炎や Lemierre 症候群が原因で多発性の肺膿瘍をきたすことがあります．

市中肺炎と同様，原因微生物が判明することは少ないですが，市中感染としての肺膿瘍の原因微生物として最も多いのは黄色ブドウ球菌，次いで肺炎球菌（特に市中獲得型 MRSA），*S. pyogenes* で，その他にも**表5-13**のような原因微生物が知られています．cystic fibrosis では緑膿菌，黄色ブドウ球菌，*Mycobacteria* spp. が多く，誤嚥性肺炎に続発した場合は *Bacteroides* spp. などの嫌気性菌の頻度が高くなっています．

診断には画像診断が必要ですが，胸部X線写真のみでは約20％見逃してしまうため[93]，単純CTも必要です[93]．肺の解剖学的異常の有無，異物の有無，病変の広がりなどが確認できる利点もあります．

微生物学的診断は気管支鏡での気管支肺胞洗浄液の培養や，エコーあるいはCTガイド下での穿刺培養でつけますが，侵襲度が高いため，多くの場合は血液培養と喀痰培養で代用します．通常ドレナージは不要で，抗菌薬のみの治療で8～9割が治療に反応します．治療期間は壊死性肺炎と同様，4週間，あるいは解熱して2週程度です[93]．適切な治療がなされていても，解熱するのに4～8日程度要します．

小児ではまれですが，肺膿瘍に見えて異なる疾患（悪性リンパ腫などの悪性腫瘍，サルコイドーシス，肺梗塞など）もあるので，empiric therapy に対する反応が悪

表 5-13 | 肺膿瘍の原因微生物[93]

原因微生物		割合(%)
好気性菌	黄色ブドウ球菌	19
	肺炎球菌	10
	その他の *Streptococcus* spp.	32
	インフルエンザ菌	6
	緑膿菌	13
	大腸菌	9
	その他のグラム陽性菌	7
	その他のグラム陰性菌	6
嫌気性菌	*Bacteroides* spp.	25
	Prevotella melaninogenica	9
	Peptostreptococcus spp.	21
	Fusobacterium spp.	5
	Veillonella spp.	8
	その他のグラム陽性菌	8
	その他のグラム陰性菌	3
真菌		10
Mycobacteria spp.		1

い時は，気管支鏡や穿刺を検討して下さい．不適切な治療がなされた場合，最悪の場合，肺葉切除に至ることもあります．

　ドレナージは通常不要ですが，例外的に考慮すべき状況として以下の4つがあります．

> ❶抗菌薬を開始して，5〜7日間程度経過するのに改善の兆しが見えない．
> ❷膿瘍径が4cm以上．
> ❸縦隔の変位がある．
> ❹人工呼吸器に依存してしまっている．

　膿瘍では原則ドレナージが必要ですが，例外的に肺膿瘍でドレナージが不要なのは，抗菌薬だけで8〜9割が治癒すること，ドレナージによって気管支胸膜瘻を形成するリスクがあるなど，合併症のリスクが高いからです．

　肺膿瘍で多くみられる合併症は空洞内への出血です．出血すると，喀血が起きたり，他部位へ感染が広がったりすることもあります．その他の合併症としては，膿

表 5-14 | 遷延性細菌性気管支炎の診断基準[95]

① 4 週間以上続く湿性咳嗽を認めること．
② 気管支肺胞洗浄液（BAL）の培養で細菌を同定すること．
③ アモキシシリン・クラブラン酸の投与により，2 週間以内に咳嗽が改善すること．

胸，気管支胸腔瘻，敗血症，脳膿瘍，SIADH などがあります．

　肺膿瘍の empiric therapy の考え方については，基本的には重症度が最も重要です．院内肺炎の要素がない，市中発症の場合で，かつ全身状態が落ち着いている場合はクリンダマイシン単剤で，グラム陰性桿菌にカバーを広げるのであれば，アンピシリン・スルバクタムや第 3 世代セファロスポリンとクリンダマイシンの併用などがよいでしょう．

　さらに重症で，MRSA のカバーも考える場合は，上記にバンコマイシンを追加します．

　治療が長期になるため，内服変更のことも考慮して，初期治療としてはクリンダマイシンかアンピシリン・スルバクタムを選択するのが筆者のおすすめです．

　重症で院内肺炎のカバーも考えるべき状況ならピペラシリン・タゾバクタムとバンコマイシンを併用します．ただし重症の場合は，最初から生検を行い，微生物学的診断をすべきです．

11 | 遷延性細菌性気管支炎

　遷延性細菌性気管支炎（PBB：protracted bacterial brochiolitis）は，気道の線毛運動障害が起こることによって，微生物のクリアランスができなくなり，バイオフィルムを形成することが原因で発症する気管支炎です．原因微生物は肺炎球菌，インフルエンザ菌，モラキセラなど，通常の呼吸感染を起こす細菌です．

　臨床症状は気管支喘息に酷似しており，喘息様の症状があり，喘息の治療を行っても改善に乏しい場合に，遷延性細菌性気管支炎の可能性を考えます．

　遷延性細菌性気管支炎の診断基準は**表5-14** のようになっています．

　診断基準には BAL の培養が必要とありますが，小児での気管支鏡検査の閾値は高いため，抗菌薬投与で症状が改善するかどうかで診断することがほとんどです．診断基準ではアモキシシリン・クラブラン酸が推奨されていますが，個人的には高用量アモキシシリンでも十分と考えます．実際に筆者はアモキシシリンを投与して，改善に乏しい場合に，アモキシシリン・クラブラン酸へスペクトラムを広げる方法をとっていますが，ほとんどの症例はアモキシシリンで改善しています．

治療期間のエビデンスはまだ乏しいですが、基本的には2週間が現実的な治療期間です[96,97]．ただし再発も多く，再発した場合には6〜8週間の治療を検討するのが妥当です[98]．

文献

1) Irwin RS, Glomb WB, Chang AB. Habit cough, tic cough, and psychogenic cough in adult and pediatric populations：ACCP evidence-based clinical practice guidelines. Chest；129：174S-179S, 2006
2) 松原茂規．小児副鼻腔炎の病態．耳鼻臨床；4：283-289, 2000
3) Wald ER, Applegate KE, Bordley C, et al. Clinical practice guideline for the diagnosis and management of acute bacterial sinusitis in children aged 1 to 18 years. Pediatrics；132：e262-280, 2013
4) Clinical practice guideline：management of sinusitis. Pediatrics；108：798-808, 2001
5) McAlister WH, Parker BR, Kushner DC, et al. Sinusitis in the pediatric population. American College of Radiology. ACR Appropriateness Criteria. Radiology；215 Suppl：811-818, 2000
6) Kristo A, Uhari M. Timing of rhinosinusitis complications in children. The Pediatric infectious disease journal；28：769-771, 2009
7) Lieberthal AS, Carroll AE, Chonmaitree T, et al. The diagnosis and management of acute otitis media. Pediatrics；131：e964-999, 2013
8) Rovers MM, Glasziou P, Appelman CL, et al. Antibiotics for acute otitis media：a meta-analysis with individual patient data. Lancet；368：1429-1435, 2006
9) Cohen R, Levy C, Boucherat M, et al. A multicenter, randomized, double-blind trial of 5 versus 10 days of antibiotic therapy for acute otitis media in young children. J Pediatr；133：634-639, 1998
10) Hoberman A, Paradise JL, Rockette HE, et al. Shortened Antimicrobial Treatment for Acute Otitis Media in Young Children. The New England journal of medicine；375：2446-2456, 2016
11) Diagnosis and management of acute otitis media. Pediatrics；113：1451-1465, 2004
12) Teele DW, Klein JO, Rosner BA. Epidemiology of otitis media in children. Ann Otol Rhinol Laryngol Suppl；89：5-6, 1980
13) Schutzman SA, Petrycki S, Fleisher GR. Bacteremia with otitis media. Pediatrics；87：48-53, 1991
14) Turner D, Leibovitz E, Aran A, et al. Acute otitis media in infants younger than two months of age：microbiology, clinical presentation and therapeutic approach. Pediatr Infect Dis J；21：669-674, 2002
15) Hoberman A, Chao HP, Keller DM, et al. Prevalence of urinary tract infection in febrile infants. J Pediatr；123：17-23, 1993
16) Shaw KN, Gorelick M, McGowan KL, et al. Prevalence of urinary tract infection in febrile young children in the emergency department. Pediatrics；102：e16, 1998
17) Scolnik D, Coates AL, Stephens D, et al. Controlled delivery of high vs low humidity vs mist therapy for croup in emergency departments：a randomized controlled trial. JAMA；295：1274-1280, 2006
18) Cherry JD. Clinical practice. Croup. N Engl J Med；358：384-391, 2008
19) Zoorob R, Sidani M, Murray J. Croup：an overview. Am Fam Physician；83：1067-1073, 2011
20) Tan AK, Manoukian JJ. Hospitalized croup (bacterial and viral)：the role of rigid endoscopy. J Otolaryngol；21：48-53, 1992
21) Tebruegge M, Pantazidou A, Yau C, et al. Bacterial tracheitis-tremendously rare, but truly important：A systematic review. J Pediatr Infect Dis；4：199-209, 2009
22) Diagnosis and management of bronchiolitis. Pediatrics；118：1774-1793, 2006

23) Brooks CG, Harrison WN, Ralston SL. Association Between Hypertonic Saline and Hospital Length of Stay in Acute Viral Bronchiolitis：A Reanalysis of 2 Meta-analyses. JAMA Pediatr；170：577-584, 2016
24) Ralston SL, Lieberthal AS, Meissner HC, et al. Clinical practice guideline：the diagnosis, management, and prevention of bronchiolitis. Pediatrics；134：e1474-1502, 2014
25) Hartling L, Wiebe N, Russell K, et al. Epinephrine for bronchiolitis. The Cochrane database of systematic reviews：CD003123, 2004
26) van Woensel JB, Vyas H. Dexamethasone in children mechanically ventilated for lower respiratory tract infection caused by respiratory syncytial virus：a randomized controlled trial. Crit Care Med；39：1779-1783, 2011
27) van Woensel JB, van Aalderen WM, de Weerd W, et al. Dexamethasone for treatment of patients mechanically ventilated for lower respiratory tract infection caused by respiratory syncytial virus. Thorax；58：383-387, 2003
28) Fernandes RM, Bialy LM, Vandermeer B, et al. Glucocorticoids for acute viral bronchiolitis in infants and young children. Cochrane Database Syst Rev：CD004878, 2010
29) Plint AC, Johnson DW, Patel H, et al. Epinephrine and dexamethasone in children with bronchiolitis. N Engl J Med；360：2079-2089, 2009
30) Zedan M, Gamil N, El-Assmy M, et al. Montelukast as an episodic modifier for acute viral bronchiolitis：a randomized trial. Allergy Asthma Proc；31：147-153, 2010
31) Bisgaard H. A randomized trial of montelukast in respiratory syncytial virus postbronchiolitis. American journal of respiratory and critical care medicine；167：379-383, 2003
32) Amirav I, Luder AS, Kruger N, et al. A double-blind, placebo-controlled, randomized trial of montelukast for acute bronchiolitis. Pediatrics；122：e1249-1255, 2008
33) Proesmans M, Sauer K, Govaere E, et al. Montelukast does not prevent reactive airway disease in young children hospitalized for RSV bronchiolitis. Acta Paediatr；98：1830-1834, 2009
34) Bisgaard H, Flores-Nunez A, Goh A, et al. Study of montelukast for the treatment of respiratory symptoms of post-respiratory syncytial virus bronchiolitis in children. Am J Respir Crit Care Med；178：854-860, 2008
35) Guerguerian AM, Gauthier M, Lebel MH, et al. Ribavirin in ventilated respiratory syncytial virus bronchiolitis. A randomized, placebo-controlled trial. Am J Respir Crit Care Med；160：829-834, 1999
36) Smith DW, Frankel LR, Mathers LH, et al. A controlled trial of aerosolized ribavirin in infants receiving mechanical ventilation for severe respiratory syncytial virus infection. N Engl J Med；325：24-29, 1991
37) Meert KL, Sarnaik AP, Gelmini MJ, et al. Aerosolized ribavirin in mechanically ventilated children with respiratory syncytial virus lower respiratory tract disease：a prospective, double-blind, randomized trial. Crit Care Med；22：566-572, 1994
38) Duffett M, Choong K, Ng V, et al. Surfactant therapy for acute respiratory failure in children：a systematic review and meta-analysis. Crit Care；11：R66, 2007
39) Malley R, DeVincenzo J, Ramilo O, et al. Reduction of respiratory syncytial virus (RSV) in tracheal aspirates in intubated infants by use of humanized monoclonal antibody to RSV F protein. J Infect Dis；178：1555-1561, 1998
40) Rodriguez WJ, Gruber WC, Groothuis JR, et al. Respiratory syncytial virus immune globulin treatment of RSV lower respiratory tract infection in previously healthy children. Pediatrics；100：937-942, 1997
41) Rodriguez WJ, Gruber WC, Welliver RC, et al. Respiratory syncytial virus (RSV) immune globulin intravenous therapy for RSV lower respiratory tract infection in infants and young children at high risk for severe RSV infections：Respiratory Syncytial Virus Immune Globulin Study Group. Pediatrics；99：454-461, 1997
42) Hollman G, Shen G, Zeng L, et al. Helium-oxygen improves Clinical Asthma Scores in children with acute bronchiolitis. Crit Care Med；26：1731-1736, 1998
43) Semba RD. Vitamin A, immunity, and infection. Clin Infect Dis；19：489-499, 1994

44) Barclay AJ, Foster A, Sommer A. Vitamin A supplements and mortality related to measles : a randomised clinical trial. Br Med J ; 294 : 294-296, 1987
45) Hussey GD, Klein M. A randomized, controlled trial of vitamin A in children with severe measles. N Engl J Med ; 323 : 160-164, 1990
46) Coutsoudis A, Broughton M, Coovadia HM. Vitamin A supplementation reduces measles morbidity in young African children : a randomised, placebo-controlled, double-blind trial. Am J Clin Nutr ; 54 : 890-895, 1991
47) Neuzil KM, Gruber WC, Chytil F, et al. Serum vitamin A levels in respiratory syncytial virus infection. J Pediatr ; 124 : 433-436, 1994
48) Quinlan KP, Hayani KC. Vitamin A and respiratory syncytial virus infection. Serum levels and supplementation trial. Archives of pediatrics & adolescent medicine ; 150 : 25-30, 1996
49) Chipps BE, Sullivan WF, Portnoy JM. Alpha-2A-interferon for treatment of bronchiolitis caused by respiratory syncytial virus. Pediatr Infect Dis ; 12 : 653-658, 1993
50) Krafte-Jacobs B, Levetown ML, Bray GL, et al. Erythropoietin response to critical illness. Crit Care Med ; 22 : 821-826, 1994
51) Jacobs BR, Lyons K, Brilli RJ. Erythropoietin therapy in children with bronchiolitis and anemia. Pediatr Crit Care Med ; 4 : 44-48, 2003
52) Bradley JP, Bacharier LB, Bonfiglio J, et al. Severity of respiratory syncytial virus bronchiolitis is affected by cigarette smoke exposure and atopy. Pediatrics ; 115 : e7-14, 2005
53) CDC. Progress toward eliminating Haemophilus influenzae type b disease among infants and children-United States, 1987-1997. MMWR Morb Mortal Wkly Rep ; 47 : 993-998, 1998
54) Sobol SE, Zapata S. Epiglottitis and croup. Otolaryngol Clin North Am ; 41 : 551-566, 2008
55) Gonzalez Valdepena H, Wald ER, Rose E, et al. Epiglottitis and Haemophilus influenzae immunization : the Pittsburgh experience-a five-year review. Pediatrics ; 96 : 424-427, 1995
56) Shah RK, Roberson DW, Jones DT. Epiglottitis in the Hemophilus influenzae type B vaccine era : changing trends. Laryngoscope ; 114 : 557-560, 2004
57) Hewlett EL, Edwards KM. Clinical practice. Pertussis-not just for kids. N Engl J Med ; 352 : 1215-1222, 2005
58) Heininger U, Klich K, Stehr K, et al. Clinical findings in Bordetella pertussis infections : results of a prospective multicenter surveillance study. Pediatrics ; 100 : E10, 1997
59) Pediatrics AAP. Pertussis (Whooping Cough). Red Book : 504-519, 2009
60) Bamberger ES, Srugo I. What is new in pertussis? Eur J Pediatr ; 167 : 133-139, 2008
61) Baughman AL, Bisgard KM, Edwards KM, et al. Establishment of diagnostic cutoff points for levels of serum antibodies to pertussis toxin, filamentous hemagglutinin, and fimbriae in adolescents and adults in the United States. Clin Diagn Lab Immunol ; 11 : 1045-1053, 2004
62) 百日咳2008～2011年. In : Infectious Agents Surveillance Report (IASR). : pp 321-322, 2012
63) Ranganathan SC, Sonnappa S. Pneumonia and other respiratory infections. Pediatr Clin North Am ; 56 : 135-156, 2009
64) Gadomski AM, Permutt T, Stanton B. Correcting respiratory rate for the presence of fever. J Clin Epidemiol ; 47 : 1043-1049, 1994
65) Margolis P, Gadomski A. The rational clinical examination. Does this infant have pneumonia? JAMA ; 279 : 308-313, 1998
66) Hickey RW, Bowman MJ, Smith GA. Utility of blood cultures in pediatric patients found to have pneumonia in the emergency department. Ann Emerg Med ; 27 : 721-725, 1996
67) Byington CL, Spencer LY, Johnson TA, et al. An epidemiological investigation of a sustained high rate of pediatric parapneumonic empyema : risk factors and microbiological associations. Clin Infect Dis ; 34 : 434-440, 2002
68) Shah SS, Alpern ER, Zwerling L, et al. Risk of bacteremia in young children with pneumonia treated as outpatients. Arch Pediatr Adolesc Med ; 157 : 389-392, 2003
69) Bonadio WA. Bacteremia in febrile children with lobar pneumonia and leukocytosis. Pediatr Emerg Care ; 4 : 241-242, 1988

70) Black SB, Shinefield HR, Ling S, et al. Effectiveness of heptavalent pneumococcal conjugate vaccine in children younger than five years of age for prevention of pneumonia. Pediatr Infect Dis J；21：810-815, 2002
71) Myers AL, Hall M, Williams DJ, et al. Prevalence of bacteremia in hospitalized pediatric patients with community-acquired pneumonia. Pediatr Infect Dis J；32：736-740, 2013
72) Sandora TJ, Desai R, Miko BA, et al. Assessing quality indicators for pediatric community-acquired pneumonia. Am J Med Qual；24：419-427, 2009
73) Shah SS, Dugan MH, Bell LM, et al. Blood cultures in the emergency department evaluation of childhood pneumonia. Pediatr Infect Dis J；30：475-479, 2011
74) Bradley JS, Byington CL, Shah SS, et al. The management of community-acquired pneumonia in infants and children older than 3 months of age：clinical practice guidelines by the Pediatric Infectious Diseases Society and the Infectious Diseases Society of America. Clin Infect Dis；53：e25-76, 2011
75) Michelow IC, Olsen K, Lozano J, et al. Epidemiology and clinical characteristics of community-acquired pneumonia in hospitalized children. Pediatrics；113：701-707, 2004
76) Kaplan SL, Mason EO Jr, Wald ER, et al. Decrease of invasive pneumococcal infections in children among 8 children's hospitals in the United States after the introduction of the 7-valent pneumococcal conjugate vaccine. Pediatrics；113：443-449, 2004
77) Madhi SA, Klugman KP. A role for Streptococcus pneumoniae in virus-associated pneumonia. Nat Med；10：811-813, 2004
78) Virkki R, Juven T, Rikalainen H, et al. Differentiation of bacterial and viral pneumonia in children. Thorax；57：438-441, 2002
79) Lloret P, Redondo P, Molano E. Klebsiella pneumoniae and leukocytoclastic vasculitis. Lancet；360：1062, 2002
80) Finnegan OC, Fowles SJ, White RJ. Radiographic appearances of mycoplasma pneumonia. Thorax；36：469-472, 1981
81) Gutierrez M, Beier UH, Hupert J, et al. C-reactive protein is a poor predictor of bacterial pneumonia. Pediatr Infect Dis J；27：670；author reply-1, 2008
82) Nohynek H, Valkeila E, Leinonen M, et al. Erythrocyte sedimentation rate, white blood cell count and serum C-reactive protein in assessing etiologic diagnosis of acute lower respiratory infections in children. Pediatr Infect Dis J；14：484-490, 1995
83) Prat C, Dominguez J, Rodrigo C, et al. Procalcitonin, C-reactive protein and leukocyte count in children with lower respiratory tract infection. Pediatr Infect Dis J；22：963-968, 2003
84) Toikka P, Irjala K, Juven T, et al. Serum procalcitonin, C-reactive protein and interleukin-6 for distinguishing bacterial and viral pneumonia in children. Pediatr Infect Dis J；19：598-602, 2000
85) Flood RG, Badik J, Aronoff SC. The utility of serum C-reactive protein in differentiating bacterial from nonbacterial pneumonia in children：a meta-analysis of 1230 children. Pediatr Infect Dis J；27：95-99, 2008
86) Toikka P, Virkki R, Mertsola J, et al. Bacteremic pneumococcal pneumonia in children. Clin Infect Dis；29：568-572, 1999
87) Eslamy HK, Newman B. Pneumonia in normal and immunocompromised children：an overview and update. Radiol Clin North Am；49：895-920, 2011
88) Thacker WL, Talkington DF. Analysis of complement fixation and commercial enzyme immunoassays for detection of antibodies to Mycoplasma pneumoniae in human serum. Clin Diagn Lab Immunol；7：778-780, 2000
89) 山口惠三．LAMP法を用いたMycoplasma pneumoniaeとLegionella spp. による呼吸器感染症の迅速診断試薬の評価．医学と薬学；58：778-800, 2007
90) Chirgwin K, Roblin PM, Gelling M, et al. Infection with Chlamydia pneumoniae in Brooklyn. J Infect Dis；163：757-761, 1991
91) Chang CC, Cheng AC, Chang AB. Over-the-counter (OTC) medications to reduce cough as an adjunct to antibiotics for acute pneumonia in children and adults. Cochrane Database Syst Rev：CD006088, 2007

92) 和田陽一. マクロライド系抗菌薬耐性マイコプラズマの病像に関する検討. IASR；33：266-267, 2012
93) Chitra S. Mani DLM. Acute Pneumonia and its Complications. In：Long SS, ed. Principles and Practice of Pediatric Infectious Diseases. 3rd edition ed. Philadelphia；pp 245-269, 2009
94) Bruns AH, Oosterheert JJ, Prokop M, et al. Patterns of resolution of chest radiograph abnormalities in adults hospitalized with severe community-acquired pneumonia. Clin Infect Dis；45：983-991, 2007
95) Marchant JM, Masters IB, Taylor SM, et al. Evaluation and outcome of young children with chronic cough. Chest；129：1132-1141, 2006
96) Marchant J, Masters IB, Champion A, et al. Randomised controlled trial of amoxycillin clavulanate in children with chronic wet cough. Thorax；67：689-693, 2012
97) Kompare M, Weinberger M. Protracted bacterial bronchitis in young children：association with airway malacia. J Pediatr；160：88-92, 2012
98) Craven V, Everard ML. Protracted bacterial bronchitis：reinventing an old disease. Arch Dis Child；98：72-76, 2013

Chapter 6 頭頸部感染症

1 | リンパ節腫脹へのアプローチ

　小児でリンパ節腫脹を認めた場合，ほとんどが反応性です．そのためリンパ節腫脹を認めた場合は，「見逃してはいけない，まれな疾患を拾い上げる」ことが重要です．見逃してはいけない疾患とは，悪性腫瘍であり，そのため悪性腫瘍を疑うべきリンパ節腫脹の特徴を把握しておくことが必要です（**表6-1**）．

　上記を満たさなければ，ほとんどが反応性であり，反応性でなければ化膿性リンパ節炎が比較的よくみられる疾患です．

　リンパ節腫脹をきたしうる疾患のカテゴリーとしては，感染症，腫瘍，薬物，自己免疫が重要です（遺伝性疾患であるGaucher病やニーマン・ピック病や，また甲状腺機能亢進症でもリンパ節腫脹がみられることがありますが，リンパ節腫脹からアプローチすべき鑑別疾患ではないため，言及していません）．

　そして全身性であれば，ウイルス性と特殊な細菌感染，薬剤性やリンパ腫など，局在性のものであれば，侵入門戸がすぐ近くにある感染症（咽頭炎であれば頸部リンパ節が腫脹し，下肢をマダニに刺された場合は，鼠径リンパ節が腫脹する）がほとんどです（**表6-2**）．

> **POINT**
> ①まず危険なリンパ節腫脹の所見がないかを確認．悪性腫瘍の可能性があればリンパ節生検を検討．
> ②全身性であればウイルス性，まれな細菌感染，薬剤性，リンパ腫を考える．
> ③局在性であれば，侵入門戸がすぐ近くにある感染症と腫瘍を考える．

　では，ここからは感染症による頭頸部疾患について概説していきます．

表 6-1 悪性腫瘍を示唆する危険なリンパ節腫脹の特徴[1-4]

- 1 週間以上発熱が続く
- 夜の寝汗がひどい
- 体重減少あり
- 鎖骨上窩リンパ節の腫脹がある
- 全身のリンパ節が腫脹している
- 可動性がない
- 新生児期の 1 cm 以上のリンパ節腫脹
- 抗菌薬治療に反応しない 2 cm 以上のリンパ節腫脹
- 中耳炎，鼻炎，咽頭炎の所見がない頸部リンパ節腫脹
- リンパ節の幅/長さの比が 0.5 以上（円形に腫脹している）
- 胸部 X 線写真で異常陰影

表 6-2 リンパ節腫脹の鑑別疾患

全身性リンパ節	細菌性	猩紅熱，梅毒，結核，レプトスピラ症，ライム病
	ウイルス性	伝染性単核球症（EB ウイルス，サイトメガロウイルス），水痘，風疹，突発性発疹，インフルエンザ，HIV
	真菌性	ヒストプラズマ，コクシジオイデス
	寄生虫	トキソプラズマ，マラリア
	薬剤性	フェニトイン，イソニアジド
	悪性腫瘍	リンパ腫，白血病，神経芽細胞腫
	膠原病	全身性エリテマトーデス，若年性特発性関節炎，血清病
頸部リンパ節	細菌性	咽頭炎（A 群溶連菌），化膿性リンパ節炎，結核，非結核性抗酸菌症，猫ひっかき病
	ウイルス性	上気道炎であればなんでも
	真菌性	ヒストプラズマ
	寄生虫	トキソプラズマ
	膠原病	川崎病，サルコイドーシス
	腫瘍性	リンパ腫，白血病，甲状腺腫瘍，横紋筋肉腫，サルコイドーシス
鎖骨上窩リンパ節		リンパ腫，肺腫瘍，縦隔腫瘍
腋窩リンパ節		局所感染，猫ひっかき病，横紋筋肉腫（上肢）
肘リンパ節		局所感染，野兎病，猫ひっかき病
鼠径リンパ節		陰部ヘルペス，梅毒

2 頸部リンパ節炎

POINT

- 頸部リンパ節炎は顎下，深頸部リンパ節に認められることが多く，原則「急性」かつ「片側性」．
- 診断には穿刺・切開排膿を．

- 原因微生物は黄色ブドウ球菌とA群溶連菌がほとんど．したがってempiric therapyはセファゾリンかセファレキシン．

頸部リンパ節炎に関しては，化膿性リンパ節炎という用語が一般的に使用されています．まず言葉の定義を確認します．

頸部リンパ節炎の定義は「炎症性の有痛性リンパ節腫大」であり，一方リンパ節腫脹は，文字通り単にリンパ節が腫大している状態を指します．

「炎症性」かつ「有痛性」のリンパ節腫大なので，細菌性はもちろん，EBウイルスやサイトメガロウイルスなどによるウイルス性，川崎病，膠原病，菊池病，PFAPA（periodic fever, aphthous stomatitis, pharyngitis and adenitis）症候群などの非感染性の疾患もリンパ節炎のカテゴリーに入ります．

リンパ節腫脹での鑑別疾患は非常に多岐にわたりますが，ここでは頸部リンパ節腫脹の一因としての細菌性リンパ節炎を中心に述べます．

1 病態生理

頸部リンパ節炎をきたす部位は顎下リンパ節と深頸部リンパ節が最も多く，80％近くを占めます．リンパ節炎の原因となる微生物の多くは咽頭，口腔，鼻腔から侵入することが多いので，リンパ液の流れに乗ると，自然と顎下，深頸部へ菌が到達しやすいためです（図6-1，表6-3）．上気道炎などが先行して粘膜の炎症が起きると，粘膜が破綻して微生物がリンパ流に乗り，宿主の免疫能に打ち勝つと感染が成立し，リンパ節炎をきたします．

> **POINT** 咽頭，口腔，鼻腔のリンパ
>
> 顎下リンパ節，深頸部リンパ節へ注ぐ．したがって，顎下リンパ節炎，深頸部リンパ節炎の頻度が高い．

2 原因微生物

細菌性リンパ節炎の原因微生物で最も多いのが黄色ブドウ球菌，次いでA群溶連菌です．新生児ではB群溶連菌が最も多く分離されます．

新生児期は母体の腟の常在菌を反映しているため，B群溶連菌の頻度が高くなり，その後コミュニティでの曝露に伴って，次第に鼻咽頭に黄色ブドウ球菌が常在したり，あるいはA群溶連菌に曝露される機会が増えたりするため，年齢ごとに原因微生物が異なるのです．

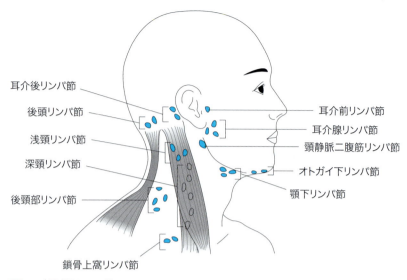

図 6-1 | 頸部リンパ節

表 6-3 | 頭頸部のリンパ節の流れ

リンパ節	リンパの流れ
後頭リンパ節	後頭部のリンパが流入
耳介後リンパ節	側頭部や頭頂部のリンパが流入し、浅頸リンパ節へ注ぐ
耳介前リンパ節	前頭部や側頭部、鼻腔、耳介のリンパが流入
耳下腺リンパ節	前頭部、側頭部、鼻腔、中耳、耳下腺、外耳道のリンパが流入し、顎下リンパ節や深頸リンパ節へ注ぐ
顎下リンパ節	頬部、鼻腔、顎下腺、口腔、舌、顎、歯、上口唇のリンパを集め、深頸リンパ節に注ぐ
オトガイ下リンパ節	下口唇周囲のリンパが流入
浅頸リンパ節	胸鎖乳突筋よりも浅側、外頸静脈に沿って流れるリンパ節群。頸部の皮膚、喉頭、耳下腺など頭部側面のリンパに加え、後頭リンパ節・耳介後リンパ節からのリンパが流入
深頸リンパ節	胸鎖乳突筋よりも深側であり、内頸静脈に沿って流れるリンパ節群。咽頭、扁桃、甲状腺、鼻腔、副鼻腔などに加え、頭頸部のすべてのリンパが流入

　猫（特に子猫のリスクが高いと言われていますが）への曝露歴があれば、*Bartonella henselae* や *Toxoplasma gondii*（トキソプラズマは加熱の不十分な食肉の摂取もハイリスクです）を、齲歯からの波及が疑わしければ、嫌気性菌を考慮します。
　成人の頸部リンパ節炎では、結核が非常に大きな問題となりますが、小児ではま

表 6-4 | 頸部化膿性リンパ節炎の年齢別の原因微生物[5)]

原因微生物	年齢			
	新生児	2か月～1歳	1～4歳	5～18歳
A群溶連菌	−	−	+	++
B群溶連菌	++	+	−	−
黄色ブドウ球菌	+	++	++	++
非結核性抗酸菌	−	−	++	+
Bartonella henselae	−	+	++	++
Toxoplasma gondii	−	−	+	+
嫌気性菌	−	−	+	++

++：高頻度に分離される，+：時折分離される，−：分離されることはまれ

れで，非結核性抗酸菌がしばしば分離されます．BCG接種後のリンパ節炎も副反応として有名ですが，多くは接種部位が上腕であるため，その所属リンパ節である腋窩に多くみられます．

年齢別の原因微生物は**表6-4**の通りです．

3 症状

症状は発熱，片側性のリンパ節の腫大で，しばしば蜂窩織炎を伴います．リンパ節は常に圧痛を伴います．リンパ節炎の鑑別は多岐にわたりますが，黄色ブドウ球菌やA群溶連菌が問題となる細菌性リンパ節炎は，原則「急性」かつ「片側性」です．急性両側性リンパ節炎は通常はEBウイルスやアデノウイルス，サイトメガロウイルスなどのウイルス感染症が原因であることが多く，慢性片側性だと，非結核性抗酸菌や猫ひっかき病などが原因のことが多いです．

4 診断

細菌性リンパ節炎の診断のゴールドスタンダードはリンパ節を穿刺，あるいは切開排膿して，原因微生物を証明することです．超音波を当てて，穿刺できそうであれば，穿刺をするのがベストです．ただこの穿刺，切開排膿に関しては，外科医や救急医のスキルによって大きく変わります．以前筆者が勤めていた河北総合病院では，とても優秀な救急医（小児が専門ではない）がおり，年齢にかかわらず，エコーで穿刺できそうな病変があれば，積極的に穿刺，切開排膿ドレナージをしていました．診断もすぐにつき，ドレナージしているのであっという間によくなるので，非常にストレスのない治療ができていました．ただどうしても穿刺をしてもらえない場合や，外科医がいない病院もあるので，穿刺/切開排膿をしない場合の診断アプ

血液検査

細菌性リンパ節炎の診断には血液検査は重要ではなく，むしろその他の細菌性以外の原因の診断のために必要となります．重要なのは，AST，ALT などの肝逸脱酵素，血液培養，サイトメガロウイルス，EB ウイルスの抗体です．病歴で猫ひっかき病やトキソプラズマが鑑別に挙がれば，バルトネラ抗体，トキソプラズマ抗体なども検査します．AST，ALT が高値であれば，細菌性よりもウイルス性の可能性が高くなります．

画像検査

超音波検査が伝染性単核球症と細菌性リンパ節炎の鑑別に有用という報告があります[6]．反応性リンパ節腫大や伝染性単核球症ではリンパ門が広くなっているのに対して，細菌性では狭くなっているか，消失しています．エコーは侵襲が少なく，得られる情報も多いため，積極的に行いましょう．

深頸部への感染が疑われる場合や，外科的ドレナージのために手術のアプローチを検討するために必要という状況を除けば，造影 CT は必要ありません．

5 治療

治療は穿刺や切開排膿を行い，グラム染色であたりをつけて開始するのがベストです．グラム陽性連鎖球菌が見えればアンピシリン，ブドウ球菌が見えればセファゾリンでスタートします．内服薬ならアモキシシリン，セファレキシンがよいでしょう．

穿刺ができない場合や，グラム染色で当たりがつかない場合，あるいは抗菌薬の先行投与があり，原因微生物の同定ができない場合などの empiric therapy としてはセファゾリンを選択します．また齲歯からの感染の波及が疑わしければ，アンピシリン・スルバクタム（内服ならアモキシシリン・クラブラン酸）かクリンダマイシンを選びます．

MRSA のカバーについては，頸部リンパ節炎が致命的になることはまずないので，empiric therapy でいきなりバンコマイシンを開始する必要はありません．培養で MRSA が検出されてから開始しても十分間に合います．

治療が奏効すれば，通常は 2〜3 日以内に解熱傾向になり，局所の圧痛も改善傾向を示します．治療期間は点滴と内服を合わせて 10〜14 日間が目安です．

BCG も含めた非結核性抗酸菌によるリンパ節炎の治療に関しては，穿刺で診断

がついた場合，できればリンパ節をまるごと切除して下さい．非結核性抗酸菌で穿刺を行うと穿刺部位に瘻孔を形成し，難治化するためです．

3 | 深頸部膿瘍（扁桃周囲膿瘍，咽後膿瘍）

POINT
- 病態の理解には解剖が重要．6つの間隙を押さえること．
- 咽後膿瘍で感度の高い所見は，項部硬直，斜頸などの頸部の可動域制限．
- 疑ったら躊躇なく造影CT．膿瘍があれば耳鼻科コンサルトでドレナージを．
- 原因微生物は黄色ブドウ球菌とA群溶連菌と嫌気性菌．広域抗菌薬は必要ない．

1 | 病態生理

深頸部膿瘍は上気道感染後に亜急性に発症する重症細菌感染症です．治療が遅れると致死的となりうるため，頻度は低いですが重要な疾患の1つです．咽後膿瘍の理解には，解剖の理解が必須です．

頸部には多くの筋膜が存在しており，筋膜間に間隙を作ります．そしてその狭い間隙を多くの重要臓器が通過します．そのため間隙に感染が波及すると，重症化するのです．

覚えておくべき間隙は6つです．解剖は敬遠されがちですが，ポイントを押さえるとさほど難しくはないので，ぜひ理解して下さい．

POINT 覚えておくべき間隙は6つ
- 扁桃周囲間隙
- 顎下間隙
- 危険間隙
- 副咽頭間隙
- 咽後間隙
- 椎前間隙

図6-2を見ると，椎体と咽頭後壁の間に3つの間隙があります．前から順に，咽後間隙，危険間隙，椎前間隙です．ちなみに咽後間隙にできる膿瘍が咽後膿瘍です．

また扁桃周囲間隙にできるのが扁桃周囲膿瘍です．この部位に膿瘍ができれば，扁桃の偏位が見られます．

副咽頭間隙には内頸動静脈や迷走神経が走っています．この間隙は周囲の間隙（咽

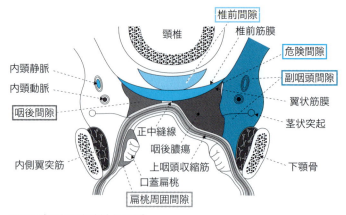

図 6-2 頸部の解剖（水平断）

後間隙，扁桃周囲間隙）の余ったスペースなので，組織がルーズで膿瘍が拡大しやすい特徴があります．ここに感染が波及すると出血や血栓性静脈炎（Lemierre 症候群）を起こします．

では頸部を矢状断で見てみます（図6-3）．

先ほど確認した3つの間隙（前から順に，咽後間隙，危険間隙，椎前間隙）は，縦方向に長くなっています．

咽後間隙は咽頭後壁のすぐ後ろのスペースです．上咽頭収縮筋の正中縫線が頸筋膜椎前葉に付着し，間隙を左右に分けています（図6-2）．縦方向に長くなっていますが，上は頭蓋底，下は縦隔までつながっています．

危険間隙は咽後間隙のすぐ後ろのスペースです．上は頭蓋底，下は横隔膜まで広がっています．文字通り危険な間隙です．

そして椎前間隙は危険間隙と頸椎の間のスペースです．頭蓋底から尾骨までつながっています．

顎下間隙は口腔底と舌骨の間のスペースです．口腔底の下なので，歯性感染症（齲歯由来の歯根部膿瘍など）からの波及が問題となります．この部位も皮下組織ばかりでルーズなので，感染が波及すると一気に拡大します．この部位の有名な感染症が Ludwig's angina です．この部位が腫大して上気道を圧迫し，最悪の場合，気道閉塞による窒息をきたす非常に怖い疾患です．

咽後膿瘍は上記間隙のうち，咽後間隙，危険間隙，椎前間隙の3つのいずれかに形成された膿瘍を指します．通常は咽後間隙が多いです．解剖を理解するとなぜ咽後膿瘍が重要な疾患であるか，一目瞭然です．それぞれの間隙は，縦隔，横隔膜，

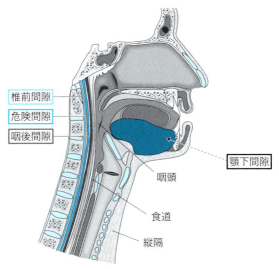

図 6-3｜頸部の解剖（矢状断）

そして尾骨までつながっているため，重力で簡単に下に広がるため，非常に危険です．

POINT 咽後膿瘍

咽後間隙，危険間隙，椎前間隙の 3 つのいずれかに形成された膿瘍を指す．上下に長いスペースのため重力で下に広がり非常に危険．

咽後膿瘍は基本的に小児の疾患で，好発年齢は 2〜4 歳です[7]．米国での疫学ですが，小児での咽後膿瘍 64 名の年齢分布を見ると，5 歳以下で 75%を占めており，年齢が上がるにつれて，発症頻度が下がっています（図6-4）．咽後膿瘍の好発時期が 5 歳以下であることには理由があります．

小児では，成人とは異なり，咽後間隙に左右 8〜10 個のリンパ節が存在しています．そのため上気道に発症した細菌感染症（咽頭炎，中耳炎，副鼻腔炎など）が咽後リンパ節に波及することがあり，咽後リンパ節炎を経て，咽後膿瘍を発症するのです（図6-5）．この咽後リンパ節は幼児期以降には消失するため，咽後膿瘍が幼児期までに多く発症するのです．

成人の咽後膿瘍は外傷や内視鏡操作，気管挿管などの後に，咽頭後壁の損傷後に発症することがほとんどですが，小児では上気道に発症した細菌感染症後の発症例

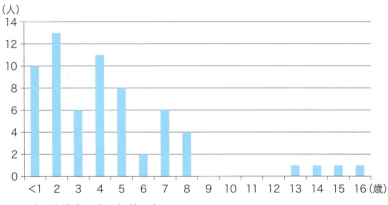

図 6-4｜咽後膿瘍発症の年齢分布

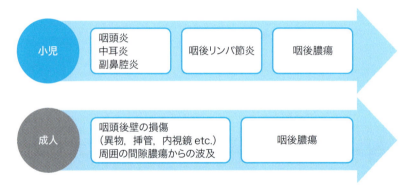

図 6-5｜咽後膿瘍発症の病態生理：成人との違い

が大多数です[8]．

2｜原因微生物

　頭頸部の感染症なので，原因微生物は肺炎球菌，インフルエンザ菌，モラキセラが多いのかと思いきや，実はそうではありません．基本的には混合感染であり，最も多く分離されるのは黄色ブドウ球菌とA群溶連菌です[9-11]．*Fusobacterium* sp.や*Prevotella* sp., *Veillonella* sp.などの口腔内の嫌気性菌も多く分離されます．

3｜症状

　咽後膿瘍の初期は通常の上気道感染症との鑑別は非常に難しいです．そもそも上

表 6-5 | 咽後膿瘍で認められた症状と所見の割合[12]

症状/所見	割合(%)	症状/所見	割合(%)
発熱	100%	頸部腫脹	68%
頭部痛	100%	嚥下困難	63%
項部硬直	86%	呼吸困難	2%

気道からの炎症が咽頭後壁を超えて咽後リンパ節へと波及していくので，咽後膿瘍の症状は緩徐に顕在化してきます．物理的閉塞の症状が出始めてから咽後膿瘍の診断がつくことが多いので，咽後膿瘍とわかった時には，すでに進行していて猶予がない状態です．したがって，咽後膿瘍の徴候を見逃すと致命的となりうるので，絶対に見逃さないように細心の注意を払いましょう．

咽後膿瘍を示唆する危険な徴候は下記の 7 つです．

> 咽後膿瘍を疑う危険な 7 つの徴候
> ❶嚥下困難，流涎
> ❷斜頸，頸部伸展困難(痛みが軽減する方向で固まる)
> ❸声の変化(hot potato voice)
> ❹吸気性喘鳴(stridor)
> ❺頸部腫瘤(副咽頭間隙に病変が及ぶと触知しうる)
> ❻開口障害(副咽頭間隙の内側翼突筋に病変が及ぶとみられる)
> ❼胸痛(縦隔に病変が進展している可能性)

7 つの徴候はどれも重要ですが，閉塞症状よりも頸部の可動域制限のほうが感度が高く[7]，項部硬直が 86％で認められます(**表6-5**)．項部硬直は髄膜炎だけの所見ではないので，項部硬直があって，髄液検査をしたら，髄膜炎を示唆するような検査所見が得られなかった場合，咽後膿瘍を鑑別に挙げましょう．

これらの 7 つの徴候のいくつかは，喉頭蓋炎でも認められます．喉頭蓋炎に比べると，咽後膿瘍のほうが進行はやや緩徐ですが，臨床症状で区別するのはかなり難しいです．そのため，上記症状があれば，気道確保の準備が必要です．

流涎があれば喉頭蓋炎の可能性があるため，無理に口腔内を診察しないほうが賢明です(もちろん診察に協力的であれば，口腔内を観察しても構いません)．咽頭の診察では，咽頭後壁が平らかどうかを確認します．咽後間隙に膿瘍があれば，片側性に隆起し，危険間隙や椎前間隙であれば中央が隆起します．いずれにせよ隆起し

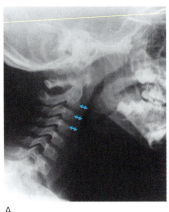 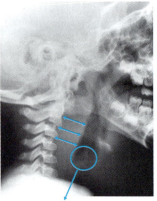

A　　　　　　　　　　　　B　喉頭蓋の腫脹はない

図 6-6│頸部側面 X 線写真
A：健常児(3歳)，B：咽後膿瘍(3歳)．清水博之先生(藤沢市民病院小児科)のご厚意による．

ているのが確認できたら，造影 CT が必要です．

　また教科書には「隆起部位で波動を触れる」と書いてありますが，触れることで膿瘍破裂や咽頭刺激による窒息のリスクがあるため，触れるのはやめておきましょう．

4│診断

　感染症の診断に必要なのは，微生物診断と臓器診断です．微生物診断をする方法としては，以下の2つがあります．
・穿刺/切開ドレナージ
・血液培養

　咽後膿瘍があれば，通常は全例ドレナージの適応となるので，血液培養がなくてもよさそうですが，重要な情報源なので血液培養は必ず提出しておきましょう．ただし血液培養の陽性率は 5％程度であり，高くはありません[7]．

　臓器診断には頸部側面 X 線写真と頸部造影 CT があります．頸部側面 X 線写真は咽後膿瘍の検出に有用です．ただ首を伸展させて，きっちり側面から撮像しないと，椎体前の軟部組織が厚く見えてしまうことがあります．C2 レベルで 7 mm，C6 レベルで 14 mm を超えていれば腫脹ありです(**図6-6**)．

　咽後膿瘍を疑えば，以下の確認を行うため，頸部造影 CT を撮像します．

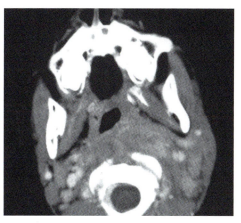

図 6-7 | 蜂窩織炎
扁桃周囲間隙，咽後間隙，副咽頭間隙に造影効果に乏しく，間隙の腫大とわずかな脂肪濃度上昇を認める．清水博之先生（藤沢市民病院小児科）のご厚意による．

- 蜂窩織炎と膿瘍の鑑別のため．
- 病変の進展を把握できる（どの間隙に病変があるか）．
- 外科的アプローチ方法の決定（大血管との関係）．

　撮影する時は，咽後膿瘍が縦に広がる可能性があるので，頭蓋底から T2 レベルまで入るように撮影して下さい．

　蜂窩織炎であれば，膿瘍の一歩手前の状態であり，ドレナージはできません．この場合は抗菌薬だけで治療を開始し，症状の悪化があれば，再度画像を確認します．ただ蜂窩織炎の時に抗菌薬治療を行うことで，膿瘍形成を予防できるという報告もあるので，できればこの蜂窩織炎の状態で診断ができれば理想です[13]．

　また「ring enhancement がなければ膿瘍ではない」と思われがちですが，不均一な造影効果や scalloping sign も膿瘍を示唆する所見です（**図6-7〜10**）[14]．scalloping とはホタテ貝の縁の波のことです（**図6-11**）．**図6-10** では内部の低吸収域がホタテ貝の縁の波のように見えることから，scalloping sign と言われています．

　咽後膿瘍の可能性が高いと思えば，頸部側面 X 線写真をパスして，いきなり造影 CT でも構いません．頸部側面 X 線写真は，「咽後膿瘍の可能性も否定できない」程度の疑いや，喉頭蓋炎も除外しておきたい時に，検討します．

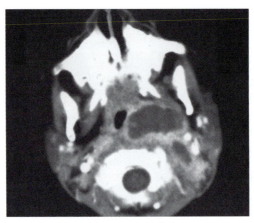

図 6-8｜扁桃周囲，副咽頭間隙膿瘍
扁桃周囲間隙，副咽頭間隙に内部低吸収域で被膜の造影効果（ring enhancement）を認める．清水博之先生（藤沢市民病院小児科）のご厚意による．

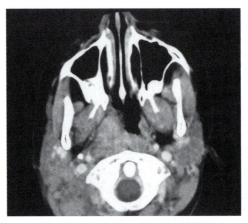

図 6-9｜扁桃周囲，咽後，副咽頭間隙膿瘍
扁桃周囲間隙，咽後間隙，副咽頭間隙に ring enhancement はないが，不均一な造影効果を認めており，これも膿瘍の所見である．清水博之先生（藤沢市民病院小児科）のご厚意による．

5｜治療

　治療は基本ドレナージです．現時点では残念ながらドレナージ群と非ドレナージ群での治療を比較した研究がないため，抗菌薬だけでも治療ができるのか，あるい

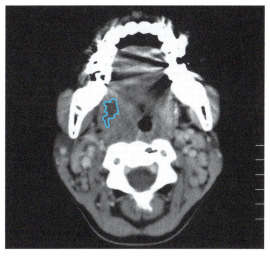

図 6-10 | 扁桃周囲，副咽頭間隙膿瘍
扁桃周囲間隙，副咽頭間隙に内部低吸収域を認める．ring enhancement はないが，scalloping を認める．これも強く膿瘍を示唆する所見である．清水博之先生（藤沢市民病院小児科）のご厚意による．

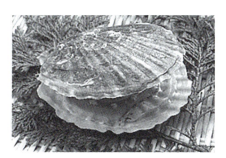

図 6-11 | ホタテ貝

は全例ドレナージが必要なのかは，はっきりしていません．ドレナージが可能な膿瘍があれば，原因微生物が判明し，ドレナージを行うことによって確実に治療効果が期待できるため，ドレナージすべきです．

　原因微生物が判明するまでは，empiric therapy が必要となりますが，原因微生物を考慮すると，以下の組み合わせでよいでしょう．MRSA の検出率が高ければ，下記にバンコマイシンを加えましょう．
・アンピシリン・スルバクタム
・セフトリアキソン/セフォタキシム＋クリンダマイシン

腸内細菌や緑膿菌の関与はほとんどないため，耐性菌を憂慮して，ピペラシリン・タゾバクタムやメロペネムなどで治療を開始する必要はありません．

治療が奏効すれば，通常24〜48時間以内に症状の改善が認められます．逆に1〜2日経過しても，改善に乏しい場合は，まずドレナージの必要性を検討し，次に抗菌薬のスペクトラムが外れている可能性を検討して下さい．

治療期間に関しては，明確な治療期間は決まっていません．点滴抗菌薬から内服抗菌薬への変更のタイミングも明確な基準はありませんが，筆者は最低2週間は点滴治療を行い，治療は膿瘍が消失するまで継続しています．

文献

1) Slap GB, Brooks JS, Schwartz JS. When to perform biopsies of enlarged peripheral lymph nodes in young patients. JAMA；252：1321-1326, 1984
2) Oguz A, Karadeniz C, Temel EA, et al. Evaluation of peripheral lymphadenopathy in children. Pediatr Hematol Oncol；23：549-561, 2006
3) Wang J, Pei G, Yan J, et al. Unexplained cervical lymphadenopathy in children：predictive factors for malignancy. J Pediatr Surg；45：784-788, 2010
4) Locke R, Comfort R, Kubba H. When does an enlarged cervical lymph node in a child need excision? A systematic review. Int J Pediatr Otorhinolaryngol；78：393-401, 2014
5) Sarah S Long LKP, Charles G Prober. Cervical Lymphadenitis and Neck Infection. Principles and Practice of Pediatric Infectious Diseases, 5th ed.：pp 135-147, 2017
6) Papakonstantinou O, Bakantaki A, Paspalaki P, et al. High-resolution and color Doppler ultrasonography of cervical lymphadenopathy in children. Acta Radiol；42：470-476, 2001
7) Craig FW, Schunk JE. Retropharyngeal abscess in children：clinical presentation, utility of imaging, and current management. Pediatrics；111：1394-1398, 2003
8) Philpott CM, Selvadurai D, Banerjee AR. Paediatric retropharyngeal abscess. J Laryngol Otol；118：919-926, 2004
9) Asmar BI. Bacteriology of retropharyngeal abscess in children. Pediatr Infect Dis J；9：595-597, 1990
10) Abdel-Haq N, Quezada M, Asmar BI. Retropharyngeal abscess in children：the rising incidence of methicillin-resistant Staphylococcus aureus. Pediatr Infect Dis J；31：696-699, 2012
11) Inman JC, Rowe M, Ghostine M, et al. Pediatric neck abscesses：changing organisms and empiric therapies. Laryngoscope；118：2111-2114, 2008
12) Hoffmann C, Pierrot S, Contencin P, et al. Retropharyngeal infections in children. Treatment strategies and outcomes. Int J Pediatr Otorhinolaryngol；75：1099-1103, 2011
13) Gaglani MJ, Edwards MS. Clinical indicators of childhood retropharyngeal abscess. Am J Emerg Med；13：333-336, 1995
14) Kirse DJ, Roberson DW. Surgical management of retropharyngeal space infections in children. Laryngoscope；111：1413-1422, 2001

中枢神経感染症

1 | 発熱＋痙攣/意識障害へのアプローチ

　発熱＋痙攣,意識障害の鑑別は多岐にわたりますが,迅速な対応が求められるので,「動きながら考える」ことが必要です.念頭におくべき疾患を**表7-1**に示します.重要なのは,中枢神経疾患以外にも鑑別疾患がある点です.病歴も外傷歴がないかどうか,中毒症状をきたすような薬剤服用の可能性などに焦点を絞って聴取します.

　小児用肺炎球菌ワクチンとHibワクチンが定期接種化されたため,細菌性髄膜炎の罹患頻度が著しく減少しました.そのため,発熱＋痙攣のほとんどが熱性痙攣である可能性が高くなっており,重篤な状態を拾い上げることが難しくなっています.発熱＋痙攣/意識障害で行うべきことは,以下の3つを同時並行で行うことです.

❶ABCの安定化（気道確保が特に重要）.
❷痙攣が持続していれば,抗痙攣薬の投与を行い,痙攣をとめる.
❸治療可能な原因疾患の検索・治療を行う.

1 | ABCの安定化

　意識障害があると,すぐに頭部CTをとりたくなりますが,気道確保,酸素化・換気,そして循環動態が安定してから,頭部CTやMRIを撮像します.

2 | 痙攣への対応

　痙攣があった場合も,最優先はABCの安定化です.小児の痙攣は自然に止まることが多いため,まずは気道確保,酸素投与のみで経過をみます.痙攣が5分以上持続する場合は,痙攣重積に至る可能性が高いため,抗痙攣薬が必要です.この場合も,ABCの安定化に気を配りつつ,抗痙攣薬を使用して下さい.痙攣の対応は,基本的には以下です.

表 7-1｜発熱＋痙攣/意識障害の鑑別疾患

病態	疾患の例
感染症	・中枢性：髄膜炎，脳炎，脳膿瘍，脳症 ・非中枢性：敗血症性ショック（肺炎，尿路感染など血圧低下をきたす感染症であれば何でも）
中毒	・鉛中毒 ・薬物中毒
腫瘍性	・脳腫瘍
先天性	・先天性脳奇形（全前脳胞症，滑脳症，多小脳回など） ・TORCH 症候群
血管性	・動静脈奇形 ・動脈瘤 ・脳出血 ・溶血性尿毒症症候群/血栓性血小板減少性紫斑病
外傷性	・虐待 ・外傷性脳出血
代謝疾患	・低血糖 ・電解質異常（低 Na 血症，低 Ca 血症，低 Mg 血症，低 K 血症） ・尿素サイクル異常症（N アセチルグルタミン酸合成酵素欠損症，カルバミルリン酸合成酵素欠損症，オルニチントランスカルバミラーゼ欠損症など） ・アミノ酸代謝異常症（フェニルケトン尿症，メープルシロップ尿症，ホモシスチン尿症などだが，新生児マススクリーニングの対象疾患であり，基本的にまれ） ・ミトコンドリア病 ・Storage disease（糖原病，ライソゾーム病など） ・ビタミン B_6 欠乏 ・糖尿病（非ケトン性高浸透圧性昏睡，糖尿病性ケトアシドーシス）

最初の 5 分	ジアゼパム 1 回目
10 分まで	ジアゼパム 2 回目
15 分以上持続	ホスフェニトイン or フェノバルビタール

　ミダゾラムの抗痙攣作用は強く，効果の高い薬剤ですが，二重盲試験がないこと，日本では 2018 年現在痙攣に対する保険適用がないため，使用する際は注意して下さい．
　また生命に危険が及ぶ危険な徴候もしっかり理解しておきましょう．

> **POINT** 痙攣で生命に危険が及ぶ 3 つの徴候
> - 誤嚥による上気道の閉塞
> - 頭部外傷がある場合の痙攣
> - 痙攣重積

3 治療可能な原因疾患の検索・治療

鑑別疾患は多岐にわたりますが，疾患頻度から言えばまず考えるべきは髄膜炎，脳炎，脳症です．血液培養をとって，可能なら髄液検査を行い，速やかに抗菌薬投与を行います．

Column

発熱＋意識障害，実は…

筆者が小児科後期研修医3年目の時でした．当直中に13歳女児が39℃の発熱，意識障害で救急搬送されました．意識レベルはJapan Coma Scaleで300，Glasgow Come Scaleでも3点という深昏睡状態でした．「発熱，意識障害で搬送します」という連絡を事前に救急隊から受け，当時の筆者は鑑別疾患に細菌性髄膜炎を考えていました．いざ患者が到着すると，思った以上に意識障害が強く，深昏睡状態であったため，筆者はパニック状態になりました．

搬送されるや否や，気管挿管の準備をしつつ，酸素投与を行い，ルート確保時に血液培養2セット提出し，デキサメタゾンとメロペネムを投与しました（まだ若かったので，メロペネムを投与したことはお許し下さい）．付き添いの母親から病歴を聞くと，来院前日から発熱があった，来院当日昼から頻回に嘔吐していた，夜になって意識レベルが落ちてきた…とのことで，「細菌性髄膜炎で間違いない」と判断しました．

ところが，一緒に対応していた同期の小児科医が「pH 6.9，血糖700だからDKAではないだろうか」と指摘しました．口腔内を見ると，口の中がカラカラでものすごい脱水でした．

筆者は，新規発症の1型糖尿病，糖尿病性ケトアシドーシスに対して，来院時にデキサメタゾンを投与する大失態をしました．患者が来院してみたら予想以上に重症で頭のなかが真っ白になったこと，そして自分の得意分野でしか鑑別疾患を考えられなかったことが失敗の原因でした．網羅的にしっかりと鑑別疾患を挙げることの重要性を改めて感じた症例でした．幸い患者は元気になり，現在は小児科を卒業して糖尿病内科を受診しています．

2 髄膜炎

> **POINT**
> - 新生児ではB群溶連菌と大腸菌．新生児以降は肺炎球菌とインフルエンザ菌が最多．
> - 来院後，抗菌薬投与は30分以内が目標．血液培養と髄液培養を提出したら，即治療．
> - 髄液検査を躊躇しない．「髄膜炎かも」と思ったら，必ず髄液検査を行うべし．
> - 髄液検査の前に頭部CTをとる場合は，血液培養だけとって，治療開始．診断のために治療は絶対に遅れてはならない！
> - empiric therapyは投与量まで暗記．新生児はアンピシリン，セフォタキシム．新生児以降はセフトリアキソンとバンコマイシン．
> - 新生児以降は抗菌薬投与前にデキサメタゾンを投与．新生児では有効というデータはないため，現時点では推奨されない．
> - 髄膜炎では発熱は続くもの．熱やWBC，CRPの値だけで抗菌薬を変更しない．臓器特異的な指標を追いかけること！
> - 髄膜炎で最も重要なのは，Hibワクチンと小児用肺炎球菌ワクチン．積極的に接種を．

細菌性髄膜炎は治療しなければ，100％死に至る恐ろしい病気です．日本でも諸外国に遅れてようやくHibワクチンと小児用肺炎球菌ワクチンが定期接種に組み込まれ，細菌性髄膜炎の頻度はかなり減少していますが，まだ完全に根絶したわけではありません．小児における最も予後の悪い感染症の1つなので，しっかりとポイントを押さえておきましょう．

1 病態生理

細菌性髄膜炎発症のメカニズムは，次のような4段階が考えられています．
①定着→②血流への侵入→③血管内での生存→④髄膜へ侵入

髄膜炎を起こしうる多くの細菌は線毛を持っており，鼻腔粘膜への定着が可能です．宿主はIgAを分泌し，これらの細菌の定着を阻止しますが，細菌はIgAプロテアーゼを分泌し，定着を試みます．細菌側が勝利すると，鼻腔粘膜へ定着し，「保菌」状態となります．

定着が起きると，細菌は接着因子や被包化などによって上皮細胞を通り抜けて，

血管内へ侵入します.

血管内に侵入すると,今度は血管内で宿主の補体との戦いが待っています.髄膜炎菌や肺炎球菌は莢膜を持っているため,補体の影響を受けにくく,オプソニン化されにくい特徴があります.そのためほかの菌と比較して,血液内で生き残りやすいのです.

最終的に血中で生き残った細菌が血液脳関門を通過し,髄液中へ菌が進入することによって,髄膜炎が発症します.菌が髄液中へ侵入しやすい部位は正確にはわかってはいませんが,菌との親和性が高い脈絡叢から髄液へ侵入すると考えられています[1]).

髄液中には白血球はなく,免疫グロブリンも補体も極めて低値であるため,侵入するとあっという間に細菌は増殖します.そのため髄膜炎は極めて急性に発症するのです.

2 原因微生物

日本と日本以外の国では細菌性髄膜炎の疫学にはかなりの違いがありました.日本では2008年にHibワクチンが導入されるまでは,最も多く分離される髄膜炎の原因微生物はインフルエンザ菌でした.しかし海外では1990年代にはHibワクチンが導入されており,すでにインフルエンザ菌による髄膜炎自体が過去の病気になっています.肺炎球菌に関しても同様で,小児用肺炎球菌ワクチンも米国では2000年から定期接種化され,侵襲性肺炎球菌感染症は激減していますが,日本での接種が始まったのは2010年,定期接種化も2013年と非常に遅れています.原稿を書いている2018年現在では,インフルエンザ菌による髄膜炎はほぼ見なくなりましたが,侵襲性肺炎球菌感染症の患者は散見されます.このように日本と日本以外の国では疫学に大きな差があるため,海外の疫学をあてにしにくい部分もあります.ただ日本独自の疫学情報は乏しいため,海外の報告を参考にしながら,日本の現状を伝えます.

まず新生児期についてです.新生児髄膜炎の死亡率は,1970年代は50%近かったのですが,抗菌薬の開発,新生児医療の発展に伴い1990年代に入ると10%近くまで低下しました.しかし罹患率は若干減少したものの,大きくは低下しておらず,その頻度はおおよそ分娩1,000件当たり0.25〜0.32人と言われています[2]).この時期の髄膜炎は周産期に関連したものが多く,原因微生物も**表7-2**のようにB群溶連菌と大腸菌が最も多くなっています.

一方,新生児期を過ぎた小児の髄膜炎の原因微生物は,2008年の米国の報告ではインフルエンザ菌はほとんど分離されず,肺炎球菌と髄膜炎菌が主な原因微生物

表 7-2 | 米国における小児細菌性髄膜炎の原因微生物

新生児期[3]	B群溶連菌	50%	3か月～3歳[4]	肺炎球菌	45%
	大腸菌	25%		髄膜炎菌	34%
	その他のグラム陰性桿菌（クレブシエラなど）	8%		B群溶連菌	11%
				グラム陰性桿菌	9%
	リステリア	6%	3～10歳[4]	肺炎球菌	47%
	肺炎球菌	5%		髄膜炎菌	32%
	A群溶連菌	4%		B群溶連菌	5%
	インフルエンザ菌	3%	10～19歳[4]	髄膜炎菌	55%
1～3か月[4]	B群溶連菌インフルエンザ菌	39%		肺炎球菌	21%
	グラム陰性桿菌	32%			
	肺炎球菌	14%		B群溶連菌	8%
	髄膜炎菌	12%			

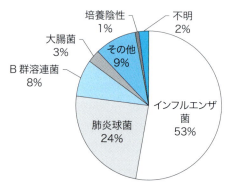

図 7-1 | 日本における小児の細菌性髄膜炎の原因微生物（N= 314）[5]

になっています．

　日本で分離される原因微生物（**図7-1**）は，海外の報告とは異なり，リステリアの頻度は非常に低く，この報告では全体症例数 314 に対して，わずかに 3 症例（1.0%）です．新生児期に多いとされていますが，日本では分離される割合は低いようです．

　年齢別に見ると，新生児期は B 群溶連菌と，大腸菌がほとんどで，以後月齢が上がるにつれて，肺炎球菌とインフルエンザ菌の頻度が増えていきます．B 群溶連菌は 4 か月を最後にみられなくなります．1 歳以降は肺炎球菌とインフルエンザ菌が原因微生物の大多数です（**図7-2, 3**）

　米国では，インフルエンザ菌の髄膜炎は Hib ワクチンで 94% 減少し，現在はほ

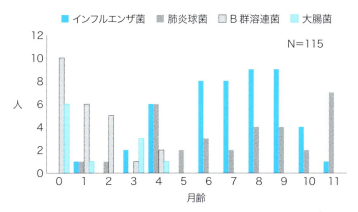

図7-2 日本における小児細菌性髄膜炎の月齢別の原因微生物[5]

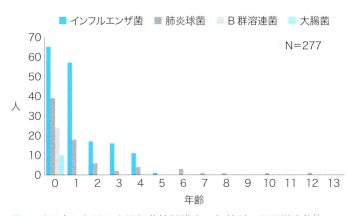

図7-3 日本における小児細菌性髄膜炎の年齢別の原因微生物[5]

とんど報告されていません．米国では，小児用肺炎球菌ワクチン導入以前の肺炎球菌による髄膜炎の発症率は，小児人口10万人当たり20人でしたが，小児用肺炎球菌ワクチン導入後，発症率は90％以上低下したと言われています．現在の米国での小児の髄膜炎の頻度は年齢層によって大きく異なり，2か月未満だと，小児人口10万人当たり80.69人とかなり高い数字になっていますが，2〜23か月で6.91人，2〜10歳で0.56人とかなり低い数字になっています[6]．日本では正確な疫学の数字がありませんが，おそらく米国よりも多少高い発症率であることは想像に難くありません．

　市中感染の細菌性髄膜炎とは別に，脳外科関連髄膜炎も小児科をしていると時に経験する，重要な疾患です．疾患別に高頻度に分離される菌をまとめておきました

表7-3 | 特殊な状況での髄膜炎

頭蓋底骨折	・肺炎球菌（耳鼻科領域での常在菌として最も多い）	・インフルエンザ菌 ・A群溶連菌
穿通性外傷	・黄色ブドウ球菌 ・コアグラーゼ陰性ブドウ球菌	・好気性グラム陰性桿菌
脳外科手術後	・好気性グラム陰性桿菌 ・黄色ブドウ球菌	・コアグラーゼ陰性ブドウ球菌
髄液シャント関連	・コアグラーゼ陰性ブドウ球菌 ・黄色ブドウ球菌	・好気性グラム陰性桿菌 ・*Propionibacterium acnes*

ので，参考にして下さい（**表7-3**）．

シャント関連髄膜炎は肺炎球菌性髄膜炎などと違って，症状が軽いことが多く，発熱も微熱程度だったり，血液検査でも炎症反応の上昇が軽微だったり，一般的な髄膜炎よりも症状が軽いことが多いため，髄膜炎と認識するのが難しいこともあります．さらにシャント関連髄膜炎ではコアグラーゼ陰性ブドウ球菌が原因となることが多く，髄液から検出されても，つい「コンタミネーションではないか？」と考えがちです．微生物診断，臓器診断，いずれも確信するのが難しい場合には，2回目の髄液検査を行い，同じ菌が検出されれば，コンタミネーションではなく，真の原因微生物として治療して下さい．

3 | 症状

小児の細菌性髄膜炎では典型的な症状で受診することが少ないため，髄膜炎を疑うことが難しいことが多いです．小児での感度，特異度は不明ですが，Brudzinski徴候やKernig徴候，項部硬直などの髄膜刺激症状も成人よりも感度が低いと言われています．成人でのBrudzinski徴候の感度は5％，Kernig徴候は5％，項部硬直でも30％なので[7]，小児では役に立ちそうにありません．特に新生児の髄膜炎はやっかいで，発熱すら認めないこともあり，易刺激性や活気低下，哺乳不良など，本当に非特異的な症状しか見られないこともあります（**表7-4**）．乳幼児期以後も，嘔吐があっても，胃腸炎と誤診されることも多く，とにかく，診断は非常に難しいのです（**表7-5**）．

また発熱＋痙攣で受診しても，熱性痙攣というcommon diseaseがあり，かつ熱性痙攣も細菌性髄膜炎も好発年齢が同じであることも，細菌性髄膜炎の診断をより難しくしています．

そのため「もしや細菌性髄膜炎では？」という疑問が頭のなかをよぎったら，髄液検査は積極的に行うほうがよいでしょう．小児では髄膜炎に特異的な所見はいずれ

表 7-4 | 新生児の細菌性髄膜炎の症状[8]

体温の不安定(高体温あるいは低体温)	62%	大泉門膨隆	35%
		痙攣	31%
易刺激性，傾眠傾向	52%	黄疸	28%
哺乳不良，嘔吐	48%	下痢	14%
呼吸窮迫	41%	項部硬直	16%

表 7-5 | 年齢ごとの症状の違い[9]

新生児		乳幼児		学童期以上	
・発熱	・哺乳不良	・発熱	・嘔吐	・不快感	・項部硬直
・低体温	・無呼吸	・活気低下	・痙攣	・筋肉痛	・食欲低下
・活気低下	・嘔吐	・易刺激性	・食欲低下	・頭痛	・嘔気
・易刺激性	・痙攣	・意識障害		・光線過敏	

も感度が低いことを認識しておくことが重要です．

> **POINT**
>
> 小児では，髄膜刺激症状の感度は成人よりも低いため，髄膜刺激症状がないからといって髄膜炎は否定しない．「細菌性髄膜炎」という文字が頭をよぎったら，腰椎穿刺！

4 | 診断

髄膜炎を疑った時に施行する検査で重要なのは，以下の3つです．

- ・血液培養
- ・髄液検査(細胞数，糖，タンパク，グラム染色，培養)
- ・頭部 CT

血算や生化学，血液ガス，凝固などの一般採血も行いますが，診断に直接結びつくのは，やはりこの3つです．髄膜炎の診断に白血球やCRPは補助的に使えますが，頼りすぎるのは危険なのでおすすめしません．確かに多くの髄膜炎では白血球やCRPが高値になることが多いですが，白血球やCRPに大きな異常がないことも珍しくありません．

2 髄膜炎

● 血液培養

血液培養ボトルに血液を最大量入れて（小児用血液培養ボトルなら 3〜4 mL），必ず 2 セット提出します．血液培養の陽性率は，成人では 66％[10]，小児では 86％と報告されており[11]，成人よりも感度は良好です．

● 髄液検査

髄膜炎の診断に必須の検査ですが，髄液検査を行う時のポイントは以下の 3 つです．

- 髄液検査の禁忌はないか？
- 頭部 CT の適応は？
- 検査結果の解釈の仕方

髄液検査の禁忌事項は，次の 4 つです．

呼吸・循環が不安定	髄液検査をする時の姿勢によって，さらに呼吸・循環動態が悪化する怖れがあります．この場合は髄液検査は後回しにして，血液培養をとって抗菌薬治療を開始し，呼吸循環動態を安定化させてから髄液検査を行います
頭蓋内圧亢進症状，視神経乳頭浮腫，神経学的局所所見あり	いずれも脳ヘルニアのリスクが高くなるため，髄液検査の前に頭部 CT を撮影し，脳ヘルニアのリスクがないかどうか確認してから髄液検査を行って下さい
補正されていない凝固異常	血小板低下や凝固異常があると，有意に出血のエピソードが増えるデータはありませんが[12,13]，一般的には血小板が 50,000/μL 以下，PT-INR が 1.4 以上では髄液検査は施行しないほうがよいと考えられています．血小板や新鮮凍結血漿を輸血してから髄液検査を行いましょう
髄液検査施行部の皮膚に感染がある場合	微生物を髄液中に押し込んでしまうので，禁忌です

髄液検査の解釈については**表7-6〜8**の通りです．

基本的には上記表の所見で細菌性かウイルス性かを判断しますが，いくつか注意点があります．

❶ 重症あるいは超急性の肺炎球菌性髄膜炎では，髄液白血球数が 500/μL 以下のことがある．
❷ ムンプスやヘルペスウイルスによる髄膜炎では，髄液糖が低めになることが

表 7-6 | 正期産児の正常髄液所見[14-17]

Study	日齢	白血球数 (/μL)	多核白血球数 (/μL または%)	タンパク (mg/dL)	髄液糖 (mg/dL)
Naidoo[14]	1 7	12(0〜42) 3(0〜9)	7(0〜26) 2(0〜5)	73(40〜148) 47(27〜65)	48(38〜64) 55(48〜62)
Sarff[15]	0〜10	8.2(0〜32)	61%	90(20〜170)	52(34〜119)
Bonadio[16]	0〜28 29〜56	11 ± 10.4 7.1 ± 9.2	0.4 ± 1.4 0.2 ± 0.4	84 ± 45.1 59 ± 25.3	46 ± 10.3 46 ± 10
Ahmed[17]	0〜30	7.3 ± 13.9	0.8 ± 6.2	64.2 ± 24.2	51.2 ± 12.9

表 7-7 | 低出生体重児の正常髄液所見[18]

体重	日齢	白血球数 (/μL)	多核白血球の割合 (%)	タンパク(mg/dL)	髄液糖(mg/dL)
<1,000 g	0〜7 8〜28 29〜84	3(1〜8) 4(0〜14) 4(0〜11)	11%(0〜50) 8%(0〜66) 2%(0〜36)	162(115〜222) 159(95〜370) 137(76〜260)	70(41〜89) 68(33〜217) 49(29〜90)
1,000〜1,500 g	0〜7 8〜28 29〜84	4(1〜10) 7(0〜44) 8(0〜23)	4%(0〜28) 10%(0〜60) 11%(0〜48)	136(85〜176) 137(54〜227) 122(45〜187)	74(50〜96) 59(39〜109) 47(31〜76)

表 7-8 | 小児における髄液所見[19]

	ウイルス性	細菌性	ライム病	真菌	結核
WBC(/μL)	<1,000	>1,000	<500	<500	<300
多核白血球の割合(%)	20〜40	>85〜90	<10	<10〜20	<10〜20
タンパク(mg/dL)	<100	>100〜150	<100	>100〜200	>200〜300
糖(mg/dL)	>40	<40	>40	<40	<40
髄液糖/血糖	>0.4	<0.4	<0.4	<0.4	<0.4
グラム染色陽性率(%)	―	>85	≧80	<40	<30
髄液培養陽性率(%)	―	>95	<90	>30	<30

ある．

❸ウイルス性髄膜炎の 2/3 で最初の髄液所見は多核球が優位となる．

❹血糖と髄液糖の比率は新生児髄膜炎の急性期にはあまり役に立たない(しばしば新生児では感染によるストレスで血糖が上昇しやすいため)．原則は以下の通りです．

・新生児：髄液中糖/血糖≦0.6
・2 か月以降の小児：髄液中糖/血糖≦0.4

2 髄膜炎

　典型的な髄液所見であれば，診断は比較的容易ですが，しばしば判断に迷うような検査結果になることもあります．その場合は，培養結果が出るまで，細菌性髄膜炎として治療しておくほうがよいでしょう．肺炎球菌やインフルエンザ菌などであれば，24時間以内に通常陽性となるので，検査をした翌日に培養陰性であれば，細菌性髄膜炎は否定してよいでしょう．抗菌薬の先行投与などがあり，髄液培養が偽陰性になっている可能性を考えるのであれば，24～48時間後に髄液検査を再検し，細胞数やタンパクの上昇が確認できれば，細菌性髄膜炎と診断できます．髄膜炎の可能性を強く疑う場合は1回の髄液検査で髄膜炎を否定せず，再検することも大切です．また髄液グラム染色は非常に有用ですが，新生児では約2割でグラム染色で菌の同定ができません．特に *L. monocytogenes* の時はグラム染色で菌が見えないことが多いため，菌が見えないからといって，髄膜炎を否定しないようにしましょう．

　またしばしば"traumatic tap"になって，髄液に血液が混入して，解釈が難しくなることがあります．この場合髄液中の白血球を補正する方法があります．計算式は以下の通りです．

真の髄液中の白血球数＝髄液中の白血球数－（髄液中の赤血球数×末梢血液中の白血球数/末梢血液中の赤血球数）

　また新生児では，母体に抗菌薬が投与されていた場合，新生児の血培・髄液培養が陰性になることがしばしばあります．その場合は髄液の細胞数やタンパク，糖などを参考にして髄膜炎かどうかを判断して下さい．

　もし細胞数が増加しているにもかかわらず，血液培養・髄液培養が陰性の時は以下の8つを考慮します．③～⑧のケースはまれですが，鑑別疾患の1つとして知っておかなければ診断できないので，頭の片隅に入れておきましょう．多くの場合は，①，②のケースがほとんどで，①の場合は細菌性髄膜炎として治療しきってしまうこともよくあります．

①細菌感染	抗菌薬の先行投与のために培養が陰性となっている
②ウイルス感染	ヘルペス髄膜脳炎，サイトメガロウイルス感染，エンテロウイルス感染，風疹，リンパ球性脈絡髄膜炎，水痘など
③スピロヘータ感染	先天梅毒，ライム病
④寄生虫	トキソプラズマ
⑤マイコプラズマ感染	*M. hominis*, *Ureaplasma urealyticum*

⑥真菌	カンジダ，クリプトコッカス
⑦外傷	クモ膜下出血，traumatic lumbar puncture
⑧悪性腫瘍	奇形腫，髄芽腫，脈絡叢乳頭腫

またラテックス凝集試験も診断の補助になります．国内では，髄膜炎菌，インフルエンザ菌 b 型，肺炎球菌，B 群レンサ球菌，大腸菌 K 1 株の測定が可能で，抗菌薬の先行投与があった場合や，緊急で腰椎穿刺をする前に抗菌薬を投与せざるを得なかった場合などは，ラテックス凝集試験も参考になります．

さて以下のような場合，対応に苦慮すると思いますが，具体的にどのように考えればよいでしょうか．いずれも細菌性髄膜炎と思って腰椎穿刺をしたと仮定して下さい．
①髄液一般検査は正常．3 日経って血培も髄液培養も陰性の場合．
②髄液一般検査で細胞数増加あり，血培は陽性．しかし髄液培養は陰性だった場合．
③髄液一般検査で細胞数増加があったが，血培も髄液培養も陰性だった場合．

一般的な対応は，以下の通りです．
① 3 日経ってすべての培養が陰性なら，抗菌薬は中止です．
②血培で陽性となった菌を原因微生物と考えて，髄膜炎として治療します．
③抗菌薬の先行投与など，偽陰性となるような要素がなければ，ウイルス性髄膜炎と考えて，抗菌薬は終了してよいでしょう．ただし細菌性髄膜炎でも血培，髄液培養の感度は 100％ではありません．抗菌薬の先行投与がなくても，髄液培養が陽性になるのは 97％，経口投与があった場合は 67％，経静脈投与があった場合は 56％です[5]．そのため，培養陰性でも，例えば ICU に入室するような重症であったり，紫斑があったり，意識障害が遷延したりすれば，細菌性髄膜炎として治療しきってしまうオプションはあります．髄液のウイルスの PCR 検査を行って，ウイルスを検出すれば治療終了とするのが理想ですが，市中病院では PCR を行うことは難しいため，培養陰性であれば原則抗菌薬は中止とする方針でよいでしょう．

また初回の髄液検査で白血球の上昇がない場合でも，新生児では髄膜炎を完全に否定できません．尿路感染症では，生後 3 か月までは膿尿を認めないことがありますが，同様の現象が髄膜炎でも考えられます．白血球の遊走能が新生児では未熟なため，炎症が起きても速やかに白血球が集まらないことが一因です[20]．

● 頭部 CT の適応

髄液検査の前に頭部 CT をとるべきか否かについても判断基準があります．成人では以下を認める場合に頭部 CT を考慮します[21]．

❶免疫不全　　　　　　❹視神経乳頭浮腫
❷中枢神経病変の既往　　❺意識障害
❸新たな痙攣　　　　　　❻神経学的巣症状

この頭部 CT の適応のもとになった論文[22]では，上記のリスクファクターがあった場合，7.2％に mass effect があったが，上記所見がなければ，mass effect があったのは 1.0％だったというものです．感度は 90.9％，特異度は 42.4％でした．特異度は低いですが，感度はまずまず良好そうです．では，この感度，特異度が実際の診療上，どれほどの意味を持つのでしょうか．

この論文では，髄膜炎患者 235 人中 mass effect があったのは 4.7％でした．そこで髄膜炎患者における mass effect の有病率を 4.7％と仮定します．上記リスクのいずれかがあった場合と，なかった場合の検査後確率を出すと，あった場合は 7.2％，なかった場合は 1.0％になります．

計算式は以下の通りです．

リスクあり：検査後確率＝$(0.047 \times 0.909)/(0.047 \times 0.909 + 0.953 \times 0.576)$
　　　　　　　　　　　＝ 7.2％
リスクなし：検査後確率＝$(0.091 \times 0.047)/(0.091 \times 0.047 + 0.953 \times 0.424)$
　　　　　　　　　　　＝ 1.0％

脳圧が高くて，mass effect がありそうなリスクがあっても，7.2％にしか実際には mass effect がない，と考えることもできますし，7.2％もある，と考えることもできますが，7％に脳ヘルニアのリスクがあると考えると，現状ではリスクがある場合は先に CT を撮像するほうがよさそうです．

残念ながら小児では「これがあれば頭部 CT」というはっきりとしたエビデンスはありませんが，成人に準じて下記 4 つのリスクがあれば，髄液検査の前に CT を撮影したほうがよいことになっています．

> **POINT** 小児における頭部 CT の適応
> - 免疫不全がある
> - 乳頭浮腫がある
> - 中枢神経病変の既往がある
> - 神経学的巣症状がある

　成人での報告ですが，頭部 CT の適応がなければ実際に治療方針の変更が必要な異常がみつかることはないため，上記適応を拡大解釈する必要はありません[23]．

　さて，ここで少し考えてほしいことがあります．「なぜ髄液検査の前に頭部 CT をとるべきかどうかが，議論になっているのか」，そして「どうしてそのような研究が存在しているのか」ということです．その理由は極めて明快で，1 秒でも早く抗菌薬を投与したいからです．だから頭部 CT も必要がなければとりたくない，髄液検査をしてすぐに抗菌薬を始めたい．この研究の存在が，早期治療の重要性を示しています．実際に不要な CT の撮像による治療の遅れが予後の悪化につながるという報告もあります[24]．

5 治療

　治療にあたっては，もちろん全身管理が重要で，適切な呼吸・循環管理が必須ですが，本書は感染症をテーマにしているので，治療薬についてのみ述べます．
　細菌性髄膜炎の治療で抗菌薬を選択する時に注意すべき点は，以下の 3 つです．

> ・髄液移行性があるかどうか．
> ・「殺菌性」であるかどうか．
> ・もれなく原因微生物をカバーできるかどうか．

　まず髄液移行性についてです．当然，移行性がないと治療はできません（**表7-9**）．
　細菌性髄膜炎でよく使用されるセファロスポリンなどの多くのβラクタム薬は，髄液移行性がありますが，移行するといってもせいぜい血中濃度の 5～20％程度です．
　また脂溶性の抗菌薬，例えばクロラムフェニコールやリファンピシン，フルオロキノロンは血中濃度の 30～50％くらいの濃度を髄液中で得ることができます．一方で，バンコマイシンは血中濃度の 5％以下しか髄液中に移行しません．バンコマイシンは髄膜炎にはいい抗菌薬ではないのです．
　これら抗菌薬のうち，クロラムフェニコール，ST 合剤，メトロニダゾール，リファンピシンは日々の臨床において，第一線で使用される抗菌薬ではないので，結局，

表 7-9 | 各抗菌薬の髄液移行性

髄液移行性のよい抗菌薬	・クロラムフェニコール ・ST合剤 ・メトロニダゾール	・リファンピシン ・リネゾリド
炎症時のみ髄液移行する抗菌薬	・ペニシリンG ・アンピシリン ・ピペラシリン ・3世代以降のセファロスポリン（セフトリアキソン，セフォタキシム，セフタジジム，セフェピム）	・アズトレオナム ・バンコマイシン ・メロペネム ・フルオロキノロン（シプロフロキサシン，レボフロキサシン）
移行しない抗菌薬	・βラクタマーゼ阻害薬（スルバクタム，タゾバクタム） ・アミノグリコシド ・セフォペラゾン	・1・2世代セファロスポリン ・マクロライド ・クリンダマイシン ・ダプトマイシン

表 7-10 | 小児における細菌性髄膜炎の empiric therapy

日齢 0～7	・アンピシリン　100 mg/kg/dose　8 時間毎 ・セフォタキシム　50 mg/kg/dose　8 時間毎 ・バンコマイシン　15 mg/kg/dose　8 時間毎
日齢 8～28	・アンピシリン　100 mg/kg/dose　6 時間毎 ・セフォタキシム　50 mg/kg/dose　6 時間毎 ・バンコマイシン　15 mg/kg/dose　8 時間毎
1 か月以上	・セフォタキシム　75 mg/kg/dose　6 時間毎 　あるいは　セフトリアキソン　100 mg/kg/dose　24 時間毎 ・バンコマイシン　15 mg/kg/dose　6 時間毎

髄膜炎治療においては，以下の抗菌薬を用います．

- ペニシリン G
- アンピシリン
- セフトリアキソン/セフォタキシム
- セフタジジム
- セフェピム
- メロペネム
- バンコマイシン

　原因微生物についてはすでに述べました．幸い上記の抗菌薬は殺菌性です．そう考えると，empirical therapy は自然に**表7-10**のように決まります．

　新生児にアンピシリンが加わっているのは，リステリアをカバーするためです．セフォタキシムで腸内細菌，溶連菌，肺炎球菌，インフルエンザ菌を，バンコマイシンでペニシリン耐性肺炎球菌をカバーしています．

　上記では，バンコマイシンを empiric に投与するように記載していますが，バンコマイシンが必要かどうかは，ペニシリン耐性肺炎球菌感染症（PRSP）の頻度で変

表7-11 | 日本の「細菌性髄膜炎ガイドライン2014」の推奨薬

原因微生物判明前	新生児期〜4か月	アンピシリン+3世代セフェム
	4か月以降	第3世代セフェム+カルバペネム
原因微生物判明後	肺炎球菌(PRSP含む)	カルバペネム単独 or 第3世代セフェム+バンコマイシン
	B群連鎖球菌(GBS)	第3世代セフェム or アンピシリン
	インフルエンザ菌	第3世代セフェム or メロペネム or 両者の併用

http://www.neuroinfection.jp/pdf/guideline101.pdf より引用

わります．PRSPが多い地域ではバンコマイシンの投与が必要ですが，頻度が低ければ必要ではありません．バンコマイシンを併用する場合は，血中濃度を上げるために，初回は30 mg/kg/doseでローディングしましょう．

また頭蓋底骨折や穿通性外傷，脳外科手術後，髄液シャントが入っているような特殊な状況では，下記のレジメンで治療を開始します．ただ下記は一般論なので，個別の症例で対応を十分に検討すべきです．例えば，過去にESBL産生菌が検出されている場合はメロペネムを使用すべきであり，セフタジジム耐性の緑膿菌の検出歴があれば，セフタジジムは当然避けて，感受性のある抗菌薬で治療を開始します．

頭蓋底骨折	バンコマイシン+セフォタキシム/セフトリアキソン
穿通性外傷，脳外科術後・髄液シャント関連	バンコマイシン+セフタジジム/セフェピム/メロペネム

脳神経外科術後関連の髄膜炎など，病院内感染のリスクが高い患者では，緑膿菌や第3世代セファロスポリン耐性の腸内細菌の関与がありえるので，メロペネムの使用も検討する必要がありますが，市中発症の小児の細菌性髄膜炎では，基本的にカルバペネムは必要ありません．

ただ，1つだけカルバペネムの適応を検討してもよい市中発症の髄膜炎があります．それは，新生児髄膜炎です．新生児髄膜炎では大腸菌が重要な原因微生物であり，近年市中でもESBL産生菌は珍しくなくなりつつあります．筆者が勤務する倉敷中央病院では小児科でのESBL分離率は極めて低いため，当院では新生児髄膜炎にメロペネムを使用することは原則ありません．しかし市中発症でもESBL産生菌が多く分離されるような施設では(特に産科でのESBL分離率が重要)，新生児髄膜炎に限ってメロペネムの使用は許容されます．

さて最後に日本の「細菌性髄膜炎のガイドライン2014」の推奨(表7-11)にもふ

表7-12｜倉敷中央病院における肺炎球菌の感受性（2015年4月〜2016年3月）

グラム陽性球菌	PCG	CTRX	MEPM	LVFX	EM	CLDM	VCM
肺炎球菌（非髄膜炎）	99	97	71	99	10	46	100

れます．

　このガイドラインの問題点はいくつかありますが，代表的なものは以下です．

> ❶肺炎球菌にはカルバペネムが第1選択と記載されている．
> ❷インフルエンザ菌にはセフトリアキソンよりもメロペネムが優位という記載がある．
> ❸治療開始は，中枢神経障害や脳ヘルニア徴候を認めない場合は頭部CT，髄液検査を施行してからと記載されている．

　まず❶の肺炎球菌に関してです．新生児期以外の細菌性髄膜炎にカルバペネムを使用して，何の問題もなく子どもたちが治癒するのであれば許容できますが，治らないケースが多々あるのが，問題です．

　例えば倉敷中央病院でのアンチバイオグラムは**表7-12**のようになっています．

　ペニシリン，セフトリアキソンの感受性はほぼ100％なのに，メロペネムの感受性は71％しかありません．同じような感受性パターンは実は筆者が以前勤めていた国立成育医療研究センターや河北総合病院でも見られたものなので，特殊な状況ではありません．

　例えばJANISの報告でも，ペニシリンG感受性は47.7％，セフォタキシムが94.7％，メロペネムは79.6％で，カルバペネムであれば大丈夫とは言えません（http://www.nih-janis.jp/report/open_report/2012/3/1/ken_Open_Report_201200.pdf）．

　ではパニペネムはどうでしょうか．肺炎球菌に対するMICが低いから，治療薬として優れていると言われていますし，実際にパニペネムで治癒している患者もいます．しかし，*in vitro*のデータを根拠に，動物実験ですら有効性が証明されていないような，臨床的データの少ない抗菌薬を細菌性髄膜炎の治療に使ってよいでしょうか．またメロペネム耐性の場合でも，同じカルバペネムであるパニペネムは本当に有効なのでしょうか．そのような危ない橋をあえて渡らないといけない理由が筆者には理解できません．

　感受性結果からも臨床的なデータからも，肺炎球菌性髄膜炎のempiric therapyはバンコマイシンと第3世代セファロスポリンで開始するのが一番成功率が高い

です．細菌性髄膜炎の治療にカルバペネムを使用するのは非常にリスキーな医療行為であることを理解して下さい．

　臨床的データが重要であることはクロラムフェニコールの研究でも示されています[25]．クロラムフェニコールの髄液移行性は抗菌薬のなかで最も高く，かつ肺炎球菌に対して殺菌性に働きます．しかしこの研究では，「MICの低い」クロラムフェニコールで治療したところ，80％で治療に失敗し，途中で研究が打ち切られました．「MICが低いから」という理由だけで肺炎球菌性髄膜炎をパニペネムで治療することが，いかに愚かなことであるかがよくわかる一例です．

　❷のインフルエンザ菌に関して，臨床的にセフトリアキソンよりもメロペネムのほうが治療効果が優れているという報告はありません．先ほど紹介した日本のJANISのデータを見ると，インフルエンザ菌に対するセフォタキシムの感受性は98.6％，メロペネムは96.5％です．あまり変わりませんが，もしガイドラインに記載するなら，メロペネムよりセフォタキシムのほうが感受性がよいと記載すべきです．

　❸の頭部CTの位置づけも明らかに国際的なコンセンサスからずれています．中枢神経障害や脳ヘルニア徴候を認めない場合に頭部CT，髄液検査を施行してからと記載されていますが，中枢神経障害や脳ヘルニア徴候がなければ，頭部CTは不要です．頭部CTが必要なら，先に治療を優先すべきです．このように日本のガイドラインには複数の問題があります．

　原因微生物が判明した場合の最適抗菌薬，治療期間は**表7-13**の通りです．
　黄色ブドウ球菌，表皮ブドウ球菌治療期間に関しては，髄液シャント感染で問題になるので，下記に別に記します．腸球菌の髄膜炎の治療期間については定かではなく，ガイドラインでも言及されていません．39症例をまとめたレビュー[27]によれば，治療期間の中央値は18日間なので，3週間が一応の目安です（**表7-14**）．

●──── デキサメタゾンについて

　成人ではデキサメタゾンを使用すると，聴経障害に代表される神経学的予後や生存率が改善されるという報告がありますが，残念ながら小児では生存率は改善されるという報告はありません．また抗菌薬の先行投与があった場合は，デキサメタゾンの投与によって予後が改善したという報告もないため，投与する必要はありません．抗菌薬投与後，何分，あるいは何時間までなら，デキサメタゾンを追加してもよいかという質問をよく受けます．明確な答えはありませんが，筆者は1時間を目安にしています．

表 7-13 | 原因微生物ごとの治療期間[26]

起炎菌	第一選択薬	第二選択薬	治療期間（日）
肺炎球菌 　ペニシリン G MIC＜0.1 μg/mL	ペニシリン G，アンピシリン	第 3 世代セファロスポリン，クロラムフェニコール	10〜14
ペニシリン G MIC 0.1〜1.0μg/mL ≧2.0μg/mL	第 3 世代セファロスポリン バンコマイシン＋第 3 世代セファロスポリン	セフェピム，メロペネム フルオロキノロン	
セフトリアキソン/セフォタキシム MIC≧1.0μg/mL	バンコマイシン＋第 3 世代セファロスポリン	フルオロキノロン	
B 群溶連菌	ペニシリン G/アンピシリン±ゲンタマイシン	第 3 世代セファロスポリン	14〜21
インフルエンザ菌 　βラクタマーゼ陰性アンピシリン感受性（BLNAS）	アンピシリン	第 3 世代セファロスポリン，セフェピム，クロラムフェニコール，フルオロキノロン	7〜10
βラクタマーゼ陽性アンピシリン非感受性（BLPAR）	第 3 世代セファロスポリン	セフェピム，クロラムフェニコール，フルオロキノロン	
βラクタマーゼ陰性アンピシリン非感受性（BLNAR）	第 3 世代セファロスポリン	セフェピム，クロラムフェニコール，フルオロキノロン	
L. monocytogenes	アンピシリン±ゲンタマイシン	ST 合剤，メロペネム	＞21
髄膜炎菌 　ペニシリン G MIC＜0.1 μg/mL	ペニシリン G，アンピシリン	第 3 世代セファロスポリン，クロラムフェニコール	7
ペニシリン G MIC 0.1〜1.0μg/mL	第 3 世代セファロスポリン	クロラムフェニコール，フルオロキノロン，メロペネム	
大腸菌などの腸内細菌（原則感受性結果に従う）	第 3 世代セファロスポリン±ゲンタマイシン	アズトレオナム，フルオロキノロン，メロペネム，ST 合剤	21
緑膿菌（原則感受性結果に従う）	セフェピム，セフタジジム±アミノグリコシド	アズトレオナム，シプロフロキサシン，メロペネム±アミノグリコシド	21
黄色ブドウ球菌 　MSSA 　MRSA	nafcillin, oxacillin バンコマイシン±リファンピシン	バンコマイシン，メロペネム ST 合剤，リネゾリド	
表皮ブドウ球菌	バンコマイシン±リファンピシン	リネゾリド	
腸球菌 　アンピシリン感受性 　アンピシリン非感受性	アンピシリン＋ゲンタマイシン バンコマイシン＋ゲンタマイシン		

表 7-14 | ブドウ球菌による髄膜炎の治療期間

表皮ブドウ球菌（髄液一般検査値が正常でシャントが抜去されている場合（保菌の可能性大の場合）	抜去後3日経過すれば，再留置可．
表皮ブドウ球菌（髄液一般検査が異常の場合）	シャントを抜去後7日間．シャント再留置前に髄液培養の陰性を確認．
黄色ブドウ球菌	シャント抜去後10日以上．シャント再留置前に髄液培養の陰性を確認．

　新生児におけるデキサメタゾンの有効性に関しては，52人の患者による小規模の研究[28]があるのみで，このデータでは残念ながらデキサメタゾンの投与によって，予後は改善しないという結論になっています．新生児髄膜炎に対しては，現時点ではデキサメタゾンは使用すべきではありません．

　新生児以降では，比較的多くのデータがあり，ガイドラインでも言及されています．インフルエンザ菌に関しては，確立しているので，抗菌薬投与前に，デキサメタゾン 0.15 mg/kg を6時間毎，2日間投与して下さい．聴神経障害の発症率が有意に低くなるデータが出ています[29]．

　肺炎球菌に対するデキサメタゾンの有効性は controversial で，はっきりとした結論は出ていません[29]．筆者はどちらかと言えば，投与する立場です．ステロイドの使用によって，予後が悪化したという報告がないことが理由の1つです．

　2つ目の理由として，肺炎球菌性髄膜炎のデータは Hib ワクチンが普及している先進国からのものがほとんどで，インフルエンザ菌のデータは Hib ワクチンが普及していない発展途上国からのデータが多いことがあります．つまり肺炎球菌性髄膜炎の報告が多い先進国では医療アクセスがよく，医療資源も豊富なため，髄膜炎発症から治療開始までの時間が短くなります．髄膜炎の治療に最も重要なのは，当然早期治療ですから，早期治療がなされやすい肺炎球菌性髄膜炎では，デキサメタゾンの有効性が出にくいかもしれません．一方でインフルエンザ菌性髄膜炎の報告が多い発展途上国では医療アクセスが悪く，医療資源が限られているため，発症から治療開始までに時間を要している可能性があります．そのためインフルエンザ菌によるデキサメタゾンの有効性が出やすくなっている可能性があるかもしれないからです．

　3つ目の理由は成人では肺炎球菌性髄膜炎に対してデキサメタゾンを投与すると死亡率が改善するデータが出ているためです．成人と小児はもちろん違いますが，成人で有効であれば，その有効性がひっくり返って，小児で有害となる可能性は低いと思われるからです．

　これらの理由はあくまでも個人的な考えなので，読者それぞれの立場で使用の有

無を決めるのがよいでしょう．

> **POINT** デキサメタゾン
>
> インフルエンザ菌が疑われれば投与するべし．肺炎球菌に関しては，現時点では有効性は不明．筆者は投与するスタンス．

●──治療効果判定〜経過観察にあたって

　髄膜炎の治療は，初期治療がすべてです．抗菌薬の初回投与後は，合併症に注意しながら経過を見ていきます．髄膜炎は炎症が強いため，しばしば発熱は続きます．原因微生物が同定できているのに，熱が下がらないという理由だけで，抗菌薬をとっかえひっかえしながら治療されている症例をよく見るので，経過観察のポイントをしっかりつかんでおきましょう．

●バイタルサインが改善していれば治療は奏効している

　細菌性髄膜炎では，しばしば呼吸窮迫やショック状態で来院することもあります．バイタルが安定しつつあれば，治療が奏効していると判断できる重要な指標となります．

●治療開始後に髄液検査を再検した場合：培養が陰性化していれば抗菌薬は「効いている」

　髄液検査は臨床的に改善していれば，通常は繰り返し行う必要はありません．行うべき場合も概ね決まっており，以下の7つが髄液検査を再検すべき適応です．髄液培養に関しては，治療を開始して24〜36時間以内に髄液培養は陰性化するのが通常です．

髄液検査を再検すべき7つのシナリオ

①新生児髄膜炎	新生児では治療効果判定がしにくいことや，脳出血，脳室炎が起きやすいため，再検が推奨されています．髄液検査で早期診断が可能となります
②腸内細菌による髄膜炎	治療期間の決定に髄液培養の陰性化が必要です
③PRSPなど耐性菌による髄膜炎	治療効果を客観的に確認しておくため，髄液検査の再検が望ましいです．特にデキサメタゾンを使用している場合は，臨床経過がマスクされてしまうため，必須です
④B群溶連菌による髄膜炎	髄液培養陰性が併用薬のゲンタマイシン終了の目安となります

⑤治療開始後24〜36時間たっても臨床的な反応がない場合	治療効果の確認が必要です
⑥免疫不全がある場合	一般的な治療期間よりも，長めの治療が必要になる可能性があるため，髄液検査の結果を元に，治療期間の延長を検討することがあります
⑦治療を終了すべきかどうかを迷った時	推奨されている治療期間の最終日に髄液検査を行い，好中球が30％以上，髄液糖が20 mg/dL以下，髄液糖/血糖の比が20％以下の場合は，治療期間を延長する根拠となります

● 発熱やWBC，CRPに振り回されない

　これらの非特異的な所見に振り回されないことが重要です．たとえ適切な治療をしていても，細菌性髄膜炎の治療中には硬膜下水腫や膿瘍形成など，さまざまな合併症を起こすことがあります．また抗菌薬で細菌の治療はできていても，炎症だけが長く続くこともしばしば経験します．そのような場合には，白血球やCRPは下がらず，熱も続く経過をたどることがあります．このような場合でも，臓器特異的な指標を追いかけることが重要です．頭痛や嘔吐の症状，意識レベル，項部硬直などの身体所見，検査では髄液所見など，髄膜炎と診断した根拠になるものを指標にします．そうすれば，たとえ熱が続いていても，髄膜炎の治療には問題ないと考えて，別の熱源を評価することが可能です．髄膜炎による発熱は平均4〜6日は続くので[30]，発熱が続くという理由だけで，抗菌薬を変更しないようにしましょう．

その他の重要な指標

● 乳幼児では，入院時に「頭囲」を測定

　入院した後も急性期は毎日頭囲を測定し，脳圧亢進や水頭症を見逃さないようにします．

● 血液検査

　血算，生化学検査は適宜必要です．特に重要なのは，血小板，肝機能，電解質，凝固系です．血小板低下や凝固異常があれば輸血が必要となることもあります．大量の抗菌薬を使用するので，肝機能にも注意が必要です．血液培養も再検しておくほうがよいでしょう．電解質では，特にNaが重要で，高Na血症になっても低Na血症になっても神経学的予後が不良になります．

● 頭部CT，頭部MRIなどの画像検査

　画像検査も重要です．画像検査は脳障害の評価のためだけに行うわけではありま

せん．画像検査の結果で，膿瘍形成があれば，外科的ドレナージが必要となり，抗菌薬の投与期間の延長の根拠にもなります．また大きな硬膜下水腫を形成していて症状があれば，外科的ドレナージの適応です．具体的には以下の場合に画像検査を行います．

> ❶ 神経学的に巣症状がある場合，頭囲が増大する場合，知覚鈍麻や治療開始後72時間以上経過しての痙攣，易刺激性が続く時は画像検査が必要です．特に発症後間もなく生じる痙攣は全般性痙攣が多く，予後や神経学的後遺症とはあまり関連がありません．しかし，発症後72時間を過ぎて起こる痙攣には部分発作が多く，また痙攣のコントロールも難しく，その後てんかんへ移行したり，神経学的後遺症を残すことも多いとされています．また脳梗塞を合併することもあるため，画像検査が必要です．
> ❷ 適切な抗菌薬治療を行っているいるにもかかわらず，再検した髄液培養が陽性となる時
> ❸ 髄液検査で白血球上昇が持続する時
> ❹ 再発性の髄膜炎：髄液鼻漏や髄液耳漏など，鼻腔や耳とリークを作っていることがあります．

6 発熱が遷延する時に考えること

細菌性髄膜炎では適切な治療をしていても平均4〜6日は発熱が続きます．また一旦解熱後に再度発熱をきたす割合も16％程度あると言われています[31]．再発熱の原因は以下の通りです．

①治療が不適切	選んだ抗菌薬が適切ではない．量が足りない．髄液移行性の悪い抗菌薬で治療しているなどがあります
②新たに発症した院内感染	院内肺炎，カテーテル関連感染，尿路感染症，ウイルス感染症などがあります
③デキサメタゾン終了に伴う発熱	髄膜炎の発熱は4〜6日続きます．ステロイド投与によってマスクされていた熱が，終了に伴い顕在化することがあります
④関節炎・骨髄炎の合併	髄膜炎菌感染症で特に多く見られます
⑤心囊液貯留	原因は不明ですが，血圧が下がった時は，心エコーで心囊水貯留がないかどうかをチェックしてみましょう
⑥硬膜下水腫，硬膜下膿瘍，膿膿瘍など	硬膜下水腫はときどき見かけますが，膿瘍はまれな合併症です

⑦薬剤熱	βラクタム薬や抗痙攣薬が原因の最多です．もちろん除外診断です

　小児では髄膜炎に特異的な所見はいずれも感度が低いことを認識しておくことが重要です．また髄膜炎以外にも項部硬直をきたす疾患があります．項部硬直から髄膜炎を疑ったのに，髄液検査で否定された場合は，以下の疾患を念頭におきましょう．

> 項部硬直をきたしうる疾患
> ❶咽後膿瘍がある
> ❷頸椎椎体炎，頸椎関節炎がある
> ❸頸椎損傷がある
> ❹破傷風，クロゴケグモ（black widow spider）・サソリ咬傷（いずれも日本ではほとんど見かけません）

7 | 合併症

　合併症のなかでは痙攣が最も頻度が高く，髄膜炎患者の約1/3に起こります．特に治療開始後4日目以降に痙攣が生じた場合は，深刻な神経学的な後遺症が残りやすく，なかでも焦点性発作が最も予後不良のサインであり，後遺症も重篤です．

　また程度の差こそあれ，硬膜下水腫も1/3程度にみられます．インフルエンザ菌と肺炎球菌に特に多く，髄膜炎菌では少ないと言われています．ほとんどの場合は無症状で，神経学的後遺症も残さず，自然に消失します[32]．

　硬膜下膿瘍はまれな合併症で，髄膜炎の2％程度に合併します．発熱が続く時や不穏が認められる時に疑うもので，髄液所見中の白血球は必ずしも上昇せず，あまり当てにはなりません．治療はもちろん外科的ドレナージが中心で，抗菌薬は膿瘍形成に準じて，最低4週間は投与が必要です．

　脳膿瘍はさらにまれな合併症であり，PubMedで検索しても，ケースレポートが散見される程度です．発熱が続く時に，画像検査を行えば思いがけず診断できるかもしれません．

8 | 抗菌薬による曝露後予防

　インフルエンザ菌と髄膜炎菌による髄膜炎では，抗菌薬の曝露後予防が推奨されています．曝露後予防が推奨されている理由としては以下の2つが挙げられます．
1．その病原体によって宿主が重篤な感染症に陥る可能性が高いこと
2．対象となる病原体に有効かつ副作用が少ない抗菌薬が存在すること

リファンピシンを使用することが多いのは，上咽頭分泌液中の濃度が高くなるためです．以下に予防内服の適応をまとめました．ちなみに，髄膜炎菌の曝露後予防内服がすすめられるグループでは，感染リスクは一般人の500〜800倍も高くなります．

インフルエンザ菌の場合

❶ 以下の場合には家族内接触者※全員に予防投与を行う．
- ワクチン接種が完了していない4歳以下の乳幼児
- Hibワクチンを3回以上接種していない月齢12か月以下の乳児
- 18歳未満の免疫不全患者(Hibワクチン接種歴は問わない)

❷ 60日以内にインフルエンザ菌による侵襲性感染症が2名以上発生した保育園/幼稚園などの園児(ワクチン接種が完了していない場合のみ)．

❸ 患児が第3世代セファロスポリン以外で治療された場合(アンピシリン，メロペネム，クロラムフェニコール)，以下の3つのいずれかに該当すれば，患児に予防内服を行う．
- 患児が2歳未満，あるいは
- 家族内にHibワクチンが完了していない4歳未満の同胞がいる，あるいは
- 家族内に4歳未満の免疫不全患児がいる

※患者と同居していなくても，入院日からさかのぼって1週間以内に5日以上かつ1日4時間以上その患者と過ごしたもの

上記のうち3番目の患児に予防内服を行うのは少し理解しにくいかもしれませんが，第3世代セファロスポリン以外の治療薬では，鼻咽頭からHibを除菌しきれないと考えられており，治療後も感染源となりうるため，治療終了後に除菌のために抗菌薬を内服する必要があるのです．

予防薬：リファンピシン20/mg/kg/日を1日1回，4日間(生後1か月未満の場合は10 mg/kg/日に減量し，1日1回，4日間)．

髄膜炎菌の場合

● 曝露後予防内服の原則

濃厚接触者1,000人当たり4人の発症リスクがあるため(通常の発症率の500〜800倍)，濃厚接触者には曝露後予防内服を行うことが推奨されています．また潜伏期間は1〜10日であるため，接触後できる限り早期に開始することが望ましく

(24時間以内が理想)，逆に曝露後14日経過していれば，発症のリスクはないと考えられるため，予防内服は不要です．

具体的な予防内服の対象者は濃厚接触者（濃厚接触の定義は距離1m，8時間以上接触した場合）で，疾患が発症する前1週間以内に以下のような接触がある場合です．

> ❶ 患児と同居している家族（特に2歳未満はハイリスク）
> ❷ 患児の通園する保育園/幼稚園で接触した者
> ❸ 患者の口腔内分泌物を直接曝露した場合（近距離での会話，キス，食器や歯ブラシの共有など），mouth-to-mouthでの人工呼吸，気管挿管を行ったものなど
> ❹ 飛行機で8時間以上患者の隣に座る

下記は低リスクなので，予防内服の対象とはなりません．

> ❶ 患者の唾液と直接的な接触歴がない（例えば学校や職場）
> ❷ ハイリスク接触者との接触はあるが，患者と直接接触がない
> ❸ 患者の唾液と直接接触のない医療従事者

● 予防薬

リファンピシン，セフトリアキソン，シプロフロキサシンの3つがありますが，経験値という点で小児にはリファンピシンが選択されることが多いです．また患児が3世代セフェム以外で治療された場合（ペニシリンGやアンピシリン）も，除菌が十分に期待できないという理由で，患児自身が退院前から予防内服を受けるべきとされています．

リファンピシン	10 mg/kg/dose，1日2回，2日間．1か月未満の新生児には5 mg/kg/doseに減量
セフトリアキソン	15歳未満は125 mg筋注1回のみ，15歳以上は250 mg筋注1回のみ．注射部位の痛みを減らすため，1%リドカインで希釈すること
シプロフロキサシン	18歳以上500 mg経口1回

9 予後

現在の医療レベルでも，死亡率は残念ながら4〜10%であり，特に肺炎球菌性

病歴・身体所見
　↓ 細菌性髄膜炎の疑いあり

採血（血算，生化学）および血液培養2セット
　↓

腰椎穿刺
- ただし治療が遅れてはならない．抗菌薬投与まで30分以上かかるなら，抗菌薬投与を先行させる
- CTを急ぐときは，ステロイド・抗菌薬を投与してから画像診断へ．治療が遅れてはならない！
　↓

ステロイド「静注」
- デキサメタゾン 0.15mg/kg/dose，抗菌薬投与と同時ないしは投与前
　↓

抗菌薬「静注」
新生児：アンピシリン 100mg/kg/dose＋セフォタキシム 50mg/kg/dose＋バンコマイシン 30mg/kg/dose
生後1か月以上：セフォタキシム 75mg/kg/dose あるいは セフトリアキソン 100mg/kg/dose＋バンコマイシン 30mg/kg/dose（バンコマイシンのみ1時間以上かけて点滴）
　↓

必要なら頭部CT
頭蓋内占拠病変を否定しきれない場合や脳ヘルニアの危険性がある場合
　↓

腰椎穿刺
腰椎穿刺ができていなければ，ここで腰椎穿刺

図7-4｜超緊急疾患としての細菌性髄膜炎へのアプローチ

髄膜炎の予後が最も不良です．その理由として，抗菌薬によって死滅した肺炎球菌がdebrisとして残り，それが宿主の炎症反応を刺激して脳のダメージとして残るためという仮説が考えられています[33]．この炎症反応を抑えるのがデキサメタゾンで，成人の肺炎球菌性髄膜炎でデキサメタゾンが有効な1つの理由と考えられています．

また死亡を免れても，神経学的予後が残ることも少なくありません．神経学的予後不良因子として，最初の髄液中の細菌数，白血球数，糖濃度，治療開始後髄液培養が陰性になるまでの時間，治療開始後の意識障害や痙攣などが考えられています．

最も多くみられる神経学的後遺症は難聴です．肺炎球菌では25～35％，インフルエンザ菌や髄膜炎菌では5～10％で認められます．他にも約10％の頻度で学習障害，言語障害やさまざまな行動上の問題が生じます．痙縮や不全麻痺は3.5％，痙攣が4.2％にみられます[34]．

無事退院できた場合は，以上を念頭において外来フォローをします．聴力検査は退院時に評価しますが，異常があれば繰り返し評価します．

Hibワクチンは米国に遅れること25年，小児用肺炎球菌ワクチンは13年遅れて，2013年にようやく定期接種化されました．これらのワクチンの普及によって，小児の細菌性髄膜炎を診断する機会は確かに減りましたが，時折まだ遭遇します．緊急疾患かつ見逃してはいけない疾患です．診断，治療方法までしっかりと暗記しておくくらいの気持ちが必要です．

最後に診察から治療までの流れを**図7-4**にまとめておきます．細菌性髄膜炎を疑ったら，診断と治療をほぼ同時進行で行いましょう．

3｜脳膿瘍

POINT

- ハイリスク患者は右左シャントのある先天性心疾患患者と肺内シャントがある患者．これらの患者が頭痛を訴えたら，脳膿瘍を必ず念頭におく．
- 診断には造影CTかMRI．髄液検査は必ずしも必要ではない．
- 治療の基本はドレナージ．診断も兼ねてドレナージをまず考慮．
- 原発巣を想定して，抗菌薬を選択する．
- 治療期間は6～8週間．決められた治療期間は必ず守る．

1｜病態生理

脳膿瘍が発症する機序としては血行性か，近隣臓器からの直接進展の2つです．直接進展の原発巣としては，①慢性中耳炎，乳突蜂巣炎からの波及，②副鼻腔炎からの波及（ほとんどが篩骨洞原発で前頭葉に膿瘍形成），③齲歯からの波及（前頭葉に膿瘍形成）の3つです．直接進展の場合には，基本的には膿瘍の数は1つです．

血行性の場合は，多発性のことが多く，典型的には中大脳動脈の分布に沿って発症することが多いです．また白質と灰白質の境界であるgray-white matter junctionは微小梗塞が起きやすいため，好発部位です．菌血症があれば，原発巣はどこでもよいですが，原発巣を同定できるのは20～40％程度と言われています[35-37]．注意が必要なのはやはり感染性心内膜炎です．

基礎疾患として最も多いのは，右左シャントのあるチアノーゼ性先天性心疾患です．人間は一過性の菌血症になることがよくありますが，感染症を発症することは多くはありません．右左シャントがあると，血中にのった細菌が肺の網内系をバイパスしてしまうため，脳膿瘍をきたすリスクが高くなります．

表 7-15 脳膿瘍の原因微生物と empiric therapy

原発巣	原因微生物	empiric therapy
中耳炎，乳突蜂巣炎など耳関連	Streptococci sp., Bacteroides sp., Prevotella sp., Enterobacteriaceae	ペニシリン G/セフトリアキソン/セフォタキシム＋メトロニダゾール
副鼻腔，歯科関連	黄色ブドウ球菌，Streptococcus sp., Bacteroides sp., Prevotella sp., Fusobacterium sp., Haemophilus sp.	ペニシリン G/セフトリアキソン/セフォタキシム＋メトロニダゾール
呼吸器関連	Streptococci sp., Fusobacterium sp., Actinomyces sp., Nocardia sp., Bacteroides sp.	ペニシリン G/セフトリアキソン/セフォタキシム＋メトロニダゾール
頭部外傷	黄色ブドウ球菌，α-Streptococci, Propionibacterium sp., Enterobacter sp., Clostridium sp.	バンコマイシン＋セフトリアキソン/セフォタキシム＋メトロニダゾール
脳神経手術	Staphylococcus sp., Streptococcus sp., 緑膿菌，Enterobacter sp.	バンコマイシン＋セフタジジム/セフェピム/メロペネム
心内膜炎	Viridans streptococci, 黄色ブドウ球菌	バンコマイシン＋セフトリアキソン/セフォタキシム＋メトロニダゾール
先天性心疾患	α-Streptococci, Haemophilus sp.	ペニシリン G/セフトリアキソン/セフォタキシム＋メトロニダゾール
免疫不全	Toxoplasma gondii, 真菌（Candida sp., Aspergillus sp., Cryptococcus neoformans, Mucor sp.），Nocardia sp., Enterobacteriaceae	

2 原因微生物

　原因微生物は**表7-15**のように多岐にわたっています．原因微生物の推定に最も重要なのは，原発巣を同定することです．

3 症状

　症状は初期では非特異的なことが多く，発症後診断されるまでの平均期間は 14 日間前後です．多い症状は頭痛で（50％），脳膿瘍がある側に限局することが多いです．他には嘔吐，発熱など，非特異的な症状が多く，何らかの神経学的な症状（神経学的巣症状，意識障害，痙攣など）が認められるのも約半数の 54％にしかありません[38]．神経学的症状があれば，頭部 CT や MRI を撮像することも多いですが，神経学的所見がなければ，頭部の画像診断を行うのは，なかなか困難です．

　特に注意が必要なのは，先天性心疾患，特に右左シャントがある児が頭痛を訴えた場合で，頭部の画像診断の閾値を下げておくことが重要です．

4 | 診断

　微生物診断をする方法は2つあり，1つは血液培養，もう1つは膿瘍からの直接のドレナージを培養することです．すべての脳膿瘍でドレナージが可能ではありませんが，血液培養の陽性率は10%程度なので[39]，できればドレナージを行い，原因微生物を同定するのが望ましいです．膿瘍検体がとれた場合は，必ず嫌気培養，抗酸菌染色/培養，真菌染色/培養を行っておきましょう．

　血液培養の陽性率は高くありませんが，感染性心内膜炎の有無には血液培養が最も重要な検査なので，全例で血液培養を必ず2セット提出します．

　占拠性病変がある場合は禁忌ですが，髄液検査でも異常を認めることがあります．異常が認められるのは脳膿瘍のうちの80%程度で，タンパクは平均250 mg/dL（90〜425），糖は平均39 mg/dL（11〜58），白血球は4,407/μL（80〜5,006）です[40]．ただ脳膿瘍が脳室に穿破しない限りは，髄液培養の陽性率は非常に低いため（<10%），基本的には髄液検査を行う必要はありません．逆に髄膜炎を疑っていて，髄液所見から何らかの炎症が疑われるのに，培養が陰性だった場合に，鑑別疾患の1つとして脳膿瘍を考えることは重要です．

　臓器診断には，造影CTと造影MRIがあります．感度はMRIのほうが優れていますが，造影CTは簡便で，多くの病院で撮像できるので，まず造影CTを行いましょう．初期では造影不良域としてしか描出されませんが，ある程度時間が経つと血液脳関門の破壊された部位がring enhancementとして認められます．

　MRIを撮影する場合も，より早期なものや転移巣などを検出できるので，ガドリニウム造影が必要です．ring enhancementを伴う病変を悪性腫瘍と鑑別する際は，DWIで高信号になるかどうかが鑑別のポイントです．言うまでもありませんが，造影CTで脳膿瘍の診断ができた場合，MRIの撮像は不要です．

5 | 治療

　脳膿瘍の治療は2本立てです．1つは抗菌薬，もう1つは診断を兼ねた外科的ドレナージです．脳膿瘍の治療に関しては，はっきりとしたデータはありませんが，基本的には脳への移行性の高い抗菌薬を使用することが原則です．脳実質あるいは脳膿瘍への抗菌薬の移行性と，髄液移行性は厳密には異なるとされています[41]．脳膿瘍内で十分治療できる濃度になるとわかっている抗菌薬は，ペニシリンG，アンピシリン，セフロキシム，クロラムフェニコール，ST合剤，セフォタキシム，セフトリアキソン，セフタジジム，メトロニダゾール，バンコマイシン，アンピシリン・スルバクタム，フルオロキノロンです．バンコマイシンは脳膿瘍内では血中濃

度の90％近くの濃度になります．バンコマイシンは髄膜炎では移行性が問題となりましたが，脳膿瘍では非常に使い勝手のよい抗菌薬です．髄液移行性のないとされているアンピシリン・スルバクタムも，脳膿瘍では治療が可能という報告があります[42]．

以上を踏まえて，臨床的によく使用され，脳膿瘍の治療薬として実績も伴っている抗菌薬は次の5剤です．

ペニシリンG	ほとんどの口腔内常在菌に有効ですが，近年は B. fragilis や Prevotella など，βラクタマーゼ産生菌が増加しているので，empiric に使用できる場面はほとんどありません．原因微生物が確定したのちに，definitive therapy として使用する場面がほとんどです
セフトリアキソン/セフォタキシム	ほとんどの口腔内常在菌に有効で，腸内細菌もカバーできます．髄膜炎で大活躍の第3世代セファロスポリンは脳膿瘍の治療でも威力を発揮します．唯一の懸念は嫌気性菌のカバーが不十分であることですが，メトロニダゾールの点滴と組み合わせて使用されることが多いです
セフタジジム，セフェピム，メロペネム	緑膿菌やエンテロバクターなど，耐性度の高いグラム陰性桿菌のカバーができることが特徴です．脳神経外科術後の脳膿瘍などがよい適応となります
オキサシリン，ナフシリン，バンコマイシン	黄色ブドウ球菌のカバーのために用いられますが，残念ながらオキサシリンやナフシリンは日本にはありません．そのため日本では，ペニシリンGに感受性があればペニシリンGを用いることもありますが，ペニシリン耐性の黄色ブドウ球菌の中枢神経感染症の治療は非常に難しく，セフトリアキソン，セフェピム，メロペネムなど無駄に広域抗菌薬を使用しないといけない状況にあります．黄色ブドウ球菌が脳膿瘍の原因になるのは，感染性心内膜炎の患者において，疣贅が脳にとんで脳膿瘍をきたした場合や，脳神経外科術後の膿瘍などであり，これらの場合も empiric therapy として使用されます
メトロニダゾール	髄液移行性も非常に良好であり，かつ，嫌気性菌への感受性がある抗菌薬です．膿瘍内で高濃度を維持できるため，多くのエキスパートがメトロニダゾールの併用を推奨しています．ただしメトロニダゾールの長期使用では，神経障害のリスクが高くなるので，使用中は神経障害の有無（特に末梢神経障害と小脳失調症状）に注意しながら経過を見ます （副作用が発症した場合，メトロニダゾール中止で症状は改善します．基本的に可逆性の副作用です）

さて，脳膿瘍の empiric therapy については，まず原発巣を考えることが重要です．副鼻腔からの波及なのか，齲歯からの波及なのか，感染性心内膜炎があり疣腫が脳に飛んだのか．そうすると自ずと原因微生物の想定が可能となり，抗菌薬を選択できます（**表7-15**）．

感染源が不明の場合，筆者はほとんどの症例でメロペネム＋バンコマイシンで治療を開始します．理由は，以下の3点です．

- MRSAを含めた黄色ブドウ球菌のカバーをバンコマイシンで行う
- 中枢神経への移行性がよく，嫌気性菌のカバーができる点滴薬がメロペネムとメトロニダゾールしかない
- メトロニダゾールを併用する場合は，empiric therapyとして，バンコマイシン，セフトリアキソン，メトロニダゾールなどのように3剤併用になってしまう．原因微生物不明の場合，この3剤で2か月近く治療しなければならなくなるため

重症疾患なので，もちろん可能な限りドレナージを行います．ドレナージができれば，原因微生物がつかまるので，培養結果に基づいて，de-escalationを行います．

6 手術適応について

脳膿瘍の手術適応は，一般的には 2.5 cm 以上です[43]．ほかに手術適応になるのは，以下の5つです．

❶ 外傷後（異物の除去も必要となるため）
❷ 小脳，脳幹周囲膿瘍（脳ヘルニアのリスクが高いため）
❸ 脳室周囲の膿瘍（脳室穿破のリスクが高いため）
❹ 内科的治療に反応しない場合
❺ 免疫不全患者（非典型的な菌による膿瘍の可能性があるため）

上記では可能な限り外科的介入を検討して下さい．上記に当てはまらない場合でも，脳膿瘍は重症疾患であり，治療も長期に必要です．原因微生物が不明のままで治療を続けて，治療中に副作用が出た場合，抗菌薬の変更が極めて難しいため，できる限り原因微生物の同定を心がけて下さい．

前向き試験がなされていないためにはっきりとしたデータはありませんが，治療期間は慣習的に6〜8週間です[43]．イギリスのガイドラインではドレナージされていれば，4〜6週間，ドレナージしていなければ6〜8週間の治療を行うことが推奨されています[41]．

ただ上記治療期間を守りさえすればよいのではなく，原因微生物，膿瘍の大きさ，ドレナージの有無，基礎疾患など，多くの因子が治療期間に影響します．基本的には，最低治療期間である6〜8週間は必ず守りつつ，治療への反応，画像をフォローしながら，治療期間をケースバイケースで決めていきますが，筆者は基本的には画

像で膿瘍が消失するまで，治療を継続しています．

MRI は異常所見が長期に残存するため，フォローの画像検査としては造影 CT が好まれますが，被曝の問題もあるため，MRI と造影 CT を適宜組み合わせながらフォローしていくのがよいでしょう．

デキサメタゾンが脳浮腫の予防や治療のために用いられることがありますが，その使用の是非については controversial です．デメリットとして，被膜の形成が遅れるために，脳室穿破のリスクが高くなることや，抗菌薬の膿瘍内への移行性が落ちることなどがあるため，ルーチンに使用すべきではないと考えます．著明な脳浮腫があればもちろん使用を検討してもよいですが，デメリットもよく考えたうえで治療を検討して下さい．筆者は，基本的には脳膿瘍の治療にステロイドは使いません．

中枢神経の感染症は生命予後も機能的予後も非常に悪いですが，一番重要なのは診断を早期につけられるかどうかにかかっています．髄膜炎，脳膿瘍，いずれも頻度の低いまれな疾患ですが，見逃すと致命的な感染症なので，日頃から備えておくことが重要です．

文献

1) Parkkinen J, Korhonen TK, Pere A, et al. Binding sites in the rat brain for Escherichia coli S fimbriae associated with neonatal meningitis. J Clin Invest；81：860-865, 1988
2) Synnott MB, Morse DL, Hall SM. Neonatal meningitis in England and Wales：a review of routine national data. Arch Dis Child；71：F75-80, 1994
3) Klinger G, Chin CN, Beyene J, et al. Predicting the outcome of neonatal bacterial meningitis. Pediatrics；106：477-482, 2000
4) Nigrovic LE, Kuppermann N, Malley R. Children with bacterial meningitis presenting to the emergency department during the pneumococcal conjugate vaccine era. Acad Emerg Med；15：522-528, 2008
5) Shinjoh M, Iwata S, Sato Y, et al [Childhood bacterial meningitis trends in Japan from 2009 to 2010]. Kansenshogaku Zasshi；86：582-591, 2012
6) Thigpen MC, Whitney CG, Messonnier NE, et al. Bacterial meningitis in the United States, 1998-2007. N Engl J Med；364：2016-2025, 2011
7) Thomas KE, Hasbun R, Jekel J, et al. The diagnostic accuracy of Kernig's sign, Brudzinski's sign, and nuchal rigidity in adults with suspected meningitis. Clin Infect Dis；35：46-52, 2002
8) Bacterial sepsis and meningitis. In：Infectious Diseases of the Fetus and Newborn Infant. 7th ed. Philadelphia；2010
9) Mann K, Jackson MA. Meningitis. Pediatr Rev；29：417-429；quiz 30. 2008
10) van de Beek D, de Gans J, Spanjaard L, et al. Clinical features and prognostic factors in adults with bacterial meningitis. N Engl J Med；351：1849-1859, 2004
11) Coant PN, Kornberg AE, Duffy LC, et al. Blood culture results as determinants in the organism identification of bacterial meningitis. Pediatr Emerg Care；8：200-205, 1992
12) Howard SC, Gajjar A, Ribeiro RC, et al. Safety of lumbar puncture for children with acute lymphoblastic leukemia and thrombocytopenia. JAMA；284：2222-2224, 2000
13) Silverman R, Kwiatkowski T, Bernstein S, et al. Safety of lumbar puncture in patients with he-

mophilia. Ann Emerg Med；22：1739-1742, 1993
14）Naidoo BT. The cerebrospinal fluid in the healthy newborn infant. S Afr Med J；42：933-935, 1968
15）Sarff LD, Platt LH, McCracken GH Jr. Cerebrospinal fluid evaluation in neonates：comparison of high-risk infants with and without meningitis. J Pediatr；88：473-477, 1976
16）Bonadio WA, Stanco L, Bruce R, et al. Reference values of normal cerebrospinal fluid composition in infants ages 0 to 8 weeks. Pediatr Infect Dis J；11：589-591, 1992
17）Ahmed A, Hickey SM, Ehrett S, et al. Cerebrospinal fluid values in the term neonate. Pediatr Infect Dis J；15：298-303, 1996
18）Rodriguez AF, Kaplan SL, Mason EO Jr. Cerebrospinal fluid values in the very low birth weight infant. J Pediatr；116：971-974, 1990
19）Acute Bacterial Meningitis beyond the Neonatal Period. In：Principles and Practice of Pediatric Infectious Diseases. 4th ed. Philadelphia；2012
20）Sarman G, Moise AA, Edwards MS. Meningeal inflammation in neonatal gram-negative bacteremia. Pediatr Infect Dis J；14：701-704, 1995
21）Mermel LA, Allon M, Bouza E, et al. Clinical practice guidelines for the diagnosis and management of intravascular catheter-related infection：2009 Update by the Infectious Diseases Society of America. Clin Infect Dis；49：1-45, 2009
22）Hasbun R, Abrahams J, Jekel J, et al. Computed tomography of the head before lumbar puncture in adults with suspected meningitis. N Engl J Med；345：1727-1733, 2001
23）Salazar L, Hasbun R. Cranial Imaging Before Lumbar Puncture in Adults With Community-Acquired Meningitis：Clinical Utility and Adherence to the Infectious Diseases Society of America Guidelines. Clin Infect Dis；64：1657-1662, 2017
24）Glimaker M, Sjolin J, Akesson S, et al. Lumbar Puncture Performed Promptly or After Neuroimaging in Acute Bacterial Meningitis in Adults：A Prospective National Cohort Study Evaluating Different Guidelines. Clin Infect Dis；66：321-328, 2018
25）Friedland IR, Klugman KP. Failure of chloramphenicol therapy in penicillin-resistant pneumococcal meningitis. Lancet；339：405-408, 1992
26）Tunkel AR, Hartman BJ, Kaplan SL, et al. Practice guidelines for the management of bacterial meningitis. Clin Infect Dis；39：1267-1284, 2004
27）Pintado V, Cabellos C, Moreno S, et al. Enterococcal meningitis：a clinical study of 39 cases and review of the literature. Medicine（Baltimore）；82：346-364, 2003
28）Daoud AS, Batieha A, Al-Sheyyab M, et al. Lack of effectiveness of dexamethasone in neonatal bacterial meningitis. Eur J Pediatr；158：230-233, 1999
29）Brouwer MC, McIntyre P, Prasad K, et al. Corticosteroids for acute bacterial meningitis. Cochrane Database Syst Rev；6：CD004405, 2013
30）Klein JO, Feigin RD, McCracken GH Jr. Report of the Task Force on Diagnosis and Management of Meningitis. Pediatrics；78：959-982, 1986
31）Lin TY, Nelson JD, McCracken GH Jr. Fever during treatment for bacterial meningitis. Pediatr Infect Dis；3：319-322, 1984
32）Snedeker JD, Kaplan SL, Dodge PR, et al. Subdural effusion and its relationship with neurologic sequelae of bacterial meningitis in infancy：a prospective study. Pediatrics；86：163-170, 1990
33）Tuomanen E, Hengstler B, Rich R, et al. Nonsteroidal anti-inflammatory agents in the therapy for experimental pneumococcal meningitis. J Infect Dis；155：985-990, 1987
34）Baraff LJ, Lee SI, Schriger DL. Outcomes of bacterial meningitis in children：a meta-analysis. Pediatr Infect Dis J；12：389-394, 1993
35）Nielsen H, Gyldensted C, Harmsen A. Cerebral abscess. Aetiology and pathogenesis, symptoms, diagnosis and treatment. A review of 200 cases from 1935-1976. Acta Neurol Scand；65：609-622, 1982
36）Schliamser SE, Backman K, Norrby SR. Intracranial abscesses in adults：an analysis of 54 consecutive cases. Scand J Infect Dis；20：1-9, 1988

37) Ng PY, Seow WT, Ong PL. Brain abscesses : review of 30 cases treated with surgery. Aust N Z J Surg ; 65 : 664-666, 1995
38) Goodkin HP, Harper MB, Pomeroy SL. Intracerebral abscess in children : historical trends at Children's Hospital Boston. Pediatrics ; 113 : 1765-1770, 2004
39) Szuwart U, Bennefeld H. Bacteriological analysis of pyogenic infections of the brain. Neurosurg Rev ; 13 : 113-118, 1990
40) Tattevin P, Bruneel F, Clair B, et al. Bacterial brain abscesses : a retrospective study of 94 patients admitted to an intensive care unit (1980 to 1999). Am J Med ; 115 : 143-146, 2003
41) The rational use of antibiotics in the treatment of brain abscess. Br J Neurosurg ; 14 : 525-530, 2000
42) Akova M, Akalin HE, Korten V, et al. Treatment of intracranial abscesses : experience with sulbactam/ampicillin. J Chemother ; 5 : 181-185, 1993
43) Honda H, Warren DK. Central nervous system infections : meningitis and brain abscess. Infect Dis Clin North Am ; 23 : 609-623, 2009

Chapter 8 尿路感染症

1 | 腎盂腎炎，膀胱炎

POINT
- 生後3か月以上の小児では膿尿の感度が高いため，スクリーニング検査として「バッグ尿」で膿尿の有無を見てもよい．
- 生後3か月未満では，尿グラム染色は必須である．一般尿だけで尿路感染症を除外してはいけない．
- 成人と異なり，尿グラム染色で菌を認めれば，「ほぼ」尿路感染症と診断できる（除外診断ではない）．
- 成人と異なり，小児の腎盂腎炎は1～2日で解熱する．

小児では尿路感染症は"fever without source"の原因として非常に重要です．成人なら腹痛，嘔吐，下痢，排尿時痛，頻尿，尿意切迫，残尿感，CVA叩打痛などで，尿路感染症の検査前確率を上げることができますが，小児ではある程度年長の児でない限り，これらの症状・所見を確認できません．小児の尿路感染症は，「発熱のみ」で外来を受診することが多いため，疑った時には積極的に尿路感染症の検査を行うことがとても大切です．

1 | 病態生理

尿路感染症の分類としては，尿路を上部と下部に分けて，次のように分類します．
上部：腎盂腎炎，腎膿瘍，AFBN（acute focal bacterial nephritis：急性巣状細菌性腎炎）
下部：尿道炎，膀胱炎
成人では前立腺炎も重要な疾患ですが，小児では前立腺が発達していないため基本的には考える必要はありません．
小児の尿路感染症では，発熱だけで尿路感染症を診断，あるいは除外しなければならないため，「どの集団に尿路感染症が多いか」を知っておく必要があります．

表 8-1 | 月齢毎の尿路感染症の罹患率[1]

月齢	全体	男児	女児
0〜3か月	7.2%	8.7%	7.5%
3〜6か月	6.6%	3.3%	5.7%
6〜12か月	5.4%	1.7%	8.3%
12〜24か月	4.5%		

表8-1は38℃以上の発熱で救急外来に来た小児の尿路感染症の頻度ですが[1]，年少ほど尿路感染症の罹患率が高いことがわかります．3か月未満では男児のほうが尿路感染症の罹患率が高く，月齢に比例して女児の尿路感染症の罹患率が高くなっていく傾向があることがわかります．

海外の文献を読んでいると，割礼に関する言及が多くあります．割礼前の陰茎包皮内粘膜には細菌がつきやすく，また外尿道口閉塞の原因になり，尿路感染症を引き起こしやすいとされているためです．実際に月齢3か月未満の男児における尿路感染症の罹患率は，割礼なしでは20.1%，割礼ありでは2.4%で，かなりの差があります[1]．数字だけ見ると割礼をすすめたほうがよさそうですが，実際に割礼によってどれくらい恩恵を受けるかを調べた論文もちゃんとあります[2]．この論文では尿路感染症の既往やVUR(vesicoureteral reflux：膀胱尿管逆流)などの尿道奇形がなければ，NNTは111となり，尿路感染症の予防のための割礼に関してはあまりすすめられません．ただ尿路感染症の既往や3度以上のVURがある場合にはNNTはそれぞれ11と4となるため，尿路感染症を繰り返す場合には予防方法の1つとして検討してみてもよいかもしれません．

また成人と同様，「閉塞機転」は尿路感染症を起こすリスクファクターです．小児における尿路の(機械的・機能的)閉塞機転を以下に示します．

腎盂・尿管	結石，腫瘍，先天性尿路閉塞(腎盂尿管移行部閉塞症，巨大尿管症，尿管狭窄，尿管弁)など
膀胱	結石，神経因性膀胱(脊髄髄膜瘤，中枢神経・骨盤神経損傷)，腫瘍，膀胱尿管逆流症など
尿道	骨盤内腫瘍，狭窄，下部尿路の閉塞(後部尿道弁，尿道狭窄)，尿道カテーテル，割礼を受けていない男児など

あまり知られていませんが，便秘も尿路感染症のリスクファクターです．これは拡張した直腸が膀胱を圧迫し，内尿道口の閉塞をきたすためです．したがって，便秘がある場合は浣腸や下剤を使用して，積極的に排便を促すことも重要です．

また腎盂腎炎を発症した患児では，VURが25〜40％に認められるので，尿路感染症と診断した場合は，VURの検索を行うことも重要です．

> **POINT 尿路感染症**
> - 乳幼児でハイリスク．
> - 月齢が低いほど，リスクは高い．
> - 海外の報告では女児に多いとされているが，割礼されていない日本男児は海外の報告よりも尿路感染症の罹患率は高いかもしれない．
> - 尿路系に基礎疾患がある場合も要注意．

2 原因微生物

原因微生物は，成人と同様「好気性グラム陰性桿菌」による感染症です．また尿路系の基礎疾患（膀胱腟瘻，膀胱皮膚瘻，尿道カテーテル留置など）がなければ，多菌種による尿路感染症をきたすことは通常なく，基本的には「単一の好気性グラム陰性桿菌」による感染症であり，約80％が大腸菌です（**表8-2**）．大腸菌以外が原因微生物となるリスクは，尿路奇形あり（OR 8.16），抗菌薬治療歴あり（OR 4.74），尿路感染症の再発（OR 4.19），男児（OR 2.40）です[3,4]．

VURなどの基礎疾患があると，まれに腐性ブドウ球菌などのコアグラーゼ陰性ブドウ球菌が尿路感染症の原因となることがあります．腐性ブドウ球菌は女性の外陰部を中心に皮膚に分布する菌で，若い女性で性交渉に関連した尿路感染症で問題になる菌です．小児でも極まれにこれらのコアグラーゼ陰性ブドウ球菌が尿路感染症を起こすこともあります．

また，黄色ブドウ球菌は原則「尿路感染」を起こしません．尿培養から黄色ブドウ球菌が検出された時に考えることは2つあります．

1) 菌血症があり，腎でフィルターされて尿に出てきている場合：これには，心内膜炎，腎膿瘍も含まれます．菌血症の合併症で，「腎膿瘍」がある時も，尿培養から黄色ブドウ球菌は検出されます．シンプルな「尿路感染」と解釈しては絶対にいけない培養結果です．
2) 採取時のコンタミネーション（特に尿道カテーテルが留置されている場合）：ただし，黄色ブドウ球菌を尿中に保菌している場合，泌尿器科での処置により尿が腎臓まで逆流すると，そこから菌血症をきたすことがあるので，泌尿器科処置後は注意が必要です．

表 8-2｜小児における尿路感染症の原因微生物の割合(%)[4]

菌名	全体	女児	男児	菌名	全体	女児	男児
大腸菌	79.2	83.8	50.0	P. mirabilis	5.0	4.0	11.0
Enterobacter sp.	1.6	1.0	5.0	緑膿菌	2.7	2.0	7.0
Enterococcus sp.	6.7	5.1	17.0	合計	100	100	100
Klebsiella sp.	4.9	4.0	10.0				

3 症状

　成人では腹痛，嘔吐，下痢，排尿時痛，頻尿，尿意切迫，残尿感，CVA 叩打痛などの症状・所見が認められることがありますが，尿路感染症の好発年齢である乳幼児では尿路感染症に特有の症状は原則認められません（あったとしても大人が気付くことは難しいでしょう）．

　年齢にそぐわない失禁が増えることで膀胱炎の診断がつくこともありますが，年長の小児でも排尿時痛や，尿意切迫を訴えることは成人よりも少ないため，小児では症状や身体所見から尿路感染症を診断，あるいは除外するのは難しく，尿培養に頼らざるを得ません．

　膀胱炎と腎盂腎炎の区別は通常臨床所見に基づいて行われます．側腹痛や 38.5℃以上の発熱を伴う場合は腎盂腎炎，伴わない場合は膀胱炎です．

4 診断

　尿路感染症の診断に必要なのは尿検査（尿一般，尿グラム染色，尿培養）です．菌血症を伴いやすいので，必ず血液培養はとっておきましょう．尿路感染症のゴールドスタンダードは「尿培養」ですが，小児での最大の特徴は尿培養から「菌検出＝尿路感染症」と診断できることです．これは小児では無症候性細菌尿が極めて少ないためです（表8-3）．

　現時点では無症候性細菌尿を治療しても，腎の瘢痕化や腎盂腎炎を予防できるという報告はないため，無症候性細菌尿は治療する必要はありません．

●―――一般尿検査

　膿尿は一般的には「WBC≧10/HPF」と定義されています．検尿はスクリーニング目的で行います．熱源不明の乳幼児における腎盂腎炎をいかに適切に拾い上げるかなので，感度が問題になります（表8-4）[6]．バッグ尿は，dipstick テストだけでは，3 か月以上でも感度 88％程度で，3 か月以下では 69％しかなく，適切とは言えず，

表 8-3 | 無症候性細菌尿の頻度[5]

対象		罹患率(%)	対象		罹患率(%)
閉経前の健康女性		1.0〜5.0	長期療養施設入所中の高齢者	女性	25.0〜50.0
				男性	15.0〜40.0
妊婦		1.9〜9.5	脊髄損傷患者	間欠的導尿	23.0〜89.0
				コンドームカテーテル	57.0
閉経後の女性(50〜70歳)		2.8〜8.6	透析患者		28.0
糖尿病患者	女性	9.0〜27.0	尿道カテーテル留置患者	短期	9.0〜23.0
	男性	0.7〜1.0		長期	100
高齢者(70歳以上)	女性	>15.0	就学前の児童	女児	1.0
	男性	3.6〜19.0		男児	0.03

表 8-4 | 膿尿の感度と特異度[6]

		Dipstick 陽性		Dipstick 陽性かつ WBC>5/HPF	
		バッグ尿	カテーテル尿	バッグ尿	カテーテル尿
感度	全年齢	0.85	0.71	0.95	0.83
	≤3か月	0.69	0.46	0.77	0.62
	3か月〜3歳	0.88	0.75	0.99	0.87
特異度	全年齢	0.62	0.97	0.45	0.95
	≤3か月	0.61	1	0.54	1
	3か月〜3歳	0.63	0.97	0.43	0.94

左側がdipstickテストのみの感度と特異度，右側はdipstickテストと顕微鏡所見を組み合わせた場合の感度と特異度．
※dipstick陽性：WBC陽性または亜硝酸塩陽性

顕微鏡で膿尿の有無を確認しなければなりません．また顕微鏡の所見を合わせても，月齢3か月未満では感度は77％しかないため，3か月未満ではバッグ尿だけで腎盂腎炎を否定するのは危険です．一方3か月以上であれば，dipstickテストと顕微鏡所見を合わせれば，感度は99％です．この年齢でdipstickテストでも顕微鏡所見でも膿尿がなければ，腎盂腎炎は除外できます．

一方特異度は，バッグ尿では50〜60％程度しかないため，バッグ尿だけで尿路感染症と診断するのは早計です．トイレトレーニングができていない小児に関してはカテーテル尿での診断が必要です．

> **POINT** 膿尿
>
> 月齢3か月以下では，膿尿の感度はバッグ尿で70〜80％，カテーテル尿では50〜60％しかないため，膿尿がないからといって，尿路感染症を否定してはいけない！

●───尿グラム染色・尿培養

　尿グラム染色の感度は遠心をかけていない場合で85〜94％，遠心をかけた場合で87〜98％[7]，特異度は95％であり[8]，感度，特異度ともに非常に良好です．このように尿のグラム染色は尿路感染症の診断，除外に大きな威力を発揮するだけでなく，尿グラム染色で細菌を認めれば，原因微生物の想定も可能なので，尿路感染症の診断には尿グラム染色は必須の検査と言えます．

　尿培養検体の取り方には3つあります．

> ❶膀胱穿刺
> ❷カテーテル尿
> ❸中間尿（クリーンキャッチ）

　最も無菌的に尿を採取する方法は「膀胱穿刺」ですが，侵襲的なので通常行われません．現実的には「カテーテル尿」を培養に出すことが多いです．ただこのカテーテル尿でも9％でコンタミネーションが起こります[9]．特に尿グラム染色では菌が見えていないのに，尿培養で検出された場合は，コンタミネーションの可能性が高いため，注意が必要です．ちなみにカテーテル尿を採取する時に最初の数滴を捨てることで，コンタミネーションの確率を低下させることができます．

　また尿培養を提出する時は，すぐに培養を開始してもらうのも重要です．室温で30分程度放置すると，大腸菌やクレブシエラなどの腸内細菌はあっという間に増殖して，本来は検出感度以下であったものが，培養で検出されてしまうこともあります．夜間の救急外来などで尿を採取した時は，菌が増殖しないように，採尿後はすぐに冷蔵保存しておきましょう．

　またバッグ尿ではコンタミネーションの割合は63％もあるので，バッグ尿は絶対に培養に提出してはいけません．

> **POINT** カテーテル尿
> コンタミネーションは実に9％もある！

　トイレトレーニングのできている2～18歳の小児において，中間尿を採取する前に陰部を清拭した群としていない群では，コンタミネーションの割合がそれぞれ7.8％と23.9％と有意差があるので[10]，可能なら液体石鹸を含ませたガーゼで陰部を2回清拭してから中間尿を採取します．

　また2～12歳の女児で，中間尿とカテーテル尿を比較した場合，培養結果の相関率は97％なので[11]，トイレトレーニングができていればカテーテル尿を提出する必要はありません．

血液検査

　小児の尿路感染症の診断には血液検査は必須ではありません．尿培養，血液培養で臓器診断，微生物診断がつくためです．尿培養と血液培養以外に必要な検査があるとすれば，電解質や腎機能障害の有無を血液培養のついでに見るのと，膿瘍の有無や閉塞機転，尿路奇形を見るためのエコーやCTなどの画像診断です．

　プロカルシトニン（PCT）に関しては興味深いデータがあります．治療開始時のプロカルシトニンの値が0.5 ng/mL以上なら，腎実質の障害が強く[12]，さらにプロカルシトニンの上昇が24時間後も遷延する場合は腎の瘢痕率が高くなり[13]，予後を予測する因子として有用な可能性があります．ただし尿グラム染色，尿培養で診断できるので，プロカルシトニンを測定する必要はそもそもありません．

Column

亜硝酸塩

　食事中に含まれる硝酸塩が尿中に排泄されて，細菌の持つ亜硝酸還元酵素と反応して産生されます．陽性の場合，10^5 個/mL以上の細菌尿であることが示唆されます．以下の場合には細菌感染があっても亜硝酸塩は検出できません．
①亜硝酸還元酵素を欠く細菌による感染（腸球菌，淋菌など）
②尿が膀胱内に4時間以上貯留されず硝酸塩が亜硝酸塩に還元されない場合
③硝酸塩を含む食事を摂取していない場合

●───臓器診断

臓器診断は尿のグラム染色，尿培養でできますが，抗菌薬の先行投与のために尿培養が陰性となった場合，診断のために画像検査をすることが時々あります．

主に用いるのは，腹部エコー，造影CT，DMSA（Tc-99m dimercaptosuccinic acid）シンチグラフィーの3つです．

腹部エコーで腎実質の高輝度エコーあるいは集合管の拡張が認められた場合，感度27％，特異度89％で腎盂腎炎と診断できます[14]．感度に関しては，12％しかなかったという報告もあり[15]，感度は非常に低いことは知っておきましょう．

尿培養陽性だけでは，腎盂腎炎と膀胱炎との区別がつかないため，多くの研究では腎盂腎炎の確定診断にDMSAシンチグラフィーが用いられています．そのためDMSAシンチグラフィーの感度，特異度は，はっきりとわかりませんが，「直腸温で38.3℃以上」かつ「尿中WBC＞10/HPF」かつ「尿培養で細菌が50,000 CFU/mL以上検出できたもの」を腎盂腎炎と定義した場合，DMSAシンチグラフィーで異常所見を認めたのは61％であり[16]，DMSAシンチグラフィーの感度もそれほど高くはなさそうです．

5 治療

腎盂腎炎の抗菌薬は，基本的には尿グラム染色の所見に基づいて選択します．グラム染色で，グラム陰性桿菌が見えている場合は，empiric therapyは基本的にはアミノグリコシド，2世代あるいは3世代セフェムなどが選択肢です．ただしどの抗菌薬を使用するかは，以下の4つの要素が関係してきます．

> ❶尿グラム染色の所見にどれくらい自信があるか（腸内細菌と緑膿菌，アシネトバクターなどの区別がどれくらいできるか）
> ❷患者背景（市中感染か，院内感染か）
> ❸各施設のアンチバイオグラム（耐性菌，例えばESBL産生菌が分離される頻度）
> ❹重症度（待てるか，待てないか）

したがって，ESBL産生菌の頻度が高ければセフメタゾールもよい選択肢となりますし，院内感染の要素が強くなってくると3世代セファロスポリンより4世代セファロスポリンのほうが望ましいこともあるでしょう．重症でESBL産生菌の保菌者とわかっていれば，初期治療からメロペネムを使用しなければならないことも

あるかもしれません．

　筆者は以下の 8 つの理由から，腎盂腎炎ではゲンタマイシンを頻用しています．

> ❶ ほぼすべての好気性グラム陰性桿菌に対して有効
> ❷ 耐性菌が存在する確率が低い
> ❸ 耐性をとられにくい
> ❹ たとえ耐性をとられても，あまり困らない
> ❺ 尿中移行性が抜群によい
> ❻ 治療効果が出るまでが早い
> ❼ セファロスポリンをスペアしておける
> ❽ 小児での使用経験が多い

　何らかの基礎疾患があると，今後尿路感染症を繰り返す可能性があるため，できれば簡単に耐性をとられやすいセファロスポリンは避けておくほうが望ましいというのが筆者の考えです．

　アミノグリコシドは副作用から敬遠されがちですが，培養結果が出るまでの 2〜3 日で副作用で困ることは通常なく，安心して使用できます．もちろんオーソドックスに第 3 世代セファロスポリンを使用してもよいし，腸内細菌の感受性がよい地域なら，第 2 世代セファロスポリンであるセフォチアムで治療を始めてもよいでしょう．

　グラム染色でグラム陽性連鎖球菌が見えていれば，それは腸球菌です．この場合にはアンピシリンで治療を行います．ただし，アンピシリンは E. faecalis には有効ですが，E. faecium には無効で，この場合はバンコマイシンやテイコプラニンが第 1 選択です．したがってバイタルサインに異常が認められるような重症だったり，過去の尿培養で E. faecium が検出されたりしているような場合では，アンピシリンではなく，バンコマイシンを考慮したほうがよいこともあります．ただし，腸球菌は病原性が低く，重症化することは比較的まれなこと，尿路感染症を起こす頻度は高くないので，尿グラム染色で腸球菌を疑う時は他に感染源がないかを再度検討して下さい．尿グラム染色で菌が見えても，コンタミネーションの可能性は残ります(尿グラム染色の特異度は 100％ ではありません)．

　軽症なら ST 合剤やセファレキシンなどの第 1 世代セファロスポリンの内服でも治療可能です．第 3 世代セファロスポリンの内服はバイオアベイラビリティが悪いため，使用してはいけません．

　入院適応なのに，本人や保護者の希望で，どうしても外来治療を希望することも

表 8-5 | AFBN と腎盂腎炎の比較[17]

	AFBN	腎盂腎炎
年齢(歳)	1.86 ± 2.77	0.81 ± 1.78
診断されるまでの発熱期間(日)	4.7 ± 6.2	1.4 ± 1.7
治療開始から解熱までの期間(日)	2.7 ± 1.9	1.4 ± 1.2
WBC($\times 10^5/\mu L$)	18.86 ± 8.72	15.08 ± 6.53
CRP(mg/dL)	9.0 ± 6.3	3.5 ± 4.2

あります．その場合は，培養結果が出るまでは，1日1回の点滴が可能な，セフトリアキソンかゲンタマイシンを外来で使用し，培養結果が出てから，感受性のある内服抗菌薬に変更するのがよいでしょう．

6 経過観察の仕方

さて，治療開始後の経過観察については，小児では適切な治療を行えば，比較的速やかに解熱が得られます．適切な抗菌薬を開始していれば，解熱までの平均日数は腎盂腎炎では1.4日で，成人とは大きく異なります．したがって，小児の尿路感染症で解熱に3日以上要する時は，腎膿瘍やAFBNを疑う根拠となります[17] (表8-5)．

熱が続いていると治療が適切かどうか心配になりますが，この時に最も指標となるパラメーターは「尿グラム染色」です．体温も指標になりますが，抗菌薬が効いているか，効いていないかの判断は尿グラム染色で判断するのが最も間違いがありません．尿グラム染色で菌が消えていれば，その抗菌薬は有効です．

治療への反応がよく菌血症がなければ，治療開始後3日程度で感受性のある経口抗菌薬に変更可能です[18]．原則は10〜14日間の抗菌薬投与で，軽症なら7〜10日間の投与でも構いません．AFBNの場合は21日間の投与が必要です[19]．腎膿瘍では外科的にドレナージを行ったうえで，点滴2〜3週間，内服2〜3週間で，計4〜6週間の抗菌薬治療が必要です．

膀胱炎ではグラム染色所見，施設でのアンチバイオグラム，過去の培養結果を参考にしつつ，ST合剤，アモキシシリン，アモキシシリン・クラブラン酸，セファレキシン，ホスホマイシンなどを選択します．治療期間は成人とは異なり（成人は3日間），再発が多いため長めに設定されています．ただし，はっきりとした結論はなく，controversialです．

・2歳以下の小児，再発性膀胱炎：10〜14日間
・2歳以上の初めての膀胱炎：5〜7日間

表 8-6 | 治療・予防に関するガイドラインの比較

	米国小児科学会(AAP)[20]	英国国立医療技術評価機構(NICE)[21]			ヨーロッパ小児泌尿器科学会(ESPU)[22]
発行年	2016年	2017年			2015年
治療期間	7〜14日	10日			7〜14日
超音波検査	推奨	急性期	初発時	非典型例※では推奨	推奨
			再発時	推奨	
		治療後	初発時は推奨		
VCUG	初発時:エコーで異常があれば推奨 再発時:推奨	月齢6か月未満で非典型例あるいは再発例のみ推奨			推奨
予防内服	効果は限定的であり,積極的推奨なし(不要と明記もされていない)	初発時	推奨しない		VUR Ⅲ, Ⅳ度があれば推奨
		再発時	考慮		

※非典型例:重症,尿量低下,腹部や膀胱の腫瘤,クレアチニン上昇,菌血症,抗菌薬に48時間以上反応しない,原因菌が大腸菌以外
AAP: American Academy of Pediatrics
NICE: National Institute for Health and Care Excellence
ESPU: European Society for Paediatric Urology

7 | 治療後

　尿路感染症を発症した場合,背景にリスクファクターがないかどうかを検索する必要があります.

● 腹部エコー

　水腎症,尿管拡張などを検索します.これらの所見があれば,何らかの閉塞機転を考えなければいけません.309人の1〜24か月の尿路感染症の児で腹部エコーを施行したところ,37人(12%)でなんらかの異常が指摘されたという報告があるので[15],尿路感染症を診断したら,必ず腹部エコーを行いましょう.

● 排尿時膀胱尿道撮影(VCUG:voiding cystourethrogram)

　以前は尿路感染症を起こした小児では全例に推奨されていましたが,近年のガイドラインではルーチンには推奨されないという位置づけに変わっています.米国と英国のガイドラインでも同様であり(表8-6),もちろん推奨されない理由があります.
　VCUGを行う最大の目的は,VURを診断あるいは除外することです.以前はVURがあれば全例予防内服を行い,尿路感染症の発症を予防し,腎瘢痕化を防ぐ

プラクティスが行われていました．しかし，このVURにおける予防内服に関して，否定的な研究が近年相次いで発表されたため，尿路感染症の予防目的にVURを診断する意義がなくなっています．

筆者は，米国，英国，ヨーロッパのガイドラインの推奨も踏まえて，腹部エコーで尿管の拡張が認められた場合にのみ，VCUGを行うのがよいと考えます．これは尿管拡張のない軽度のVURなら手術適応がなく，経過観察のみでよく，かつST合剤の予防内服の適応にもならないことが根拠です．ただ，腹部エコーも感度が100％ではないので，可能なら外来で定期的に（例えば3か月おきに）腹部エコーのフォローを行い，尿管の拡張が明らかになればVCUGを行うのが現時点ではバランスがとれているように思います．

昔は早期にVCUGを行うと，炎症が起こっているために実際にはVURがないのに逆流所見が認められることがあると言われていました．しかし，尿路感染症と診断して7日以内に検査した群と7日以降で検査した群ではVCUGの結果に有意差がなかったため，VCUGを行うのなら，熱が下がって病状が落ち着き次第，施行してよいでしょう[23, 24]．

8 抗菌薬予防内服

近年，否定的な研究が相次いで発表されています．1つ目が2006年に発表されたRCTです．VUR Ⅰ～Ⅲの患者において，ST合剤とニトロフラントインによる予防投与を比較し，尿路感染症の再発と腎の瘢痕化は予防できなかったと報告されました[25]．

続いて2008年にはイタリアからGrade Ⅱ～ⅣのVURのある患者に対しても，抗菌薬の予防投与によって尿路感染症の再発と腎の瘢痕化が予防できないという研究が発表されました[26]．この研究ではプラセボ投与群の尿路感染の再発率が約30％と少し高いですが，ST合剤内服群とプラセボ投与群で有意差が認められていません．

2009年には，尿路感染の既往のある18歳以下の小児576人で，ST合剤内服群とプラセボ群を比較したRCT[27]が発表されました．この研究では基礎疾患としてのVURの有無は問うていません（VURがあったのは，ST合剤投与群で43％，プラセボ投与群では42％）．ST合剤内服群では288人中36人（13％）が尿路感染を発症しましたが，プラセボ投与群では288人中55人が発症し（19％），絶対リスク減少率は6％，NNTは15人という結果でした．この研究で最も予防投与の恩恵を受けたのは，VURがない4歳以下の小児で，かつ初回感染で原因微生物がST合剤に感受性があるような場合です．

ちなみにこの研究のサブ解析では，VUR Ⅰ〜Ⅱ度，Ⅲ〜Ⅳ度では予防内服の有効性は認められませんでした．

2014年には，RIVUR (Randomized Intervention for Children with Vesicoureteral Reflux) trial というVURの患者600名を集めた米国19施設でのRCTが発表されました[28]．生後2〜71か月，VUR Ⅰ〜Ⅳの小児が対象です．2年間のフォローアップ期間で，ST合剤内服群302人，プラセボ内服群305人という最も大規模な研究です．一次エンドポイントは尿路感染症の再発率，二次エンドポイントは腎瘢痕化，予防失敗，抗菌薬の耐性率です．RIVUR trialでは，ST合剤を内服するほうが尿路感染症の再発率が低下するという結果でした (intention-to-treat解析では，ST合剤内服群302名中77名発症，プラセボ内服群305名中114名発症，number needed to treat は9)．特にこの傾向はVURのグレードが下がるほど効果が高くなる傾向がありました．

しかし腎瘢痕化に関しては2群間で有意差がなく，ST合剤内服群ではST合剤耐性化が進む結果になっています．

以上の研究を総合的に考えると，予防内服に関しては一定の効果はありますが，臨床的に重要と言えるほどの効果はありません．

以上の文献を踏まえ，現時点では，筆者は以下のように対応するのが最も妥当性が高いと考えています．

- VURがあれば予防内服は検討してもよい．
- 予防内服をする場合は，ST合剤で行う．
- ST合剤に耐性化した場合は，予防内服は行わない．

予防内服をしたい気持ちはわかりますが，医療介入がかえってデメリットとなりうる場合もあります．絶対にやってはいけないのは，セファロスポリンによる予防内服です．吸収されにくく，耐性化を招きやすいため，メリットはほぼなく，デメリットしかありません．

予防内服で用いる抗菌薬には，以下の3点からST合剤が推奨されています．

❶バイオアベイラビリティがよいため，消化管の常在細菌叢を乱すリスクが少ない．
❷耐性をとられにくい．
❸尿への移行性が高い．

表 8-7 | 予防内服の種類による耐性菌出現率の違い

	初発時	再発時		
		ST 合剤予防投与群	セファレキシン予防投与群	セファクロル予防投与群
セファゾリン感受性率	168/218(77%)	26/37(70%)	3/21(14%)	0/12(0%)
セフトリアキソン感受性率	212/218(97%)	34/37(92%)	12/21(57%)	5/12(42%)
ST 合剤感受性率	98/216(45%)	3/36(8%)	5/18(28%)	1/7(14%)

　ST 合剤以外の予防投与については，否定的な見解が出ています．Cheng ら[29]の報告では，セファロスポリンを処方された児では ESBL 産生菌による尿路感染症の頻度が有意に高く，耐性菌の検出率も増加しており（**表8-7**），セファロスポリンの予防内服は推奨されません．

　表8-7 を見ると，ST 合剤予防内服群では再発時のセファロスポリンの感受性は低下していませんが，セファレキシンとセファクロル内服群では，著明に感受性率が低下しています．

　その予防内服で耐性菌を誘導しやすいセファロスポリンの予防内服を行うことは，むしろ子どもたちに悪影響を与える可能性が高いのです．予防内服を検討してもよいですが，行うのなら ST 合剤以外は使用すべきではありません．

　予防投与を行う場合の ST 合剤は，トリメトプリムとして 2 mg/kg/日　1日1回を毎日か1日おきに投与します．あるいはトリメトプリムとして 5 mg/kg/日　1日1回を週2回のレジメンでも OK です．

●――― DMSA シンチグラフィー

　腎盂腎炎や VUR の診断，腎の瘢痕化などを検出できます．腎盂腎炎の診断に関しては，培養で診断ができますし，VUR に関しては，より侵襲のすくないエコーが好まれるので，初回の尿路感染症では行う必要はありません[20, 21]．また腎の瘢痕化を検出してもその後のマネジメントに影響がないため，検査の意義については不透明といわざるを得ません．なお急性期に DMSA シンチグラフィーを行っても，腎の瘢痕化と腎盂腎炎の鑑別ができないため，急性期に撮影する必要はありません．

9 | 予後

　小児における尿路感染症診療の目的に「腎の瘢痕化を予防する」ことがあります．尿路感染症を繰り返すほど，腎瘢痕化のリスクが高くなりますが[30]，一方で尿路感

染症を早期に診断し，治療することで瘢痕化のリスクを軽減できると考えられています[31, 32]．

　予防内服の効果が限定的であり，むしろ耐性菌を増加させるリスクがあります．そのため，予防内服は行わず，早期に適切な診療を行うことがより重要と考えられるようになっています．耐性菌が増えると，初期治療で感受性のある抗菌薬を投与できずに，適切な治療が遅れる可能性が高まります．その結果，腎瘢痕化のリスクも高まる可能性があります．筆者は予防内服よりも，発熱時の早期受診と適切な尿グラム染色の実施のほうが重要と考えています．

2 | 腎膿瘍

　腎膿瘍には大きく3つあります．腎皮質膿瘍（renal cortical abscess），腎皮髄膿瘍（renal corticomedullary abscess），腎周囲膿瘍（perinephric abscess）です．この3つは病態生理や原因微生物が大きく異なるために，これらを区別することは非常に重要です．

1 | 腎皮質膿瘍

　腎皮質膿瘍は菌血症に続発することが多いですが，菌血症が生じてから，数週から数か月のタイムラグを認めることもあります．原因微生物の90％は黄色ブドウ球菌で，尿路感染症一般に認められるような，頻尿，排尿時痛は認められないことが多く，尿検査でも異常はあまり認められません．したがって，エコーやCTなどの画像が診断には必須です．膿瘍が大きく，膿瘍壁が明瞭な場合は外科的なドレナージが必要です．診断と治療的意味も加味して，ドレナージしたほうがよいでしょう．治療期間は，点滴で2週間以上，内服で2週間以上，全治療期間は4週間以上です．

2 | 腎皮髄膿瘍

　腎皮髄膿瘍は腎皮質膿瘍とは異なり，尿路の逆行性感染の結果生じることが多く，そのため尿路結石やVURなどの尿路の閉塞機転がを認めることが多いです．原因微生物はいわゆるPEK（*P. mirabilis*，大腸菌，*Klebsiella* sp.）がほとんどを占めます．腎皮髄膿瘍は急性細菌性巣状腎炎（AFBN：acute focal bacterial nephritis）と黄色肉芽腫性腎盂腎炎（XGP：xanthogranulomatous pyelonephritis）に分類されます．

　AFBNは腎盂腎炎が進行し，膿瘍に似た局所の感染を起こしますが，膿瘍と異なるのは壁が明確ではなく，液状化していることです．壁が不明瞭なので，腎皮質膿瘍とは異なり，基本的にはドレナージなしでも治癒可能です．ただし重度のVUR

がある場合は抗菌薬単独では治癒に導けないこともあります．解熱して2〜3日すれば内服抗菌薬に変更でき，治療期間は内服と静注と合わせて3週間です．

　XGPは小児ではまれで，通常は50歳以上の成人で多くみられます．栄養状態が悪く，さらに尿路奇形や尿路結石などがなければ，通常小児ではみられません．一箇所に限定した膿瘍ではなくびまん性に膿瘍形成が見られます．XGPは腫瘍との鑑別が非常に重要で，画像上はウィルムス腫瘍に酷似していますが，ウィルムス腫瘍と比較すると境界が不明瞭という点で区別できます．

　症状は非特異的で，不明熱や亜急性に生じた全身倦怠感などで外来受診をすることが多いです．腫瘤を触れることもあります．再発性の腎盂腎炎や治療抵抗性の腎盂腎炎の治療中に画像診断で見つかることがあります．原因微生物は腸内細菌が多数を占めます．抗菌薬のみで治癒に導けますが，しばしば難治性で，腎摘出や，部分切除なども必要になることがあります．治療期間に関するデータはありませんが，最低でも4週間以上は必要です．

3 腎周囲膿瘍

　腎周囲膿瘍はGerota筋膜と腎被膜の空間に膿瘍を生じたものです．腎皮髄膿瘍（多くの場合はAFBN）が進展した「なれの果て」である場合が多く，時折腎皮質膿瘍が"rupture"して腎周囲膿瘍に至ることもあります．腎皮髄膿瘍の進展なら，原因微生物は腸内細菌ですが，腎皮質膿瘍がruptureした場合は，当然黄色ブドウ球菌が原因微生物となります．徐々に進行するので，不明熱の原因として重要です．膿尿がみられ，タンパク尿を伴うこともあります．血液所見では貧血を伴うことが多く，40％にみられます．尿培養が陽性になるのは60％ほど，血液培養陽性率も40％ほどなので，原因微生物がつかまらないこともあります[33]．抗菌薬だけでは治癒は困難で，外科的なドレナージが通常必要です．empiric therapyとしては，腸内細菌をカバーする必要があるので，腎盂腎炎と同じ考え方で，第3世代セファロスポリンなどがよい適応となります．黄色ブドウ球菌が原因でも，第3世代セファロスポリンで十分治療可能です．膿瘍なので，アミノグリコシドは原則使えません．

4 再発性膀胱炎

　再発性膀胱炎（recurrent cystitis）は就学中の女児によくみられます．年に3回以上の膀胱炎がみられると治療対象となり，抗菌薬の予防投与を6か月続けます．ただしこの治療にはエビデンスはありません．予防薬にはST合剤が使用されます．

5 出血性膀胱炎

 出血性膀胱炎（hemorrhagic cystitis）は self-limited な予後良好の疾患です．突然発症のコーラ色の血尿，排尿困難，頻尿がみられ，発熱はあまり見られません．アデノウイルスの 7，11，21 型が原因で，これらの血清型は通常上気道症状をきたしません．まれに大腸菌が原因微生物となることがあるので，尿培養は提出しておきましょう．理由は不明ですが，大腸菌以外の細菌が出血性膀胱炎をきたすことは基本的にないようです．

 予後良好な疾患ですが，免疫不全患者では自然治癒が望めず，特に骨髄移植患者で発症した場合，シドフォビルという抗ウイルス薬を必要とすることもあります．

文献

1) Shaikh N, Morone NE, Bost JE, et al. Prevalence of urinary tract infection in childhood：a meta-analysis. Pediatr Infect Dis J；27：302-308, 2008
2) Singh-Grewal D, Macdessi J, Craig J. Circumcision for the prevention of urinary tract infection in boys：a systematic review of randomised trials and observational studies. Arch Dis Child；90：853-858, 2005
3) Friedman S, Reif S, Assia A, et al. Clinical and laboratory characteristics of non-E. coli urinary tract infections. Arch Dis Child；91：845-846, 2006
4) Edlin RS, Shapiro DJ, Hersh AL, et al. Antibiotic resistance patterns of outpatient pediatric urinary tract infections. J Urol；190：222-227, 2013
5) Colgan R, Nicolle LE, McGlone A, et al. Asymptomatic bacteriuria in adults. Am Fam Physician；74：985-990, 2006
6) McGillivray D, Mok E, Mulrooney E, et al. A head-to-head comparison："clean-void" bag versus catheter urinalysis in the diagnosis of urinary tract infection in young children. J Pediatr；147：451-456, 2005
7) Jenkins RD, Fenn JP, Matsen JM. Review of urine microscopy for bacteriuria. JAMA；255：3397-3403, 1986
8) Gorelick MH, Shaw KN. Screening tests for urinary tract infection in children：A meta-analysis. Pediatrics；104：e54, 1999
9) Al-Orifi F, McGillivray D, Tange S, et al. Urine culture from bag specimens in young children：are the risks too high? J Pediatr；137：221-226, 2000
10) Vaillancourt S, McGillivray D, Zhang X, et al. To clean or not to clean：effect on contamination rates in midstream urine collections in toilet-trained children. Pediatrics；119：e1288-1293, 2007
11) Pryles CV, Steg NL. Specimens of urine obtained from young girls by catheter versus voiding；a comparative study of bacterial cultures, gram stains and bacterial counts in paired specimens. Pediatrics；23：441-452, 1959
12) Benador N, Siegrist CA, Gendrel D, et al. Procalcitonin is a marker of severity of renal lesions in pyelonephritis. Pediatrics；102：1422-1425, 1998
13) Prat C, Dominguez J, Rodrigo C, et al. Elevated serum procalcitonin values correlate with renal scarring in children with urinary tract infection. Pediatr Infect Dis J；22：438-442, 2003
14) Biggi A, Dardanelli L, Pomero G, et al. Acute renal cortical scintigraphy in children with a first urinary tract infection. Pediatr Nephrol；16：733-738, 2001
15) Hoberman A, Charron M, Hickey RW, et al. Imaging studies after a first febrile urinary tract infection in young children. N Engl J Med；348：195-202, 2003

16) Hoberman A, Chao HP, Keller DM, et al. Prevalence of urinary tract infection in febrile infants. J Pediatr；123：17-23, 1993
17) Yang CC, Shao PL, Lu CY, et al. Comparison of acute lobar nephronia and uncomplicated urinary tract infection in children. J Microbiol Immunol Infect；43：207-214, 2010
18) Hoberman A, Wald ER, Hickey RW, et al. Oral versus initial intravenous therapy for urinary tract infections in young febrile children. Pediatrics；104：79-86, 1999
19) Cheng CH, Tsau YK, Lin TY. Effective duration of antimicrobial therapy for the treatment of acute lobar nephronia. Pediatrics；117：e84-89, 2006
20) Reaffirmation of AAP Clinical Practice Guideline：The Diagnosis and Management of the Initial Urinary Tract Infection in Febrile Infants and Young Children 2-24 Months of Age. Pediatrics；138, 2016
21) Excellence：NICE NIfHaC. Urinary tract infection：diagnosis, treatment and long-term management of urinary tract infection in children. NICE clinical guidelines 2017.
22) Stein R, Dogan HS, Hoebeke P, et al. Urinary tract infections in children：EAU/ESPU guidelines. Eur Urol；67：546-558, 2015
23) Mahant S, To T, Friedman J. Timing of voiding cystourethrogram in the investigation of urinary tract infections in children. J Pediatr；139：568-571, 2001
24) McDonald A, Scranton M, Gillespie R, et al. Voiding cystourethrograms and urinary tract infections：how long to wait? Pediatrics；105：E50, 2000
25) Garin EH, Olavarria F, Garcia Nieto V, et al. Clinical significance of primary vesicoureteral reflux and urinary antibiotic prophylaxis after acute pyelonephritis：a multicenter, randomized, controlled study. Pediatrics；117：626-632, 2006
26) Pennesi M, Travan L, Peratoner L, et al. Is antibiotic prophylaxis in children with vesicoureteral reflux effective in preventing pyelonephritis and renal scars? A randomized, controlled trial. Pediatrics；121：e1489-1494, 2008
27) Craig JC, Simpson JM, Williams GJ, et al. Antibiotic prophylaxis and recurrent urinary tract infection in children. N Engl J Med；361：1748-1759, 2009
28) Hoberman A, Greenfield SP, Mattoo TK, et al. Antimicrobial prophylaxis for children with vesicoureteral reflux. N Engl J Med；370：2367-2376, 2014
29) Cheng CH, Tsai MH, Huang YC, et al. Antibiotic resistance patterns of community-acquired urinary tract infections in children with vesicoureteral reflux receiving prophylactic antibiotic therapy. Pediatrics；122：1212-1217, 2008
30) Roberts KB. Urinary tract infection：clinical practice guideline for the diagnosis and management of the initial UTI in febrile infants and children 2 to 24 months. Pediatrics；128：595-610, 2011
31) Winter AL, Hardy BE, Alton DJ, et al. Acquired renal scars in children. J Urol；129：1190-1194, 1983
32) Smellie JM, Poulton A, Prescod NP. Retrospective study of children with renal scarring associated with reflux and urinary infection. BMJ；308：1193-1196, 1994
33) Dembry LM, Andriole VT. Renal and perirenal abscesses. Infect Dis Clin North Am；11：663-680, 1997

Chapter 9 血管内感染症

1 | 感染性心内膜炎

POINT

- 先天性心疾患はリスクファクターだが,心疾患がない小児での報告例が増えている.特に中心静脈カテーテルの長期留置は要注意.
- 原因微生物は成人と同様,黄色ブドウ球菌とviridansグループのレンサ球菌が最多.
- 診断も成人と同様,modified Duke criteriaで行う.
- 塞栓症状は成人よりも小児で出やすい.脳膿瘍,骨髄炎,関節炎などがあれば,感染性心内膜炎は必ず鑑別に挙げる.
- 複雑心奇形では心エコーでの異常を検出する感度が低くなるため,心エコーで異常がないからといって,感染性心内膜炎を否定しない.

　感染性心内膜炎は小児では比較的まれな疾患で,また発症するのも先天性心疾患がある患者に多いと思われていますが,心疾患の既往がなくても発症することがあります.感染性心内膜炎は日ごろから血液培養を提出していれば,血液培養陽性から診断できますが,血液培養を提出せずに抗菌薬を投与する癖がついていると,非常に診断が難しくなります.

　ここでは,小児でまれなようでまれではない感染性心内膜炎について概説します.

1 | 疫学

　多くの場合,小児の感染性心内膜炎ではリスクファクターを持っています.以前はリウマチ熱の頻度が高かったため,リウマチ熱罹患後の感染性心内膜炎症例が多く見られました.近年はリウマチ熱の頻度が低くなった一方,先天性心疾患の児の生存率が改善してきたことや,カテーテル留置などの医療を受ける機会が増えたため,小児での感染性心内膜炎の頻度はむしろ高まっています(**図9-1**).2000〜2003年の米国のデータでは,20歳未満の感染性心内膜炎1,588人中,心疾患の

感染性心内膜炎

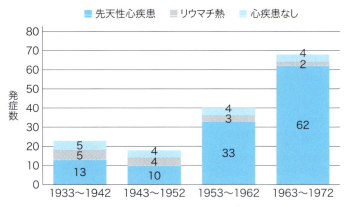

図 9-1 小児の感染性心内膜炎の年代別発症数[2]

表 9-1 感染性心内膜炎で入院した 535 人の先天性心疾患の内訳[1]

先天性心疾患	感染性心内膜炎で入院した患者数	(%)	先天性心疾患	感染性心内膜炎で入院した患者数	(%)
ファロー四徴症	106	19.8	先天性大動脈弁狭窄症	11	2.1
心室中隔欠損症	97	18.1	総動脈幹遺残症	11	2.1
左心低形成症候群	51	9.5	修性大血管転位	11	2.1
先天性大動脈閉鎖不全症	43	8.0	総肺動脈灌流異常	<10	1
完全大血管転位	33	6.2	先天性僧帽弁閉鎖不全症	<10	1
動脈管開存症	27	5.0	大動脈弁下狭窄	<10	1
心房中隔欠損症	20	3.7	Ebstein 奇形	<10	1
房室中隔欠損症	19	3.6	肺動脈狭窄	<10	1
三尖弁閉鎖症	18	3.4	その他	16	3.0
大動脈縮窄症	17	3.2			
大動脈離断症	17	3.2			

既往があったのは 662 人で，926 人には心疾患の既往がありませんでした[1]．心疾患の既往がなくても，感染性心内膜炎は発症するのです．この報告では心疾患の既往がない児のほうが感染性心内膜炎発症人数は多くなっていますが，基礎疾患がない児のほうが圧倒的に人数が多いので（分母が多い），心疾患の既往があるほうが感染性心内膜炎のリスクは当然高くなります．

感染性心内膜炎を起こした患者の，基礎疾患としての先天性心疾患の内訳を**表9-1**に示します．また，小児の感染性心内膜炎の発症年齢は，乳児期と青年期に2つの発症のピークがあります（**図9-2**）．

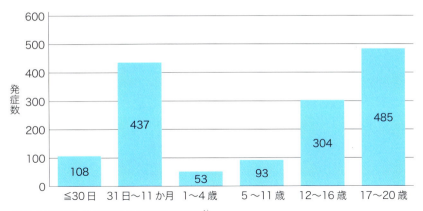

図 9-2 | 感染性心内膜炎の年齢別発症数[1]

　乳児で発症頻度が高くなっていのは，NICU などで中心静脈カテーテルが長期に留置されたことが原因と考えられています．そのため NICU 入院中の新生児で血液培養陽性となったら，必ずフォローの血液培養を提出し，陰性化を確認しておく必要があります．

> **POINT　小児の感染性心内膜炎**
> - リスクファクターは，「先天性心疾患」と「中心静脈カテーテルの長期留置」．
> - 心疾患の既往がなくとも，感染性心内膜炎は発症しうることに注意．

2 | 原因微生物

　基本的には黄色ブドウ球菌が最多で，次いで viridans グループのレンサ球菌，表皮ブドウ球菌などのコアグラーゼ陰性ブドウ球菌で 90％強を占めます．それ以外の原因微生物はまれで（図9-3），ブドウ球菌と口腔内のレンサ球菌が主な起炎菌である点は成人と同様です．

3 | 症状

　症状から感染性心内膜炎を疑えるケースは実はあまり多くありません．感染性心内膜炎を疑うパターンとしては，以下の 4 つがあります．

◉――― 血液培養陽性

　感染性心内膜炎で検出される頻度の高い微生物（黄色ブドウ球菌，viridans グルー

1 感染性心内膜炎

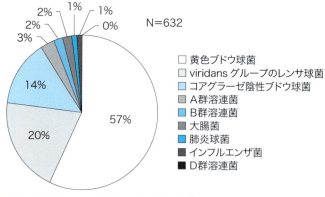

図9-3│感染性心内膜炎の原因微生物[1]

プのレンサ球菌など）が血液培養から検出されたり，あるいは持続菌血症になったりしている場合は，感染性心内膜炎を必ず鑑別に挙げます．逆に言うと，血液培養が陽性でなければ，感染性心内膜炎を疑うきっかけを失います．そのため日ごろから適切な抗菌薬使用を心がけることが重要です．外来で処方された内服抗菌薬のために診断がつかなくなるケースを時折見かけるので，安易に処方しないようにしましょう．

●───不明熱

　心臓に菌がいても，症状は「熱」のみです．胸痛が認められるわけではありません．特に弱毒菌であるviridansグループのレンサ球菌やコアグラーゼ陰性ブドウ球菌が原因微生物である場合は，長期にわたって微熱が続いていたり，全身倦怠感，関節痛，筋肉痛，体重減少，皮疹（点状出血や紫斑だけでなく紅斑が見られることもあります）など非特異的な症状しか認められなかったりすることもよく経験します．このような不明熱的なプレゼンテーションの場合には，鑑別に必ず感染性心内膜炎を挙げて，血液培養を提出しましょう．経過が長い時は，抗菌薬の処方を急ぐ必要はありません．

　一方で黄色ブドウ球菌が原因微生物の感染性心内膜炎は経過が早く，高熱を伴うことが多いため，疑ったら血液培養を3セット以上提出したうえで抗菌薬を開始します．ただしバイタルが安定しているようであれば，可能な限り血液培養陽性まで，治療は待つほうが賢明です．

　またチアノーゼ性心疾患がある小児の感染性心内膜炎では，心雑音が増強するとは限りません．菌塊による血流障害が起きることによって酸素化が悪化することが

表 9-2 | 小児における感染性心内膜炎でみられる症状[3]

症状	頻度(%)	症状	頻度(%)
発熱	99	意識障害	11
全身倦怠感	59	咽頭痛	11
嘔吐・下痢などの消化器症状	50	悪寒	9
体重減少	43	胸痛	5
咳嗽・多呼吸などの呼吸器症状	41	視力障害	5
頭痛	26	結膜出血	5
点状出血	21	爪下の線状出血	4
新規に出現した心雑音/心雑音の増強	21	Osler結節	4
関節痛	17	片麻痺	4
齲歯	14	項部硬直	4
肝脾腫	14	関節炎	3

唯一の症状のこともあります．チアノーゼ性心疾患が基礎疾患としてある場合に酸素化の低下がみられたら，血液培養の提出は必須です．

●──塞栓症状

小児では成人よりも塞栓症状が出やすいと言われています．脳膿瘍，骨髄炎，関節炎がある場合，必ず抗菌薬投与前に血液培養を提出します．感染性心内膜炎から，疣腫がとんで，2次的にこれらの感染症をきたしていることがあります．

●──心不全

弁破壊や乳頭筋の逸脱などによる心不全も感染性心内膜炎を疑う重要な症状です．肺炎と思ったら，心不全による肺水腫だったということもあるので，抗菌薬に反応しない肺炎があった場合，心不全も鑑別に挙げて，感染性心内膜炎を疑うことも重要です．

小児でみられる症状の頻度を**表9-2**に示します．

4 | 診断

感染症の診断は，「微生物診断」と「臓器診断」の2つを明らかにすることです．そのための診断基準が modified Duke criteria (**表9-3**) です．この Duke criteria を満たすか，満たさないかはもちろん重要ですが，この表を見るとこのクライテリアの真の意味が見えてきます．major criteria に血液培養陽性，心エコー陽性とありますが，これはそのまま微生物診断，臓器診断の根拠になります．そして感染性心

表9-3 modified Duke criteria[4]

major criteria	①血液培養 　・典型的な心内膜炎の起炎菌が2セット以上で陽性 　・持続的菌血症 ②心エコー陽性
minor criteria	①基礎に心疾患あり ② 38℃以上の発熱 ③血管病変（肺梗塞，脳梗塞，感染性動脈瘤，Janeway lesion） ④免疫異常（糸球体腎炎，RF 陽性，Osler 結節，Roth 斑） ⑤心エコー陽性だが major を満たさない ⑥血培陽性だが major を満たさない

確定：major 2つ，major 1＋minor 3つ，minor 5つ
可能性大：major 1つ＋minor 1つ，minor 3つ

内膜炎ではこの2つの証明がしばしば難しいため，間接的な所見として minor criteria があるのです．

●──感染性心内膜炎における血液培養の重要性

　感染性心内膜炎では血液培養が診断と治療に最も重要な検査です．Duke criteria の major criteria に入っており，「血液培養陽性＝微生物診断確定」なのでもちろん重要ですが，理由はそれだけではありません．治療期間が4～6週間と長期なので，副作用のために抗菌薬の変更が余儀なくされることがしばしばあります．その時原因微生物が確定していれば，感受性結果も判明しているので代替薬を選択できますが，原因微生物が不明の場合は代わりの抗菌薬を選ぶのが難しくなります．
　また感染性心内膜炎では菌種によって治療薬，治療期間が異なります．例えば viridans group streptococci, MSSA, MRSA, E. faecalis などはすべてバンコマイシンで治療できますが，viridans group streptococci ならペニシリン G，MSSA ならセファゾリン，E. faecalis ならアンピシリンとゲンタマイシンの併用がよいなど，治療薬が異なります．とりあえず抗菌薬を投与してよくなればそれでいい，とは言えないのが感染性心内膜炎なのです．

●──感染性心内膜炎における心エコーの意味

　血液培養がすでに陽性になっていて，心エコーで疣腫が見つかったり，新たな弁膜症が発症したりしていれば，心エコーで診断がつきます．さらに，心エコーにはほかにも使い方があります．
　例えば基礎疾患として心疾患がある患者の血液培養で，感染性心内膜炎に典型的な菌が陽性となった場合，あるいは持続的菌血症となっている場合は，心エコーで疣腫が認められなくても，感染性心内膜炎として治療するほうが安全です．この場

合の心エコーは，疣腫を見つけるためというよりは，弁膜症や心不全の進行がないかどうかを定期的に確認するために必要になります．経食道心エコーの意義は少ないため，適宜経胸壁心エコーでフォローすれば十分です．

心エコーで感染性心内膜炎が疑わしいのに，抗菌薬の先行投与があったために，血液培養から菌が検出されない場合，抗菌薬を投与せずに，血液培養を取り続けることも検討して下さい．ただし呼吸・循環動態に何らかの影響が出始めていれば，empiric に治療を開始せざるを得ないこともあります．

小児における経胸壁心エコーの感度は 25〜50％で，成人よりも感度が低く，さらに複雑心奇形になるほど心エコーの感度は低くなります[3, 5]．そのため成人よりも感染性心内膜炎の診断は難しく，まさに "diagnostic challenge" な疾患です．

5 治療

感染性心内膜炎の治療については，原因微生物ごとに選択すべき抗菌薬，投与量，治療期間が決まっています．あまりに膨大なので，詳細はガイドラインをご覧下さい[6]．この時に重要なのは，ガイドラインに記載されている抗菌薬の投与量，最低限の治療期間を必ず守ることです．感染性心内膜炎の場合には，ガイドラインに記載されている治療方法が，現時点では最も成功率の高い治療方法です．「我流」の治療は絶対にしていはいけません．

感染性心内膜炎を疑った時の empiric therapy は非常に難しいです．できれば血液培養陽性になってから治療を始めたいのですが，呼吸・循環動態が不安定で待てないこともあります．そのような場合，以下の2点を考慮して抗菌薬を選択します．
・ある程度検出頻度の高い原因微生物（黄色ブドウ球菌，viridans group streptococci）をカバーする
・初期治療をはずすと，悪化する可能性が高い原因微生物（腸内細菌や溶連菌）をカバーする

筆者が考える小児の感染性心内膜炎の empiric therapy は，以下の 2 剤併用です（患者 1 人ひとりで修正する必要はあります）．
・MRSA カバーのためにバンコマイシン
・MSSA，溶連菌，腸内細菌カバーのために，セフトリアキソンもしくはアンピシリン・スルバクタム

6 合併症

小児の感染性心内膜炎の合併症は基本的には成人と同様です．合併症としては心

臓そのものに起こるものとして，腱索の断裂や弁の穿孔・破壊による心不全，心筋膿瘍，完全房室ブロックなどがあります．

また疣腫が他の臓器に転移することによって，脳膿瘍，関節炎，腸腰筋膿瘍，骨髄炎，肺炎，肝膿瘍，脾膿瘍など，さまざまな部位に2次的な感染をきたします．免疫学的機序によって2次的に糸球体腎炎をきたすことも知られています．

7 手術適応

小児における感染性心内膜炎の手術適応は基本的には成人と同様です．

①心不全がコントロールできない場合	A. 弁逆流や弁閉塞，心室内や心膜への瘻孔形成などにより，治療抵抗性の肺水腫，心原性ショックを起こしている場合
	B. 早期の僧帽弁閉鎖や肺高血圧などにより心不全が持続する場合や血行動態の忍容性が乏しいエコー所見がある場合
	C. 心不全はないが，大動脈弁や僧帽弁の重度の逆流症がある場合
②抗菌薬で感染症がコントロールできない場合	D. 局所の感染のコントロールができない場合（弁輪部膿瘍，仮性動脈瘤，瘻孔，完全房室ブロック，疣腫が増大）
	E. 発熱が持続し，7～10日以上血液培養の陽性が持続する場合
	F. 真菌や多剤耐性菌が原因微生物の場合
③疣腫が大きく塞栓症を予防するため	G. 疣腫の大きさが10 mm以上で，1回以上の塞栓症が起こった場合
	H. 疣腫の大きさが10 mm以上で，心不全や持続感染，膿瘍などの合併症がある場合
	I. 15 mm以上の巨大な疣腫がある場合

手術のタイミングとしては，①のAの場合は24時間以内の緊急手術，①のCの場合は1～2週間の抗菌薬治療後の待機的手術ですが，その他の場合は2～3日以内の準緊急手術が推奨されています．

8 予防

歯科処置の際に感染性心内膜炎の予防として抗菌薬の投与が推奨されていますが，近年は歯科処置での感染性心内膜炎の予防投与の適応は縮小傾向にあります．これは歯科処置に伴う感染性心内膜炎の発症頻度が極めてまれであること，また歯科処置に限らず，食事や歯磨きなどの日常生活でも一過性の菌血症が起きているので，歯科処置の時だけ予防内服を行うことが，それほど合理的ではないと考えられるようになったためです．歯科処置の際の予防内服の適応は**表9-4**の通りです[7]．

例えば心室中隔欠損症の患者でパッチで閉鎖した後に歯科処置する場合は，術後6か月以内であれば予防内服が必要で，6か月を経過していれば不要です．これは

表9-4 | 感染性心内膜炎のハイリスクでかつ歯科処置の際に予防的抗菌薬の適応となる患者[7]

- 人工弁置換術後
- 感染性心内膜炎の既往がある
- チアノーゼ性先天性心疾患（BTシャントなどの姑息的手術後も含む）
- 先天性心疾患で6か月以内に人工物を使用した根治術がなされている
- 先天性心疾患で人工物で欠損部を閉鎖したが、欠損部が完全閉鎖できず、残存欠損が人工物の近傍にある

表9-5 | 感染性心内膜炎予防のための抗菌薬[7]

		処置の30〜60分前に1回のみ投与	
		成人	小児
経口	アモキシシリン	2 g	50 mg/kg/dose
経口投与ができない場合	アンピシリン	2 g	50 mg/kg/dose
	セファゾリン or セフトリアキソン	1 g	50 mg/kg/dose
ペニシリンアレルギーの患者	セファレキシン	2 g	50 mg/kg/dose
	クリンダマイシン	600 mg	20 mg/kg/dose
	アジスロマイシン or クラリスロマイシン	500 mg	15 mg/kg/dose
ペニシリンアレルギーの患者で経口投与ができない場合	セファゾリン or セフトリアキソン	1 g	50 mg/kg/dose
	クリンダマイシン	600 mg	20 mg/kg/dose

（表2-7（☞152頁）を再掲）

パッチを欠損部に当てて6か月が経過すれば内皮と一体化し，ハイリスクではなくなるからです．一方，パッチで完全に閉鎖できなかった場合は，この内皮化が期待できないので，予防内服が必要となります．

呼吸器系の処置では，扁桃摘出術や気管支鏡で生検をする場合，**表9-4**のハイリスク患者では予防投与の適応となります．膿胸や胸水貯留でドレナージをする時も予防投与の適応となりますが，気管支鏡で観察するだけでは予防投与の適応にはなりません．

以前は消化器，泌尿器系の手技の際に，抗菌薬の予防投与が推奨されていましたが，現在は推奨されていません．これは消化管・泌尿器系の常在菌で感染性心内膜炎のリスクとなるのが腸球菌のみで，腸球菌が感染性心内膜炎を起こす頻度が低いこと，腸球菌の耐性化が進んでいることなどが理由です．

予防内服のレジメンは**表9-5**の通りで，処置前1回のみです．

2 | カテーテル関連血流感染症（CRBSI）

POINT

- カテーテルが留置されている患者では，常にカテーテル関連血流感染症を念頭におく．
- 小児の長期留置型カテーテルでは，温存できるかどうかをまず考える．
- 刺入部の所見はないのが普通．あればラッキー．
- カテーテルを抜去してもしなくても，血液培養は必ず再検する．
- カテーテル温存には，抗菌薬ロック療法，エタノールロック療法があるが，適応菌種をよく考えて行う．
- 末梢ラインでもカテーテル関連血流感染症は発症しうる．末梢ラインの刺入部の硬結，発赤，熱感などがあれば，血液培養を必ず採取する．
- カテーテル関連血流感染症を疑った時は血培2セット，末梢とカテ逆血から同時に，同量採血する．
- 抜去が必要な時は躊躇なくカテーテルを抜去する．

　小児では以下の背景から，中心静脈カテーテルを留置するのも，抜去するのも難しい事情があります．そのため，できる限りカテーテル関連血流感染症を起こさない工夫と，起こした場合の温存方法が成人よりもよく研究されています．

- 留置するために，全身麻酔が必要なことが多い．
- 留置可能な血管が少ない．
- 長期間の使用になることが多い（Hirschsprung病などの先天性腸疾患がある場合，半永久的に中心静脈カテーテルが必要なこともあります）．
- 刺入部を清潔に保つことが難しい．

1 | 疫学

　日本でのカテーテル関連血流感染症の疫学的なデータが乏しいため，米国のデータで示しますが[8-11]，米国では約250,000件/年のカテーテル関連血流感染症が発症し，そのために11～23日程度入院期間が延長しています．1症例あたりのカテーテル関連血流感染症のために，7,288～29,156ドルの医療費が必要で，米国全体では年間6億7千万～27億ドルの医療費の負担になり，日本円にすると，1症例

あたり100万〜300万円程度の医療費の増大になっています．

　1,000カテーテル・日当たりのカテーテル関連血流感染症の発症率は，中心静脈カテーテルで2.7，末梢静脈カテーテルで0.5です．末梢静脈カテーテルの発症率は低いですが，留置数が圧倒的に末梢静脈カテーテルのほうが多いため，発症数は末梢静脈カテーテル関連血流感染症のほうが多いです．

2 症状

　末梢静脈カテーテル関連血流感染症では血管が表面に近いところにあるため，末梢静脈カテーテル刺入部から浸出液や膿汁が認められたり，発赤，疼痛，熱感，硬結などの所見が比較的容易に認められたりします．しかし，中心静脈カテーテルの場合は，そのような所見はあまり認められません．成人の研究ですが，中心静脈カテーテル関連血流感染症で刺入部の圧痛，腫脹，膿が認められるのは3％以下です[12,13]．あればむしろラッキーで，ないのが普通です．そのためカテーテルが留置されている患者が発熱した場合，鑑別疾患に必ずカテーテル関連血流感染症を考え，以下の4点を念頭において，診断・治療を進める必要があります．

> ❶重症度
> ❷カテーテルは抜去可能かどうか
> ❸他に熱源はないか
> ❹ empiric therapyが必要か

●───重症度

　患者の状態が悪ければ，カテーテル関連血流感染症の診断がつく前に抜去します．カテーテル関連血流感染症はカテーテルの中に感染源があるので，抜去すれば感染源を取り除くことになり，ドレナージに匹敵する治療効果が期待できます．

●───カテーテルは抜去可能かどうか

　患者の状態が悪く，ショック状態であれば必ず抜去する必要がありますが，カテーテル留置患者が熱を出すたびに抜去するのも現実的ではありません．ある程度状態が落ち着いていれば，抜去せずに血液培養を提出して，その培養結果を待つことも可能です．ただし，念のために留置されている中心静脈カテーテルや単にヘパロックされているだけのカテーテルであれば，積極的に抜去して下さい．

● 他に熱源はないか

カテーテル関連血流感染症は基本的には「除外診断」です．他に熱源がないかどうかの検索は必ず怠らないようにします．

● empiric therapy が必要か

他の感染症と同様，empiric therapy が必要かどうかの判断も重要です．そのためカテーテル関連血流感染症ではどのような原因微生物が多いのかを知っておく必要があります．

3 | 診断

カテーテル関連血流感染症は大きく以下の4つに分類されます．

カテーテル定着	カテーテル先端，ハブの培養から菌が検出．患者に発熱などの感染徴候はない状態
出口部感染	カテーテル出口部2 cm 以内に紅斑，圧痛，硬結，膿などが存在する
トンネル感染	カテーテル出口部から皮下トンネルに沿って2 cm 以上にわたり紅斑，圧痛，硬結がある状態
カテーテル関連血流感染症	血管内のカテーテルに感染があり，そのために血流感染症の徴候をきたしている状態

病態生理を示したのが **図9-4** です．カテーテル挿入部の汚染だけではなく，接続部や薬液の汚染でも血管内へ菌は侵入します．そのためカテーテル関連血流感染症の予防のためには適切なカテーテルの挿入・管理，適切なルート管理，適切な輸液管理，そして医療従事者の適切な手指衛生が非常に重要になります．

カテーテル先端培養の結果と血液培養の結果が一致すれば，カテーテル関連血流感染症と診断してよさそうですが，**表9-6** の診断基準で特に留意するのは下記の2点です．

- カテーテルから採取した血液培養が陽性であるだけでは，カテーテルへの単なる菌の定着と区別がつかないため，必ず末梢静脈からも血液培養を提出する必要がある．
- カテーテル先端培養の結果と血液培養の結果が一致しただけでは，感染源が別にあって，2次的にカテーテル先端に菌が付着しただけのこともありえる

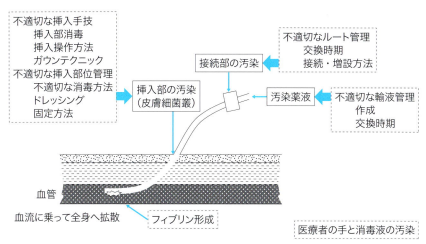

図 9-4 | カテーテル関連血流感染症の分類と発症機序

表 9-6 | カテーテル関連血流感染症の診断基準[14]

1. 血管内にカテーテルが留置されている患者で菌血症もしくは真菌血症を伴う
2. 末梢静脈から採取した血液培養が1セット以上陽性
3. 臨床的に感染徴候(発熱,悪寒,低血圧など)を伴う
4. カテーテル感染以外に明らかな感染源がない

上記4つを満たし,かつ下記のいずれかを満たす
①カテーテル先端の半定量あるいは定量培養を行い,末梢血の血培結果と菌種,感受性が同じであること
②カテーテルと末梢血の血培を定量培養して,その比が5:1以上になること
③カテーテルから採取した血培が末梢血よりも2時間以上早く陽性となること

ため,カテーテル関連血流感染症の診断は「除外診断」となっている.

　臨床的に感染徴候を伴うという記載は当然のようですが,感染徴候がないのに,カテーテル抜去時に「一応」とか「念のため」という理由でカテーテル先端培養を提出されていることがあります.カテーテル関連血流感染症の診断は感染徴候がある場合に限定されているので,感染徴候がない時にはカテーテル先端培養を提出しないようにしましょう.

　①～③は,カテーテル先端に有意に菌が定着しているかどうか,を見るための基準です.①のカテーテル先端の定量培養を行っている施設や②の血液培養の定量培養は国内ではほとんどありませんが,半定量培養やカテーテルと末梢静脈から採取した血液培養の時間差は行っている施設もあるかもしれません.

表9-7 | カテーテル関連血流感染症の原因微生物[20]

原因微生物	分離率（％）	原因微生物	分離率（％）
コアグラーゼ陰性ブドウ球菌	31.3	Klebsiella sp.	4.8
黄色ブドウ球菌	20.2	緑膿菌	4.3
腸球菌	9.4	Enterobacter sp.	3.9
Candida sp.	9.0	Serratia sp.	1.7
大腸菌	5.6	A. baumannii	1.3

　半定量培養は別名「Maki法」と言います．一定の長さ（5.7 cm）のカテーテルを培地上で4回以上転がして，72時間後の培養後のコロニー数が15を超えていると真のカテーテル感染である可能性が高いと判断します[15, 16]．

　カテーテルから採取した血液培養が末梢から採取した血液培養よりも2時間以上早く陽性となることを，differential time to positive（DTP）と言います[14, 17]．カテーテルと末梢から同量の採血を同時に行い（もし不可能であれば，2つの異なるカテーテルから採血を行う），カテーテルからの血液培養が2時間以上先に早く陽性となれば，カテーテル感染と診断するというものです．感度は81～93％，特異度は75～100％です[17, 18]．

　注意してほしいのは，DTPは必ずしも絶対的な基準ではないということです．末梢とCVからの血液培養陽性時間に差がないからといって，「CV感染は否定的」と考えるのは危険です．感度は81～93％で，最近ではカウンターエビデンスも出ています[19]．

　カテーテル関連血流感染症であれば，血管内にカテーテルが留置されているため，通常は血液培養が陽性となります．そのため血液培養陰性は，カテーテル感染を否定する強い根拠になります．

4 | 原因微生物

　カテーテル関連血流感染症で検出される原因微生物のデータ（米国のもの）を**表9-7**に示します．このデータは1995～2002年の期間に，米国49病院，24,179のカテーテル関連血流感染症のデータで，小児例だけでなく，成人例も含んだデータです．小児に限局すると，コアグラーゼ陰性ブドウ球菌が46.8％，カンジダが10.5％，黄色ブドウ球菌が10.0％となっており，コアグラーゼ陰性ブドウ球菌がやや多く，黄色ブドウ球菌がやや少なくなってはいますが，ほぼ同様の結果です．そしてグラム陽性球菌であるコアグラーゼ陰性ブドウ球菌，黄色ブドウ球菌，腸球菌だけで，60％以上を占めています．

5 治療

カテーテル関連血流感染症の一番の治療はカテーテルの抜去ですが,原則抗菌薬の投与が必要です.ただし以下の4項目すべてを満たす場合は,抗菌薬の投与は必ずも必要ではありません.

> ❶原因微生物がコアグラーゼ陰性ブドウ球菌(*Staphylococcus lugdunensis* は除く)である.
> ❷カテーテルが抜去されている.
> ❸人工弁,人工血管など体内異物がない.
> ❹(抗菌薬開始前の)フォローの血液培養で,菌血症がない.

カテーテルを抜去すると,感染源そのものが体内からなくなるため解熱することが多く,臨床的に落ち着くこともよく経験します.そのため,抗菌薬がなくても治療できると考えがちですが,感染源はなくなっても,血流に乗った微生物の治療はできていません.そのため,患者自身の免疫機能で細菌を排除できなかった場合,後日,別の臓器に感染源を作ってしまうことがあります.そのため,血液培養が陽性となった場合は,様子見をせずに,感受性のある抗菌薬で必ず治療して下さい.

POINT カテーテル関連血流感染症

カテーテルを抜去すると感染源がなくなるため解熱することが多い.しかし,血流に乗った微生物の治療のため,抗菌薬は必ず投与する.

疫学的にはグラム陽性球菌のカテーテル関連血流感染症が多いので,empiric に投与すべき抗菌薬はバンコマイシンです(ガイドラインでも明記されています).
下記の場合はグラム陰性桿菌のカバーを検討します.

> グラム陰性桿菌のカバーが必要な状況
> ❶重症,あるいは重症感がある
> ❷ CV が鼠径部から入っている
> ❸化学療法のために好中球が減少している(febrile neutropenia の場合)

選択するべき抗菌薬は,ローカルファクター(各施設でのアンチバイオグラム),過去の抗菌薬使用歴(セファロスポリンの使用が多ければ,ESBL 産生菌を考慮し

てメロペネムを使用したり，直近でメロペネムを使用していれば，ピペラシリン・タゾバクタムを使用するほうがよいこともあります），患者の保菌状態（既出の微生物はカテーテル関連血流感染症を起こしうる）などを考慮して決定する必要があります．具体的には，セフトリアキソン/セフォタキシム，セフェピム，ピペラシリン・タゾバクタム，メロペネム，ゲンタマイシン，アミカシン，アズトレオナムなどが選択肢です．一般的にアミノグリコシドの耐性率は低いので，アミノグリコシドを上手に使用しましょう．

カンジダのカバーを考慮すべき状況は，以下の6つです．

❶広域抗菌薬の使用中，もしくは直近で使用していた
❷高カロリー輸液を行っている
❸血液悪性腫瘍患者
❹臓器移植患者
❺鼠径部にCVが留置されている
❻複数個所にカンジダの定着がある

グラム陰性桿菌，カンジダのカバーをすべきかどうかを判断するのは難しいですが，重症だったり，鼠径部にカテーテルが留置されていたり，定着菌にグラム陰性桿菌やカンジダが多ければそのカバーを追加するのが基本的スタンスです．

さてカテーテル関連血流感染症の治療を開始したら，抗菌薬の治療効果判定と，合併症の有無を判断するために，治療開始後72時間以内に血液培養は必ず再検します．臨床的に解熱しているような状況でも，血液培養を再検すると，陽性となることはそれほど珍しくありません．特にグラム陽性球菌は血管内感染を起こしやすいため，グラム陽性球菌が検出されている場合は，血液培養の再検は必須です．

血液培養が陰性化していれば，治療はうまくいっていると考えられますが，再度陽性となった場合には，カテーテルを抜去していなければ抜去を，カテーテル抜去済みなら，化膿性血栓性静脈炎や感染性心内膜炎，他の臓器に感染が生じている可能性を検討して下さい．

治療期間は菌種，合併症の有無によって異なります（**表9-8**）．カテーテル関連血流感染症の合併症には，化膿性血栓性静脈炎，感染性心内膜炎，膿瘍形成（肝膿瘍，脾膿瘍，脳膿瘍，肺膿瘍，腸腰筋膿瘍など），関節炎，骨髄炎，眼内炎などがあります．合併症の有無に最も重要なのは，血液培養が陰性化しているかどうかです．72時間以内に，菌血症が改善されない，あるいは解熱しない場合は，血管内感染症や合併症を強く疑う根拠となります．特に持続菌血症をきたした場合は，化膿性血栓性静脈炎や感染性心内膜炎などの血管内感染症があるものとして治療するほう

表 9-8 | カテーテル関連血流感染症の治療期間のまとめ[14]

	原因菌	治療期間
短期留置型カテーテル 合併症なし	コアグラーゼ陰性ブドウ球菌	カテーテル抜去あり：5〜7日間 カテーテル温存：抗菌薬ロック療法＋10〜14日間
	黄色ブドウ球菌	カテーテル抜去＋14日間以上
	腸球菌	カテーテル抜去＋7〜14日間
	グラム陰性桿菌	カテーテル抜去＋7〜14日間
	Candida spp.	カテーテル抜去＋血培陰性化から14日間
短期留置型カテーテル 合併症あり	原因微生物によらず	カテーテル抜去＋4〜6週間以上
長期留置型カテーテル 合併症なし	コアグラーゼ陰性ブドウ球菌	カテーテル温存：抗菌薬ロック療法＋10〜14日間 臨床的に悪化または菌血症が再燃した場合はカテーテルを抜去し，合併症の検索を行う
	黄色ブドウ球菌	カテーテル抜去＋4〜6週間
	腸球菌	カテ抜去なし：抗菌薬ロック療法＋10〜14日間 状態が悪い，遷延する，再燃するなどあれば抜去
	グラム陰性桿菌	カテーテル抜去＋7〜14日間
	Candida spp.	カテーテル抜去＋血培陰性化から14日間
長期留置型カテーテル 合併症あり	原因微生物によらず	カテーテル抜去＋4〜6週間以上

合併症：化膿性血栓性静脈炎，感染性心内膜炎，血管内デバイスがある．あるいは血流感染か発熱が72時間以上持続する場合

　が安全です．カテーテルを抜去し，感染源がなくなり，かつ，適切な抗菌薬で治療しているのに，血液培養が再度陽性になるのは，極めて異常な状態です．このようにカテーテルを抜去しても菌血症が持続する場合（すなわち，カテーテル抜去から72時間以降も持続する場合）は，血液培養が陰性化してから最低4〜6週間の長期治療が必要です．

　黄色ブドウ球菌のカテーテル関連血流感染症の場合，原則4週間以上の治療が必要ですが，**表9-9**をすべて満たした場合は，14日間の治療でも可とされています．治療期間が長めに設定されていますが，これは黄色ブドウ球菌の毒性の高さによるもので，適切な治療を行っていても，高率に（25〜30％）合併症をきたすためです[14]．

　さて，実際に筆者が上記治療期間を全例で守っているかというと，必ずしもそうではありません．黄色ブドウ球菌によるカテーテル関連血流感染症で，小児で経食

2 カテーテル関連血流感染症（CRBSI）/ 3 化膿性血栓性静脈炎

表9-9 黄色ブドウ球菌によるカテーテル関連血流感染症で14日間治療でも許容される条件

①免疫不全（免疫抑制剤の内服も含む）がない ②糖尿病がない ③カテーテルが抜去されている ④血管内に人工物（人工弁，血管グラフトなど）がない	⑤経胸壁/経食道心エコーで感染性心内膜炎/化膿性血栓性静脈炎の所見がない ⑥72時間以内に解熱し，血液培養が陰性化している ⑦septic emboliの所見がない

道心エコーをすることは普通ありません．そこで，適切な治療開始後24〜48時間で血液培養を再検し，その血液培養が陰性であり，かつ，臨床的に速やかに改善していれば，治療期間は14日間にしています．

カテーテルを温存する時には，必ず血液培養を再検します（新生児以外は必ず2セット）．もし有効な抗菌薬を投与して72時間以上経過しても血液培養の陽性が続く場合は，温存を諦めて，必ずカテーテルは抜去して下さい．

また病原性が低くてもバイオフィルムを形成し，体内から除去することが難しい微生物もあります．具体的にはBacillus属，Micrococcus属，Propionibacteria属です．これらの菌種によるカテーテル関連血流感染症では，カテーテルの温存は難しいため，必ずカテーテルは抜去して下さい．

逆に合併症のないカテーテル関連血流感染症で，黄色ブドウ球菌，緑膿菌，Bacillus属，Micrococcus属，Propionibacteria属，真菌，抗酸菌以外の微生物による長期留置型カテーテルの感染の場合には，抗菌薬ロック療法やエタノールロック療法などによるカテーテルの温存を検討すべきです．

これらの「ロック療法」は抗菌薬やエタノールを一定時間カテーテルの内腔に満たすことで殺菌し，カテーテルを温存する治療方法です．IDSAのガイドラインでは，エタノールロックはまだエビデンスが不十分のため，抗菌薬ロック療法が推奨されています[14]．コクランのシステマティックレビューでもエタノールロックは十分な治療効果がないとされていますが，エタノールロックが有効とする報告もあり[21]，筆者の経験でも効果が高い実感があります．ただし，現在エタノールロック療法を行うには，院内の倫理委員会での承認が必要です．

エタノールロックを予防的に使用してカテーテル関連血流感染症の発症頻度を減らそうという試みもありますが[22]，この方法をルーチンで行うほどの臨床データは少ないため，さらなる検証が必要です．

抗菌薬ロック療法の方法は，抗菌薬の全身投与と同時に，抗菌薬とヘパリンの混合液でカテーテルを使用しない時間にロックする方法です．ロックする時の濃度を**表9-10**に示します．

表 9-10 | 抗菌薬ロック療法に使用するロック液の濃度[14]

抗菌薬	抗菌薬の濃度(mg/dL)	ヘパリンの濃度(IU/mL)
バンコマイシン	5.0	0 あるいは 5,000
セフタジジム	0.5	100
セファゾリン	5.0	2,500 あるいは 5,000
シプロフロキサシン	0.2	5,000
ゲンタマイシン	1.0	2,500
アンピシリン	10.0	10 あるいは 5,000

　筆者は，抗菌薬の持続点滴を行うことが多いです．例えばコアグラーゼ陰性ブドウ球菌によるカテーテル関連血流感染症の場合はバンコマイシンで治療しますが，この時は感染しているカテーテルからバンコマイシンを持続点滴します．バンコマイシン 1,000 mg を生食 100 mL で溶解して 24 時間で流せば，カテーテル内のバンコマイシンの濃度は 10 mg/mL となり，抗菌薬ロック療法以上にバンコマイシンの濃度を保てます．抗菌薬を持続点滴するほうが治療効果が高いことも知られているので，よい方法ではないかと個人的には考えています．

　最後に末梢ライン感染について述べます．カテーテル関連血流感染症というと，中心静脈カテーテルだけを想定しがちですが，末梢静脈カテーテル感染も意外に頻度が高いです．末梢ライン感染の疫学的なデータは不足していますが，感染症コンサルテーションをしていて，血液培養陽性の患者を見にいくと，一定の割合で末梢静脈カテーテル刺入部の発赤，腫脹，熱感，硬結などを触れることがあります．発熱があった場合，末梢静脈カテーテル感染を疑うことは少ないのですが，刺入部の所見は必ず確認して下さい．中心静脈カテーテル関連血流感染症に比べると，その発症頻度は 1/5 程度ですが，末梢静脈カテーテルの留置数は中心静脈カテーテルとは比較にならないくらい多いため，実際の発症数は中心静脈カテーテル関連血流感染症よりも多いと言われています[23]．

3 | 化膿性血栓性静脈炎

POINT

カテーテル関連血流感染症の診断がついた後，カテーテル抜去後も血液培養が陽性となったら，化膿性血栓性静脈炎を強く疑う．

3 化膿性血栓性静脈炎

1 | 病態生理

　化膿性血栓性静脈炎は血管内に生じた血栓やフィブリンに感染が生じた状態です．そのため，感染性心内膜炎と同様，持続菌血症の状態になります．

　発症のメカニズムですが，カテーテルの留置や血管吻合部があると，これらの部位に沿って無菌性の血栓やフィブリンを形成することがあります．この無菌性の血栓やフィブリンが生じている状態で，菌血症やカテーテルの汚染，近隣臓器からの感染が波及してくると，化膿性血栓性静脈炎が発症するのです．化膿性血栓性静脈炎をきたすと，血管が閉塞するため，疼痛，腫脹，硬結が生じます．

　近隣臓器からの波及による化膿性血栓性静脈炎としては，以下が有名です．

- Lemierre 症候群（咽頭炎や扁桃周囲膿瘍などの頭頸部感染症からの波及）
- 腹腔内膿瘍，腹膜炎などの結果としての門脈化膿性血栓性静脈炎
- 感染流産や骨盤内炎症性疾患などの結果としての骨盤内化膿性血栓性静脈炎

2 | 症状

　表在静脈の化膿性血栓性静脈炎であれば，発熱に加えて静脈ラインに沿った発赤，熱感，硬結，疼痛，刺入部からの浸出液などを認めることが多いため，診断は比較的容易です．このような所見を認めた場合はただの点滴漏れと安易に考えず，必ず血液培養を提出しましょう．

　一方，中心静脈カテーテル留置部位に生じた化膿性血栓性静脈炎では，血管が深部にあるため，発赤，熱感，硬結，疼痛，浸出液などの局所の炎症所見に乏しいことが多いですが，この理由は中心静脈カテーテル関連の血流感染症で，局所の所見が3％程度しか認められないのと同じです．

3 | 診断

　化膿性血栓性静脈炎の微生物診断は血液培養で，臓器診断は診察上静脈炎の所見があるかどうか，あるいはエコーや造影CT，MRIなどで血栓を証明する必要があります．

　臨床的によく見かける化膿性血栓性静脈炎のパターンは，カテーテル関連血流感染症の診断がついた後，血液培養をフォローしたところ，持続陽性となった場合です．感染源がなくなっているのに，血液培養が再度陽性になるのは異常事態なので，このような場合はまだ血管内に感染源が残っていることを強く示唆します．すなわ

ち化膿性血栓性静脈炎を強く疑わなければなりません．

4 治療

　治療期間についてははっきり決まっていませんが，感染性心内膜炎に準じて行います．特に持続菌血症をきたしたものは4〜6週間以上の治療期間は守るほうがよいでしょう．

文献

1) Day MD, Gauvreau K, Shulman S, et al. Characteristics of children hospitalized with infective endocarditis. Circulation；119：865-870, 2009
2) Johnson DH, Rosenthal A, Nadas AS. A forty-year review of bacterial endocarditis in infancy and childhood. Circulation；51：581-588, 1975
3) Martin JM, Neches WH, Wald ER. Infective endocarditis：35 years of experience at a children's hospital. Clin Infect Dis；24：669-675, 1997
4) Baddour LM, Wilson WR, Bayer AS, et al. Infective endocarditis：diagnosis, antimicrobial therapy, and management of complications：a statement for healthcare professionals from the Committee on Rheumatic Fever, Endocarditis, and Kawasaki Disease, Council on Cardiovascular Disease in the Young, and the Councils on Clinical Cardiology, Stroke, and Cardiovascular Surgery and Anesthesia, American Heart Association：endorsed by the Infectious Diseases Society of America. Circulation；111：e394-434, 2005
5) Saiman L, Prince A, Gersony WM. Pediatric infective endocarditis in the modern era. J Pediatr；122：847-853, 1993
6) Baltimore RS, Gewitz M, Baddour LM, et al. Infective Endocarditis in Childhood：2015 Update：A Scientific Statement From the American Heart Association. Circulation；132：1487-1515, 2015
7) Wilson W, Taubert KA, Gewitz M, et al. Prevention of infective endocarditis：guidelines from the American Heart Association：a guideline from the American Heart Association Rheumatic Fever, Endocarditis, and Kawasaki Disease Committee, Council on Cardiovascular Disease in the Young, and the Council on Clinical Cardiology, Council on Cardiovascular Surgery and Anesthesia, and the Quality of Care and Outcomes Research Interdisciplinary Working Group. Circulation；116：1736-1754, 2007
8) Scott DI. The Direct Medical Costs of Healthcare-Associated Infections in U. S. Hospitals and the Benefits of Prevention. (Publication No. CS200891-A). Centers for Disease Control and Prevention 2008.
9) Smith RL, Meixler SM, Simberkoff MS. Excess mortality in critically ill patients with nosocomial bloodstream infections. Chest；100：164-167, 1991
10) Arnow PM, Quimosing EM, Beach M. Consequences of intravascular catheter sepsis. Clinical infectious diseases：an official publication of the Infectious Diseases Society of America；16：778-784, 1993
11) Collignon PJ. Intravascular catheter associated sepsis：a common problem. The Australian Study on Intravascular Catheter Associated Sepsis. Med J Aust；161：374-378, 1994
12) Safdar N, Maki DG. Inflammation at the insertion site is not predictive of catheter-related bloodstream infection with short-term, noncuffed central venous catheters. Crit Care Med；30：2632-2635, 2002
13) DG M. Infections due to infusion therapy. In：Hospital infections. Philadelphia, PA：Lippincott-Raven；1998.
14) Mermel LA, Allon M, Bouza E, et al. Clinical practice guidelines for the diagnosis and management of intravascular catheter-related infection：2009 Update by the Infectious Diseases Society of America. Clin Infect Dis；49：1-45, 2009
15) Maki DG, Weise CE, Sarafin HW. A semiquantitative culture method for identifying intrave-

nous-catheter-related infection. N Engl J Med ; 296 : 1305-1309, 1977
16) Maki DG, Jarrett F, Sarafin HW. A semiquantitative culture method for identification of catheter-related infection in the burn patient. J Surg Res ; 22 : 513-520, 1977
17) Raad I, Hanna HA, Alakech B, et al. Differential time to positivity : a useful method for diagnosing catheter-related bloodstream infections. Ann Intern Med ; 140 : 18-25, 2004
18) Gaur AH, Flynn PM, Giannini MA, et al. Difference in time to detection : a simple method to differentiate catheter-related from non-catheter-related bloodstream infection in immunocompromised pediatric patients. Clin Infect Dis ; 37 : 469-475, 2003
19) Kaasch AJ, Rieg S, Hellmich M, et al. Differential time to positivity is not predictive for central line-related Staphylococcus aureus bloodstream infection in routine clinical care. J Infect ; 68 : 58-61, 2014
20) Wisplinghoff H, Bischoff T, Tallent SM, et al. Nosocomial bloodstream infections in US hospitals : analysis of 24, 179 cases from a prospective nationwide surveillance study. Clin Infect Dis ; 39 : 309-317, 2004
21) Valentine KM. Ethanol lock therapy for catheter-associated blood stream infections in a pediatric intensive care unit. Pediatr Crit Care Med ; 12 : e292-296, 2011
22) Ardura MI, Lewis J, Tansmore JL, et al. Central catheter-associated bloodstream infection reduction with ethanol lock prophylaxis in pediatric intestinal failure : broadening quality improvement initiatives from hospital to home. JAMA Pediatr ; 169 : 324-331, 2015
23) Maki DG, Kluger DM, Crnich CJ. The risk of bloodstream infection in adults with different intravascular devices : a systematic review of 200 published prospective studies. Mayo Clinic proceedings ; 81 : 1159-1171, 2006

Chapter 10 腹部感染症

POINT
- 「急性胃腸炎」は除外診断であることを理解する．
- 以下のいずれかを満たす嘔吐はレッドフラッグ！
  - 2日以上持続する嘔吐
  - 周囲に胃腸炎の流行のない嘔吐
  - 全身状態不良の嘔吐
  - 頻回の嘔吐
  - ＋αの症状，所見を認める嘔吐

1 嘔吐へのアプローチ

　嘔吐の原因はさまざまですが，多くは重篤なものではなく自然に軽快します．しかし嘔吐が"life-threatening"な疾患の一症状である場合もあるので，嘔吐をみた時はまず「重症疾患が隠れていないか」のチェックが大切です．
　小児の嘔吐の原因は，以下の3つに大別できます．

- 全身症状の1つとしての嘔吐：感染症，薬剤性，内分泌・代謝，心原性など
- 頭蓋内圧亢進による嘔吐
- 消化管異常

　好発時期を考慮した鑑別疾患を**表10-1**に示しますが，正直なところ忙しい救急外来や一般小児科外来で，もれなく拾い上げるのは至難です．
　主訴が嘔吐の場合，安易に胃腸炎と診断しがちですが，リスクの高い嘔吐をある程度グルーピングできれば，見落としも減ります．少なくとも**表10-2**に当てはまるものがあれば，採血・点滴を行い，外来で1〜2時間は経過観察して下さい．嘔

表 10-1 | 嘔吐の鑑別疾患

	全身疾患	消化管異常	頭蓋内圧亢進
新生児期	・肺炎，髄膜炎，尿路感染，菌血症などの細菌感染症 ・先天性代謝異常（先天性尿素サイクル異常症） ・副腎不全 ・心不全（先天性心疾患）	・胃食道逆流 ・肥厚性幽門狭窄症 ・壊死性腸炎 ・腸回転異常症 ・先天性腸閉鎖症・腸狭窄症 ・先天性食道閉鎖症 ・Hirschsprung 病 ・胃石 ・感染性胃腸炎	・虐待などによる頭蓋内出血 ・水頭症
乳児期	・肺炎，髄膜炎，尿路感染，菌血症などの細菌感染症 ・先天性代謝異常（先天性尿素サイクル異常症） ・代理 Münchausen 症候群 ・副腎不全 ・心不全（先天性心疾患，心筋炎）	・胃食道逆流 ・腸重積 ・鼠径ヘルニア/臍ヘルニア嵌頓 ・腸回転異常症 ・Hirschsprung 病 ・胃石 ・感染性胃腸炎	・虐待などによる頭蓋内出血 ・水頭症
幼児期	・肺炎，髄膜炎，尿路感染，菌血症などの細菌感染症 ・糖尿病性ケトアシドーシス ・代理 Münchausen 症候群 ・副腎不全 ・心不全（先天性心疾患，心筋炎） ・周期性嘔吐症候群	・胃食道逆流 ・腸重積 ・胃潰瘍 ・鼠径ヘルニア/臍ヘルニア嵌頓 ・腸回転異常症 ・虫垂炎 ・好酸球性食道炎 ・感染性胃腸炎	・虐待などによる頭蓋内出血 ・脳腫瘍 ・水頭症
学童期以降	・肺炎，髄膜炎，尿路感染，菌血症などの細菌感染症 ・糖尿病性ケトアシドーシス ・代理 Münchausen 症候群 ・Münchausen 症候群 ・副腎不全 ・心不全（先天性心疾患，心筋炎） ・妊娠 ・薬物中毒 ・神経性大食症 ・周期性嘔吐症候群	・胃食道逆流 ・胃潰瘍 ・腸回転異常症 ・虫垂炎 ・好酸球性食道炎 ・膵炎 ・感染性胃腸炎	・虐待などによる頭蓋内出血 ・脳腫瘍

吐の鑑別を考えるうえで重要な「プラスα」の症状を**表10-3**に示します．

鑑別疾患を考慮するうえで，嘔吐の性状も参考になります（**表10-4**）．

表10-2 | 嘔吐のレッドフラッグ

2日以上持続する嘔吐	一般的な疾患であるウイルス性腸炎の自然経過ではありません．ウイルス性腸炎の場合，嘔吐が見られるのはせいぜい半日程度です．それ以上持続する場合はウイルス性腸炎ではない可能性や，ウイルス性腸炎であっても脱水や低K血症，代謝性アシドーシス，代謝性アルカローシスなどの合併症が生じている可能性があります．新生児で12時間以上，新生児期以降で24時間以上継続して嘔吐が見られる場合は，絶対に単なる胃腸炎と診断せず，必ず精査・治療介入が必要です．
周囲に胃腸炎の流行のない嘔吐	安易にウイルス性腸炎と診断すべきではありません．ウイルス性と診断するからには，原則周囲の流行が必要です．
全身状態不良の嘔吐	バイタルがおかしい，意識障害がある，などもワークアップの対象です．
頻回の嘔吐	嘔吐回数が多いのも要注意です．合併症のないウイルス性腸炎であれば，経口摂取をしない限り，1時間に何度も嘔吐することは基本的にはありません．
+αの症状，所見を認める嘔吐	重要な随伴症状として，発熱，下痢，血便，腹部症状などに着目します．

表10-3 | 嘔吐の鑑別を考える上で重要な「プラスα」の症状

発熱	感染症を考えるべきです．
下痢	ウイルス性もしくは細菌性腸炎の可能性を考えてよい．ただし敗血症でも下痢を認めることがあるので，シックコンタクトや曝露歴がなければ，ウイルス性腸炎と診断すべきではありません．
血便	腸重積を示唆する重要所見．
著明な腹部膨満，腸蠕動音の亢進あるいは消失	消化管閉塞を強く疑う所見．

表10-4 | 嘔吐の鑑別を考えるうえで重要な「嘔吐の性状」

胆汁性嘔吐	消化管閉鎖を強く示唆する所見です．特に新生児期では特異的な所見です．
噴水様嘔吐	生後3〜6週程度の新生児で見られた場合，肥厚性幽門狭窄症の可能性があります．
血性嘔吐	大量の血性嘔吐では食道静脈瘤破裂を危惧しますが，成人とは異なり小児ではまれです．その原因のほとんどが頻回の嘔吐による食道粘膜の損傷で，まれに食道炎，胃炎，胃潰瘍などからの出血を示唆していることもあります．
周期性嘔吐	新生児期，乳児期に認められた場合，遺伝性フルクトース不耐症やガラクトース血症，先天性尿素サイクル異常症などが考えられます．ただし，遺伝性フルクトース不耐症は日本人では極めてまれであり，ガラクトース血症は新生児マススクリーニング対象疾患なので，外来を受診することはまずありません．先天性尿素サイクル異常症は時に認めるので，新生児期の嘔吐ではアンモニア，血液ガス，血糖を必ず測定する必要があります．
早朝の嘔吐	頭蓋内圧亢進の可能性があります．画像検査を考慮します．

2｜急性下痢症

> **POINT**
> - 急性下痢症は除外診断．急性下痢症と診断する前に，腸管外疾患の可能性を念頭におく．
> - 急性下痢症は「嘔吐・下痢症」ともいうが，その名の通り嘔吐が先行し，やがて水様性下痢に変化する．このパターンに当てはまらない場合は要注意．
> - 成人と異なり，小腸型の下痢でも高熱が出ることが多いため，発熱の有無は鑑別に重要ではない．
> - 胃腸炎であれば，抗菌薬治療は原則不要．重要な治療は脱水補正．

急性下痢症はよく遭遇する疾患にもかかわらず，意外にピットフォールが多いため，診察の際に注意が必要です．急性下痢症の診療のポイントは，以下の5つです．

> ❶ 常に腸管外感染症の可能性を念頭におく．
> ❷ 特に嘔吐だけが見られる場合は，腸重積などの腸閉塞，髄膜炎，糖尿病性ケトアシドーシスなどを先に考慮すること．下痢のない胃腸炎は極めて珍しい．
> ❸ 脱水の評価を行い，脱水があれば，経口補水液で補正．重症の時や経口摂取できない場合は生理食塩水などの外液で補正．
> ❹ 病歴，身体所見から原因微生物を推定．
> ❺ 抗菌薬が必要な「まれな」ケースではないかどうかを検討．

嘔吐，下痢は敗血症や尿路感染症でも見られます．安易に胃腸炎と診断する前に，必ず一度立ち止まって，胃腸炎以外の重篤な疾患が隠れていないか考えましょう．特に以下は，ウイルス性胃腸炎と考えるべきではない危険な徴候なので，注意が必要です[1]．

> - 腹痛が強い
> - 高熱(3か月未満で38℃以上，3か月以上で39℃以上)
> - 顔面蒼白
> - 易刺激性
> - 血便
> - ショック
> - 傾眠傾向

胃腸炎では，抗菌薬は原則不要であり，脱水補正のほうが重要です．例外的に抗

表10-5 | 腸管感染症の種類

	腸管感染症の種類	
	小腸型	大腸型
機序	非炎症性，毒素による腸管分泌促進型	炎症性，腸管粘膜障害型
感染部位	小腸	大腸
症状	大量の水様性下痢．腹痛は軽度のことが多い． 基本的には微生物や毒素の存在によって，小腸からの分泌物の増加による下痢のため，血便や腹痛はあまり生じず，大量の症状の水様性下痢が主体となる．大腸型よりも上部消化管に近いため，悪心・嘔吐を伴いやすい．	少量・頻回の下痢．粘血便を伴うこともある．腹痛を伴うことが多い 微生物や毒素による腸管粘膜の破壊が基本的な病態．そのため血便や粘液便，腹痛を伴いやすく，大量の水様性下痢は認めにくい．
便中白血球	なし	あり
代表的な原因微生物	ウイルス性胃腸炎（ノロウイルス，ロタウイルス），*B. cereus* や黄色ブドウ球菌によるエンテロトキシン，*Vibrio cholerae*, *Yersinia enterocolitica*	*C. difficile*, *Campylobacter jejuni*, *Salmonella enteritidis*, *Vibrio parahaemolyticus*, *Shigella* sp., 腸管出血性大腸菌

菌薬の処方が必要なのは，6か月未満の乳児や人工血管がある小児（BTシャント後など）のサルモネラ感染症，免疫不全がベースにある患児のキャンピロバクター腸炎くらいです．

1 病態生理

　腸管感染症の治療アプローチは，まず小腸型か，大腸型かの2つに分類するところから始まります．小児の場合，ほとんどが小腸型に分類されます（表10-5）．

　上記の分類は絶対的なものではありませんが，多くはこの分類で整理できます．成人では小腸型下痢症で発熱を伴うことはまれですが，小児ではノロウイルスやロタウイルスでも39℃以上の高熱を伴うことが比較的多いため，発熱の有無で小腸型と大腸型を分類するのは適切ではありません[2]．小児におけるノロウイルスとロタウイルスの特徴を調べた研究によれば，罹病中の最高体温の中間値はロタウイルスで38.9℃，ノロウイルスで39.1℃でした（表10-6）．成人ではウイルス性腸炎で高熱が出ることは比較的まれですが，小児ではよく見られる症状です．もちろん熱がなければ，小腸型の可能性は高いと考えてもよいでしょう．

2 診断

　急性下痢症を診るうえで最も重要なのは，脱水の評価です．高度脱水で腎不全になって透析が必要となったり，あるいは最悪死に至ったりするケースもあるので，

表 10-6 | ロタウイルスとノロウイルスによる胃腸炎の症状の違い[2]

	ロタウイルス(N=331)	ノロウイルス(N=224)
下痢の期間(中央値)	5.7(4〜7)	6.2(4〜7)
1日当たりの下痢の回数(中間値)	7.9(5〜10)	7.0(5〜8)
嘔吐	91%に認める	87%に認める
嘔吐の期間(中間値)	3.0(1〜4)	3.4(1〜5)
1日当たりの嘔吐回数(中間値)	5.9(3〜7)	5.9(3〜7)
発熱	77%に認める	62%に認める
有熱期間(中間値)	2.7(1〜4)	2.9(1〜4)
最高体温	38.9℃(38.5〜39.4)	39.1℃(38.5〜39.5)

(カッコ内の数字は25〜75%四分位値)

表 10-7 | 脱水の重症度評価

	脱水なしあるいは軽度脱水	中等度脱水	高度脱水
体重減少	<3%	3〜8%	9%以上
症状	・なし	・"looks unwell" ・口腔粘膜乾燥 ・流涙なし ・眼窩陥凹 ・ツルゴール低下 ・頻脈	・中等度脱水でみられる症状がより強くなる ・Kussmaul大呼吸 ・易刺激性 ・血圧低下
capillary refill	迅速	2〜3秒	3秒以上
マネジメント	・外来治療 ・乳児や胃腸炎以外の診断も考慮される場合は入院検討 ・経口補液励行 ・消化のよいものであれば摂取可	・入院検討 ・ORS励行 ・ORSが困難であれば補液 ・消化のよいものであれば摂取可	・入院、ICU検討 ・生理食塩液のボーラス投与

※ ORS:oral rehydration solution

脱水を甘くみてはいけません.

　脱水の評価で最も正確な指標は体重です.普段の体重がわかれば,受診時に体重を測定することで不足している水分量がわかります.普段の正確な体重が不明なら,臨床的に脱水の程度を計る指標があります(**表10-7**).

　脱水を評価し,必要ならその補正をしつつ,原因微生物を検索します.急性下痢症の診断の鍵になるのは,潜伏期間,シックコンタクト,食事,野外活動の有無,下痢の性状です.基本的には病歴と身体所見で診断の当たりをつけることが重要です.

潜伏期間	代表的な感染性腸炎の潜伏期間をある程度知っておくと役に立ちます．例えばロタウイルスの潜伏期間は1〜3日です．ロタウイルス陽性患者との接触が1週間以上前という病歴が確認できれば，ロタウイルスによる胃腸炎の可能性は低くなり，逆に潜伏期間が合致すれば高くなります
シックコンタクト	周囲の流行状況は非常に大切です．家族内に同様の嘔吐，下痢症状が認められれば，同じように急性下痢症である可能性は高くなります．逆にシックコンタクトがない場合，安易に急性胃腸炎と診断するのは危険です
食事	鶏肉，焼鳥の摂食歴はキャンピロバクター腸炎を疑うきっかけになります．前日に作ったチャーハンやおにぎりを食べて，数時間後から発症した嘔吐は *B. cereus* の emetic toxin の関与を疑うきっかけとなります．食事歴は非常に重要です

代表的な原因微生物の潜伏期間，リスクファクターを**表10-8**に示します．

胃腸炎は基本的には，病歴で診断しますが，便検査もある程度有用です．特に細菌性腸炎を疑った場合には，便培養は出しておきましょう．

便中白血球

細菌性腸炎における感度は73％，特異度は84％です[3]．陽性尤度比，陰性尤度比はそれぞれ4.56，0.32です．検査前確率が50％で判断に迷っている場合を仮定すると，便中白血球陽性時の検査後確率は，オッズにして4.56，0.32となるので，それぞれ検査後確率は82％，24％です．それなりに有用ですが，決定的な検査ではなく，解釈には少し注意が必要です．

便グラム染色

キャンピロバクター腸炎の診断に特に威力を発揮します．キャンピロバクターは特徴的ならせん型のグラム陰性桿菌で，便をグラム染色して，らせん型のグラム陰性桿菌が認められれば，キャンピロバクター腸炎と診断してよいでしょう（**図10-1，2**）．

便培養

細菌性腸炎の診断には，便培養が必要ですが，便は細菌だらけです．このなかから原因微生物を同定するには，ある特定の細菌だけが検出できる，特殊な選択培地を用いる必要があるので，疑っている微生物の名前を細菌検査室に具体的に伝えておきます．診断することで，その地域でアウトブレイクが起きていることがわかる場合もあるので，疑った時は便培養を提出します．

迅速検査

ノロウイルスの迅速検査の感度は57.6％，特異度は91.9％と報告されていま

表 10-8 | 代表的な胃腸炎の原因微生物の潜伏期間

症状	潜伏期間	原因微生物	リスクファクター
悪心，嘔吐	1〜6 時間	黄色ブドウ球菌（エンテロトキシン）	ハム，鶏肉，ポテトサラダ，卵サラダ
		B. cereus (emetic toxin)	再加熱したライス，牛肉，豚肉，鶏肉
腹痛，下痢	8〜16 時間	C. perfringens	牛肉，鶏肉
		B. cereus（エンテロトキシン）	牛肉，豚肉，鶏肉
悪心，嘔吐，下痢，麻痺	12〜48 時間	C. botulinum	缶詰の野菜・果物・塩漬けの魚介類，瓶入りのにんにく，はちみつ
腹痛，下痢，発熱	16〜48 時間	Salmonella sp.	牛肉，豚肉，鶏肉，卵
		C. jejuni	鶏肉，生乳
		V. parahaemolyticus	魚介類
		Y. enterocolitica	豚肉，汚染された山水や井戸水，豆腐
嘔吐，水様性下痢	16〜72 時間	ノロウイルス	魚介類（二枚貝が有名），サラダ，サンドウィッチ，フルーツ
	1〜3 日	ロタウイルス	糞便で汚染された食物
嘔吐，発熱，腹痛，血便	1〜3 日	赤痢菌	卵サラダ，レタス
腹痛，水様性下痢	1〜4 日	Enterotoxigenic E. coli	フルーツ，サラダ，生水
腹痛，水様性下痢，嘔吐	1〜5 日	V. cholerae	魚介類
腹痛，血便	3〜5 日	Enterohemorrhagic E. coli	牛肉，生乳，レタス，フルーツ，生水

す[4]．他にも報告はいくつかありますが，おおむねこの程度です．ロタウイルスの迅速検査の感度，特異度は，いずれも 90〜95％ と報告されており[5]，感度，特異度ともに非常に高い検査です．しかし臨床的にはこれらの検査を行う意味はほとんどありません．胃腸炎の原因がノロウイルス，ロタウイルスと判明しても，治療方針に大きな影響はないからです．これらの迅速検査が必要な状況は以下 4 つに限られます．

❶入院加療を行う場合にコホート隔離を行う場合
❷院内発症の下痢でウイルス性胃腸炎のアウトブレイクを疑っている場合
❸地域の流行状況を疫学的に把握するため

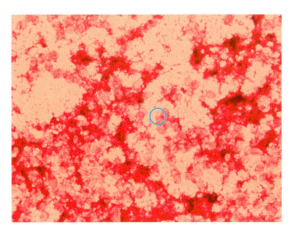

図 10-1 | グラム染色で認められるらせん形のグラム陰性桿菌（*C. jejuni*）

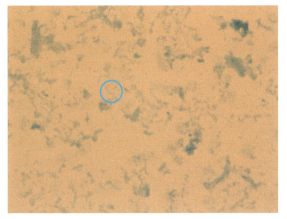

図 10-2 | メチレンブルー染色．グラム染色よりも，形態が見やすいため，グラム染色でわかりにくい時は併用してもよい（*C. jejuni*）

❹脳炎などの合併症を発症し，原因微生物を特定する必要がある場合

2 急性下痢症

3 治療

● 電解質，体液の補充・調節

　小腸型・大腸型のどちらも下痢によって水分・電解質が失われるため，最も重要な治療は生理食塩水やラクトリンゲルによる「補液」です．脱水治療には1号液よりも，生理食塩液などの細胞外液のほうが優れています．

　また下痢でカリウムが失われ，さらに脱水がひどければ2次的なアルドステロン症になり，腎からカリウムが喪失します．このため，脱水のひどい患者ではカリウムの補充が必要なことがあるため，点滴をする際には必ず電解質をチェックします．

　経口摂取ができれば，必ずしも点滴はいりません．末梢静脈カテーテルの留置で，点滴漏れによる静脈炎や，末梢カテーテル関連血流感染症のリスクも生じるので，不要な医療行為はできる限り行わないようにします．経口補液を行う場合は，消化管からの水分の吸収を促進するために，必ずナトリウムとブドウ糖が混ざった経口飲料を使用します（果汁でもOKです）．市販の経口補水液のほか，水1L，砂糖大さじ4と1/2，食塩小さじ1/2で自分で作ることもできます．仕上げにレモンやグレープフルーツなどの果汁を混ぜると，飲みやすくなります．

　飲ませる時は，スプーンで少量ずつにします．喉が渇いている子どもがゴクゴク飲みたがる場合は，氷を口に含ませるのもよいでしょう．氷なら大量に一度に飲むこともなく，口の中も潤うので，子どもが水を欲しがって大泣きする事態も避けられます．

　保護者から，「食べ物や飲み物を口にするとすぐに下痢になるので絶飲食にしている」という話を聞くことがありますが，下痢で失われるものを口からどんどん補うことが必要なので，積極的に経口摂取を促すようにして下さい．経口補水液，イオン飲料，スポーツドリンクなどの成分比較を**表10-9**に示します．

　1日の維持補液量は**表10-10**の通りです．

　例えば，体重9kgの場合，1日の補液量は900mLとなり，絶飲食の場合，900/24＝37.5 mL/時が維持輸液のペースです．1日の補液量は以下です．

体重が15kgの場合，1,000＋(15－10)×50＝1,250 mL
体重が25kgの場合，1,500＋(25－20)×20＝1,600 mL

　これらの補液量は1日の維持補液量なので，脱水があればその分が追加で必要

表10-9 経口補水液，イオン飲料，スポーツドリンクなどの成分比較

分類	種類	Na (mEq/L)	K (mEq/L)	Cl (mEq/L)	糖濃度 (g/dL)
経口補水液	WHO推奨経口補水液 (2002)	75	20	65	1.35
	米国小児科学会推奨経口補水液	40〜60	20	40〜60	2.0〜2.5
	OS-1	50	20	50	2.5
乳幼児用イオン飲料	アクアサーナ	25	20	20	3.5
	アクアライト	30	20	25	5.0
	アクアライトORS	35	20	30	3.5
スポーツドリンク	スポーツドリンク	9〜23	3〜5	5〜18	6〜10
	アミノ酸含有飲料	21	5	16	4
食品・果汁	天然果汁	〜2	12〜46	〜1	9〜14
	野菜スープ	37〜55	7〜31	57	

表10-10 1日の維持補液量

体重	維持補液量
10 kg 未満	100 × 体重 mL/日
10 kg 以上，20 kg 未満	1,000 +（体重 − 10）× 50 mL/日
20 kg 以上	1,500 +（体重 − 20）× 20 mL/日

です．高度の脱水があれば，10〜20 mL/kgをボーラスで投与します．筆者は，蘇生を要するような高度脱水でなければ，20 mL/kgを1時間で補液しています．体重10 kgの小児なら，2時間で400 mLを補液します．また初期輸液には基本的には生理食塩水か，リンゲル液を用いて下さい．ソリタ-T1や糖を含む輸液は，低ナトリウム血症や高血糖の原因になります．点滴してもしなくてもよいくらいの脱水であれば，ソリタ-T1などの1号液でも問題ありませんが，真に急を要するような高度脱水の場合は，ソリタ-T1などの低張液が致命的な低ナトリウム血症をきたし，脳浮腫や中枢神経の脱髄をきたすことがありうるので[6]，普段から，脱水の補正は生理食塩水で行うようにしておくほうが無難です．

基本的に制吐薬，止痢薬の使用は避ける

嘔吐・下痢は消化管感染症に対する生理的反応であるため，基本的には制吐薬，止痢薬の使用は避けるべきです．ただし，ひどい嘔吐や下痢の時に患者に我慢してもらうのも心苦しいことがあります．

ひどい嘔吐の場合，メトクロプラミドを使用します．海外の文献では，オンダンセトロンの使用がすすめられていますが，日本では抗がん薬用の制吐剤としてしか使用できません．ただし嘔吐も感染症に対する生理的反応の1つです．体内に入った微生物を外に出そうとして嘔吐しているので，初期は制吐剤は効きにくいです．ちなみに，既述したように胃腸炎で嘔吐が2日も3日も続くのは，明らかに異常なので，制吐薬を処方する前に原因を考えることを決して忘れないようにして下さい．

　ひどい下痢の場合は，ロペラミドが有効ですが，止痢薬が使用できるのは，小腸型の時のみです．細菌性腸炎の可能性を少しでも疑った場合は，絶対に使用しないで下さい．

　2007年に報告されたメタ分析では[7]，ロペラミドはプラセボ群と比較して下痢の期間を0.8日短縮したという結果が出ています．一方，このメタ分析ではロペラミドを投与された927人のうち，8人に重大な有害事象が起きています（イレウスあるいは傾眠が7名，1名はサルモネラ菌血症で死亡．プラセボ投与群ではイレウス，傾眠，死亡の報告はなかった）．ロペラミドが有効であることは否定しませんが，自然に改善する疾患に対して，下痢の期間を0.8日短縮するために，8/927のリスクを犯す必要性はありません．

抗菌薬

　主な原因微生物はサルモネラやキャンピロバクターですが，キャンピロバクターは抗菌薬を投与しなくても自然治癒するし，サルモネラは抗菌薬投与によってむしろ保菌状態を長くし，再発のリスクが高くなると言われています．したがって，基礎疾患のない小児では，細菌性腸炎では基本的に抗菌薬の適応はありません．具体的に抗菌薬の適応となる腸炎は以下の場合だけであり，極めて限定的です．

❶乳児（特に6か月以下）
❷細胞性免疫障害あり
❸先天性心疾患術後で，人工血管など人工物が体内にある
❹弁膜症があり，感染性心内膜炎のリスクがある
❺悪性腫瘍がある
❻赤痢菌による感染症

　腸管出血性大腸菌に関しては，はっきりとした結論は出ていません．海外からの報告では抗菌薬の投与はおおむね否定的で[8,9]，その理由として以下の3つが考えられています[10]．

> ❶抗菌薬投与によって，菌体が崩壊する時にトキシンが放出され，溶血性尿毒症症候群（HUS：hemolytic uremic syndrome）を惹起する．
> ❷抗菌薬の投与によって，常在細菌叢が乱れて，O157の異常増殖を引き起こす．
> ❸抗菌薬の投与によって，SLT（Shiga-like toxin）を誘導する．

日本では，堺市での腸管出血性大腸菌のアウトブレイク時の報告などを根拠に，発症早期にホスホマイシンあるいはフルオロキノロンを処方する医師が多いようです．

> ・発症から2日以内のホスホマイシンの使用はHUS発症リスクの低下と関連[11]
> ・ホスホマイシン点滴治療群15人中3人がHUS発症．セフォタキシム＋ホスホマイシン点滴治療群12人中2人がHUS発症．フルオロキノロン内服群15人ではHUS発症がなかった[12]

この考えが正しい可能性はありますが，海外からの報告と比較すると，やはり母集団の数に大きな隔たりがあります．抗菌薬投与によるデメリットのほうが大きいというのが主流の意見である以上，日本の後ろ向き研究を鵜呑みにして，抗菌薬を使用するのは，筆者としては大きな抵抗があり，筆者は基本的には抗菌薬は投与していません．

ちなみに乳児や免疫不全患者で，抗菌薬をempiricに処方する場合は，キャンピロバクター，サルモネラの両方に有効である，マクロライド系が第1選択です．

Column

病原性大腸菌の「病原性」の意味

「便培養で病原性大腸菌O6が検出されたんですが，どうしたらよいですか」という質問をよく受けます．下痢があったが，整腸剤だけで改善して血便もなし．検出された大腸菌の対応の仕方がよくわからないという方，多くいるのではないでしょうか．

「病原性」という名前．そしてこのO何とかというのがわかりにくいです．大腸菌のO抗原はもう1つのH抗原とともに，大腸菌の血清型分類に利用します．大

腸菌のO抗原はO1からO181まで存在し（O31，O47，O67，O72，O93，O94，O122は欠番），既知の型のいずれとも一致しないものが見いだされた時には，新たな番号が付与されます．有名なO157は大腸菌のO血清群で番号が157番目のものということです．

H抗原は，大腸菌の鞭毛の抗原性を用いた分類方法で，H1からH56（H13，H22は欠番）まであります．

「Oなんとか」「Hなんとか」というのは，単に大腸菌に順番につけられた名前ですが，頭に「病原性」がつくと，いよいよわからなくなります．細菌検査室から「病原性大腸菌O18検出」という報告があれば，治療しないといけない気になるのも無理はありません．今まで「病原性のある株」として一度でも報告されると，枕詞として「病原性」大腸菌と呼ぶ決まりがあります．同じO18を持つ大腸菌でも病原性のある株，病原性のない株の両方が存在しています．有名なO157でもすべての株がベロ毒素を産生するわけではないのです（東南アジアを中心に非毒素産生株が見つかっています[13]）．「病原性」大腸菌という名前にもかかわらず，毒素を産生しない非病原性の株があるので，とてもややこしいことになっているのです．こんな呼び方やめたらいいのに，といつも思っています．

さて大腸菌にはたくさんの種類がありますが，そのなかでもある種の大腸菌が下痢の原因となることが知られており，現在までに下痢を起こす大腸菌は5種類に分類されています．

病原性大腸菌の分類

腸管病原性大腸菌（EPEC：enteropathogenic E. coli）	小腸に感染して腸炎を起こす
腸管組織侵入性大腸菌（EIEC：enteroinvasive E. coli）	大腸に感染して，赤痢様の激しい症状を起こす
腸管毒素原性大腸菌（ETEC：enterotoxigenic E. coli）	小腸に感染し，コレラ様のエンテロトキシンを産生し，水様性下痢を起こす
腸管出血性大腸菌（EHEC：enterohemorrhagic E. coli）	赤痢菌が産生する志賀毒素類似のベロ毒素を産生し，激しい腹痛，下痢，血便を起こし，時に溶血性尿毒症症候群や脳症などの重篤な合併症をきたすこともある
腸管凝集性大腸菌（EAEC，enteroadhesive E. coli）	開発途上国の乳幼児下痢患者からよく分離される．日本ではほとんど患者発生の報告はない

3 | 急性虫垂炎

POINT
- 虫垂炎発症のピークは10代であり，小児に多い疾患．
- 乳幼児でも発症することがあり，診断が難しいため，多くは穿孔してみつかる．腹部エコー施行の閾値を下げておくことが重要．
- 診断したら，外科にコンサルトして，アンピシリン・スルバクタムかセフメタゾールで治療開始．血液培養も忘れない．

小児の腹腔内感染症は虫垂炎が重要です．胆嚢炎，胆管炎，憩室炎もまれに生じますが，成人と比較すると頻度は圧倒的に低いです．筆者も先天性胆道閉鎖症で葛西手術後の患者や肝移植後，先天性胆道拡張症患者の胆管炎など，患者背景が少し特殊な患者でしか見たことがありません．ここでは，虫垂炎を中心に説明します．

1 | 病態生理

虫垂炎の基本的な疾患概念・治療方針として3つ重要なポイントがあります．

> ❶なんらかの閉塞機転に伴って生じる感染症である．
> ❷基本的に閉塞機転を取り除くための（外科的）ドレナージが必要な病態である
> ❸抗菌薬は必ず好気性および嫌気性のグラム陰性桿菌をカバーする

虫垂がリンパ節腫脹や糞石などで塞がって内圧が上昇すると，虫垂が虚血となって浮腫・壊死が起こり，腸管内常在菌による感染が起こります．

見逃してはいけない小児の腹痛4つは，いつも念頭において診察します（表10-11）．これらの緊急性の高い腹痛をきたす疾患のなかでは，急性虫垂炎が最も頻度が高いです．年齢別で見ると，10代で発症率がピークで（図10-3），男女比は1.4：1です．米国でのデータですが，生涯を通じて虫垂炎を発症するリスクは，男性で8.6%，女性で6.7%となっており[14]，ありふれた疾患であることがわかります．

乳幼児では穿孔のリスクも高く，30代の虫垂炎と比較すると，穿孔のリスクは6倍程度です[15]．特に4歳以下では診断時に穿孔している割合は80〜100%で，10〜17歳の小児でも診断時に穿孔している割合は10〜20%程度です[16]．10代

表 10-11｜見逃してはいけない小児の腹痛の原因疾患

- 腸重積：疑ったら必ず腹部エコー．エコーで除外できなければ，注腸造影を行う．
- 急性虫垂炎：虫垂炎の診断は難しい．特に低年齢の虫垂炎の診断は至難の業．
- 精巣捻転：腹痛で受診することがあるため，見逃されやすい．好発時期は新生児期と思春期の二峰性．思春期だと恥ずかしがって，患者から言い出せないこともある．思春期の腹痛では必ず鑑別に挙げる．
- 中腸軸捻転：生後1か月以内に好発．新生児の頻回の嘔吐では要注意．

思春期以降の女児なら
- 子宮外妊娠：「女性を見たら妊娠と思え」と言われているのは，見逃されやすいことの裏返し．妊娠可能年齢の女性の腹痛では必ず念頭におく．
- 卵巣腫瘍茎捻転：20代後半から30代に多い疾患だが，妊娠可能年齢であれば発症する．卵巣腫瘍があれば，新生児でも報告があるので要注意．

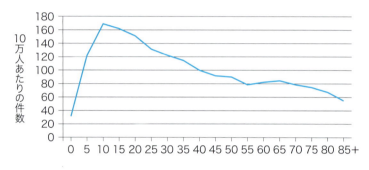

図 10-3｜虫垂炎の年齢別頻度[15)]

になると穿孔例は少なくなるものの，それでも10人に2人は穿孔しているのです．

また診断が遅れるほど穿孔のリスクは高くなります．穿孔していた患者の割合は，発症から36時間内に診断された群では2％以下で，36時間以上経過して診断された群では5％以上でした．診断が遅れるほど，穿孔する割合は高くなります[17)]．

以上のデータから考えると，年齢が低ければ低いほど診断が難しく，穿孔して重篤になって初めて診断されることが多いことが想像できます．

新生児や乳児で，虫垂炎の頻度が低い理由として，下記が考えられています．

❶虫垂が「漏斗状」である．
❷虫垂口が大きく閉塞しにくい．
❸食事がミルクなどの，「軟らかいもの」である．
❹臥位になっている．

表 10-12 | 虫垂炎のスコアリングシステム[18]
－ Alvarado/MANTRELS Scoring System －

Variables	Score
Migration of pain to the right lower quadrant（右下腹部へ痛みが移動する）	1
Anorexia（食欲不振）	1
Nausea/vomiting（嘔気/嘔吐）	1
Tenderness in the right lower quadrant（右下腹部の圧痛）	2
Rebound pain（反跳痛）	1
Elevation of temperature（≧37.3℃）（発熱）	1
Leukocytosis（WBC＞10,000/μL）（白血球増多）	2
Shift of WBC count to the left（＞75% neutrophils）（白血球の左方移動）	1
Maximum score（最高点）	10

7点以上：Positive LR 4.0，7点未満：Negative LR 0.2，4点以下：虫垂炎なし

❺外に出る機会が少なく，消化器・呼吸器疾患に罹患することが少ない．

　1歳を超えると，虫垂の形が成人とほぼ同様になり，リンパ濾胞の過形成が起こり，また濾胞の大きさ自体も徐々に増大します．このため1歳以降虫垂炎の頻度は高くなります．

2 症状と診断

　虫垂炎の治療は抗菌薬±虫垂切除術（場合によっては回盲部切除術）で異論ありませんが，「虫垂炎を見逃さないためにはどうすればよいか」に関しては，かなりの論文が出ています．そのなかで，多忙な救急外来で見逃しを減らすため，急性虫垂炎のスコアリングシステムがあります（**表10-12**）．このスコアリングシステムは完璧ではありませんが，それぞれの所見がどれくらい有意なのかを知る目安にはなります．この Alvarado score で4点以下であれば感度99%で虫垂炎が否定できますが，非典型的な症状で受診する乳幼児には使用しないほうがよいでしょう．
　また虫垂炎を見逃さないためには，「見逃される虫垂炎のパターン」を知っておくことも重要です．

見逃される虫垂炎のパターン

1．乳幼児の虫垂炎
　①腹痛が限局しないことが多い

②すでに抗菌薬を投与されていて，partial treatment になっていることが多い

　非常にまれですが，乳児でも虫垂炎は起こります．乳児での虫垂炎では，①腹部膨満，②嘔吐，③哺乳不良の 3 つの症状を認めることが多く，これらの 3 つの所見を診た時は，必ず急性虫垂炎を疑って下さい．

2. 下痢を伴う虫垂炎

　胃腸炎と誤診される，虫垂炎見逃しの最も多いパターンです．急性虫垂炎でも下痢を認めることはあり，しかも低い頻度ではないので注意して下さい．

3. 症状が弱い虫垂炎

　前医で抗菌薬が投与されていて，症状がマスクされてしまうパターンです．

4. 膿尿を伴う虫垂炎

　小児の場合，膿尿があると腎盂腎炎に飛びつきがちです．しかし膿尿は虫垂炎でも認められるので，「膿尿があるから腎盂腎炎」と短絡的に考えると，虫垂炎の見逃しにつながります．

　上記 4 つが見逃されやすい虫垂炎のパターンです．実際に，初回受診時に虫垂炎が見逃される割合は 28〜57％で[19]，虫垂炎の 4 人に 1〜2 人は初回受診時に診断されていません．

　虫垂炎の確定診断は，腹部エコー，あるいは CT などの画像でつけます．腹部エコーは術者の技量に大きく左右されるものの，感度は 38.3〜84.7％，特異度は 87.6〜95.0％です[20-22]．感度にバラツキはありますが，特異度は非常に高い検査です．一方で単純 CT は感度 92.7％，特異度 96.1％と極めて良好です[23]．虫垂炎を疑った時にはまず腹部エコーを行い，必要があれば単純 CT を追加して下さい．単純 CT でも感度，特異度ともに良好なので，造影 CT は不要です．

　また虫垂炎での血液培養陽性率は低いですが，陽性になれば治療期間が異なってくるため，血液培養は必ず提出して下さい．穿孔していれば，腹水培養も必要です．術後に膿瘍形成をきたした場合に参考になります．

3 治療

　基本的には外科疾患なので，「手術を行うべきかどうか」を検討しつつ，痛み止めのための解熱鎮痛薬と抗菌薬の投与を開始します．抗菌薬は腸内細菌と嫌気性菌をカバーする必要があり，以下が第 1 選択となります．
・アンピシリン・スルバクタム
・セフメタゾール

2剤以上を併用するのなら，以下のような選択肢もありますが，治療はできるだけシンプルなほうがよいので，筆者は単剤での治療が好みです．
・セフトリアキソン/セフォタキシム＋クリンダマイシン/メトロニダゾール
・アンピシリン＋ゲンタマイシン＋クリンダマイシン/メトロニダゾール

抗菌薬の投与期間は，以下の通りです．
・穿孔していない虫垂炎：術前投与のみ．術後投与は不要．
・穿孔性虫垂炎：最低5日間で，腹痛が消失し，かつ解熱，白血球の正常化が得られ，腸管機能が正常化するまで投与

穿孔していない虫垂炎に対する抗菌薬の役割は，虫垂炎を治療するためではなく，周術期の予防投与です．術後に投与する必要はありません．

手術のタイミングについては，初期の虫垂炎の手術を診断後12時間以内に行った場合と，12時間以後に行った場合では，穿孔，壊疽性虫垂炎，膿瘍形成のリスクは変わらなかったというメタ分析の結果が出ています[24]．すなわち真夜中の救急外来で診断した虫垂炎であれば，翌日の日中まで手術を待っても問題ありません．

ただし，48時間以上待機すると，手術創感染や膿瘍形成や再入院のリスクが高くなります．この研究結果からは，穿孔していないような初期の虫垂炎であれば，眠くて注意力散漫になりがちな真夜中に緊急手術をする必要はなく，翌日に元気な外科医に手術を依頼すればよいことがわかります．

4 | 急性胆嚢炎・胆管炎

成人では common disease ですが，小児では非常にまれな疾患です．リスクファクターとして肥満，胆石の既往，溶血性貧血，白血病，クローン病，cystic fibrosis，先天性胆道狭窄などがあり，これらの基礎疾患を持つ児で胆嚢炎・胆管炎の報告があります[25]．

胆嚢炎は急性と慢性の2つに分類されます．

急性胆嚢炎	溶血性貧血や cystic fibrosis（日本ではまれ）などの患者背景がなければ極めてまれ
慢性胆嚢炎	1か月以上症状が持続するもの．白血球上昇は通常目立たず，肝機能障害も起こりません．慢性に経過する右上腹部痛，悪心，嘔吐があり，腹部エコーで診断します

小児の胆管炎のほとんどは，胆道閉鎖症の末期に起こることが多く，葛西手術後も報告があります[26]．成人では多くの場合 ALP が上昇しますが，小児では胆管系酵素の上昇はあまり見られないことが多く，ALP がたとえ上昇していても成長期の小児の場合は，その解釈は困難です．したがって ALP よりも γGTP の上昇のほうが，診断には有用です．

原因微生物は，大腸菌，クレブシエラ，腸球菌，嫌気性菌などで，成人とほぼ同様です．

1 | 症状

よく知られている症状は，腹痛，便秘，下痢，嘔気・嘔吐，黄疸で，乳幼児期であれば症状は非特異的なことが多く，発熱のみのことも多々あります．そのため症状から診断を想起するのは至難の業であり，上記に挙げたリスクファクターがなければ，鑑別疾患に挙げるのは難しいです．

身体所見では，胆道系感染症に関して Murphy の 3 徴（右季肋部痛，黄疸，発熱），Reynolds の 5 徴（Murphy の 3 徴＋ショック，意識障害）が知られていますが，小児におけるこれらの徴候の感度，特異度に関する報告はありません．

診断には，腹部超音波検査，CT/MRI などが有用である点は成人と同様です．

5 | 急性膵炎

小児の急性膵炎は，ムンプスや薬物による副作用などが原因です．「膝を曲げてベッドに横になり，心窩部に圧痛があり，聴診するとおなかの動きが悪くて，ゲーゲー吐きまくる」といったプレゼンテーションが典型的です．発熱は 1/3 程度でしか認められません．成人と同じく，アミラーゼの上昇は重症度とは相関しませんが，発症して 48 時間経過した時の CRP が重症度と相関するデータがあります[27]．

成人の急性膵炎はアルコール性や肝胆道系疾患に併発することが多く，小児の場合は薬物による副作用が最も多い原因となっています．ほかには外傷，先天性胆道系奇形（膵胆管合流異常症など），川崎病，IgA 血管炎（シェーンライン・ヘノッホ紫斑病），全身性エリテマトーデス，溶血性尿毒症症候群，ウイルス感染（ムンプス，コクサッキー B，A 型肝炎ウイルス，水痘・帯状疱疹，サイトメガロウイルス，アデノウイルスなど），回虫症（閉塞性膵炎），マイコプラズマなどで急性膵炎を発症することが知られています．

いまのところ信頼できる治療は補液のみです．以前は壊死性膵炎であれば抗菌薬の予防投与が推奨されていましたが，現在は予防投与は有害とされており[28]，無駄

な耐性菌を引き起こさないためにも，膵炎全例に抗菌薬を使用するのは避けるべきです．

急性膵炎の原因となる薬物[29]	・ステロイド ・サイアザイド系利尿薬	・アザチオプリン ・テトラサイクリン
少し頻度が落ちるが，報告あり	・サルファ剤 ・エリスロマイシン ・リファンピン	・ニトロフラントイン ・メトロニダゾール ・ペンタミジン

6｜原発性腹膜炎

原発性腹膜炎 (primary peritonitis) は成人の肝硬変患者で比較的よく見られる疾患で，小児ではネフローゼ症候群やまれですがSLEでも認められることがあります．

1｜病態生理

はっきりとした病態生理はわかっていませんが，有力なのは bacterial translocation が原因であるという仮説です[30]．bacterial translocation とは消化管内の微生物が消化管外の臓器（腸間膜リンパ節や脾臓，肝臓，腎臓，血管内など）へ移動することです．bacterial translocation を引き起こす背景として以下の3つが知られています．

❶腸内細菌叢の変化，細菌の異常増殖
❷消化管蠕動運動の低下
❸免疫系の障害

2｜症状

臨床症状は発熱，腹痛，嘔吐，嘔気，下痢などで，腹部全体に圧痛・反跳痛が認められるのが典型的ですが，穿孔性腹膜炎に比べると症状は弱いことが多く，腹痛が認められないこともあります．ちなみに有名な Fitz-Hugh-Curtis 症候群も原発性腹膜炎の1つです．

3 原因微生物

古典的には肺炎球菌とA群溶連菌が有名で，大腸菌やクレブシエラなどの腸内細菌や，腸球菌，黄色ブドウ球菌などが検出されることもあります．嫌気性菌が検出されることはあまりありません．

4 診断

診断には腹水培養で菌を検出する必要がありますが，培養だけでなく細胞数とその分画，乳酸値，pHも測定しておきましょう．多核白血球が250/μL以上であれば，たとえ培養が陰性でも，原発性腹膜炎と診断できます．ほかに参考所見として，乳酸値が25 mg/dL以上，pHが7.35以下であれば，原発性腹膜炎の可能性が高くなります．腹水培養の陽性率は低いですが，検体を血液培養ボトルに入れて培養すると陽性率が高くなるため，通常の培養以外に，血液培養ボトルに検体を入れて提出します．

5 治療

主に腸内細菌と肺炎球菌，A群溶連菌をカバーするために，第3世代セファロスポリン（セフトリアキソンやセフォタキシム）を使用します．治療には速やかに反応することが多く，通常2〜3日で改善傾向となります．肝硬変，ネフローゼなどで腹水があり，かつ腹痛を訴えている時は，原発性腹膜炎の可能性を考えて，腹水穿刺を躊躇しないようにします．

7 腸腰筋膿瘍

腸腰筋膿瘍は原発性と2次性に分類します．2次性は虫垂炎や消化管の穿孔後や椎体炎などから腸腰筋へ炎症が波及することによって生じますが，小児では頻度は低く，小児の腸腰筋膿瘍はほとんどが原発性です．

原発性腸腰筋膿瘍の原因微生物はほとんどが黄色ブドウ球菌であり，原発性腸腰筋膿瘍の88.4％を占めています[31]．次いで肺炎球菌や溶連菌などのレンサ球菌が4.9％，大腸菌が2.8％です．

症状はさまざまで，非特異的な発熱のみで受診することも多いですが，腰痛，腹痛，足を引きずる（英語では"limp"と言います）などが比較的多く随伴する症状です．

血液培養陽性となることも多いので，治療開始前に必ず血液培養を提出しておきましょう．

治療はドレナージが基本ですが，初期治療としては原因微生物のほとんどが黄色ブドウ球菌なのでセファゾリンで十分です．治療期間は膿瘍の大きさにもよりますが，静注で2〜3週間，その後内服で2〜3週間が目安です．

8 | 肝膿瘍

成人に比べると小児ではまれな疾患で，悪性腫瘍，肝胆道系疾患，慢性肉芽腫症，クローン病や鎌状赤血球症，臍カテーテルの留置などがリスクファクターとして知られています．原因別に3つに分類されます．

1 | 細菌性肝膿瘍

主な原因微生物は黄色ブドウ球菌と腸内細菌です．新生児で肝膿瘍をみたら臍カテーテルの留置歴があるか，基礎疾患として慢性肉芽腫症の関与を疑って下さい．

治療開始前に血液培養と，穿刺可能であれば，ドレナージを行っておくべきです．抗菌薬の選択としては，状態がある程度落ち着いていれば，黄色ブドウ球菌を狙って，セファゾリンで開始しても構いません．

肝膿瘍でバイタルが崩れることはあまりありませんが，バイタルに異常をきたしているようであれば，黄色ブドウ球菌，腸内細菌，嫌気性菌をカバーするために，第3世代セファロスポリンとメトロニダゾールの組み合わせで治療を開始します．1剤で治療するなら，アンピシリン・スルバクタムを選択します．年齢にかかわらず，ドレナージは重要です．

2 | アメーバ肝膿瘍

小児では3歳以下に好発し，肝腫大，貧血を認めます．腸管アメーバ症であれば，糞便中に *Entamoeba histolytica* の栄養型を，軽症例またはキャリアでは囊子（シスト）を認めますが，肝膿瘍で見つかった場合は，糞便中には存在しないことが多く，この場合は抗体で証明するしかありません．

治療はメトロニダゾールとパロモマイシンです．メトロニダゾールで栄養体の治療を7〜10日行い，その後腸管内に存在する囊子の治療としてパロモマイシンを7日間投与します．膿瘍が大きい場合，あるいは72時間以内に縮小傾向を示さなければ，ドレナージの適応です．大きいと rupture のリスクがありますが，それでも手術適応となるのは，細菌感染を合併した時だけです．

3 | 真菌性肝膿瘍

　真菌性の場合，ほとんどはカンジダが原因で，ごくまれにアスペルギルスが原因となることもあります．通常は血液腫瘍疾患が背景にあるか，カテーテル感染に2次的に生じます．

9 | 脾膿瘍

　脾膿瘍をみた場合，考えられるのは2つです．1つは外傷性の脾膿瘍，もう1つは感染性心内膜炎やカテーテル感染，血栓性静脈炎などの血管内感染から敗血症性塞栓として，飛んできた場合です．原因微生物として最も多いのはカンジダなので，脾膿瘍をみた場合は除外できるまで，カンジダ膿瘍と考え，empiric に抗菌薬の投与を開始すべきです．猫ひっかき病の原因微生物である *B. henselae* も脾膿瘍をきたしますが，この場合は感染性心内膜炎の検索も必要です．

10 | 副腎膿瘍

　副腎膿瘍をみた場合，必ず副腎腫瘍の存在を考慮します．B群溶連菌によることが多いようです．

　最後に腹痛を起こす疾患のその他の鑑別疾患をまとめておきます．

肺炎	下葉の肺炎の場合腹痛を起こすことがあります．これは成人でも同じです
急性腸間膜リンパ節炎 acute mesenteric lymphadenitis	急性虫垂炎と症状でははっきりいって区別できません．腹痛，圧痛，発熱，嘔吐など，虫垂炎と瓜二つで，しばしば虫垂炎と間違われて手術されることもあります．このリンパ節を培養すると，β溶連菌，髄膜炎菌，*Yersinia enterocolitica*，*Yersinia pseudotuberculosis* が検出されます．他には EBV やアデノウイルスでも腸間膜リンパ節炎を起こします
急性卵管炎	性的活動がありそうな若年女子では考慮します．膿性帯下などが症状として認められます．必ず淋菌の培養とクラミジアの培養，PCR を行います．進展すると骨盤内炎症性疾患 (pelvic inflammatory disease：PID) や Fitz-Hugh-Curtis 症候群になります
異所性妊娠（子宮外妊娠）	見逃せない疾患です．破裂するとショック状態になります．妊娠検査薬やエコーが重要です
尿路感染症	腎盂腎炎でも嘔吐，下痢などの消化器症状が目立つことがあります．虫垂炎でも CVA 叩打痛が陽性になることもあるので注意します

肝炎	肝炎で起こる腹痛は右上腹部痛になることが多いです．肝機能異常を伴っている場合は旅行歴などを聞いて，A 型肝炎，B 型肝炎などの可能性を考慮します
胆嚢炎・胆管炎	滅多にないですが，見落とすと致命的です
急性膵炎	頻度は低いですが，重症化することもあるので，頭の片隅に入れておきます
肛門周囲膿瘍	2 歳までに発症することが多く，見つけた時はクローン病や潰瘍性大腸炎などの基礎疾患が隠れていることがあるので，注意します
その他	椎体炎，腸腰筋膿瘍，インフルエンザ（特に B 型で腹痛が前面に出ることがあります），仙腸骨炎，IgA 血管炎（以前のシェーンライン・ヘノッホ紫斑病），大網捻転，黄体嚢胞の穿孔，若年性関節リウマチ，ポルフィリア，鎌状赤血球症など

文献

1) Armon K, Stephenson T, MacFaul R, et al. An evidence and consensus based guideline for acute diarrhoea management. Arch Dis Child；85：132-142, 2001
2) O'Ryan ML, Pena A, Vergara R, et al. Prospective characterization of norovirus compared with rotavirus acute diarrhea episodes in chilean Children. Pediatr Infect Dis J；29：855-859, 2010
3) Thielman NM, Guerrant RL. Clinical practice. Acute infectious diarrhea. N Engl J Med；350：38-47, 2004
4) Costantini V, Grenz L, Fritzinger A, et al. Diagnostic accuracy and analytical sensitivity of IDEIA Norovirus assay for routine screening of human norovirus. J Clin Microbiol；48：2770-2778, 2010
5) Parashar UD, Nelson EA, Kang G. Diagnosis, management, and prevention of rotavirus gastroenteritis in children. BMJ；347：f7204, 2013
6) Jackson J, Bolte RG. Risks of intravenous administration of hypotonic fluids for pediatric patients in ED and prehospital settings：let's remove the handle from the pump. Am J Emerg Med；18：269-270, 2000
7) Li ST, Grossman DC, Cummings P. Loperamide therapy for acute diarrhea in children：systematic review and meta-analysis. PLoS Med；4：e98, 2007
8) Wong CS, Mooney JC, Brandt JR, et al. Risk factors for the hemolytic uremic syndrome in children infected with Escherichia coli O157：H7：a multivariable analysis. Clin Infect Dis；55：33-41, 2012
9) Smith KE, Wilker PR, Reiter PL, et al. Antibiotic treatment of Escherichia coli O157 infection and the risk of hemolytic uremic syndrome, Minnesota. Pediatr Infect Dis J；31：37-41, 2012
10) Panos GZ, Betsi GI, Falagas ME. Systematic review：are antibiotics detrimental or beneficial for the treatment of patients with Escherichia coli O157：H7 infection? Aliment Pharmacol Ther；24：731-742, 2006
11) Ikeda K, Ida O, Kimoto K, et al. Effect of early fosfomycin treatment on prevention of hemolytic uremic syndrome accompanying Escherichia coli O157：H7 infection. Clin Nephrol；52：357-362, 1999
12) Shiomi M, Togawa M, Fujita K, et al. Effect of early oral fluoroquinolones in hemorrhagic colitis due to Escherichia coli O157：H7. Pediatr Int；41：228-232, 1999
13) Schmidt H, Scheef J, Huppertz HI, et al. Escherichia coli O157：H7 and O157：H(-)strains that do not produce Shiga toxin：phenotypic and genetic characterization of isolates associated with diarrhea and hemolytic-uremic syndrome. J Clin Microbiol；37：3491-3496, 1999
14) Humes DJ, Simpson J. Acute appendicitis. BMJ；333：530-534, 2006

15) Anderson JE, Bickler SW, Chang DC, et al. Examining a common disease with unknown etiology : trends in epidemiology and surgical management of appendicitis in California, 1995-2009. World J Surg ; 36 : 2787-2794, 2012
16) Bundy DG, Byerley JS, Liles EA, et al. Does this child have appendicitis? JAMA ; 298 : 438-451, 2007
17) Bickell NA, Aufses AH Jr, Rojas M, et al. How time affects the risk of rupture in appendicitis. J Am Coll Surg ; 202 : 401-406, 2006
18) Ohle R, O'Reilly F, O'Brien KK, et al. The Alvarado score for predicting acute appendicitis : a systematic review. BMC Med ; 9 : 139, 2011
19) Rothrock SG, Pagane J. Acute appendicitis in children : emergency department diagnosis and management. Ann Emerg Med ; 36 : 39-51, 2000
20) Obermaier R, Benz S, Asgharnia M, et al. Value of ultrasound in the diagnosis of acute appendicitis : interesting aspects. Eur J Med Res ; 8 : 451-456, 2003
21) Orr RK, Porter D, Hartman D. Ultrasonography to evaluate adults for appendicitis : decision making based on meta-analysis and probabilistic reasoning. Acad Emerg Med ; 2 : 644-650, 1995
22) Chan I, Bicknell SG, Graham M. Utility and diagnostic accuracy of sonography in detecting appendicitis in a community hospital. AJR Am J Roentgenol ; 184 : 1809-1812, 2005
23) Hlibczuk V, Dattaro JA, Jin Z, et al. Diagnostic accuracy of noncontrast computed tomography for appendicitis in adults : a systematic review. Ann Emerg Med ; 55 : 51-59. e1, 2010
24) Bhangu A. Safety of short, in-hospital delays before surgery for acute appendicitis : multicentre cohort study, systematic review, and meta-analysis. Ann Surg ; 259 : 894-903, 2014
25) Takiff H, Fonkalsrud EW. Gallbladder disease in childhood. Am J Dis Child ; 138 : 565-568, 1984
26) Ecoffey C, Rothman E, Bernard O, et al. Bacterial cholangitis after surgery for biliary atresia. J Pediatr ; 111 : 824-829, 1987
27) Yadav D, Agarwal N, Pitchumoni CS. A critical evaluation of laboratory tests in acute pancreatitis. Am J Gastroenterol ; 97 : 1309-1318, 2002
28) Baron TH, Morgan DE. Acute necrotizing pancreatitis. N Engl J Med ; 340 : 1412-1417, 1999
29) Jordan SC, Ament ME. Pancreatitis in children and adolescents. J Pediatr ; 91 : 211-216, 1977
30) Wiest R, Garcia-Tsao G. Bacterial translocation（BT）in cirrhosis. Hepatology ; 41 : 422-433, 2005
31) Ricci MA, Rose FB, Meyer KK. Pyogenic psoas abscess : worldwide variations in etiology. World J Surg ; 10 : 834-843, 1986

Chapter 11 皮膚・軟部組織感染症

1 | 皮疹へのアプローチ

　皮疹といっても多数の切り口があり，その性状，分布などからある程度鑑別を考えることができます．しかし，本書は皮膚科の教科書ではないので，感染症に特化して述べます．皮疹を認めた場合，感染症の観点からは，以下の3点が重要です．

> ❶致死的感染症はないか（表11-1）
> ❷治療可能な皮疹ではないか：蜂窩織炎，丹毒，ブドウ球菌性熱傷様皮膚症候群，猩紅熱
> ❸公衆衛生上重要な感染症ではないか：水痘，麻疹，風疹

　特に発熱，紫斑，ショック状態は，肺炎球菌や髄膜炎菌の菌血症の可能性があるので，血液培養を提出のうえ，速やかに第3世代セファロスポリンの投与を行います．リケッチアは，詳細な病歴（野山，田畑への立ち入り，刺し口の確認）が重要です．

　トキシックショック症候群については診断基準が存在しますが（表11-2），これは疫学上の定義です．診断基準に当てはまったからといって，トキシックショック症候群とは限らないし，逆に診断基準に当てはまらないからといってトキシックショック症候群を除外できません．トキシックショック症候群は確定診断が難しく死亡率の高い疾患なので，診断基準を満たさなくても，疑わしければ治療を開始すべきです．

　侵襲性髄膜炎菌感染症は日本では頻度は高くないものの，毎年10名前後の発祥の報告があります．特に2013年4月以降は「侵襲性髄膜炎菌感染症」が全数把握の5類感染症疾患として報告されることになったためか，増加傾向です．2013年4月から2014年12月までの間に59例の報告があります．

　髄膜炎菌感染症を想起するきっかけとなりやすい「出血斑」（点状出血や紫斑）は，髄膜炎菌感染症の半数にしか見られません．症状も発熱，頭痛，嘔吐，筋肉痛など非特異的な症状が主体なので，肺炎球菌やインフルエンザ菌感染と同様，適切に培

表 11-1 | 発熱＋皮疹の鑑別疾患

致死的なもの	・壊死性筋膜炎 ・トキシックショック症候群 ・リケッチア感染症（ツツガムシ病，日本紅斑熱） ・電撃性紫斑病（侵襲性髄膜炎菌感染症，侵襲性肺炎球菌感染症） ・未熟児の皮膚カンジダ症，アスペルギルス症
致死的ではないが頻度の高いもの	・ウイルス感染：水痘，風疹，麻疹，パルボウイルス B19，エンテロウイルス，突発性発疹 ・細菌感染：蜂窩織炎，丹毒，ブドウ球菌性熱傷様皮膚症候群（staphylococcal scalded skin syndrome：SSSS），猩紅熱

表 11-2 | トキシックショック症候群の診断基準

1. 発熱：38.9℃以上
2. 低血圧：収縮期血圧が 90 mmHg 以下
3. 発疹：びまん性斑状紅皮症（diffuse macular erythroderma）
4. 落屑：発症 1～2 週間後に主に手掌，足底にみられる落屑
5. 多臓器障害（以下の 3 項目以上）
   ①消化管：嘔吐，下痢
   ②筋：重度の筋痛，あるは CPK 上昇（正常値の 2 倍以上）
   ③粘膜：腟，口腔，咽頭または結膜充血
   ④腎：BUN/Cre 比の上昇（正常値の 2 倍以上）または尿沈渣で膿尿あり
   ⑤肝：総ビリルビン，AST，ALT の上昇（正常値の 2 倍以上）
   ⑥血液：血小板が 10 万以下
   ⑦中枢神経：見当識障害または意識障害
6. ロッキー山紅斑熱，レプトスピラ，麻疹を否定

confirmed case：①～⑥を満たしたもの
probable case：①～⑤のうち 1 つを満たさないもの

養を提出し，第 3 世代セファロスポリンで治療を開始しておくほかありません．

皮疹を診る時に必ず注意してほしいのが，「手掌に皮疹があるかどうか」です．基本的には感染症で皮疹が手掌に出るのは，下記 5 つしかありません．

> **POINT** 掌に皮疹の出る感染症は 5 つしかない！
>
> ●手足口病　　●rat bite fever　　●感染性心内膜炎
> ●梅毒　　　　●日本紅斑熱

　Rocky Mountain spotted fever も手掌に皮疹が出ますが，日本にはないリケッチア感染なので，海外渡航歴がなければ心配いりません．日本紅斑熱では手掌に皮疹が出現しますが，同じリケッチアでもツツガムシ病の場合は原則手掌に皮疹は出現しません．また水痘や麻疹なども手掌には出現しません．rat bite fever はかなりまれな感染症で，ネズミなどのげっ歯類による咬傷歴があれば小児でも発症しう

表11-3 | 川崎病との鑑別が問題となる疾患

・細菌感染：猩紅熱，エルシニア感染症，レプトスピラ，トキシックショック症候群
・ウイルス感染：アデノウイルス感染症，麻疹，突発性発疹
・薬疹（Stevens-Johnson症候群含む）

るものです．

　非感染症で，常に鑑別疾患として考慮に入れなければならない疾患は川崎病です．特に感染症の治療中に薬疹を生じた場合，鑑別に非常に苦慮することがあります．最も鑑別に苦慮するパターンは，頸部化膿性リンパ節炎を疑って抗菌薬治療中に皮疹が出現した場合です．経験的にはこのような場合，「結果的には川崎病であった」ことのほうが多いです．これは小児で薬疹が出現する頻度よりも，川崎病のほうが頻度が高いからと思われます．

　川崎病と鑑別すべき疾患を**表11-3**にまとめます．

　典型的な突発性発疹であれば川崎病との類似点はあまりありませんが，非典型的な突発性発疹の場合，発熱中に皮疹が出現したり，BCGの注射痕の発赤がみられたりすることがあります．こうなると川崎病と本当にそっくりな病態なので，臨床症状からは鑑別が難しいです．突発性発疹は多くの場合，炎症反応が高値になることはないので，CRPと白血球で鑑別をします（残念ながら突発性発疹の平均CRP，WBCに関するデータはありません）．

2 | 皮膚膿瘍，せつ・よう

POINT

- 診断は臨床診断で，基本的には切開排膿を行う．
- 軟膏にエビデンスはないが，筆者は軟膏を処方している．
- 再発すると非常に厄介．囊胞・膿瘍・異物の有無を確認．抗菌薬の全身投与やムピロシン軟膏を使用しても再発することがしばしば．

1 | 病態生理

　皮膚膿瘍は真皮内（**図11-1**）に生じる膿瘍で，皮下組織に生じた膿瘍は皮下膿瘍と呼びます．「せつ（癤）」は毛包内に感染が生じ，それが周囲の真皮や皮下組織に炎症が波及した状態を言います．「よう（癰）」はいくつか隣接する毛包が同時に感染を起こして一塊となったもので，癤より炎症が強く，発熱を伴うことが多いです．

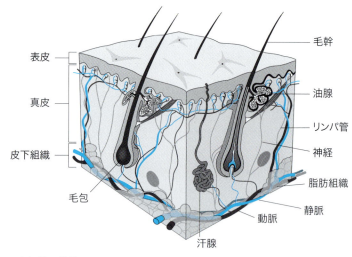

図 11-1 | 皮膚の構造

2 | 原因微生物

　複数菌が関与することもありますが，原因となる微生物はほとんどが黄色ブドウ球菌単一です．また黄色ブドウ球菌の保菌が唯一のリスクファクターと言われており，再発する場合は，本人だけでなく家族の除菌なども治療の選択肢となります[1]．

3 | 症状

　症状は皮膚の発赤，腫脹，熱感，疼痛などです．診断は視診でほとんどがつきます．

4 | 治療

　切開・排膿が原則です．ただし，熱がない場合，筆者は切開・排膿まで行わず，ムピロシン軟膏を処方することが多いです．

　切開・排膿は，熱が出ていたり，重症のアトピー性皮膚炎や天疱瘡などの基礎疾患があったりする場合に行うのが現実的です．このような場合には，切開・排膿を行って培養に提出し，グラム染色を行って，原因微生物を想定してから治療を検討します．通常はMSSAを考慮して，セファレキシンを投与しますが，MRSAまでカバーするなら，ST合剤やクリンダマイシンなどが選択肢です．

　入院が必要な場合は，セファゾリンまたはバンコマイシンで治療です．バンコマ

イシンを使用するかどうかは、その地域の MRSA 保菌率、重症度などを総合して判断しますが、必要となることはまずないでしょう．

さて、皮膚膿瘍、癤、癰の治療で難題なのが、再発した場合です．その場合は、以下のような方法が推奨されています[1]．

- 毛巣嚢胞，汗腺膿瘍，異物の混入の有無を確認
- 感受性のある抗菌薬を 5〜10 日間投与
- ムピロシン軟膏を鼻腔に塗布．1 日 2 回，5 日間．

ただし、上記対応をとってもなかなかうまくいかないことも多いです．患児にムピロシンを処方しても除菌がうまくいかない場合は、家族にもムピロシンを塗布したり、自宅でも毎日クロルヘキシジンで手指消毒してもらう方法もありますが、焼け石に水で，著効することはほとんどありません．よい解決策がないのが現状です．

3 | 伝染性膿痂疹

POINT

- 治療の基本は外用薬．フシジン酸，テトラサイクリン系，ムピロシンが第 1 選択．
- 熱があったり，病変が局在していない場合のみ，抗菌薬の内服/点滴を考慮．
- 「とびひ」でもリウマチ熱や A 群溶連菌感染後糸球体腎炎が起きることは知っておく．

伝染性膿痂疹は主に 2〜5 歳くらいの小児に好発する皮膚の病変です．「とびひ」と言われることもあるように、接触感染で他の人に感染が拡大する疾患です．皮膚の衛生状態が悪かったり、疥癬があったりすると発症しやすくなります．

1 | 症状

伝染性膿痂疹は主に以下の 2 つの病態に分類されています．

●──非水疱性膿痂疹（non-bullous impetigo）

頻度はこの非水疱性膿痂疹が最も高く、初期は周囲に発赤を伴う丘疹ですが、最終的に水疱を形成して膿胞になります．顔面、四肢にできやすく、病変も局在する

ことが多く，全身に多発することはあまりありません．発熱することは少なく，抗菌薬含有軟膏だけで治療可能です．

●──水疱性膿痂疹（bullous impetigo）

　文字通り水疱形成を伴うものです．水疱の内容物は最初は黄色透明で，徐々に混濁してきます．膿痂疹の数自体は非水疱性膿痂疹よりも少なく，体幹部に好発し，局所に病変がとどまることが多いです．非水疱性膿痂疹よりは発熱をきたすことが多いため，内服抗菌薬の適応となることが多いです．水疱性膿痂疹では，黄色ブドウ球菌が原因であることが多く，黄色ブドウ球菌によって産生された剥離毒素（exfoliative toxin A）が表皮細胞間をつなぐデスモグレイン1を切断することによって，水疱形成をきたします．後述するブドウ球菌性熱傷様皮膚症候群と病態のメカニズムは同じです．

2 診断

　診断は基本的には視診のみで行います．膿性分泌物や水疱内容物の培養は難治性の場合にのみ検討します．

3 治療

　外用抗菌薬が基本で，その選択肢は以下がよいでしょう．

- フシジン酸（フシジンレオ®）
- テトラサイクリン系軟膏（アクロマイシン®）
- ムピロシン（バクトロバン®）

　病変が局在していない場合（全身性の場合，外用抗菌薬の塗布が困難）や，発熱を認める場合や全身状態が不良の場合は内服抗菌薬，場合によっては入院加療も必要となります．その場合の抗菌薬は，原因微生物（黄色ブドウ球菌とA群溶連菌）のカバーが主体となるため，セファレキシン，クリンダマイシンが選択肢です．
　ST合剤はA群溶連菌への抗菌活性が弱いため，培養でブドウ球菌が検出されている場合のみ選択肢となります．
　全身状態が悪く，入院加療が必要な場合はセファゾリン，クリンダマイシンの点滴を行います．MRSAが検出された場合や疑われる場合は，バンコマイシンで治療して下さい．
　MRSAカバーのため，よくミノサイクリンが使用されますが，乳幼児では歯牙

着色の問題があるので使用すべきではありません．治療効果も ST 合剤やクリンダマイシンのほうが高いため，ミノサイクリンを MRSA 感染症の治療のために乳幼児で使用する必要性はありません．

4 | 予後

あまり知られていませんが，A 群溶連菌による伝染性膿痂疹罹患後のほうが，咽頭炎よりもリウマチ熱[2]やA 群溶連菌感染後糸球体腎炎[3]の発症率が高いと言われています．咽頭炎診断後に検尿のために外来フォローをされていることがありますが，その理論で考えると伝染性膿痂疹後にも外来フォローが必要になります．ただし潜伏期間が若干異なり，咽頭炎後の糸球体腎炎発症までの期間は平均 1～3 週間，膿痂疹の後は 3～6 週間後です．膿痂疹後に検尿をフォローするのであれば，1 か月後くらいが適当です．

ちなみに筆者は溶連菌感染後に検尿フォローはしていません．もちろん検尿フォローを否定はしませんが，発症頻度があまりに低く，発症しても軽症であれば経過観察です．そのため血尿や浮腫などの症状が出現しない限りは，再受診の必要性はないと考えています．

4 | 丹毒・蜂窩織炎

POINT

- 丹毒は表層真皮，リンパ管の感染．蜂窩織炎は深層真皮，脂肪織の感染．したがって，丹毒のほうが境界明瞭で発赤が目立つが，臨床的に区別するのは難しい．Milian's ear sign は知っていると威張れるかも．
- 特徴的な病歴（咬傷，淡水曝露，海水曝露など）がないかどうかは必ず確認．
- 蜂窩織炎/丹毒と誤診しやすい疾患（関節炎，骨髄炎，初期の壊死性筋膜炎など）を見逃さない

1 | 病態生理

丹毒と蜂窩織炎は，症状で見分けるのはしばしば困難です．丹毒はより表層の真皮とリンパ管周囲に感染が起きるのに対して，蜂窩織炎はより深層の真皮，皮下の脂肪織に炎症が起きている点が異なっています．炎症の首座が丹毒のほうが表層に近いため，発赤の程度は蜂窩織炎よりも丹毒のほうが強く，炎症部位と非炎症部位

表11-4 | 蜂窩織炎のリスクファクターと原因微生物[4]

リスクファクター	原因微生物	使用すべき抗菌薬
ヒト咬傷	口腔内嫌気性菌（*Bacteroides* sp., *Peptostreptococcus* sp., *Eikenella corrodens*, viridans group streptococci）	アンピシリン・スルバクタム，アモキシシリン・クラブラン酸
犬・猫咬傷	*Pasteurella multocida*, *Capnocytophaga canimorsus*	アンピシリン・スルバクタム，アモキシシリン・クラブラン酸
淡水曝露	*Aeromonas hydrophila*	セフトリアキソン，セフォタキシム，ドキシサイクリン
海水曝露	*Vibrio vulnificus*	セフトリアキソン，セフォタキシム
魚介類，動物（豚，羊，猪，鶏など）	*Erysipelothrix rhusiopathiae*（豚丹毒）	アンピシリン，アモキシシリン
眼窩・眼窩周囲蜂窩織炎	肺炎球菌，インフルエンザ菌	セフトリアキソン
新生児，3か月未満の乳児	B群溶連菌	アンピシリン

の境界が比較的明瞭です．

2 | 原因微生物

　黄色ブドウ球菌とA群溶連菌が2大原因微生物です．丹毒はA群溶連菌，蜂窩織炎は黄色ブドウ球菌が原因のことが多く，A群溶連菌は「足が速い」ため，あっという間に病変が広がります．またA群溶連菌は傷がなくても感染を起こしますが，黄色ブドウ球菌はアトピーや外傷などの侵入門戸がなければ，感染を起こすことはまれです．

　その他にも原因微生物はいくつかありますが，それぞれ特徴的な病歴があります（**表11-4**）．基本的には黄色ブドウ球菌とA群溶連菌を必ず原因微生物として考え，リスクがある場合にその他の原因微生物を検討します．

　成人では糖尿病や動脈硬化などを背景に混合感染をきたすことがありますが，小児では，成人と異なり複雑な患者背景があることは少ないため，黄色ブドウ球菌，溶連菌，肺炎球菌，インフルエンザ菌が原因微生物の大多数です．

3 | 症状

　蜂窩織炎も丹毒も症状はほぼ同じで，皮膚の発赤，腫脹，熱感，疼痛がみられます．顔面にみられた場合には，耳に着目すると鑑別が容易です．耳介には真皮組織がないので，耳介の発赤がみられた場合は丹毒です（Milian's ear sign）．また丹毒はより表層に炎症があるため，毛包周囲に炎症を起こすとその部位が落ち込んで見えるため，「オレンジの皮様」の皮膚になります．

丹毒はA群溶連菌，蜂窩織炎は黄色ブドウ球菌によることが多いため，原因微生物の違いが若干臨床像にも表れます．A群溶連菌が原因となりやすい丹毒は感染が広がるスピードが速く，症状が出れば数時間単位で広がりますが，黄色ブドウ球菌が原因となりやすい蜂窩織炎は丹毒よりも進行が遅く，1〜2日くらいの経過です．またA群溶連菌はその毒性の強さを反映して，リンパ管炎を併発することが多くみられます．

蜂窩織炎は部位によってさまざまな呼び方がされています．
- 眼窩周囲蜂窩織炎（periorbital cellulitis）
- 眼窩蜂窩織炎（orbital cellulitis）
- 腹壁蜂窩織炎（abdominal wall cellulitis）：高度肥満があると腹壁の蜂窩織炎を発症するリスクが高くなると言われていますが，日本人では非常にまれです．
- 頬部蜂窩織炎（buccal cellulitis）：Hibワクチン導入前は頬部蜂窩織炎の約25％がインフルエンザ菌，ついで肺炎球菌でした．定期接種が開始されたため，今後の発症数は減少することが想定されます．歯周囲炎や副鼻腔炎からの波及も多くみられます．
- 肛門周囲蜂窩織炎（perianal cellulitis）：乳幼児で発症することが多く，その原因微生物はA群溶連菌がほとんどです．重症化することは少ないため，内服のアモキシシリンでも治療可能です．

丹毒や蜂窩織炎では重症になることは基本的にはないので，ショックの時や重症感が強い時は，壊死性筋膜炎やトキシックショック症候群，連鎖球菌性トキシックショック症候群などを考慮します．

4│診断

蜂窩織炎，丹毒の診断は臨床診断です．蜂窩織炎と丹毒の区別に苦慮することはあっても，診断に苦慮することは少ないでしょう．むしろ重要なのは，蜂窩織炎や丹毒と誤診しやすい別の疾患を見逃さないことです．

- 関節周囲の皮膚の発赤があった場合に関節炎を見逃さない
- 治りの悪い蜂窩織炎の場合に骨髄炎を見逃さない（最初から骨髄炎があり，その結果として蜂窩織炎をきたしていることがある）
- 初期の壊死性筋膜炎やトキシックショック症候群，連鎖球菌性トキシックショック症候群を見逃さない

5 | 治療

　蜂窩織炎，丹毒であれば，A群溶連菌か黄色ブドウ球菌が原因なので，外来治療する場合はセファレキシン，入院治療を要する場合はセファゾリンという選択です．臨床的に明らかに丹毒であると確信できる場合は，アモキシシリン，アンピシリンで治療できますが，確信を持てない限りは，セファゾリンかセファレキシンで治療を開始します．MRSAを考慮する時は，外来であればST合剤やクリンダマイシン，入院であればバンコマイシンという選択肢です．特殊な状況下での蜂窩織炎の治療は**表11-4**を参考にして下さい．

　治療期間は皮膚所見を見ながら決定します．皮膚所見が改善すれば治療終了です．おおむね7日以内には治療終了可能です．

5 | 眼窩蜂窩織炎

POINT
- 眼窩蜂窩織炎は緊急性の高い疾患．
- 造影CTの適応を覚えておくこと．
- 診断したら，必ず眼科，耳鼻科へコンサルト．

　眼窩蜂窩織炎は蜂窩織炎のなかでも緊急性を伴う疾患で，病態生理も通常の皮膚・軟部組織感染症とは異なるため，ここで詳しく説明します．

1 | 病態生理

　解剖からみた眼周囲感染症（**表11-5**）のポイントは「眼窩隔膜を越えるかどうか」です（**図11-2**）．眼窩隔膜を越えて感染が拡大すると，眼窩内の脂肪織に炎症が波及し，眼球運動障害，視力障害，海綿静脈洞血栓静脈炎，脳膿瘍など深刻な合併症をきたすため，眼窩蜂窩織炎と眼周囲蜂窩織炎の鑑別は非常に重要です．

　眼窩蜂窩織炎は86〜98％の症例で副鼻腔炎（特に篩骨洞炎が多い）が先行します．眼窩と篩骨洞の間には，篩骨眼窩板（紙様板）と言われる篩骨洞と眼窩を区切る薄い板様組織があります（**図11-3**）．この眼窩板には神経や血管が通る穴や「Zuckerkandlの縫合離開」と呼ばれる穴が開いており，篩骨洞炎を起こすとこの穴が感染のルートとなりえます．そのため篩骨洞炎を起こすと，眼窩へ感染が広がりやすいのです．

表 11-5 | 解剖からみた眼周囲感染症

部位	感染症名
眼瞼部感染症	麦粒腫，霰粒腫，眼瞼縁炎
涙腺感染症	涙腺炎，涙管炎
眼窩隔膜前感染症	眼窩周囲蜂窩織炎 　①外傷後 　②菌血症関連 　③副鼻腔関連
眼窩内感染症 （眼球内感染症は含まない）	眼窩蜂窩織炎，眼窩内膿瘍，骨膜下膿瘍

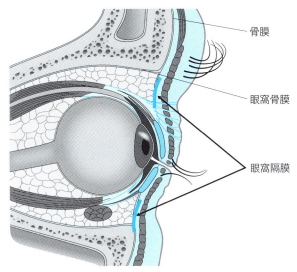

図 11-2 | 眼窩隔膜

眼窩蜂窩織炎と眼窩周囲蜂窩織炎の違いを**表11-6**にまとめます．

2 原因微生物

　副鼻腔炎が先行するので，原因微生物は副鼻腔炎と同じで，肺炎球菌，インフルエンザ菌，M. catarrhalis が多くを占めます．黄色ブドウ球菌やA群溶連菌も意外に多いという報告[5)]もありますが，基本的には副鼻腔炎と同じ，と考えて下さい．

3 症状

　病態生理を考えれば当然，原則副鼻腔炎の症状が先行します．副鼻腔炎に眼窩蜂

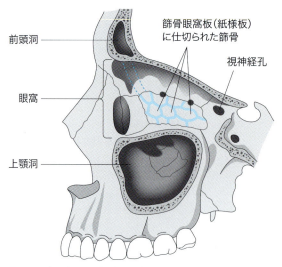

図 11-3 | 眼窩と副鼻腔の関係

表 11-6 | 眼窩周囲蜂窩織炎と眼窩蜂窩織炎の違い

		眼窩周囲蜂窩織炎	眼窩蜂窩織炎
頻度		多い(眼窩蜂窩織炎の3倍程度)	少ない
平均年齢		3〜4歳	5〜7歳
基礎疾患		・副鼻腔炎(約80%) ・隣接臓器からの波及(結膜炎、麦粒腫、涙嚢炎) ・外傷(膿疱、水痘、虫刺) ・菌血症	副鼻腔炎(約90%)
臨床症状	眼瞼腫脹(±発赤)	あり	あり
	眼痛、圧痛	伴うことがある	あり、より深部の痛み
	眼球運動に伴う痛み	なし	あり
	眼球突出	なし	通常があるが、目立たないこともある
	眼筋麻痺(±眼瞼下垂)	なし	あり
	視力障害	なし	伴うことがある
	結膜浮腫	ほとんどない	伴うことがある

窩織炎、眼窩周囲蜂窩織炎を合併すると、高熱や全身状態の悪化が見られます。蜂窩織炎なので診断は容易で、ポイントは「眼窩周囲」蜂窩織炎と「眼窩」蜂窩織炎の鑑別です。眼痛、眼球運動に伴う痛み、眼球突出、眼筋麻痺、眼瞼下垂、視力障害、結膜浮腫などはいずれも眼窩蜂窩織炎を示唆する所見なので、これらの所見があっ

た場合，あるいは疑われる場合には造影 CT が必要です．

4 診断

基本的には臨床診断ですが，「眼窩周囲」蜂窩織炎と「眼窩」蜂窩織炎の鑑別のために造影 CT が必要です．小児では CT の閾値は非常に高いのですが，下記のいずれかが当てはまる場合は造影 CT の適応です．

造影 CT の適応

> ❶ 眼窩蜂窩織炎を疑う所見がある
> ❷ 眼瞼を越えた腫脹を認める
> ❸ 乳児などで，所見がとりにくい場合
> ❹ 中枢神経症状を伴う場合
> ❺ 適切な治療開始後 24〜48 時間で改善が見られない時

また副鼻腔炎の評価，眼球運動，視力，眼球突出などの評価のために，耳鼻科，眼科へのコンサルトは必須です．

5 治療

治療は抗菌薬投与±外科的ドレナージです．外科的ドレナージの適応は下記の通りです．

> ・膿瘍の直径＞10 mm
> ・眼症状の悪化を認めた時
> ・治療 24〜48 時間で改善が得られない時

肺炎球菌，インフルエンザ菌，モラキセラが多数を占め，黄色ブドウ球菌や溶連菌も時に関与します．治療に失敗すると視力障害などを残す危険があるので，抗菌薬は第 3 世代セファロスポリンかアンピシリン・スルバクタムが選択肢です．MRSA 保菌者や MRSA 保菌率が高い地域では，バンコマイシンの併用も必要です．

眼窩蜂窩織炎の治療期間について，定まった治療期間はありませんが，成書の記載は**表11-7** の通りです．経静脈的投与を 10〜14 日，内服と合わせて合計 3 週間が妥当な治療期間です．

表 11-7 | 眼窩蜂窩織炎の治療期間

出典	治療期間
Sarah S. Long：Principles and Practice of Pediatric Infectious Diseases, 4th edition	眼所見が改善するまで経静脈的投与．経口投与と合わせて合計 3 週間．
Feigin and Cherry's Textbook of Pediatric Infectious Diseases. 7th eddtion	経静脈的投与 10〜14 日間，経口投与 7〜10 日間
Nelson's pocket book	外科的ドレナージ後 10〜14 日間，最長 21 日間．CT で改善を確認すること

6 | ブドウ球菌性熱傷様皮膚症候群

POINT

- 基本的には臨床診断．入院加療を要する時は，血液培養も忘れない．
- 黄色ブドウ球菌が原因なので，治療はセファゾリンかバンコマイシン．

1 | 病態生理

ブドウ球菌性熱傷様皮膚症候群（SSSS：staphylococcal scalded skin syndrome）フォーエスは，小児科では比較的なじみのある皮膚感染症です．水疱性膿痂疹と同様，ブドウ球菌が産生する剝離毒素（exfoliative toxin A/B）によって引き起こされる疾患です．この剝離毒素が血中に乗って，全身の皮膚で水疱を形成し，表皮の剝離を引き起こしたものが，ブドウ球菌性熱傷様皮膚症候群です．

蜂窩織炎や膿痂疹などのように，ブドウ球菌そのものが感染を起こして，2 次的に発症することもあれば，鼻腔に常在しているだけで局所感染を起こさずに発症することもあります．黄色ブドウ球菌のおよそ 5％程度がこの剝離毒素を持っています[6]．

2 | 症状

トキシンが血中に乗って全身に散布されているので，全身皮膚に病変が出ます．疼痛を伴う紅斑，水疱形成，そして表皮剝離を伴い，ブドウ球菌性熱傷様皮膚症候群という病名の通り，見た目は熱傷のように見えます．基本的には粘膜病変は伴いません．粘膜障害があれば，Stevens-Johnson 症候群や，中毒性表皮壊死症（TEN：toxic epidermal necrolysis）を疑います．

Nikolsky 現象（皮膚に軽く摩擦を加えると容易に皮膚の剝離や水疱が生じる現

象）が陽性となりますが，視診で診断がつくので，あえて行う必要性はありません．5歳未満に好発し，好発年齢の中央値は12か月です[7]．

3 | 診断

基本的には視診のみで診断します．成人ではほとんどが血液培養陽性となりますが，小児では陽性率は10％以下です[8]．入院を要する場合や採血，点滴の機会があれば，血液培養は提出しておくほうがよいでしょう．

4 | 治療

原因微生物は黄色ブドウ球菌なので，セファゾリンが第1選択です．副作用が出た場合やMRSAの関与が疑われる場合はバンコマイシンで治療を行います．感受性があれば，ST合剤やクリンダマイシンも選択肢の1つです．

ちなみに毒素が原因なので，トキシックショック症候群や壊死性筋膜炎のようにクリンダマイシンが有効である可能性は否定しませんが，現時点では有効性を証明した研究は存在しないので，クリンダマイシンを併用する必要はありません．

7 | 壊死性筋膜炎

POINT
- 蜂窩織炎との鑑別は，①痛みが強い，②水疱形成，③進行が速い，④全身状態不良，がキーワード．
- 血液検査，画像検査はそれなりに使えるが，試験切開に勝ることはない．疑ったら試験切開を躊躇してはいけない．
- 壊死組織に抗菌薬は届かない．

1 | 病態生理と原因微生物

壊死性筋膜炎は大きく2群に分けられます．

I型壊死性筋膜炎

糖尿病や外傷，術後などの基礎病変がある場合に，腸内細菌などのグラム陰性桿菌，嫌気性菌などによる混合感染を起こす群です．

● ── II 型壊死性筋膜炎

基礎病変のない患者にも発症し，A 群溶連菌や黄色ブドウ球菌，*C. perfringens* などが原因菌となります．海水曝露があれば，*V. vulnificus*，淡水曝露があれば，*A. hydrophila* なども起炎菌となります．A 群溶連菌や黄色ブドウ球菌が原因の場合は，菌そのものの侵襲だけでなく，菌の産生するタンパクやトキシンも病態に関与していると考えられています．また黄色ブドウ球菌や *C. perfringens* はアトピー性皮膚炎や掻破痕などの何らかの進入門戸がある場合が多いですが，A 群溶連菌は侵入門戸がない場合でも発症することがあります．

水痘は皮膚の 2 次感染の原因となりますが，壊死性筋膜炎のリスクファクターとしても知られており，水痘ワクチンの普及により，壊死性筋膜炎を含む侵襲性 A 群溶連菌感染症の発症頻度が低下したことが知られています[9]．水痘ワクチンも定期接種化されたので，今後日本でも侵襲性 A 群溶連菌感染症は低下していくことが予想されます．

2 | 症状

壊死性筋膜炎の症状は一見すると蜂窩織炎によく似ており，その鑑別が非常に難しいですが，いくつか特徴的な所見があるので，鑑別のポイントをまとめておきます．

壊死性筋膜と蜂窩織炎の鑑別のポイント[8, 10, 11]

- 痛みが強い
- 水疱形成がある
- 皮膚色が暗赤調である（紫斑や打撲傷に似ている）
- 皮膚壊死がある
- 軟部組織内にガスがある
- 発赤の範囲を超えて，浮腫が認められる
- 皮膚の知覚鈍麻がある
- 全身状態不良（高熱，低血圧，ショック，せん妄）
- 病変が急速に拡大する

いずれも皮下の筋膜や筋組織に感染が生じていることを示唆する所見です．

3 | 診断

壊死性筋膜炎の診断は非常に難しいです．最も確実かつ迅速に診断する方法は，試験切開を行い，皮下組織，筋膜，筋肉の様子を直接観察することです．試験切開

部から膿汁を回収して，グラム染色で確認することはもちろん，直接 A 群溶連菌の迅速キットで検査することも原因微生物の同定に有用です．

血液検査や CT，MRI などの画像検査も有用ですが，最も重要なのは，「臨床診断」であり，外科的に切開を行い，筋膜の視診，触診，そしてグラム染色を行うほうが速くて正確な評価が可能です．外科的な試験切開よりも画像検査を優先しては，絶対にいけません．

血液検査の有用性

壊死性筋膜炎で，採血を行うとすれば，CRP，白血球，そして CK（クレアチンキナーゼ）がポイントです．確かに蜂窩織炎に比較すると，CRP や CK は壊死性筋膜炎で高い傾向があります．成人の後ろ向き研究ですが，以下のような報告があります[12]．

- CRP の中央値：壊死性筋膜炎で 27 mg/dL，蜂窩織炎で 9.3 mg/dL
- カットオフ 16 mg/dL とすると，感度 89％，特異度 90％

- CK の中央値：壊死性筋膜炎で 1,892 IU/L，蜂窩織炎で 139 IU/L
- カットオフ 600 IU/L とすると，感度 58％，特異度 95％

あくまでも成人の後ろ向き研究ですが，CRP や CK はそれなりに役には立ちそうです．しかし採血「だけ」で鑑別できるほど，診断が容易な疾患ではありません．あくまでも総合判断の 1 つとして利用して下さい．

また壊死性筋膜炎と重症蜂窩織炎の鑑別に LRINEC (laboratory risk indicator for necrotizing fasciitis) score（表11-8）なるものが成人領域で提唱されており，スコア 6 点以上で感度 89.9％，特異度 96.9％と感度，特異度ともに良好ですが[13]，あくまでも成人での検討なので，小児の壊死性筋膜炎でこのスコアを用いるのは，適当ではありません．ただしここに挙げてあるような血液検査結果に異常があれば，壊死性筋膜炎を疑う閾値を下げてもよいでしょう．

MRI

MRI に関しては，感度 100％，特異度 86％という報告があります[13]．単純 MRI の T2 強調画像で筋膜が肥厚して高信号像を呈することが特徴的な所見ですが，小

表 11-8 | The LRINEC (laboratory risk indicator for necrotizing fasciitis) score[13]

検査		スコア	検査		スコア
CRP(mg/dL)	<15	0	ナトリウム(mEq/L)	≧135	0
	≧15	4		<135	2
WBC(/μL)	<15,000	0	クレアチニン(mg/dL)	≦1.59	0
	15,000〜25,000	1			
	≧25,000	2		>1.59	2
ヘモグロビン(g/dL)	>13.5	0	血糖(mg/dL)	≦180	0
	11.0〜13.5	1		>180	1
	<11.0	2			

児での MRI 撮像には鎮静も必要であり，撮像時間も長いため，おすすめしません．

● 造影 CT

造影 CT は MRI よりも感度，特異度ともに落ちる検査です．筋膜肥厚と左右差の所見が，壊死性筋膜炎では約 80％程度に認められますが[14]，特異度が低く，蜂窩織炎でも認められるため，診断価値はあまりありません．ガス産生像が認められれば診断がつきますが，感度の報告はまちまちで，半数程度で認められる程度です．

以上を踏まえ，壊死性筋膜炎の疑いがある場合，基本的には試験切開を行って下さい．試験切開の範囲も数 cm で済みますし，疾患を見逃した時の重大性を考えれば，試験切開はそれほど侵襲が高いとは思いません．また外科的に切開して直接確認する以外に確定診断の方法はありません．

4 | 治療

外科的なデブリードマンが最も重要な治療です．疑ったら血液培養を 2 セット提出後，抗菌薬を開始しつつ，外科へコンサルトという流れになります．抗菌薬の役割はあくまで補助的な効果しかありません．「壊死」しているため，血流が悪く，抗菌薬を投与しても病変部位にはあまり届きません．そのため外科的介入が必須です．

使用する抗菌薬は，特に海水や淡水の曝露もなく，基礎疾患もなければ，セファゾリンとクリンダマイシンの併用でよいです．MRSA の関与を考慮するのであれば，バンコマイシンも追加します．

術後のガス壊疽や小児でも血流不全がある部位や褥創のある部位の感染，血液腫瘍などの好中球減少や好中球機能不全があれば，嫌気性菌，緑膿菌などのカバーのために，アンピシリン・スルバクタムやピペラシリン・タゾバクタム，メロペネムなどが適応になることがあります．

　連鎖球菌性トキシックショック症候群の患者（約半数が壊死性筋膜炎の患者）に対して，免疫グロブリンを使用すると，成人では28日死亡率が低下すると言われていますが[15]，小児では予後改善の効果が証明されていないため，筆者は使用をすすめません[16]．

5 予後

　成人では死亡率が21.9%，病変部位の切断率が22.3%[17]，16歳未満の小児では死亡率5.4%，切断率2.7%で[18]，成人に比較すると予後はそれほど悪くありません．しかし死亡率5.4%，切断率2.7%は決して低くないので，早期診断，早期治療が重要なのは言うまでもありません．

文献

1) Stevens DL, Bisno AL, Chambers HF, et al. Practice guidelines for the diagnosis and management of skin and soft tissue infections：2014 update by the infectious diseases society of America. Clin Infect Dis 59：147-159, 2014
2) McDonald MI, Towers RJ, Andrews RM, et al. Low rates of streptococcal pharyngitis and high rates of pyoderma in Australian aboriginal communities where acute rheumatic fever is hyperendemic. Clin Infect Dis 43：683-689, 2006
3) Baltimore RS. Treatment of impetigo：a review. Pediatr Infect Dis 4：597-601, 1985
4) Swartz MN. Clinical practice. Cellulitis. N Engl J Med 350：904-912, 2004
5) Botting AM, McIntosh D, Mahadevan M. Paediatric pre- and post-septal peri-orbital infections are different diseases. A retrospective review of 262 cases. Int J Pediatr Otorhinolaryngol 72：377-383, 2008
6) Ladhani S. Recent developments in staphylococcal scalded skin syndrome. Clin Microbiol Infect 7：301-307, 2001
7) Lina G, Gillet Y, Vandenesch F, et al. Toxin involvement in staphylococcal scalded skin syndrome. Clin Infect Dis 25：1369-1373, 1997
8) Handler MZ, Schwartz RA. Staphylococcal scalded skin syndrome：diagnosis and management in children and adults. J Eur Acad Dermatol Venereol 28：1418-1423, 2014
9) Laupland KB, Davies HD, Low DE, et al. Invasive group A streptococcal disease in children and association with varicella-zoster virus infection. Ontario Group A Streptococcal Study Group. Pediatrics 105：E60, 2000
10) Ahrenholz DH. Necrotizing soft-tissue infections. Surg Clin North Am 68：199-214, 1988
11) Lewis RT. Necrotizing soft-tissue infections. Infectious disease clinics of North America 6：693-703, 1992
12) Simonart T, Simonart JM, Derdelinckx I, et al. Value of standard laboratory tests for the early recognition of group A beta-hemolytic streptococcal necrotizing fasciitis. Clin Infect Dis 32：E9-12, 2001
13) Wong CH, Khin LW, Heng KS, et al. The LRINEC (Laboratory Risk Indicator for Necrotizing Fasciitis) score：a tool for distinguishing necrotizing fasciitis from other soft tissue infec-

tions. Crit Care Med 32：1535-1541, 2004
14) Malghem J, Lecouvet FE, Omoumi P, et al. Necrotizing fasciitis：contribution and limitations of diagnostic imaging. Joint Bone Spine 80：146-154, 2013
15) Linner A, Darenberg J, Sjolin J, et al. Clinical efficacy of polyspecific intravenous immunoglobulin therapy in patients with streptococcal toxic shock syndrome：a comparative observational study. Clin Infect Dis 59：851-857, 2014
16) Shah SS, Hall M, Srivastava R, et al. Intravenous immunoglobulin in children with streptococcal toxic shock syndrome. Clin Infect Dis 49：1369-1376, 2009
17) O'Loughlin RE, Roberson A, Cieslak PR, et al. The epidemiology of invasive group A streptococcal infection and potential vaccine implications：United States, 2000-2004. Clin Infect Dis 45：853-862, 2007
18) Eneli I, Davies HD. Epidemiology and outcome of necrotizing fasciitis in children：an active surveillance study of the Canadian Paediatric Surveillance Program. J Pediatr 151：79-84, 2007

Chapter 12 骨・関節感染症

1 ｜細菌性関節炎

1 ｜関節痛へのアプローチ

POINT
- 関節炎か関節痛か，急性か，慢性か，単関節炎か，多発性関節炎か．
- 緊急性が高いのは化膿性関節炎．見逃してはいけないのは，悪性腫瘍．

関節炎か関節痛か

関節痛があれば，小児でも成人と同様，まずは「関節炎」と「関節痛」の鑑別が最初の一歩です．

関節炎の定義は，熱感，腫張，発赤，圧痛をともなう可動域制限を認めることです．関節炎の定義に当てはまらなければ，「関節痛」です．

急性か慢性か，単関節炎か多発関節炎か

関節炎であれば，急性，慢性，単関節炎か多発関節炎かを鑑別します．

急性の単関節炎であれば，小児の場合ほとんどが化膿性関節炎，次いで外傷性関節炎です．成人では痛風や偽痛風などの結晶誘発性関節炎が最多ですが，小児では極めてまれなので，アプローチは非常にシンプルです．

急性の多発関節炎であれば，リウマチ熱や若年性特発性関節炎の可能性が高いですが，黄色ブドウ球菌や溶連菌，淋菌による化膿性関節炎は多発することがあるので，鑑別から漏らさないようにします．また感染性心内膜炎があり，菌塊が「とんだ」結果として関節炎が多発していることもあります．

亜急性，もしくは慢性の関節炎は多くの場合，熱はないか，あっても微熱のことがほとんどです．原因としては非感染症のほうが多く，代表疾患は若年性特発性関節炎です．見逃してはいけないのは，無腐性壊死症，骨腫瘍や白血病，神経芽細胞

表 12-1 | 関節痛の鑑別疾患

外傷性	骨折，捻挫，異物性滑膜炎，骨端炎
変性疾患	ペルテス病，大腿骨頭すべり症，無腐性壊死症
感染症	骨髄炎，化膿性関節炎，ウイルス性関節炎（パルボウイルス，B型肝炎）
自己免疫疾患	リウマチ熱，反応性関節炎，若年性特発性関節炎，SLE，IgA血管炎，皮膚筋炎，中毒性滑膜炎，ベーチェット病，血清病，炎症性腸疾患
先天性疾患	血友病，鎌状赤血球症，過剰運動症候群，多発性骨端異形成症
腫瘍	骨腫瘍，白血病，神経芽細胞腫

表 12-2 | 関節炎の鑑別疾患

	単関節炎	多発関節炎
急性	化膿性関節炎 外傷性関節炎	化膿性関節炎（特に黄色ブドウ球菌，淋菌） 感染性心内膜炎 反応性関節炎 リウマチ熱 若年性特発性関節炎
亜急性〜慢性	血友病による関節内出血，ライム病，結核性関節炎，無腐性壊死症，骨腫瘍，神経芽細胞腫	若年性特発性関節炎，白血病

腫などの悪性腫瘍です．感染症ではライム病や結核性関節炎などが考えられますが，日本では非常にまれな疾患です．

　関節痛の原因疾患を**表12-1**に，関節炎の鑑別を**表12-2**にまとめておきます．

2 | 化膿性関節炎

> **POINT**
> - 典型例の診断は容易だが，新生児から乳児ではフォーカス不明の発熱として受診することがあるので要注意！
> - 診断のゴールドスタンダードは関節液の培養．新生児以外では *Kingella kingae* を検出するために関節液を血液培養ボトルに注入しよう．
> - 原因微生物は基本的には黄色ブドウ球菌．したがって empiric therapy はセファゾリン．
> - 経過が芳しくない時はMRIで骨髄炎の有無を確認する．

表 12-3 | 細菌性関節炎のリスクファクター[1,2]

新生児	新生児以降
・臍カテーテル ・CV カテーテル ・大腿静脈からの採血 ・骨髄炎	・免疫不全患者 ・関節手術後 ・ヘモグロビン異常症 ・JIA などの関節炎が基礎疾患にある ・糖尿病

- 経過観察の指標として，CRP や血沈が例外的に有用．上手に利用しよう．
- 成人とは異なり，内服抗菌薬へ積極的に切り替えることが可能．
- 治療期間は 2 週間以上．黄色ブドウ球菌と腸内細菌では 3〜4 週間．

化膿性関節炎は成人よりも小児期に発症することが多く，細菌性関節炎の半数は 20 歳以下で発症しています．特に 3 歳未満で好発し，罹患部位で多いのは膝関節と股関節です．

基本的には単関節炎で，黄色ブドウ球菌や溶連菌，淋菌，髄膜炎菌などでは多関節炎となることもあります．

そして忘れてはいけないのは「細菌性関節炎は緊急疾患である」という認識です．治療の遅れは骨の成長障害，関節の可動域制限，慢性的な脱臼などの恒久的な機能障害につながります．真夜中でも必ず整形外科へコンサルトして下さい．

1 | 病態生理

感染経路には，外傷や咬傷，関節手術後，骨髄炎からの波及などがありますが，基本的には血行性感染です．滑膜には血管が豊富に分布していますが，基底膜（物質の通過を妨げる防御壁）を欠いています．そのような防御壁のない関節腔の滑膜に豊富な血流があるため，血行性の細菌感染が生じやすいのです．

近隣臓器からの波及としては，ほとんどが骨髄炎です．骨髄炎から関節炎をきたすことは比較的ありますが，逆に関節炎から骨髄炎をきたすことは比較的頻度が低いと考えられています．

リスクファクターとしては，**表12-3** が知られていますが，特に重要なのは若年性特発性関節炎（JIA：juvenile idiopathic arthritis）です．傷んだ関節は感染症も併発しやすいため，JIA の患児で単関節炎を発症した場合，JIA の悪化なのか，細菌性関節炎を合併したのか，鑑別は非常に難しくなります．JIA であれば，症状に増悪と寛解の波がありますが，細菌性関節炎にはこのような波がなく，悪化の一方をたどります．原疾患の増悪と安易に考えて，免疫抑制剤を増量しないようにしましょう．

2 原因微生物

年齢によって大きく異なるのが特徴で，全年齢を通じて最も多いのは黄色ブドウ球菌です．肺炎球菌やインフルエンザ菌は重要な原因微生物ですが，予防接種の普及に伴い，これらの細菌による関節炎の頻度は減少しています．新生児ではB群溶連菌や淋菌，大腸菌などの頻度が高く，母体の腟の常在菌が原因微生物となります．年齢が上がるにつれて市中に存在する肺炎球菌やA群溶連菌，インフルエンザ菌などの頻度が高くなります．

<3か月	黄色ブドウ球菌，S. agalactiae（B群溶連菌），N. gonorrheae，大腸菌
3か月〜5歳	黄色ブドウ球菌，K. kingae，S. pyogenes（A群溶連菌），肺炎球菌，インフルエンザ菌
5歳以上	黄色ブドウ球菌，S. pyogenes，肺炎球菌，N. gonorrhoeae

原因微生物別の特徴
❶ 黄色ブドウ球菌：通常は単関節炎で，血流に乗ると必ずしも単関節を侵すとは限らずしばしば2関節以上の多関節炎となる．
❷ B群溶連菌：3か月以下の乳児や新生児に発症することが多い．
❸ 肺炎球菌：肺炎球菌は若年発症で，2歳以下が多い．2歳以上で肺炎球菌性の細菌性関節炎をみたら，無脾症や液性免疫不全などの基礎疾患の可能性を考える．
❹ A群溶連菌：基本的には5歳以上で起こることが多い．水痘後に発症しやすい．
❺ K. kingae：2，3歳まで乳幼児の原因微生物．
❻ N. gonorrhoeae：新生児と性的活動の高い思春期で問題になる．新生児では罹患関節は通常股関節より下であることが多く，膝，足関節，中足骨に好発する．成人では腱滑膜炎や小関節が侵されやすい．
❼ N. meningitidis：反応性関節炎を起こすが，細菌性関節炎の原因ともなる．
❽ Salmonella sp.：鎌状赤血球症などのヘモグロビン異常症で問題となる．

3 症状

罹患関節は通常は下肢に多く，膝，股関節，足関節の順になっています（表

表12-4 | 細菌性関節炎の主な罹患部位[3]

罹患部位	人数	割合(%)	罹患部位	人数	割合(%)
膝	467	41	肘関節	116	10
股関節	287	25	肩関節	53	5
足関節	143	13	その他	70	6

12-4).

　典型的なケースでは，罹患部位を痛がったり，動かさなかったりなどの主訴があり，診察すると，罹患関節の発赤，腫脹，熱感，圧痛，可動域制限が容易にわかります．このようなケースでは，診断は容易です．

　しかし，常に典型的なケースばかりではありません．特に新生児期から乳児期では症状は非特異的で，哺乳不良や発熱などを主訴に受診します．局所所見も本当に些細な症状のみであることも珍しくなく，ある一定の姿勢を好むようになるとか，おむつを替えたり，抱っこをしたりする時に啼泣するとか，片方の四肢を動かさないとか（pseudoparalysisと呼ばれます），注意しないと気がつきません．このあたりの微妙な所見に気がつくコツは，両親の訴えに真摯に耳を傾けることです．母親の「最近あまり歩きたがらないんです」とか，「最近オムツを替えるのを嫌がるんです」というひと言から，股関節炎の診断がつくことを筆者はよく経験します．

　年齢が高くなるにつれて，正確に痛みの部位を訴えることができるようになるため，診断は容易ですが，年長児の股関節炎では，関連痛として膝を痛がることがあることは記憶の片隅に留めておきましょう．

POINT　細菌性関節炎

しばしばフォーカス不明の発熱として受診する！　特に新生児期から乳児期は積極的に疑うことが重要．

　股関節は深い位置にあるため，関節炎の症状が顕在化しにくく，見逃されやすい部位なので，慎重に診察します．また疑っている関節を最後に調べることは基本です．怖がってしまうと，所見がとれなくなります．股関節炎を放置すると，鼠径管を通って腹腔内に膿瘍を形成することもあります．

4 | 診断

　関節穿刺液中の原因微生物の同定がゴールドスタンダードです．血行性に感染が成立するので，当然血液培養も必要です．乳幼児では K. kingae を検出するために，

関節穿刺液を血液培養ボトルに入れて提出します（K. kingae は血液培養ボトルでないと検出できません）．その他の補助診断は，以下です．

関節エコー

関節液の貯留を見ることが可能であり，非常に感度の高い検査です．特に股関節炎を疑った時には，最初に行うべき検査です．関節液は炎症がなくても貯留しているので，左右差を比較することが重要です．

単純 X 線写真

初期にはほとんど情報は得られません．単純 X 線写真を撮影する意味は，関節炎の診断というよりも合併症である骨髄炎や骨折など，骨の異常を調べることです．ただし，骨びらんなどの所見が認められるのは，骨髄炎発症後 2〜4 週間後であり，早期に撮像する意味はありません．

造影 CT

関節液の貯留，そして周囲の骨髄炎の有無を見る目的で行います．ただし関節液の貯留はエコーでも十分判明するので，造影 CT の適応は，身体所見やエコーでわかりにくい関節炎，例えば肩関節炎や股関節炎，仙腸関節炎の有無や膿瘍形成などの合併症を疑っている時に限られます．

MRI

MRI は関節炎の初期診断に非常に有効ですが，細菌性関節炎は，臨床症状/所見，関節エコー，関節穿刺液で十分診断できるので，細菌性関節炎の診断のために MRI を撮像する必要はありません．MRI は骨髄炎の有無を確認するために行います．関節炎の治療がすっきりしない場合や，CRP や ESR がなかなか低下しない場合などは，骨髄炎の合併を疑って MRI を撮影します．臨床的に化膿性関節炎と診断された 103 人の患者のうち，実に 70 人（68%）で MRI で骨髄炎が見つかったという報告もあるので[4]，細菌性関節炎を診断したら，入院中に一度は MRI の評価を行いましょう．

骨シンチグラフィー

骨髄炎の診断のために評価を行うこともありますが，MRI に比較すると得られる情報が少ないため，積極的に行う必要はありません．

表 12-5 | 関節液の評価の仕方[3]

診断	WBC/mm^3（典型例）	WBC/mm^3（範囲）	多核白血球の割合(%)（典型例）
正常	<150	–	<25
細菌性関節炎	>50,000	2,000〜300,000	>90
結核性関節炎	10,000〜20,000	40〜136,000	>50（10〜99）
ライム病	40,000〜80,000	180〜140,000	>75
カンジダ関節炎	–	7,500〜150,000	>90
ウイルス性関節炎	15,000	3,000〜50,000	<50（さまざまな値をとりうる）
Reiter 症候群	15,000	10,000〜22,000	>70（37〜98）
関節リウマチ	–	2,000〜50,000	>70
リウマチ熱	25,000	2,000〜50,000	>70

●―――関節穿刺液の解釈

　白血球数が 50,000/μL 以上で，多核球が 90％以上であれば，細菌性関節炎の可能性が高くなりますが，決して感度，特異度も高くはありません（**表12-5**）．JIAや血清病，反応性関節炎でも 50,000/μL 以上になることもあります．糖やタンパクについては，原因の鑑別には信頼性が落ちるので，評価する必要はありません[5]．

　微生物診断のためのグラム染色は当然必須ですが，グラム染色で菌が見えても，培養で菌が発育しないことがしばしばあります．これは関節液自体が静菌性の効果があるためで，血液培養から菌が検出されても，穿刺液から検出されないこともあります．さらに *K. kingae* を原因微生物として考えなければならない乳幼児では，関節穿刺液は血液培養ボトルに注入して，7 日間培養します（*K. kingae* は発育が遅いため）．また外傷後，動物との接触歴が濃厚な場合では，特殊な培地が必要なこともあります．必ず細菌検査室に疑っている菌名を伝えておきましょう．

　消化器感染や上気道感染の後に発症した関節炎は，反応性関節炎であることが多いです．反応性関節炎の原因となる菌は下記の通りです．

消化管	*Salmonella* sp., *Shigella* sp., *Campylobacter* sp., *Y. enterocolitica*
泌尿器・生殖器	*C. trachomatis*, *N. gonorrhoeae*
その他	*S. pyogenes*, *N. meningitidis*

> 小児における関節炎/関節痛の鑑別疾患
> ❶ 骨髄炎
> ❷ 深部の蜂巣織炎
> ❸ 内閉鎖筋や腸腰筋膿瘍
> ❹ 滑液包炎
> ❺ 感染性心内膜炎
> ❻ 悪性腫瘍（白血病，骨肉腫など）
> ❼ ウイルス性関節炎（VZV, HBV, HCV, Parvovirus, Rubella, Rubella vaccine, Mumps）
> ❽ 真菌性関節炎（*Candida* sp., *Histoplasma* sp., *Coccidioides immitis*, *Sporothrix schenckii*, *Blastomyces dermatitidis*）
> ❾ 反応性関節炎
> ❿ リウマチ熱
> ⓫ 血友病
> ⓬ 炎症性腸疾患
> ⓭ JIA
> ⓮ 乾癬性関節炎
> ⓯ 川崎病
> ⓰ 血清病
> ⓱ IgA血管炎（Henoch-Schönlein紫斑病）

5 治療

　細菌性関節炎は，機能的な予後を考慮すると，"Emergency"な疾患です．疑った場合は速やかに（たとえ真夜中でも）整形外科医にコンサルトし，ドレナージと抗菌薬の投与が必要です．細菌性関節炎を疑った場合は，たとえ関節穿刺液のグラム染色で菌が同定できなくても，血液培養と関節液の培養結果が出るまで，細菌性関節炎として治療しておくべきです．治療の基本はドレナージ＋抗菌薬投与±ステロイドの投与です．

●──── ドレナージ

　ドレナージは絶対不可欠です．関節腔の内圧が減少することで抗菌薬は届きやすくなり，虚血性壊死も防ぐことができると考えられています．

●──── 抗菌薬

　グラム染色で原因微生物のあたりがつけば，抗菌薬は比較的容易に選択できますが，抗菌薬の先行投与があった場合や，先行投与がなくてもグラム染色で原因微生物が同定できない場合も多々あります．その場合は，先行投与のあった抗菌薬が有効な菌を想定したり，年齢別の原因微生物の頻度を考慮したりして，empiric therapy を開始します．

　グラム染色でブドウ状のグラム陽性球菌が見えていれば，原因微生物は黄色ブドウ球菌です．セファゾリンで開始するか，バンコマイシンを併用するかは，患者背景，各施設での MRSA の検出率で決定します．

　グラム陰性球菌が見えれば，淋菌や髄膜炎菌などのナイセリアの可能性が高いですが，インフルエンザ菌はグラム陰性の小桿菌なので，球菌様に見えることがあるので注意します．

　グラム陽性連鎖球菌であれば，溶連菌です．肺炎球菌も連鎖状に見えることがあります．グラム陰性桿菌であれば，大腸菌，*K. kingae* などを考えます．

　以下はグラム染色であたりがつかなかった場合の empiric therapy の考え方です．

● 生後 3 か月まで

　この年齢では，黄色ブドウ球菌と B 群溶連菌，大腸菌などの腸内細菌のカバーが必要となるので，確実にフルカバーするのであれば，下記①か②が選択肢となりますが，筆者は第 3 世代セファロスポリンでも MSSA のカバーは十分できるため，第 3 世代セファロスポリン単剤で治療開始することが多いです．

❶第 3 世代セファロスポリン
❷アンピシリン・スルバクタム
❸バンコマイシン＋第 3 世代セファロスポリン

　グラム陰性桿菌のカバーのため，ゲンタマイシンも選択肢としては考えられますが，治療期間が長くなることを考えると，比較的副作用の少ない第 3 世代セファロスポリンがおすすめです．また診断時の月齢が 2 か月を超えていれば，経口内服薬を考慮できるので，内服移行しやすいアンピシリン・スルバクタムを選択してもよいです．

● 3 か月以上

　原因微生物として，黄色ブドウ球菌と肺炎球菌，A 群溶連菌，*K. kingae*，インフルエンザ菌が多く検出されるため，以下のような選択肢です．この年齢層であれば，筆者はセファゾリンで治療開始することが多いです．

❶セファゾリン

表 12-6 | 細菌性関節炎・骨髄炎における抗菌薬の投与量[8]

抗菌薬	投与経路	投与量		
アンピシリン	静注	200	mg/kg/日	6 時間毎
アモキシシリン	内服	100	mg/kg/日	8 時間毎
セファゾリン	静注	100	mg/kg/日	8 時間毎
セファレキシン	内服	100	mg/kg/日	8 時間毎
セフォタキシム	静注	200	mg/kg/日	8 時間毎
セフトリアキソン	静注	100	mg/kg/日	24 時間毎
セフタジジム	静注	150	mg/kg/日	8 時間毎
クリンダマイシン	静注	30	mg/kg/日	8 時間毎
	内服	30	mg/kg/日	8 時間毎
ゲンタマイシン	静注	7.5	mg/kg/日	8 時間毎
リネゾリド	静注/内服	30	mg/kg/日	8 時間毎
		20	mg/kg/日	12 時間毎
ペニシリン G	静注	400,000	単位/kg/日	6 時間毎
バンコマイシン	静注	60	mg/kg/日	8 時間毎

❷アンピシリン・スルバクタム
❸第 3 世代セファロスポリン
❹バンコマイシン＋第 3 世代セファロスポリン

　アンピシリン・スルバクタムや第 3 世代セファロスポリンを使用するかどうかの判断基準は，*K. kingae*，インフルエンザ菌，*N. gonorrhoeae*，*Salmonella* sp. などをどの程度考えるかによります．

　さて empiric therapy を開始して，関節液の培養結果が陰性で，治療に反応していると判断すれば，18〜36％の細菌性関節炎で原因微生物が同定できないため[6, 7]，細菌性関節炎として治療しきってしまうほうが無難です．治療に反応していない場合は，細菌性関節炎以外の原因検索を進める必要があります．

　細菌性関節炎では，抗菌薬の投与量は**表12-6** のように高用量で使用します．

　治療期間に関しては，これまでの治療経験の蓄積によっておおよその目安が決められています．黄色ブドウ球菌や腸内細菌であれば 3〜4 週間以上，肺炎球菌やインフルエンザ菌，髄膜炎菌であれば 2 週間以上です．最低限これらの治療期間を守り，CRP が正常化し，骨髄炎の合併がなければ，治療は終了可能です．

　成人とは異なり，小児の細菌性関節炎では，内服薬でも治療可能です．ただし，新生児では経口抗菌薬の吸収が不安定であり，完全に安定するのは月齢 3 か月頃

からなので，関節炎や骨髄炎などの高用量で治療すべき疾患では，月齢3か月を過ぎるまでは，原則点滴静注で治療を完遂して下さい．

内服変更する際には少なくとも以下の条件を満たしていることが必要です．

> ❶ 解熱して 48～72 時間以上経過している．
> ❷ 局所症状(熱感，圧痛，発赤，腫脹など)が著明に改善している．
> ❸ WBC と CRP が正常化している．

以上が現時点での標準治療ですが，フィンランドから，10 日間治療と 30 日間治療を比較して，機能的予後，再発率などに有意差がないという研究報告がされました[9]．これは 23 年間にわたる前向き研究で，関節液もしくは血液培養で原因微生物が判明した細菌性関節炎の患者 130 人を 10 日間治療群と 30 日間治療群の 2 群に無作為に割り付けて比較した研究です．治療薬はクリンダマイシンか第 1 世代セファロスポリンが使用され，Hib ワクチン導入前の 4 歳以下の児には原因微生物が判明するまでアンピシリンが併用されています．いずれのグループでも静注は 2～4 日間のみで，早期に経口薬へスイッチされています．この研究報告から，治療への反応が非常に良好であれば，早期の内服変更が可能であり，治療期間も 10 日間程度まで短縮できる可能性があります．この研究でも治療失敗例や再発例はありますが，そのほとんどが股関節炎です．そのため股関節炎では，この研究に追随するのは時期尚早かもしれません．さらに使用された抗菌薬を見れば一目瞭然ですが，MRSA や PRSP などの耐性菌はこの研究では含まれていません．したがって感受性のよい原因微生物による，股関節以外の関節炎で治療経過がよければ，3 日間の点滴治療とトータル 10 日間の治療でも治療期間として十分なのかもしれません．

この研究は非常に質の高い研究ですが，筆者は現時点では古典的な治療期間を遵守しています．

● 抗炎症薬

細菌性関節炎の後に起こる 2 次的な反応性滑膜炎を予防するために，NSAIDs をルーチンに使用したほうがよいと考えるエキスパートもいますが，特に研究で確かめられているわけではありません．しかしデキサメタゾンの投与によって，関節の長期予後が改善されたというインパクトの非常に強い研究[10]がコスタリカから報告されています．プラセボと比較した二重盲検法によるランダム化比較試験で，質の高い論文です．治療終了時，治療終了後半年，1 年で機能的予後を評価しており，

プラセボ群では何らかの機能的な障害が残っていたのがそれぞれ32％，37％，26％であったのに対し，デキサメタゾン投与群では4％，2％，2％と機能的な障害が顕著に少なかったと報告されています．プラセボ投与群で，機能障害の発症率が異常に高い（30％前後）のが気になりますが，研究デザインとしては問題ないため，ステロイドの投与は今後標準治療になる可能性はあります．イスラエルからも，後ろ向きコホート研究で，デキサメタゾンの投与によって早期に症状が消失し，入院期間の短縮につながったという報告があります[11]．

髄膜炎のように，原因微生物別に効果がどうなるかについては，はっきりとした結論は出ておらず，今後の検討課題ですが，ステロイドの投与により，早期に症状が改善し，入院期間の短縮につながり，さらに長期的な機能的予後も改善する可能性があります．これらの論文でのデキサメタゾンの投与量は，

・デキサメタゾン　0.2 mg/kg/dose　8時間毎投与　4日間[10]
・デキサメタゾン　0.15 mg/kg/dose　6時間毎　4日間[11]

となっています．細菌性髄膜炎と同じような投与量です．ただし筆者の経験上，抗菌薬治療だけで機能障害を起こした経験がないため，現時点ではステロイドの投与は推奨していません．

◉─── 理学療法

拘縮予防のための理学療法は重要です．できる限り早期よりリハビリテーションの介入を行いましょう．

6 予後

適切な抗菌薬とドレナージが行われていれば，通常2日以内に症状は改善傾向となり，3日程度で解熱します．フォローする時は局所の症状と高用量の抗菌薬による副作用のチェックだけでなく，骨髄炎のチェックも必要です．関節炎と骨髄炎の合併は3～33％程度と言われているので[12]，関節炎と診断後1週間くらい経過した時点でMRIを撮像します．発症後2週間くらい経過していれば，単純X線写真でも骨髄炎の診断は可能です．

関節炎の合併症（**表12-7**）は報告にもよりますが，10～25％程度と言われています[13,14]．予後不良因子は診断までに時間がかかった場合（4日以上），股関節炎の場合，骨髄炎の合併がある場合，発症年齢が1歳以下，原因微生物が黄色ブドウ球菌もしくは腸内細菌であった場合です[15,16]．

表 12-7 | 関節炎の合併症

① 関節の弛緩，不全脱臼，脱臼
② 関節の可動域制限
③ 骨の成長障害（成長軟骨が侵された場合は骨が伸びなくなる）
④ 虚血性壊死
⑤ 大腿骨頭の巨大化（股関節炎の場合）

3 | 骨髄炎

POINT

- 骨髄炎では例外的にCRPや血沈が役に立つ．蜂窩織炎や関節炎などでCRPや血沈の改善が遅い場合は骨髄炎を疑う．
- 小児用肺炎球菌ワクチン，Hibワクチンの普及により，原因微生物の大勢を占めるのは黄色ブドウ球菌である．
- 初期治療に反応しない場合，骨髄生検も含めて原因微生物の同定に努める．原因微生物の同定なしに抗菌薬をエスカレーションしてはいけない．
- 治療期間は4～6週間．成人とは異なり，経過がよければ内服抗菌薬を積極的に考慮してよい．

骨髄炎は診断の難しい感染症の1つです．年長児であれば痛みの訴えができますが，乳幼児では痛みを正確に訴えることができません．さらに骨髄炎は所見に乏しいことが多いため，丁寧に所見をとらないと，その存在に気づくことはできません．症状からも所見からも骨髄炎の存在に気がつくのは難しいのです．

1 | 病態生理

骨髄炎は骨への感染経路の違いによって2つに分類されます．
・血行性骨髄炎（最も多い）
・近隣臓器からの波及による骨髄炎：外傷や手術，刺創などに続発するもの

小児では大腿骨，脛骨，上腕骨などの長管骨骨幹端での発症が多く，症状や原因微生物も年齢別に異なります[17]（**図12-1**）．骨幹端部での発症が多い理由は，毛細血管係蹄の類洞で血流が緩やかとなり，細菌が停留して増殖しやすいためです．さらに骨髄の毛細血管では内皮細胞の貪食能が欠如していることや，毛細血管の一部が盲管となっているなども一因と考えられています．

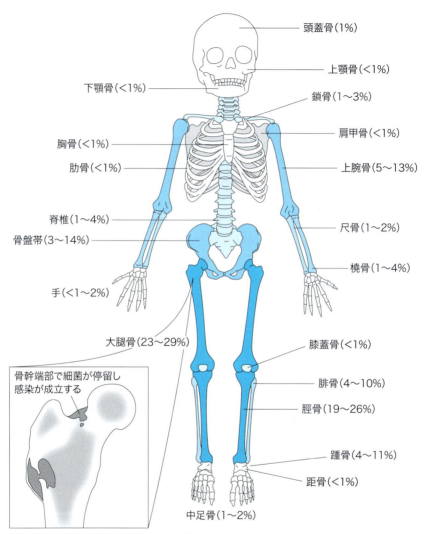

図 12-1｜骨髄炎の発症部位別の頻度[17]

　鈍的外傷後にも骨髄炎を起こすことがありますが，この発症機所も正確にはよくわかっていません．直接骨が露出するような外傷後に骨髄炎が発症するのは容易に理解できますが，直接外部と接触のない鈍的外傷でも，骨髄炎が発症することがあります．この発症機所の一応の説明としては，鈍的外傷により骨髄内に小さな血腫ができて，そこに細菌が播種しやすいからと考えられています．
　成人では外傷や外科手術後の皮膚・軟部組織感染症からの直接波及による接触性

骨髄炎が最も多いのですが，逆に小児では最も少ない感染経路です．

骨髄炎の発症頻度は成人より小児で高く，骨髄炎の約半数は5歳以下で発症します[18]．

2 症状

新生児では症状の訴えがないため，骨髄炎を念頭において診察しなければ，わずかな異常所見（腫脹，発赤，熱感，圧痛）に気がつくことができません．罹患部位を動かすのを嫌がるなどの症状で診断に結びつくこともあります．また年少であればあるほど，解剖学的に未熟なため近接臓器へ感染が波及しやすく，そのため症状/所見が曖昧です．具体的には乳幼児で関節炎や蜂巣織炎を診断した場合は，隣の臓器である骨髄にも炎症がないかどうかを確認する必要があります．

limp（足を引きずること）が認められた場合は，骨盤から下肢の骨髄，関節の評価を念入りに行いましょう．他動的に関節を動かしても痛がらないのに，足を動かさないような場合は，関節炎よりも骨髄炎を疑います．

熱も通常伴いますが，骨盤骨髄炎は例外的に熱を伴わないことのほうが多いです．骨盤骨髄炎では股関節の可動域制限，骨盤の圧痛が見られたり，体重をかけることを嫌がったりします．骨盤骨髄炎のなかでは腸骨骨髄炎が最も頻度が高いです．椎体炎の場合は椎体周囲膿瘍に進展したり，あるいは椎体の破壊による脊柱後弯症や麻痺などが起こったりすることもあります．またT8からL1レベルが侵されると，腹痛やイレウス，嘔吐などの消化器症状が認められることがあり，診断は非常に難しくなります．

骨髄炎と似て非なる疾患としては，骨肉腫などの悪性腫瘍，鎌状赤血球症による梗塞（日本では滅多にみられません），慢性再発性多発性骨髄炎（chronic recurrent multifocal osteomyelitis）などがあります．

慢性再発性多発性骨髄炎の病態はよく理解されていませんが，10歳未満の女児に多く，慢性の経過で周期的に増悪と自然寛解を繰り返します．骨痛を通常伴い，1/3のケースで発熱を認めます．血沈は軽度上昇しますが，骨髄炎ほど上昇しません．初発時は細菌性骨髄炎と区別できません．

脛骨，大腿骨，椎体や鎖骨への罹患が多く，時に左右対称性に見られることもあります．尋常性乾癬や掌蹠膿疱症を伴うこともあります．

病理学的には一部壊死を伴う炎症所見が認められるのみで，感染症ではないので培養は陰性です．抗菌薬も無効です．予後は良好ですが，症状が年単位で持続することもあります．治療はNSAIDsやステロイドなどを用います．

3 | 検査

骨髄炎の時には関節炎と同様血液検査が参考になります．血沈は80〜90%，CRPは98%のケースで上昇しており[18]，また骨髄炎と関節炎では「例外的」にこのような炎症のパラメーターが有用です．

感染症の診断には「臓器診断」と「微生物学的診断」の2つがありました．臓器診断のためには画像診断が，微生物学的診断のためには「培養検査」が必要です．

臓器診断にはMRIが最も有用で，骨シンチグラフィー，X線検査なども用いられます．

●────X線検査

軟部組織の腫脹が最初に認められる所見です．骨膜反応や骨透亮像または骨硬化像などの異常所見は，発症後10〜14日程度経過しないと出現しません．健側を対照として経時的に観察することが大切です．断層像やCT像も病巣部の局在や広がりを調べるのに有用です．

●────MRI

腫瘍との鑑別に特に有用で，X線よりも早期診断が可能です．T1で低信号，T2で高信号を示す異常信号があれば活動性の骨髄炎と診断できます．特に膿瘍形成を起こしている時に有効です[19]．椎体や骨盤の骨髄炎を疑っている場合にはMRIでなければ診断は難しいです．

●────骨シンチグラフィー

MRIと同程度に早期診断に有用で，感度は80〜100%です．発症後48〜72時間後には異常所見が認められます[18]．小児ではまれですが，糖尿病などが基礎疾患にあり，骨髄炎を起こしているような部位への血流が減少しているような場合には，むしろ集積が低下して"cold scan"という結果になることもあります．MRIに比べると安価で，多発性の骨髄炎を疑う時には有効です．ただし増骨性の変化を起こすような病態，すなわち悪性腫瘍，外傷，蜂巣織炎，術後，関節炎などでも陽性となるので，注意が必要です．

感染症の診断には「臓器診断」ともう1つ大切な「微生物診断」があり，当然骨髄炎でも微生物診断をしなければなりません．治療期間が6週間と長期にわたることからも，empiricに治療を開始したくない疾患の1つです．ただ微生物診断がつ

くのは50〜80％程度しかないため[18]，血液培養が陰性で，empiric therapy に反応しなければ，骨髄生検が必要です．この場合採取した検体は通常の一般細菌培養のほかに，抗酸菌培養と真菌培養も行っておきましょう．また K. kingae は通常の培養では生えにくいため，骨や膿瘍などから採取した検体を，血液培養の好気ボトルに入れて培養します．

4 原因微生物

●──急性血行性骨髄炎

年齢によって原因微生物の頻度が異なりますが，関節と骨髄は隣り合わせであり，またしばしば関節炎と骨髄炎の合併例もよく認められることからも，基本的には細菌性関節炎と同じです．年齢別に頻度の高い原因微生物は以下の通りです．

＜3か月	黄色ブドウ球菌，S. agalactiae（B群溶連菌），N. gonorrhoeae，大腸菌
3か月〜5歳	黄色ブドウ球菌，K. kingae，S. pyogenes（A群溶連菌），肺炎球菌，インフルエンザ菌
5歳以上	黄色ブドウ球菌，S. pyogenes，肺炎球菌，N. gonorrhoeae

最も多い原因微生物は全年齢を通じて黄色ブドウ球菌で，70〜90％を占めます．水痘発症後には S. pyogenes の感染が多くみられます．また小児用肺炎球菌ワクチンや Hib ワクチン導入前には，筆者も多数の肺炎球菌やインフルエンザ菌による骨髄炎を多く経験しましたが，予防接種の導入後は激減し，近年は見かけなくなりました．

●──周囲からの感染臓器の波及による骨髄炎

周囲からの感染臓器の波及の場合には，もともとの感染臓器の原因微生物を考える必要があります．開放骨折後や整形外科手術後，褥創，副鼻腔炎，歯周囲膿瘍，乳突蜂巣炎，蜂窩織炎，動物咬傷など，さまざまな一次感染症に続発して発症しますが，原因微生物は原発巣によって異なります．足底部の穿孔創に伴う骨髄炎だと，緑膿菌や黄色ブドウ球菌，腸内細菌や嫌気性菌など，さまざまな細菌による混合感染をきたすことが多いです．靴の中の雑菌，環境にいる菌などが原因となるため，原因微生物の想定は困難です．

蜂窩織炎や関節炎などに合併した骨髄炎では，原因微生物の想定は比較的容易ですが，それ以外の原因で骨髄炎をきたした場合には，原因微生物の想定は非常に難

しいため，可能な限り骨髄から検体を採取し，原因微生物を同定することが必要です．

> リスクファクターとその原因微生物
> ❶牧場での動物との接触歴：*Coxiella burnetii*
> ❷子猫との接触歴：*Bartonella* sp.
> ❸副鼻腔炎/乳様突起炎/歯周囲膿瘍：嫌気性菌（*Bacteroides* sp.，*Fusobacterium* sp.，*Clostridium* sp.，*Peptostreptococcus* sp.）
> ❹慢性肉芽腫症：*Aspergillus* sp.，黄色ブドウ球菌，*Serratia* sp.
> ❺異常ヘモグロビン症：肺炎の後に血行性の骨髄炎を発症することがあります．鎌状赤血球症が有名ですが，他に hemoglobin SS, hemoglobin S-Thal, hemoglobin SO-Arab, hemoglobin SC なども同様のリスクファクターです．*Salmonella* sp.が多く報告されています．
> ❻透析患者：カテーテル関連血流感染症から骨髄炎を発症します．原因菌としては黄色ブドウ球菌やコアグラーゼ陰性ブドウ球菌が多く，胸骨や肋骨に好発します．

5｜治療

　原因微生物が関節炎と同様なので，empiric therapy も関節炎と同様です．骨髄から検体を採取した場合は，グラム染色の結果を参考にして抗菌薬を決定します．

　グラム染色でグラム陽性球菌が認められれば，セファゾリン，バンコマイシンなどが，グラム染色でグラム陰性桿菌が認められれば，第3世代セファロスポリンでよいでしょう．骨髄のグラム染色で原因微生物が同定できなかった場合や，血液培養のみ採取して治療を開始する場合は，全年齢で頻度の高い原因微生物である黄色ブドウ球菌をカバーするため，セファゾリンで治療を開始します．

　MRSA カバーのためにバンコマイシンを選択するかどうかは，各病院のアンチバイオグラムと患者背景に基づいて選択します．また施設におけるクリンダマイシンの黄色ブドウ球菌に対する感受性率が 80％ を超えていれば，クリンダマイシンも empiric therapy として使用可能です[20]．日本ではそれほど市中獲得型 MRSA（community-acquired MRSA）の報告は多くないので，長期の入院歴があるなどの MRSA のリスクがない患児では，基本的にはセファゾリンでよいです．

　また骨髄炎の場合，最終的には内服抗菌薬へ変更するため，内服抗菌薬へ移行しやすい抗菌薬で治療を開始しておくほうがよいです．例えばセファゾリンで治療を

開始しておけば，たとえ原因微生物が不明でも，同じスペクトラムでバイオアベイラビリティのよいセファレキシンへ変更できますが，バンコマイシンで始めてしまうと，原因微生物が判明しなかった場合に，内服の選択で非常に迷うことになります．クリンダマイシン（国内ではカプセル製剤しかない）や第3世代セファロスポリン（バイオアベイラビリティが悪い）も避けるほうが賢明です．具体的な empiric therapy は以下の通りです．関節炎ほど緊急性は高くないので，できる限り狭域かつ内服変更しやすい抗菌薬で治療開始するのが「コツ」です．筆者はセファゾリンで開始することが多いです．

> ❶セファゾリン
> ❷アンピシリン・スルバクタム
> ❸第3世代セファロスポリン
> ❹バンコマイシン＋第3世代セファロスポリン

K. kingae はセファゾリンを除くほとんどすべての β ラクタム系に効果があります．時にペニシリナーゼを産生することもありますが，第3世代セファロスポリンかアンピシリン・スルバクタムで治療していれば大きな問題はありません．

培養結果で原因微生物が判明すれば問題ありませんが，培養結果が陰性で返ってきた場合，治療に反応していると判断すれば，細菌性関節炎の場合と同様，そのまま骨髄炎として治療しきってしまうほうが無難です．治療に反応していない場合は，骨髄生検などのさらなる検査を行い，まれな原因微生物の検索や骨髄炎以外の原因検索を進める必要があります．特に年長児で，骨髄炎の改善が芳しくない場合は，血栓症など骨髄へ抗菌薬が届きにくい状況が認められることがあるので，造影 CT を考慮します．

整形外科的治療の適応は以下の通りですが，小児で外科的介入が必要となることはまれです．❶の場合は，原因微生物の同定のために，❷，❸はドレナージ目的に外科的介入が必要となります．

> 骨髄炎の外科適応
> ❶特異的な抗菌薬開始後，48時間経過しても軽快しない．
> ❷軟部組織膿瘍を形成している．
> ❸関節炎を起こしている．

内服薬を選択する際には，基本的にはバイオアベイラビリティのよい抗菌薬であることが大前提で，かつ骨髄炎の十分な治療経験のある抗菌薬で治療すべきです

(**表12-6**, 396頁参照).

　自験例で，セファレキシンを採用していない病院で働いていた時の話です．小児のMSSAによる骨髄炎の内服治療を，当初はやむを得ずセファクロルで治療していました．しかし，内服変更後に症状が再燃するケースが相次いだため，セファレキシンを緊急で導入した苦い思い出があります．筆者の数少ない経験をもってセファクロルでは骨髄炎の治療ができないというのはやや無理がありますが，長い感染症診療の歴史のなかでセファレキシンによる骨髄炎の治療は確立しているので，やはりtime-honoredな抗菌薬で治療すべきです．

　またST合剤やテトラサイクリンなどは黄色ブドウ球菌に感受性がありますが，小児での治療データに乏しいため使用すべきではありません．またリネゾリドは非常に高価ですが，ペニシリン耐性肺炎球菌やMRSAなどによる骨髄炎を入院でバンコマイシンによる治療をするよりも，外来でリネゾリドの内服をするほうが経済的と言われています[20]．

● ─── 治療期間

　一般的には4～6週間です．細菌性関節炎では最近になって10日間治療でも問題がないという研究が報告されましたが[9]，骨髄炎では3週間未満の治療では明らかに合併症が増加します．3週間未満と3週間以上治療した群で，慢性骨髄炎の発症率を比較すると，3週間未満では19%であったのに対し，3週間以上の治療群では2%であったため[21]，3週間未満に治療期間を短縮してはいけません．

　経口抗菌薬への変更のタイミングは細菌性関節炎で述べたのと同様で，以下の3つを満たせば経口抗菌薬に変更してもよいでしょう．

> ❶ 解熱して48～72時間以上経過している．
> ❷ 局所症状（熱感，圧痛，発赤，腫脹など）が著明に改善している．
> ❸ WBCとCRPが正常化している．

　骨髄炎と関節炎は「例外的」にCRPや血沈などの炎症のパラメーターが有用です．CRPは通常7～10日で陰性化します[18]．ESRのほうが正常化するには時間がかかり，正常化に3～4週間かかることがあります[22]．

　2014年の報告では，1週間程度の点滴治療の後，退院後に内服治療された群と末梢挿入型中心静脈カテーテル（peripherally inserted central catheter）で治療された群で予後を比較したところ，治療失敗率が変わらなかったので，あまり点滴治療にこだわる必要はありません[23]．

細菌性関節炎の時と同様，新生児では腸管からの薬物の吸収が安定していないので，経口抗菌薬に変更する場合は，月齢を十分考慮します．経口抗菌薬の吸収が安定するのはおおよそ3か月です．

6 予後

再発率は約5％です[18]．合併症を発症しやすいのは診断が遅れた場合，治療期間が不十分だった場合，発症年齢が若い場合です．後遺症を残すことは少ないですが，骨の成長障害，関節炎，歩行異常，病的骨折などが起こることがあります．

急性骨髄炎後，慢性骨髄炎に移行する頻度は5％以下と言われていますが，特に血行性骨髄炎よりも，隣接臓器からの波及による骨髄炎や外傷・術後の骨髄炎で頻度が高いです．慢性骨髄炎に移行すると壊死した組織のデブリードマンが必要となり，抗菌薬も長期に内服が必要です．慢性骨髄炎では定まった治療期間はなく，少なくとも6か月以上必要です．

文献

1) Kang SN, Sanghera T, Mangwani J, et al. The management of septic arthritis in children：systematic review of the English language literature. J Bone Joint Surg Br 91：1127-1133, 2009
2) Welkon CJ, Long SS, Fisher MC, et al. Pyogenic arthritis in infants and children：a review of 95 cases. Pediatr Infect Dis 5：669-676, 1986
3) Gutierrez K. Infectious and Inflammatory Arthritis：Saunders；2012
4) Monsalve J, Kan JH, Schallert EK, et al. Septic arthritis in children：frequency of coexisting unsuspected osteomyelitis and implications on imaging work-up and management. AJR Am J Roentgenol 204：1289-1295, 2015
5) Shmerling RH, Delbanco TL, Tosteson AN, et al. Synovial fluid tests. What should be ordered? JAMA 264：1009-1014, 1990
6) Barton LL, Dunkle LM, Habib FH. Septic arthritis in childhood. A 13-year review. Am J Dis Child 141：898-900, 1987
7) Welkon CJ, Long SS, Fisher MC, et al. Pyogenic arthritis in infants and children：a review of 95 cases. Pediatr Infect Dis 5：669-676, 1986
8) Newton PO, Ballock RT, Bradley JS. Oral antibiotic therapy of bacterial arthritis. Pediatr Infect Dis J 18：1102-1103, 1999
9) Peltola H, Paakkonen M, Kallio P, et al. Prospective, randomized trial of 10 days versus 30 days of antimicrobial treatment, including a short-term course of parenteral therapy, for childhood septic arthritis. Clin Infect Dis 48：1201-1210, 2009
10) Odio CM, Ramirez T, Arias G, et al. Double blind, randomized, placebo-controlled study of dexamethasone therapy for hematogenous septic arthritis in children. Pediatr Infect Dis J 22：883-888, 2003
11) Fogel I, Amir J, Bar-On E, et al. Dexamethasone Therapy for Septic Arthritis in Children. Pediatrics 136：e776-782, 2015
12) Yeo A, Ramachandran M. Acute haematogenous osteomyelitis in children. BMJ 348：g66, 2014
13) Smith SP, Thyoka M, Lavy CB, et al. Septic arthritis of the shoulder in children in Malawi. A randomised, prospective study of aspiration versus arthrotomy and washout. J Bone Joint Surg Br 84：1167-1172, 2002

14) Betz RR, Cooperman DR, Wopperer JM, et al. Late sequelae of septic arthritis of the hip in infancy and childhood. J Pediatr Orthop 10：365-372, 1990
15) Barton LL, Dunkle LM, Habib FH. Septic arthritis in childhood. A 13-year review. Am J Dis Child 141：898-900, 1987
16) Smith SP, Thyoka M, Lavy CB, et al. Septic arthritis of the shoulder in children in Malawi. A randomised, prospective study of aspiration versus arthrotomy and washout. J Bone Joint Surg Br 84：1167-1172, 2002
17) Peltola H, Paakkonen M. Acute osteomyelitis in children. N Engl J Med 370：352-360, 2014
18) Gutierrez K. Bone and joint infections in children. Pediatr Clin North Am 52：779-794, 2005
19) Chung T. Magnetic resonance imaging in acute osteomyelitis in children. Pediatr Infect Dis J 21：869-870, 2002
20) Kaplan SL. Osteomyelitis in children. Infect Dis Clin North Am 19：787-797, 2005
21) Dich VQ, Nelson JD, Haltalin KC. Osteomyelitis in infants and children. A review of 163 cases. Am J Dis Child 129：1273-1278, 1975
22) Peltola H, Unkila-Kallio L, Kallio MJ. Simplified treatment of acute staphylococcal osteomyelitis of childhood. The Finnish Study Group. Pediatrics 99：846-850, 1997
23) Keren R, Shah SS, Srivastava R, et al. Comparative effectiveness of intravenous vs oral antibiotics for postdischarge treatment of acute osteomyelitis in children. JAMA Pediatr 169：120-128, 2015

Chapter 13 新生児感染症

> **POINT**
> - 新生児の状態が悪い，母体に絨毛羊膜炎が疑われる場合は各種培養を提出して抗菌薬を開始．
> - 新生児の状態が悪くなくても，母体 GBS が陽性の場合は注意が必要．母体への抗菌薬予防投与がなければ，新生児の経過観察は必ず行う．
> - NICU ではブドウ球菌による血流感染症が最も多いため，感染を疑ったら，血液培養を提出して，empiric にバンコマイシンを開始する．
> - NICU では WBC や CRP は年長の小児よりは有効だが，感度は高くない．血液培養の重要性は NICU でも揺るがない．

　NICU で感染症に出会う局面は，大きく 2 つに分けられます．1 つは母体の常在細菌叢を反映した出生直後に問題となる感染症，そしてもう 1 つは院内感染の側面が強い NICU 長期管理中に発症する感染症です．考え方がそれぞれ異なるので，2 つの項目に分けて取り上げます．市中感染としての新生児感染症は Chapter 4 の fever without source で言及している（176 頁参照）ので，参考にして下さい．

1 | 出生直後の感染症の考え方

　基本的に胎児は無菌状態です．胎児が感染を発症する機序としては 3 つあります．
　1 つ目は経胎盤感染．梅毒，トキソプラズマ，風疹，サイトメガロウイルス，パルボウイルス B19，HIV などによる先天感染が経胎盤的に胎児に感染します．いわゆる TORCH 症候群は経胎盤感染です．
　2 つ目は母体が腟炎や子宮頸管炎をきたし，結果として絨毛膜羊膜炎をきたした場合です．この場合は羊水中に母体の腟の常在菌（腸内細菌や嫌気性菌，B 群溶連菌など）が侵入し，胎児に重篤な感染をきたします．胎内死亡することもありますし，無事出生できたとしても，新生児仮死や脳室内出血，髄膜炎，肺炎などを発症し，長期的には発達遅滞の原因にもなりえます．

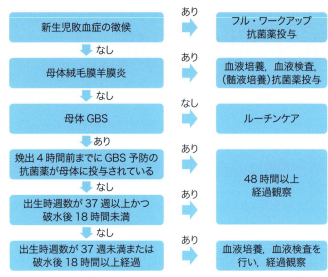

図13-1｜出生直後の新生児マネジメントのフローチャート[1]

3つ目は経産道感染です．母体が腟内にB群溶連菌を保菌している場合は，予防のために出産時にペニシリンGを投与するのは，この経産道感染を予防するためです．

生まれたばかりの新生児に抗菌薬を投与すべきかどうか迷う場面がいくつかありますが，まずはそれについて解説します（**図13-1**）．

1 新生児の状態が不良の場合，母体に絨毛膜羊膜炎が強く疑われる場合

この2つの場合は新生児に重篤な感染症が生じている可能性が高いため，血液培養，髄液培養を採取のうえ，抗菌薬投与が必要です．絨毛羊膜炎が疑われる状況で新生児の状態がそれほど悪くない場合に，髄液検査まですべきかどうかは悩ましいところですが，新生児では髄膜炎の罹患率が高く，髄液培養をとる機会は抗菌薬投与前の1回しかないことから，髄液培養は行っておくほうがよいでしょう．

この場合，一般的にはB群溶連菌，リステリア，大腸菌などを想定して，アンピシリンとセフォタキシム，あるいはアンピシリンとゲンタマイシンの2剤併用がempiric therapyとして推奨されています．母体がESBL産生菌を保菌しているなどの情報があれば，メロペネムの投与もやむを得ません．培養結果が陰性であれば，抗菌薬投与の中止が可能かどうかを検討します．

2 臨床的に患児の状態がよい場合

　新生児の状態が良好であれば，基本的には新生児への介入は不要ですが，母体GBSが陽性の場合は，経過観察や培養検査が必要です．ただしこの場合も，抗菌薬投与を待てることがほとんどで，多くは経過観察を行い，臨床的に感染徴候が出てきてからワークアップを行うことが推奨されています．母体GBS陽性の場合は，下記の対応が必要です．

①母体に適切なGBSの予防投与がなされていて，破水後18時間以上経過していない場合	経過観察のみでOKです．
②出生時週数が37週以上で，母体に適切なGBSの予防投与がなされておらず，破水後18時間以上経過していない場合	経過観察のみでOKです．
③出生時週数が37週未満，あるいは，破水後18時間以上経過している場合	血液検査，血液培養を提出して，経過観察が必要です．基本的には培養が陽性となってから治療開始です．

2 NICUでの感染症

　さて，無事出産した新生児は何事もなく自宅に退院されるか，基礎疾患，早産，出生体重などの問題でNICUに入院するか，いずれかです．

　まずNICUに入室する新生児の原因で最も多いのは，早産や低出生体重です．まずは早産児，低出生体重児が感染を起こしやすい理由を考えてみましょう．

1 早産児の易感染性

　NICUに入院している早産児は，易感染性です．まだ発達段階であり，T細胞，B細胞，好中球，単球，補体などすべての免疫機能が未熟です．IgGも母体から本格的に移行するのは30週以降です．皮膚や腸管粘膜も未熟であるため，腸管粘膜も容易にダメージを受けます．そのため成人と比較して，腸管から容易に菌血症を起こしやすいのです．

　他にも胃酸分泌抑制薬や持続経管栄養を行うと，胃液が酸性に傾かないため，外部から侵入した細菌を胃液で殺菌できないため，さらに易感染性は増します．

　また正常分娩を経て自然本来の環境で育つ新生児は「よい菌」に守られます．出生時に母体の産道の常在菌にふれ，他の病原菌からの細菌学的バリアとして働いてくれるためです．しかし，帝王切開で出生した場合は，この細菌学的バリアが存在しないため，医療従事者が保菌している細菌やNICU内の環境にいる細菌が常在菌と

なる確率が高くなります．そのため，耐性菌を保菌しやすくなります．

また NICU にいる新生児には中心静脈カテーテル，尿道カテーテル，動脈ラインなど，さまざまなデバイスが留置されていたりするため，感染のリスクが高くなるのです．

> **POINT** NICU の児は……
> - 免疫機能が未熟．
> - 胃液が酸性になりにくい（胃酸分泌抑制薬や持続経管栄養）．
> - 帝王切開で出生すると，細菌学的バリアがないため，耐性菌を保菌しやすい．
> - デバイス関連感染症を起こしやすい．

さて，上記のような背景を持つ早産児や先天性疾患を持つ新生児が NICU に入室すると，一定の割合で感染の発症は避けられません．では，どのような微生物に罹患し，どのような感染症に罹患しやすいのでしょうか．

NICU に入院中の新生児の原因微生物については**表13-1**のように，コアグラーゼ陰性ブドウ球菌が分離される傾向が高くなっています．血流感染症では実に半分近くがコアグラーゼ陰性ブドウ球菌です．これは新生児では，皮膚が脆弱であり，かつ，PI カテーテルなどの中心静脈カテーテルを長期留置しているために，皮膚の常在菌によるカテーテル関連血流感染症をきたしやすいことが，その理由です．

NICU で入院している新生児で問題となりやすい感染症に関してもデータがあり[3]，最も多いのは菌血症です（**表13-2**）．そのため NICU の新生児で感染症を疑った場合，血液培養の提出は不可欠です．

NICU で最も多い感染症は菌血症であり，分離される菌で最も多いのはコアグラーゼ陰性ブドウ球菌でした．すると NICU で何らかの感染症を疑った場合に，empiric therapy として開始すべき抗菌薬はバンコマイシンです．

血液培養は2セット提出するのが望ましいですが，体重を考慮すると現実的には難しいです．さらに臍カテーテルや中心静脈カテーテル，動脈カテーテルなどから血液培養が好んで採られているという報告[4-6]もある通り，末梢静脈から直接穿刺で血液培養を提出するのも，ハードルが高いです．しかし感染源として，カテーテル関連血流感染症が頻度として最も高いこと，原因微生物としてコアグラーゼ陰性ブドウ球菌の検出頻度が最も高いことから，「カテーテル」から提出された血液培養からコアグラーゼ陰性ブドウ球菌が検出された場合，コンタミネーションなのか，真の菌血症なのかの区別がつかないため，可能な限り末梢から血液培養を提出するように心がけて下さい．

表 13-1 | 新生児感染症の原因微生物[2]

起炎菌	感染数（%）				
	菌血症	EENT	GI	肺炎	創感染
コアグラーゼ陰性ブドウ球菌	3,833 (51.0)	787 (29.3)	102 (9.6)	434 (16.5)	119 (19.2)
黄色ブドウ球菌	561 (7.5)	413 (15.4)		440 (16.7)	138 (22.3)
S. agalactiae	597 (7.9)			150 (5.7)	
Enterococcus sp.	467 (6.2)	92 (3.4)		120 (4.6)	55 (8.9)
Candida sp.	518 (6.9)				
大腸菌	326 (4.3)	163 (6.1)	147 (13.9)	152 (5.8)	
other streptococcal species	205 (2.7)	199 (7.4)		86 (3.3)	74 (12.0)
Enterobacter sp.	219 (2.9)	120 (4.5)	58 (5.5)	215 (8.2)	
K. pneumoniae	188 (2.5)	76 (2.8)	104 (9.8)	152 (5.8)	47 (7.6)
緑膿菌		178 (6.6)		308 (11.7)	39 (6.3)
インフルエンザ菌		72 (2.7)		38 (1.4)	
viruses		136 (5.1)	317 (30.0)[a]		
グラム陽性嫌気性菌			99 (9.4)		
その他の腸内細菌			8 (0.8)		
その他	607 (8.1)	449 (26.7)	223 (21.0)	570 (21.7)	147 (23.7)
合計	7,521 (100)	2,685 (100)	1,058 (100)	2,665 (100)	619 (100)

EENT：eye, ear, nose, or throat
GI：gastrointestinal
a：腸管から分離されるウイルスのうちロタウイルスが 96.4% を占める

表 13-2｜出生体重と感染部位別の NICU 内での感染症の頻度[3]

出生体重(g)	患者数 計	感染あり(%)	感染数 計	菌血症(%)	呼吸器感染(%)	上気道感染(%)	尿路感染(%)	その他(%)
<500	13	1/13 (7.7)	1	1/1 (100)	0	0	0	0
501〜1,000	246	43/246 (17.5)	58	31/58 (53.4)	9/58 (15.5)	5/58 (8.6)	4/58 (7.0)	9/58 (15.8)
1,001〜1,500	147	21/147 (14.3)	26	15/26 (57.7)	2/26 (7.7)	2/26 (7.7)	1/26 (3.8)	6/26 (23.1)
1,501〜2,000	74	2/74 (2.7)	2	2/2 (100)	0	0	0	0
2,001〜2,500	74	5/74 (6.8)	5	2/5 (40)	1/5 (20)	1/5 (20)	1/5 (20)	0
>2,500	239	16/239 (6.7)	17	7/17 (41.2)	2/17 (11.8)	2/17 (11.8)	3/17 (17.6)	3/17 (17.6)
不明	34	6/34 (17.6)	7	3/7 (42.8)	1/7 (14.3)	0	1/7 (14.3)	2/7 (28.6)
計	827	94/827 (11.4)	116	61/116 (52.6)	15/116 (12.9)	10/116 (8.6)	10/116 (8.6)	20/116 (17.2)

> **POINT　NICU の新生児**
> - 最も多い感染症はコアグラーゼ陰性ブドウ球菌による菌血症．感染症を疑ったら，血液培養を提出し，バンコマイシンを開始．
> - 血液培養において最も分離頻度が高い菌はコアグラーゼ陰性ブドウ球菌であるため，末梢から血液培養を提出することを心がけること．

NICU での感染症の傾向がみえてきました．しかし血液培養よりも白血球と CRP を頼りに診療されていることのほうが多いのではないでしょうか．Chapter 1 で，CRP や白血球はごく限定的な役割しかない，と筆者は書きましたが，NICU でも同じなのでしょうか．

2 WBC の有効性

白血球に関しては，2012 年の Hornik らの報告[7]が大規模な研究として知られています．late-onset sepsis を血液培養，髄液培養，カテーテルで採取した尿培養のいずれかが陽性となったものと定義し，米国の 293 の NICU で 1996〜2009 年の期間で 37,826 人の新生児を調べています．late-onset sepsis に対する白血球

表 13-3 | late-onset sepsis に対する白血球の感度と特異度[7]

WBC (/mm^3)	全週数		34 週未満		34〜36 週		37 週以上	
	感度(%)	特異度(%)	感度(%)	特異度(%)	感度(%)	特異度(%)	感度(%)	特異度(%)
<1,000	0.1	>99.99	0.4	>99.99	0.02	>99.9	0	>99.99
<5,000	7.0	96.1	15.5	91.0	5.1	98.3	7.7	96.9
>20,000	22.6	79.8	14.8	85.1	28.2	74.5	18.4	85.7
>50,000	1.0	99.1	1.4	98.6	1.3	99.1	0.5	99.8

の感度，特異度は表13-3の通りであり，特異度は良好ですが，感度は極めて低い結果でした．白血球が異常高値，あるいは異常低値であれば，各種培養検査を行って，empiric に抗菌薬を投与すべきと言えますが，感度が非常に悪いため，除外をすることはかなり危険です．

3 | CRP の有効性

出生直後の新生児で3日間連日で測定したCRPのカットオフを1mg/dLにして，新生児敗血症の感度，特異度，陽性的中率，陰性的中率を検討した研究がありますが[8]，感度，特異度はそれなりに高いので，総合判断の一助として使用できそうです．

- CRP を 3 日間連続して測定し，1 日でも 1 mg/dL を超えていた場合
→感度 88.9％，特異度 70.5％，陽性的中率 5.2％，陰性的中率 99.7％
- 初日の CRP が 1 mg/dL を超えていた場合
→感度 35.0％，特異度 90.0％，陽性的中率 6.7％，陰性的中率 98.6％

また新生児敗血症と CRP に関してまとめた報告[9]がありますが，ここでは CRP のカットオフを 1.0 mg/dL にした場合，感度は 28〜69％と低いですが，特異度は 91〜100％と非常に高くなっています．

以上をまとめると，新生児でも白血球は検査として有効とは言いにくいですが，CRP に関しては，特異度は高く，CRP が高い場合は積極的に治療を検討してよさそうです．ただし，感度が高くはないため，CRP 陰性「だけ」で感染症を否定するのは止めたほうがよいです．

新生児で CRP の特異度が高い理由としては，成人と異なり，CRP が上昇する病態が乏しいことが理由です．新生児で CRP が上昇する主な病態は表13-4の通りです．

表 13-4 | 新生児で CRP が上昇する病態[9]

- 母体発熱
- 前期破水
- 遷延分娩
- 胎便吸引症候群
- 呼吸窮迫症候群
- 新生児仮死
- 気胸
- 脳出血

4 | 新生児の表在培養検査

　通常無菌のところ（血液，髄液，尿，腹水，胸水，関節液，骨髄など）からの培養検査は微生物診断には欠かせません．一方，鼻腔，咽頭，外耳道，皮膚，臍，便などの培養は，原因微生物と一致することもありますが，単なる「定着菌」です．少し古い論文ですが[10]，3,371 人の新生児から，述べ 24,584 の，表在性の培養（つまり，鼻腔や咽頭など）と血液培養，髄液培養との結果を比較したところ，表在性の部位の培養結果の感度は 56％，特異度が 82％という結果が報告されています．ある程度参考にはできますが，この結果をもって，抗菌薬を選択するのは，なかなか勇気がいります．そのため筆者は感染を疑った時に，感染部位と無関係の表在部位からの検体を培養に提出することはすすめていません．

　NICU 入院中であっても感染症診療の原則は変わりません．他の年齢層と比較すると，CRP の有効性は多少高いですが，血流感染症の頻度が高いため，血液培養の重要性は変わりません．CRP を参考にしてもよいですが，臓器診断，微生物診断の重要性は揺るぎません．

文献

1) Verani JR, McGee L, Schrag SJ. Prevention of perinatal group B streptococcal disease：revised guidelines from CDC, 2010. MMWR Recomm Rep 59：1-36, 2010
2) Gaynes RP, Edwards JR, Jarvis WR, et al. Nosocomial infections among neonates in high-risk nurseries in the United States. National Nosocomial Infections Surveillance System. Pediatrics 98：357-361, 1996
3) Sohn AH, Garrett DO, Sinkowitz-Cochran RL, et al. Prevalence of nosocomial infections in neonatal intensive care unit patients：Results from the first national point-prevalence survey. J Pediatr 139：821-827, 2001
4) Pourcyrous M, Korones SB, Bada HS, et al. Indwelling umbilical arterial catheter：a preferred sampling site for blood culture. Pediatrics 81：821-825, 1988
5) Bhandari V, Eisenfeld L, Lerer T, et al. Nosocomial sepsis in neonates with single lumen vascular catheters. Indian J Pediatr 64：529-535, 1997
6) Benjamin DK, Jr, Miller W, Garges H, et al. Bacteremia, central catheters, and neonates：when to pull the line. Pediatrics 107：1272-1276, 2001
7) Hornik CP, Benjamin DK, Becker KC, et al. Use of the complete blood cell count in late-onset neonatal sepsis. Pediatr Infect Dis J 31：803-807, 2012
8) Benitz WE, Han MY, Madan A, et al. Serial serum C-reactive protein levels in the diagnosis of neonatal infection. Pediatrics 102：E41, 1998

9) Hofer N, Zacharias E, Muller W, et al. An update on the use of C-reactive protein in early-onset neonatal sepsis : current insights and new tasks. Neonatology 102 : 25-36, 2012
10) Evans ME, Schaffner W, Federspiel CF, et al. Sensitivity, specificity, and predictive value of body surface cultures in a neonatal intensive care unit. JAMA 259 : 248-252, 1988

Chapter 14 学校感染症

　小児科をしていると保護者から,「出席停止になるかどうか」についてよく質問を受けます.学校感染症はたくさんあるので,細かい出席停止期間はなかなか覚えられません.そこで,まずは出席停止期間について,簡単に分類してみましょう.

> ❶第1種の感染症は,「治癒するまで」.
> ❷第2種の感染症(結核,髄膜炎菌性髄膜炎以外)は,**表14-1**のように個別に決定.ただし,「病状により学校医その他の医師において感染のおそれがないと認めた時は,この限りでない」.
> ❸結核,髄膜炎菌性髄膜炎,第3種の感染症は,「病状により学校医その他の医師において感染のおそれがないと認めるまで」.

　第1種感染症は筆者も見たことがない疾患ばかりで,重症疾患がずらりと並んでいます.明らかに特殊なので,覚える必要はありません.
　第2種感染症では,インフルエンザはおなじみです.麻疹,水痘,風疹などワクチンで予防できる発疹性疾患,院内感染対策上も重要な百日咳はワクチンで予防可能な疾患です.そしてアデノウイルスによる咽頭結膜熱.咽頭結膜熱が第2種で,流行性角結膜炎が第3種に入っている理由がよくわかりませんが,特別な出席停止期間があるのはこの7つの疾患だけです.
　第3種感染症はたくさんありますが,原則「医師が感染のおそれがないと認めるまで」なので,常識的に判断します.文部科学省のホームページには細かい記載がありますが,参考程度に見て下さい.表に詳しく載せておきます.
　ちなみに出席停止期間と病院における感染対策の必要な期間は異なります.例えばインフルエンザの出席停止期間は「発症後5日を経過し,かつ解熱した後2日(幼児は3日)を経過するまで」ですが,感染対策上は「症状出現後7日間あるいは呼吸器症状・発熱が改善して24時間後まで(どちらか長くなるほう)」です.前者は学校保健安全法上の法律で定められた期間で,実際の感染力の有無とは別のものです.よく混同されているので,注意して下さい.
　ちなみに「発症した後5日経過」は,発症した翌日を1日目として数えます.

表 14-1 | 学校感染症と出席停止期間

	感染症の種類	出席停止の期間の基準
第1種	エボラ出血熱	治癒するまで
	クリミア・コンゴ出血熱	治癒するまで
	痘そう	治癒するまで
	南米出血熱	治癒するまで
	ペスト	治癒するまで
	マールブルグ病	治癒するまで
	ラッサ熱	治癒するまで
	急性灰白髄炎(ポリオ)	治癒するまで
	ジフテリア	治癒するまで
	重症急性呼吸器症候群(SARSコロナウイルスに限る)	治癒するまで
	中東呼吸器症候群(MERSコロナウイルスに限る)	治癒するまで
	特定鳥インフルエンザ	治癒するまで
第2種	インフルエンザ(特定鳥インフルエンザを除く)	発症後5日を経過し,かつ解熱した後2日(幼児は3日)を経過するまで
	百日咳	特有の特有の咳が消失するまで,または5日間の適正な抗菌性物質製剤による治療が終了するまで
	麻疹	解熱した後3日を経過するまで
	流行性耳下腺炎	耳下腺,顎下腺または舌下腺の腫脹が発現した後5日を経過し,かつ,全身状態が良好になるまで
	風疹	発疹が消失するまで
	水痘	すべての発疹が痂皮化するまで
	咽頭結膜熱	主要症状が消退した後2日を経過するまで
	結核,髄膜炎菌性髄膜炎	病状により学校医その他の医師において感染のおそれがないと認めるまで
第3種	コレラ,細菌性赤痢	病状により学校医その他の医師において感染のおそれがないと認めるまで
	腸管出血性大腸菌感染症	病状により学校医その他の医師において感染のおそれがないと認めるまで,無症状病原体保有者の場合には,トイレでの排泄習慣が確立している5歳以上の小児は出席停止の必要はない.5歳未満の小児では2回以上連続で便培養が陰性になれば登校(園)してよい
	腸チフス,パラチフス	病状により学校医その他の医師において感染のおそれがないと認めるまで.トイレでの排泄習慣が確立している5歳以上の小児は出席停止の必要はない.5歳未満の小児では3回以上連続で便培養が陰性になれば登校(園)してよい
	流行性角結膜炎,急性出血性結膜炎	病状により学校医その他の医師において感染のおそれがないと認めるまで

(つづく)

1 学校（学級）閉鎖は必要か？

表 14-1 学校感染症と出席停止期間（つづき）

感染症の種類		出席停止の期間の基準
第3種	その他の感染症 溶連菌感染症	適切な抗菌薬療法開始後 24 時間経過するまで
	ウイルス性肝炎	A 型：肝機能が正常化するまで B 型：急性期でなければ登校（園）可能
	手足口病	全身状態が安定していれば登校（園）可能
	伝染性紅斑	発疹のみで全身状態がよいものは登校（園）可能
	ヘルパンギーナ	全身状態が安定していれば登校（園）可能
	マイコプラズマ感染症	症状が改善し，全身状態のよいものは登校（園）可能
	感染性胃腸炎	下痢・嘔吐症状が軽快し，全身状態が改善すれば登校（園）可能
	サルモネラ感染症（腸チフス，パラチフス除く），キャンピロバクター感染症	下痢が軽減するまで
	インフルエンザ菌感染症，肺炎球菌感染症，急性細気管支炎（RS ウイルス感染症など）	発熱，咳などの症状が安定し，全身状態がよくなるまで
	EB ウイルス感染症	解熱し，全身状態が回復するまで
	単純ヘルペス感染症	口唇ヘルペス・歯肉口内炎のみであれば，マスクなどをして登校（園）可能．発熱や全身性の水疱がある場合は欠席して治療が望ましい
	帯状疱疹	病変部位が適切に被覆してあれば接触感染を防げるため，登校（園）可能．ただし，保育所・幼稚園では，免疫のない児が帯状疱疹患者に接触すると水痘にり患しやすいため，感染者はすべての皮膚が痂皮化するまで児と接触しないこと
	伝染性膿痂疹	出席停止の必要はないが，炎症症状の強い場合や，化膿した部位が広い場合は，傷に直接触らないように指導する
	伝染性軟属腫	出席停止の必要はない
	アタマジラミ	出席停止の必要はない
	疥癬	治療を始めれば出席停止の必要はない．角化型は感染力が強いため，治癒するまで外出は控える
	皮膚カンジダ感染症	出席停止の必要はない．乳児のオムツ交換時に，他の児と接触しないようにする．
	白癬，特にトンズランス感染症	出席停止の必要はない．ただし接触の多い格闘技の練習・試合などは，感染のおそれがなくなるまでは休ませる

1 | 学校（学級）閉鎖は必要か？

　感染症が流行し，一定の割合の児童が学校を休むと，学級閉鎖の措置がよくとられています．実際に学校保健安全法で「臨時休業」に関する記載があります．

> 学校保健安全法第十九条（出席停止）
> 　校長は，伝染病にかかっており，かかっている疑いがあり，又はかかるおそれのある児童生徒等がある時は，政令で定めるところにより，出席を停止させることができる．

> 学校保健安全法第二十条（臨時休業）
> 　学校の設置者は，感染症の予防上必要がある時は，臨時に，学校の全部又は一部の休業を行うことができる．

　この「学校閉鎖」は，実際にはどれくらい有効なのでしょうか．実はインフルエンザウイルス感染症に関しては，いくつか疫学的な研究があります．

　Fergusonらによると[1]，学校閉鎖はピーク時の罹患率を40％程度減少させることができますが，流行期間全体の罹患率を減少させる効果はありません．さらにこの研究では，学校閉鎖と組み合わせて，人口の50％（！）に抗ウイルス薬を投与することで，インフルエンザの流行規模を40〜50％程度まで減少させることができるとしています．しかしこんなに抗ウイルス薬の投与はできないので，ちょっとやりすぎです．致死的な高病原性インフルエンザが流行し，抗インフルエンザ薬が有効であれば，積極的な投与を行ってもよいのでしょうが…．

　Germannらは，インフルエンザ発症者と周囲への抗ウイルス薬の予防投与，ワクチン接種，学校閉鎖，渡航制限などにより感染の拡大をどの程度減少させることができるかを報告しています[2]．この研究では基本再生産数（以下，R_0）※が1.6であれば学校閉鎖単独でも有効ですが，R_0が1.9以上では限られた効果しかありませんでした．ちなみに最も効果が高かったのはワクチン接種であり，特に子どもに対して優先的に接種することでその効果が増大しました．もちろんこれらの対策を組み合わせることでさらに効果が高くなります．

　Halderらは，2009年の新型インフルエンザ（H1N1）のパンデミックにおいて，学校閉鎖，抗ウイルス薬の治療の効果を報告していますが，学校閉鎖により流行の拡大を緩徐にでき（流行全体の罹患率を減らすことはできない），抗ウイルス薬の投

表 14-2 | 基本再生産係数と集団免疫閾値

感染症	基本再生産数 basic reproduction number(R_0)	集団免疫閾値 herd immunity threshold, H(%)
ジフテリア	6〜7	85
インフルエンザ	1.4〜4	30〜75
麻疹	12〜18	92〜94
ムンプス	4〜7	75〜86
百日咳	12〜17	92〜94
ポリオ	2〜15	50〜93
風疹	6〜7	83〜85
天然痘	5〜7	80〜85
破傷風	不明	不明
結核	不明	不明
水痘	8〜10	不明
ノロウイルス(手指衛生なし)	14.05	
ノロウイルス(手指衛生あり)	2.13	

与により，罹患率を減らすことができるとしています[3]．

　これらの疫学モデルの結果をまとめると，学校閉鎖はインフルエンザの感染力（R_0で定義される）が低い場合には有効であるが，感染性が高くなると学校閉鎖単独ではその効果が限られると言えそうです．しかし他の対策（接触者の自宅待機，ワクチン接種，予防投薬，早期治療，渡航制限）などを同時に行えば，感染性がある程度高くても学校閉鎖は有効な対策と言えそうです．

　ただし，学校閉鎖が有効なのは，インフルエンザなどの潜伏期間が短い感染症に限られます．例えば，流行性耳下腺炎や水痘，麻疹などは 1〜2 週間以上あるので，例えば 4〜5 日程度の学校閉鎖では意味がありません．インフルエンザの潜伏期間は 1〜4 日と短いので，4〜5 日学校閉鎖を行い，児童が全員自宅待機することによって，次の感染者を減らすことが可能です．ときどきムンプスで学校閉鎖していることがニュースになりますが，ムンプスの潜伏期間は 16〜18 日程度なので，3 週間程度学校閉鎖にしないと封じ込めることはできません．

※基本再生産係数（basic reproduction number，表記：R_0，読み方：アールノート）とは：R_0 は疾患の感染力を示す数字です．例えばインフルエンザの患者が 1 人いた場合，感染対策を講じない場合に平均どれくらいの人に感染しうるか，を示した数字が R_0 です（**表14-2**）．例えば麻疹患者が 1 人発症すると，12〜18 人

表 14-3 代表的な感染症の潜伏期間と感染経路

		潜伏期間	感染対策の必要な期間	感染対策
アデノウイルス感染症	呼吸器感染症	2〜14日	症状のある間	飛沫&接触
	胃腸炎	3〜10日		接触
RSウイルス		2〜8日（通常4〜6日）	症状のある間	接触
インフルエンザウイルス		1〜4日（通常2日）	症状出現後7日間あるいは呼吸器症状・発熱が改善して24時間後まで（どちらか長くなるほう）	飛沫
インフルエンザ菌		不明	適切な抗菌薬療法開始後24時間経過するまで	飛沫
A群溶連菌		咽頭炎2〜5日　伝染性膿痂疹7〜10日	咽頭炎，肺炎：適切な抗菌薬療法開始後24時間経過するまで　皮膚・軟部組織感染症：患部が適切に被覆されていれば不要．被覆できていなければ，適切な抗菌薬療法開始後24時間経過するまで	咽頭炎，肺炎：飛沫　皮膚・軟部組織感染症：接触
Epstein-Barrウイルス		30〜50日	不要	標準
エンテロウイルス	気道感染，胃腸炎，手足口病など	3〜6日	症状のある間	接触
	急性出血性結膜炎	1〜3日		
疥癬		4〜6週間（感作されていると1〜4日）	通常疥癬では不要．角化型では治療開始後1〜2週間	接触
結核		ツベルクリン反応，IGRA陽性化まで2〜10週間	小児（特に10歳未満）では感染性はほとんどない．ただし以下の5つに該当する場合は適切な治療を開始するか，抗酸菌塗抹で陰性を確認するか，咳嗽がなくなるまでは空気感染対策を行う．(1)空洞形成あり，(2)喀痰抗酸菌塗抹陽性，(3)喉頭結核，(4)広範囲な肺炎，(5)先天性結核の診断を受けた新生児，乳児で気管挿管，気管切開などの処置を受けている	空気
水痘		10〜21日（通常14〜16日）．免疫グロブリンの投与を受けた場合は最大28日まで延長	すべての皮疹が痂皮化するまで	空気
髄膜炎菌		1〜10日（通常4日以内）	適切な抗菌薬療法開始後24時間経過するまで	飛沫
単純ヘルペス		2〜14日	皮膚粘膜症状のある間（皮膚粘膜症状がなければ不要）	接触

（つづく）

表14-3 | 代表的な感染症の潜伏期間と感染経路（つづき）

		潜伏期間	感染対策の必要な期間	感染対策
トキソプラズマ		4〜21日（中央値7日）	不要	標準
突発性発疹	HHV-6	9〜10日	不要	標準
	HHV-7	不明		
伝染性紅斑（パルボウイルスB19）		4〜14日（最大21日）	通常は不要．ただし無形成発作，PPGSS※，慢性パルボウイルスB19感染症患者では入院中は飛沫感染対策を継続する．一過性の無形成発作では少なくとも7日間あるいは網赤血球が2％以上に回復するまでは飛沫感染対策を行う．	飛沫
ノロウイルス		12〜48時間	症状が改善して48時間経過するまで	接触
パレコウイルス		不明	症状のある間	接触
ヒトメタニューモウイルス		3〜5日	症状のある間	接触
百日咳		7〜10日（最大21日）	適切な抗菌薬療法開始後5日間経過するまで．抗菌薬治療がなされていない場合は咳嗽出現後3週間．	飛沫
風疹		14〜21日（通常16〜18日）	発疹出現後7日経過するまで	飛沫
マイコプラズマ肺炎		2〜3週間（最大4週間）	症状のある間	飛沫
麻疹		通常8〜12日（最大21日）	発熱出現1〜2日前から発疹出現後4日目まで	空気
ムンプス		16〜18日（最大25日）	耳下腺，顎下腺または舌下腺の腫脹が発現した後5日を経過するまで	飛沫
淋菌		2〜7日	不要	標準
ロタウイルス		1〜3日	症状のある間	接触

※ papular-purpuric gloves and socks syndrome：主に思春期，成人でみられるパルボウイルスB19感染症．微熱，筋痛，関節痛などの非特異的な症状に加えて，紅斑（時に点状出血や紫斑）が手袋，靴下型に分布するもの．数週間程度の経過で後遺症なく自然寛解するため治療は対症療法のみでよい．

に感染する可能性があります．集団免疫閾値は感染拡大を防ぐための，予防接種率です．例えばインフルエンザのR_0を4とした場合，75％が予防接種を受けていれば，それ以上感染は拡大しないことを意味しています．

最後に代表的な感染症の潜伏期間をまとめたので，参考にして下さい（**表14-3**）．

文献

1) Ferguson NM, Cummings DA, Fraser C, et al. Strategies for mitigating an influenza pandemic. Nature 442：448-452，2006
2) Germann TC, Kadau K, Longini IM Jr, et al. Mitigation strategies for pandemic influenza in the United States. Proc Natl Acad Sci USA 103：5935-5940，2006
3) Halder N, Kelso JK, Milne GJ. Analysis of the effectiveness of interventions used during the 2009 A/H1N1 influenza pandemic. BMC Public Health 10：168，2010

索 引

欧文

ギリシャ文字・数字

β溶血性連鎖球菌　60
βラクタマーゼ　69
　——，AmpC　79
　——に安定，カルバペネム　88
βラクタマーゼ非産生アンピシリン耐性　73
βラクタム系と交差アレルギーがない，アズトレオナムの長所　94
βラクタム系薬の耐性獲得メカニズム　58
βラクタム系抗菌薬の作用機序　57
Ⅰ型壊死性筋膜炎　381
Ⅱ型壊死性筋膜炎　382
1か月未満の児の発熱　176
1〜3か月の児の発熱　182
3〜36か月（3歳）の児の発熱　184
4 Ds，喉頭蓋炎　218

A

A群溶連菌　60, 72, 136, 161, 251, 258, 362, 374, 382, 390
　——による咽頭炎の診断　162
Acinetobacter　77
adaptive resistance　101
ADNase B，A型溶連菌の抗体価　164
Aeromonas hydrophila　89, 120
AFBN　18, 301, 310, 315
AGN　166
AIOS　182
Alvarado score　357
AmpC βラクタマーゼ　79
　——，アズトレオナムの弱点　93
AOM　204
Arcanobacterium　161

ASK　165
ASO，A型溶連菌の抗体価　164
Aspergillus　404
AUC　52

B

B群溶連菌　60, 72, 229, 284, 390
　——，新生児髄膜炎　269
Bacillus cereus　136, 348
Bacteroides　127, 404
Bartonella　404
　—— *henselae*　105, 115, 252
BLNAR　33, 73
Borrelia　120
　—— *pertussis*　105, 109, 115, 226
Boston criteria　181
Brucella　115, 120
Burkholderia cepacia　82, 109, 115, 120

C

Campylobacter　106, 120, 352
　—— *jejuni*　105, 348
Candida　335, 413
CDI　128
Centor criteria　162
Chlamydia　105, 109
　—— *pneumoniae*　120, 234, 235, 236
　—— *trachomatis*　120, 226, 229
Chlamydophila　105, 109
Chryseobacterium　89
Citrobacter　77, 132
Clostridium　127, 404
　—— *botulinum*　348
　—— *perfringens*　348, 382
　　—— によるガス壊疽　61
CNS　28
co-infection，ウイルスと細菌の　227

Corynebacterium　136
　── *diphtheria*　161
Coxiella burnetii　120, 404
CRBSI　328
CRP　6
　── の活用法，小児　11
　── の活用法，新生児　11
　── の有効性，NICU　415
Cumitech の血液培養のガイドライン　22
Cyclospora　115
CYP　49
Cystoisospora　115
Cytomegalovirus　226, 229, 253

D

D 群溶連菌　60
de-escalation　39
　── ができない時　41
　── の条件　42
DMSA シンチグラフィー　314
DTaP　220
DTaP ワクチン　223
DTP　332
D-Zone test　124

E

EAEC　354
EB ウイルス　253
EDTA　88
EHEC　354
EIEC　354
empiric therapy　35
　──, 耐性菌のリスク　40
Entamoeba histolytica　363
enteric pathogen　105
Enterobacter　77, 80, 115, 129, 304, 413
Enterococcus　304, 413
　── *faecalis*　61, 132
　── *faecium*　132

Enterohemorrhagic *E. coli*　348
Enterotoxigenic *E. coli*　348
Enterovirus　210
EPEC　354
ESBL　70
ESBL 産生菌
　──, アズトレオナムの弱点　93
　── にセファマイシン系を使用　75
　── による重症感染症に対するカルバペネム　90
escalation　38
Escherichia coli　73, 105, 115, 120, 129, 132, 177, 180, 229, 304, 413
　──, ESBL　70
ETEC　354

F

F 群溶連菌　60
fever without source　173
　── のマネジメント　191
FHA　221
Fusobacterium　127, 258, 404
　── *necrophorum* による Lemierre 症候群　61

G

G 群溶連菌　60
Geckler 分類　29, 234
Group B streptococcus　177, 180

H

Haemophilus influenzae　105, 115, 120, 197, 199, 203, 213, 379
Helicobacter pylori　105, 127
Hib ワクチン　175, 269, 292
　── の各国のスケジュール　187
Human bocavirus　210
HUS　353

I・J

inoculum effect　55
JIA　389

K

Kingella kingae　390
Klebsiella　73, 115, 120, 129, 132
　── *oxytoca*, ESBL　70
　── *pneumoniae*　413
　── ──, ESBL　70
　── ── carbapenemase　88
KPC　88

L

LAMP法　235
Legionella pneumophila　105, 109, 235
Lemierre症候群　61, 338
Leptospira　120
limp　401
Listeria monocytogenes
　　　　　115, 177, 180, 284
LRINEC score　383

M

MBC　54
MEE　206
MIC　30, 52
　── の縦読み　32
Milian's ear sign　374
Miller&Johnsの分類　234
mist therapy　211
modified Centor criteria　163
modified Duke criteria　323
Moraxella　63, 77, 203, 379
　── *catarrhalis*　105, 213
Morganella morganii　115
MSSA　63, 72, 77
Mycobacterium
　── *fortuitum*　115

　── *kansasii*　115
　── *marinum*　115, 120
　── *szulgai*　115
Mycoplasma hominis　110, 226, 229
Mycoplasma pneumoniae
　　　　　105, 109, 120, 234

N

Neisseria　77, 120
　── *gonorrhoeae*　105, 161, 390
　── *meningitidis*　390
　── ── による細菌性髄膜炎　60
NICUでの感染症　411
Nocardia　115

O

occult bacteremia　173, 188, 189
ORS　346

P

PAE　51
PANDAS　165, 170
Parainfluenza virus　210
Pasteurella multocida　120
PBB　196, 243
PBP　33, 58, 87
PCV 7　175
PCV 13　175
PD　50
Peptostreptococcus　60, 127, 404
PFAPA　251
Philadelphia criteria　181
PID　75
PK　45
PK/PD, 小児　45
Plasmodium　115
Pneumocystis jirovecii　115
Post-antibiotic effect　51
Prevotella　127, 258
　── *melaninogenica*　60

Proteus 115
—— mirabilis 132, 304
PRSP 4
Pseudomonas aeruginosa 77, 80, 304
PSRA 168, 169
PSSP 61
PT 221

Q

QT延長，副作用 106, 112
Q熱 120

R

R0 422
red man症候群，副作用 137
Rhinovirus 210
Rickettsia 120
ring enhancement 295
RIVUR trial 313
Rochester criteria 181
round pneumonia 233
RSウイルス 203, 210, 215

S

Salmonella 105, 115, 179, 348, 352, 390
SBI 8
scalloping sign 261
Serratia 77, 129, 404
Shigella 105, 106, 115, 348
SLT 353
SPACE 77
——，院内感染の 63
——をカバーする抗菌薬 81
SPS 20
SSSS 380
Staphylococcus aureus 129, 132, 136, 213, 239, 241, 251, 258, 284, 321, 335, 348, 363, 374, 382, 390, 404, 413

Staphylococcus saprophyticus 132
STD 106
Stenotrophomonas maltophilia 82, 89, 109, 115, 120
Streptococcus
—— *agalactiae* 413
—— *anginosus* 60
—— *bovis* 60
—— *constellatus* 60
—— *intermedius* 60
—— *pneumoniae* 60, 72, 124, 136, 180, 197, 199, 203, 213, 233, 239, 241, 284, 362, 379, 390
—— *pyogenes* 241
ST合剤 113, 144, 223, 313, 370

T

Tdap 220, 224
Time above MIC 50
time-kill curve 51
Toxoplasma gondii 115, 252

U

Ureaplasma 110
—— *urealyticum* 226, 229

V

VCUG，尿路感染症 311
Veillonella 258
Vibrio cholerae 105, 348
Vibrio parahaemolyticus 348
Viridans groupのレンサ球菌 124
VRE 102, 138, 139, 142
VRSA 102, 139, 142
VUR 302

W

WBCの活用法，小児 11
Westley Croup Score 209

X・Y

XGP 315
Yersinia enterocolitica 105, 348

和文

あ

アクロマイシン® 372
アシクロビル 180
アジスロマイシン 102, 104, 144, 148, 150, 199, 222, 232
亜硝酸塩 307
アズトレオナム 92
アデノウイルス 203, 253
アミカシン 96
アミノグリコシド 95
　――，濃度依存性 51
　―― の特徴 96
　―― の副作用 98
アメーバ肝膿瘍 363
アモキシシリン 57, 61, 144, 147, 150, 168, 199, 205, 254
アモキシシリン・クラブラン酸 57, 62, 144, 150
アルベカシン 101
アレルギー性鼻炎との鑑別,「風邪」 158
アンピシリン 57, 61, 147, 150, 180, 230, 232, 254, 280
アンピシリン・スルバクタム 57, 62, 150, 214, 358, 395

い

イーグル効果 55
意識障害 266
一般尿検査，腎盂腎炎 304
一般尿検査，膀胱炎 304
イミペネム・シラスタチン 92
咽後間隙 255, 256
咽後膿瘍 63, 255
咽頭炎 63, 105
咽頭炎型の「風邪」 160
咽頭結膜熱，学校感染症 418, 418
院内感染のSPACE 63

インフルエンザウイルス　203
インフルエンザ桿菌　233
インフルエンザ菌　105, 115, 120, 197,
　　199, 203, 213, 379
　　——, 抗菌薬の曝露後予防　290
　　—— による細菌性髄膜炎　33

―――――― う・え ――――――

ウイルス性肺炎　231
壊死性筋膜炎　64, 91, 381
壊死性肺炎　228
エスカレーション　38
エタノールロック　336
エピネフリン　212
エリスロマイシン　102, 222
嚥下困難, 喉頭蓋炎　218
炎症マーカー　7
エンピリックセラピー　35

―――――― お ――――――

嘔気, 副作用　117
黄色肉芽腫性腎盂腎炎　315
黄色ブドウ球菌　129, 132, 136, 213,
　　239, 241, 251, 258, 284, 321, 335,
　　348, 363, 374, 382, 390, 404, 413
　　——, ペニシリナーゼ非産生の　60
嘔吐　341
　　——, 副作用　117
　　—— のレッドフラッグ　343
オキサシリン　296
オゼックス®　148

―――――― か ――――――

咳嗽　194
咳嗽型の「風邪」　158
咳嗽期, 百日咳　221
回復期, 百日咳　221
可逆的な骨髄抑制, 副作用　130
顎下間隙　255, 256
学童期以降 (5歳〜青年期) の肺炎　234

ガス壊疽, Clostridium perfringens による　61
「風邪」のみかた, 小児　154
「風邪」を症状で分類する　155
カタル期, 百日咳　221
学級閉鎖　421
学校感染症　418
学校閉鎖　421
カテーテル関連血流感染症　328
　　——, CRBSI　330
カテーテル定着, CRBSI　330
化膿性関節炎　388
化膿性血栓性静脈炎　337
化膿性甲状腺炎　63
化膿性リンパ節炎　251
カルバペネマーゼ　88
カルバペネム　87
カルバペネム耐性のメカニズム　88
川崎病　369
眼窩周囲蜂窩織炎　375, 378
眼窩蜂窩織炎　375, 376, 378
桿菌　77
患者の重症度, 抗菌薬使用の4原則　4
患者背景, 抗菌薬使用の4原則　5
眼周囲感染症　376
眼周囲蜂窩織炎　376
関節炎　387
　　——, CRP　13
　　—— の合併症　399
関節穿刺液の解釈　393
関節痛　387
感染症診断の2つの軸　2
感染性心内膜炎　63, 319
感染臓器　3
　　——, 血液培養　18
　　—— が明確ではない時, de-escalation の注意点　42
肝膿瘍　363
顔面周囲の蜂窩織炎　63

き

気管支炎　63
気管支肺炎　228
危険間隙　255, 256
基質特異性拡張型βラクタマーゼ　70
キャンピロバクター　106, 120, 352
キャンピロバクター腸炎　347
吸収，PK　45
急性咳嗽　195
急性血行性骨髄炎　403
急性下痢症　344
急性喉頭蓋炎　217
急性細菌性副鼻腔炎　63
　── との鑑別，「風邪」　157
急性疾患観察スケール　182
急性膵炎　360
急性巣状細菌性腎炎　18, 301
急性胆嚢炎　359
急性虫垂炎　355
急速に進行する敗血症性ショック　91
頬部蜂窩織炎　375
菌血症，NICU　412

く

クラバモックス®　144
クラビット®　144
グラム陰性桿菌　335
グラム染色　28
グラム陽性菌，アズトレオナムの弱点　94
クラリス®　144
クラリスロマイシン
　　　　　　102, 104, 144, 223, 232
クリンダマイシン
　　　　　　123, 144, 150, 199, 370
クループ症候群　208
　── の鑑別　210
グレイベイビー症候群，副作用　131
クロラムフェニコール　129
　── の代謝，新生児　49

クロルヘキシジン　23

け

憩室炎　63
頸部リンパ節炎　250
痙攣，副作用　112
痙攣への対応　265
外科的ドレナージ　379
血液培養　16
　──，感染性心内膜炎における　324
　── のガイドライン，Cumitech の　22
　── の採血量　19
　── の正しい取り方　19
　── の手順　24
血液培養時の消毒の仕方　23
血管内感染症　319
ケフラール®　144
ケフレックス®　144
下痢，副作用　117
原因微生物，血液培養　16
嫌気性菌，アズトレオナムの弱点　94
嫌気性菌に感受性のあるセファマイシン系
　　　　　　　　　　　　　　　　74
嫌気ボトルの提出が必要な場合　21
腱障害，副作用　112
ゲンタマイシン　96, 309
原発性腹膜炎　361

こ

コアグラーゼ陰性ブドウ球菌
　　　　　28, 136, 321, 332, 335, 413
　──，NICU　412
抗 MRSA 薬　134
好気性グラム陰性桿菌　303
抗菌薬使用の 4 原則　2
抗菌薬による曝露後予防　289
抗菌薬の使い方，小児　45
抗菌薬予防内服　312
抗菌薬ロック療法　336
喉頭蓋炎　259

索引

喉頭気管気管支炎　209
喉頭気管気管支肺炎　209
項部硬直をきたす疾患　289
肛門周囲蜂窩織炎　375
高用量アモキシシリン　146, 147
呼吸器感染症　194
呼吸窮迫症状　215
呼吸困難，喉頭蓋炎　218
骨・関節感染症　387
骨シンチグラフィー，化膿性関節炎　392
骨シンチグラフィー，骨髄炎　402
骨髄炎　399
　──，CRP　13
　──，周囲からの感染臓器の波及による　403
骨髄抑制（可逆的な），副作用　130
骨盤内炎症性疾患　75
骨盤内化膿性血栓性静脈炎　338
コンタミネーション　26

さ

細気管支炎　214
細菌性関節炎　387
細菌性肝膿瘍　363
細菌性気管炎　209, 212
細菌性クループ　213
細菌性髄膜炎　63, 268
　──，*Neisseria meningitidis* による　60
　──，インフルエンザ菌による　33
　──，肺炎球菌による　33
　──の治療　279
細菌性腸炎　63
細菌性副鼻腔炎　198
細菌性リンパ節炎　251
細菌二次感染との鑑別，「風邪」　158
採血量，血液培養の　19
最小発育阻止濃度　31
再生不良性貧血（非可逆的な），副作用　130
サイトメガロウイルス　226, 229, 253
再発性膀胱炎　316

殺菌性，抗菌薬　53
作用機序，ラクタム系抗菌薬の　57
サルファ剤　113
サルモネラ　105, 115, 179, 348, 352, 390

し

ジアゼパム　266
歯牙黄染，副作用　122
時間依存性　50
ジスロマック　144
耳性咳嗽　194
持続性副鼻腔炎　198
市中発症の胆道感染症　64
シックコンタクト　186
失調，副作用　117
耳毒性，副作用　100
シトクロム P 450　49
シプロキサン　144
シプロフロキサシン　109, 144, 150
若年性特発性関節炎　389
シャント関連髄膜炎　272
周囲からの感染臓器の波及による骨髄炎　403
重症感染症　8
重症副鼻腔炎　198
消化器症状，副作用　107, 125
消毒の仕方，血液培養時の　23
小児
　──における CDI　128
　──における CRP の活用法　11
　──における WBC の活用法　11
　──における抗菌薬の使い方　45
　──の「風邪」のみかた　154
　──の細菌性髄膜炎の原因微生物　270
小児感染症診療の原則　1
小児用肺炎球菌ワクチンの各国のスケジュール　188
絨毛羊膜炎　410
食欲不振，副作用　117

433

腎盂腎炎　64, 301
心エコー，感染性心内膜炎における　324
真菌性肝膿瘍　364
神経梅毒　61
深頸部膿瘍　255
腎周囲膿瘍　316
侵襲性髄膜炎菌感染症　367
滲出液の貯留　206
新生児
　——でのCRPの活用法　11
　——におけるクロラムフェニコールの代謝　49
　——の表在培養検査　416
新生児(生後4週間まで)の肺炎　229
新生児感染症　409
新生児ヘルペス感染症　177
迅速検査，ノロウイルスの　347
迅速検査，ロタウイルスの　348
腎毒性，副作用　98
腎膿瘍　301, 315
腎皮質膿瘍　315
腎皮髄膿瘍　315
心不全，感染性心内膜炎　323

す

髄液移行性　279
髄液検査
　，髄膜炎　274
　——の解釈　274
　——を再検すべき7つのシナリオ　286
水痘，学校感染症　418
水疱性膿痂疹　372
髄膜炎　80, 268
髄膜炎菌　284
　——，抗菌薬の曝露後予防　290
　——，小児の髄膜炎　269
髄膜炎菌感染症　367
頭痛，副作用　117
スルファメトキサゾール　117
スルペラゾン　85

せ

性感染症　106
静菌性，抗菌薬　53
赤痢菌　105, 106, 115, 348
せつ　369
セット数，血液培養　20
セファクロル　144
セファゾリン
　　　71, 150, 254, 363, 376, 381, 395
セファマイシン系　72, 73
セファレキシン
　　　72, 144, 150, 199, 254, 376
セファロスポリン　68, 205
　——，第1世代　71
　——，第2世代　72
　——，第3世代　75, 395
セフェピム　82, 280, 296
セフォタキシム
　　　75, 180, 214, 230, 232, 362
セフォチアム　72
セフォペラゾン・スルバクタム　85
セフジトレン・ピボキシル　46
セフタジジム　80, 280, 296
セフトリアキソン　75, 214, 232, 362
　——とカルシウムの関係　78
セフトリアキソン/セフォタキシム
　　　280, 296
セフメタゾール　72, 73, 358
線維状赤血球凝集素　221
遷延性細菌性気管支炎　196, 243
穿孔性腹膜炎　91

そ

臓器移行性の問題　47
臓器診断，抗菌薬使用の4原則　2
早産児の易感染性　411
塞栓症状，感染性心内膜炎　323

434

た

第 1 世代セファロスポリン　71
第 2 世代セファロスポリン　72
第 3 世代セファロスポリン　75, 395
代謝，PK　49
体水分量の影響　48
耐性獲得メカニズム，β ラクタム系薬の
　　　　　　　　　　　　　　　　58
大腸菌　73, 105, 115, 120, 129, 132,
　177, 180, 229, 304, 413
　──，新生児髄膜炎　269
大葉性肺炎　228
脱水　345
ダプトマイシン　141
　──，濃度依存性　51
ダラシン　144
胆管炎　359
胆道感染症　64
丹毒　373
タンパク結合率の影響　48

ち

中耳炎　63, 105, 201
虫垂炎　63, 355
中枢神経感染症　265
腸管凝集性大腸菌　354
腸管出血性大腸菌　354
腸管組織侵入性大腸菌　354
腸管毒素原性大腸菌　354
腸管病原性大腸菌　354
腸球菌　129, 132, 136, 335
　── に対するアンピシリン，トレランス
　　　　　　　　　　　　　　　　55
腸チフス　129
腸内細菌　363
治療期間の考え方，感染症　43

つ

椎前間隙　255, 256

ツツガムシ病　120, 368

て

デ・エスカレーション　39, 41, 42
テイコプラニン　134
デキサメタゾン　211, 283, 285, 292
出口部感染，CRBSI　330
テトラサイクリン　118
テトラサイクリン系軟膏　372
伝染性膿痂疹　371

と

頭頸部感染症　249
頭頸部のリンパ節　252
頭部 CT の適応　278
ドキシサイクリン　119, 144, 237
トキシックショック症候群　367
トスフロキサシン　148
とびひ　371
トブラマイシン　96
トポイソメラーゼ　108
トリビック　225
ドリペネム　92
トレランス　55
トンネル感染，CRBSI　330

な・に

ナフシリン　296
二次性細菌性肺炎　230
日本紅斑熱　120
乳児期（生後 1 か月～1 歳まで）の肺炎　230
尿グラム染色　306
尿道炎　301
尿培養　306
尿培養検体の取り方　306
尿路感染症　73, 188, 301

ね

猫ひっかき病　105
熱源不明の発熱，小児における　173

435

の

脳実質への移行性，バイコマイシン 136
濃度依存性 50
膿尿 305
脳膿瘍 293
　——，カルバペネム 90
ノロウイルス 348
　——の迅速検査 347

は

肺炎 63, 105, 188, 225
　——，幼児期(1〜5歳)の 230
肺炎球菌 60, 72, 124, 136, 180, 197,
　199, 203, 213, 233, 239, 241, 284,
　362, 379, 390
　——，小児の髄膜炎 269
　——による細菌性髄膜炎 33
バイオアベイラビリティ 45
　——のよい抗菌薬 46
敗血症性ショック 91
バイシリンG 57, 144
排泄，PK 49
梅毒 120
排尿時膀胱尿道撮影，尿路感染症 311
肺膿瘍 63, 241
培養結果の解釈 25, 26
バクタ 144
バクトロバン 372
ハチミツ 160
発声困難，喉頭蓋炎 218
発熱
　——，1か月未満の児の 176
　——，1〜3か月の児の 182
　——，3〜36か月(3歳)の児の 184
　——が遷延する時，細菌性髄膜炎 288
発熱＋痙攣 266
鼻型の「風邪」 155
パニペネム・ベタミプロン 92
ハベカシン 101

バンコマイシン 134, 214, 280, 296, 395
バンコマイシン耐性黄色ブドウ球菌
　　　　　　　　　　　　　 139, 142
バンコマイシン耐性腸球菌 138, 139, 142

ひ

ビアペネム 92
非可逆的な再生不良性貧血，副作用 130
光過敏，副作用 117
鼻汁 155
皮疹 367
非水疱性膿痂疹 371
脾膿瘍 364
微生物診断，抗菌薬使用の4原則 4
皮膚軟部組織感染症 367
皮膚膿瘍 369
ビブラマイシン 144
鼻閉 155
ピペラシリン 57, 64
ピペラシリン・タゾバクタム 57, 67
ピボキシル基 79
百日咳 105, 220
　——，学校感染症 418
百日咳菌毒素 221
病原性大腸菌 353
表在培養検査，新生児 416

ふ

風疹，学校感染症 418
フェノバルビタール 266
副咽頭間隙 255
副作用，アミノグリコシドの 98
副腎膿瘍 364
複数菌の感染症の可能性がある時，
　de-escalationの注意点 41
副鼻腔炎 105, 196
腹部エコー，尿路感染症 311
腹部感染症 341
腹壁蜂窩織炎 375
フシジン酸 372

索引

フシジンレオ®　372
ブドウ球菌　124
ブドウ球菌性熱傷様皮膚症候群　380
不明熱，感染性心内膜炎　322
フルオロキノロン　108
　——，濃度依存症　51
プロカルシトニン　14
フロモキセフ　72, 73
分布，PK　47

―― へ ――

ペニシリナーゼ非産生の黄色ブドウ球菌
　　60
ペニシリン　56
ペニシリンG　59, 280, 296
ペニシリンGカリウム®　57
ペニシリン感受性肺炎球菌　61
ペニシリン結合タンパク　58, 87
ペニシリン耐性肺炎球菌　4
便グラム染色，細菌性腸炎　347
ベンジルペニシリンカリウム　57
ベンジルペニシリンベンザチン　57, 144
便中白血球，細菌性腸炎　347
扁桃周囲間隙　255
扁桃周囲膿瘍　63, 255
便培養，細菌性腸炎　347

―― ほ ――

蜂窩織炎　64, 261, 373
膀胱炎　301
膀胱尿管逆流　302
補液，生理食塩水による　350
補液，ラクトリンゲルによる　350
ポーリン　89
ホスフェニトイン　266
ホスホマイシン　131, 144
ホスミシン®　144
ボツリヌス中毒のリスク　160
ポビドンヨード　24

―― ま ――

マイコプラズマ　233
マクロライド　102
麻疹，学校感染症　418
末梢神経障害，副作用　128
慢性咳嗽　194

―― み ――

ミノサイクリン　119, 144, 150
ミノマイシン®　144

―― む ――

無菌性髄膜炎　117
無症候性細菌尿　305
ムピロシン軟膏　370, 372

―― め ――

メイアクト®　46
メタロβラクタマーゼ　88
　—— に活性，アズトレオナムの長所　94
メトクロプラミド　352
メトロニダゾール　126, 296
　——，濃度依存性　51
めまい，副作用　117
メロペネム　90, 92, 280, 296

―― も ――

モノバクタム系抗菌薬　92
モラキセラ　63, 77, 203, 379
モラキセラ・カタラーリス　105, 213
門脈化膿性血栓性静脈炎　338

―― や ――

薬疹，副作用　117
薬物動態学　45
薬力学　50

―― ゆ・よ ――

誘導耐性　79

よう　369
溶血性尿毒症症候群　353
幼児期(1〜5歳)の肺炎　233
溶連菌　124, 129
予防接種　186
予防内服　151

ら

ライノウイルス　203
ラテックス凝集試験　277

り

リウマチ熱　168
　── の二次予防　169
リケッチア感染症　120
リステリア　115
リネゾリド　138
　── の排泄速度　49
リファンピシン　291
流行性角結膜炎，学校感染症　418
流涎，喉頭蓋炎　218, 259
緑膿菌　77, 80, 304
　──，ピペラシリン　65
　── に対するピペラシリン，トレランス　55
緑膿菌治療中に耐性化，アズトレオナムの弱点　94
リンパ節腫脹　249
　── の鑑別疾患　250

れ

レボフロキサシン　109, 144, 150
レンサ球菌　321

ろ

ロタウイルス　348
　── の迅速検査　348

わ

ワイドシリン®　144